L. Müller · H. G. Petzold
Musiktherapie in der klinischen Arbeit

Praxis der Musiktherapie

Herausgegeben von Hans Volker Bolay

Band 16

Bereits erschienen:
Band 1 · Priestley, Musiktherapeutische Erfahrungen
Band 2 · Schubert, Klänge und Farben
Band 3 · Nordoff/Robbins, Schöpferische Musiktherapie
Band 4 · Bright, Musiktherapie in der Altenhilfe
Band 5 · Munro, Musiktherapie bei Sterbenden
Band 6 · Keemss, Werkstatt: Perkussion
Band 7 · Loos, Spiel-Räume der Magersucht
Band 8 · Alvin, Musik für das behinderte Kind und Musiktherapie für das autistische Kind
Band 9 · Ruland, Musik als erlebte Menschenkunde
Band 10 · Vogel, Lebensraum: Musik
Band 11 · Kapteina/Hörtreiter, Musik und Malen
Band 12 · Schumacher, Musiktherapie mit autistischen Kindern
Band 13 · Grießmeier/Bossinger, Musiktherapie mit krebskranken Kindern
Band 14 · Mahns, Musiktherapie bei verhaltensauffälligen Kindern
Band 15 · Müller-Busch, Schmerz und Musik

Musiktherapie in der klinischen Arbeit

Integrative Modelle und Methoden

Von Lotti Müller und Hilarion G. Petzold

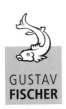

GUSTAV FISCHER   Stuttgart · Jena · Lübeck · Ulm

Anschrift der Autoren:
Lotti Müller
Stiftung EAG
Eschenweg 1
CH-9400 Rorschach

Prof. Dr. Dr. Dr. Hilarion G. Petzold
Europäische Akademie für psychosoziale Gesundheit
Kühlwetterstraße 49
D-40239 Düsseldorf

Die Deutsche Bibliothek – CIP-Einheitsaufnahme

Müller, Lotti:
Musiktherapie in der klinischen Arbeit : integrative Modelle und Methoden / von Lotti Müller und Hilarion G. Petzold. - Stuttgart ; Jena ; Lübeck ; Ulm : G. Fischer, 1997
  (Praxis der Musiktherapie ; Bd. 16)
  ISBN 3-437-21126-9

© Gustav Fischer Verlag · Stuttgart · Jena · Lübeck · Ulm · 1997
Wollgrasweg 49, D-70599 Stuttgart
Das Werk einschließlich aller seiner Teile ist urheberrechtlich geschützt. Jede Verwertung außerhalb der engen Grenzen des Urheberrechtsgesetzes ist ohne Zustimmung des Verlags unzulässig und strafbar. Das gilt insbesondere für Vervielfältigungen, Übersetzungen, Mikroverfilmungen und die Einspeicherung und Verarbeitung in elektronischen Systemen.
Druck und Einband: Walter Druck GmbH, Stuttgart
Umschlaggestaltung: SRP GmbH, Ulm

Inhaltsverzeichnis

Einführung
Hilarion G. Petzold, Lotti Müller 1

I Theoretische Zugangsweisen

Die heilende Beziehung als therapeutisches Medium und ihre musiktherapeutische Gestaltung
Isabelle Frohne-Hagemann 9

Die therapeutische Wirkung der Musik - Ergebnisse der Forschung
Henk Smeijsters 23

Interdisziplinäre Supervision als Instrument der Optimierung musiktherapeutischen Handelns
Urs Rüegg 41

II Methodische Zugangsweisen

Heilende Rhythmen
Peter Cubasch 55

Die heilenden Prozesse in der musiktherapeutischen Improvisation
Fritz Hegi 76

Stimmungen – Arbeit mit Atmosphären in der Integrativen Musiktherapie
Margarete Schnaufer-Kraak 91

Intermediale Arbeit in der Integrativen Musiktherapie
Hans-Joachim Oeltze 113

III Klinische Praxis

Integrative Musiktherapie in der Behandlung eines Kindes mit schwerer, früher Entwicklungs- und Persönlichkeitsstörung
Lotti Müller 137

Integrative Musiktherapie bei Kindern mit psychosomatischen Störungen
Irmtraud Tarr - Krüger 168

Musiktherapie als Zugang zu frühesten Prägungen und Störungen
Monika Renz 175

VI

Die Wirkung von Musikinstrumenten in psychotherapeutischen Prozessen
Josef Moser 186

Einer spielt nicht mit – Integrative Musiktherapie mit
Psychosomatikpatienten in der Klinik
Annegret Sieg 208

Ein Beitrag der Musiktherapie zur Trauerarbeit und zum Umgang
mit Depressionen bei alternden Menschen
Silke Jochims 236

Wie wirkt Integrative Musiktherapie im gerontopsychiatrischen Setting
Hilarion Petzold, Lotti Müller 248

Integrative Musiktherapie – eine Ausbildung mit klinischer,
ästhetischer und psychotherapeutischer Schwerpunktbildung
Hilarion Petzold 278

Register 296

Autorenverzeichnis

Peter Cubasch, Vorderschroffenau 39, A-5323 Ebenau

Dr. Isabelle Frohne-Hagemann, Rathenower Str. 29, D-12305 Berlin

Fritz Hegi, Kilchbergstr. 113, CH-8038 Zürich

Silke Jochims, Claudiusring 4i, D-23556 Lübeck

Josef Moser, Esmarchstr. 30, D-34121 Kassel

Lotti Müller, Steingrüblistr. 49, CH-9000 St. Gallen

Joachim Oeltze, Lisztstr. 8, D-41462 Neuss

Prof. Dr. Dr. Dr. Hilarion Petzold, Kühlwetterstr. 49, D-40239 Düsseldorf

Dr. Monika Renz, Lehweg 3, CH-9030 Abtwil

Dr. Urs Rüegg, Obere Lattenbergstr. 9, CH-8712 Stäffa

Margarete Schnaufer-Kraak, Dornbuschweg 28, D-70191 Stuttgart

Annegret Sieg, Bahnweg 34, D-48291 Westbevern

Prof. Dr. Henk Smeijsters, Dokter de Weverlaan 7, NL-6416 Heerlen

Dr. Irmtraud Tarr-Krüger, Palmstr. 9, D-79618 Rheinfelden

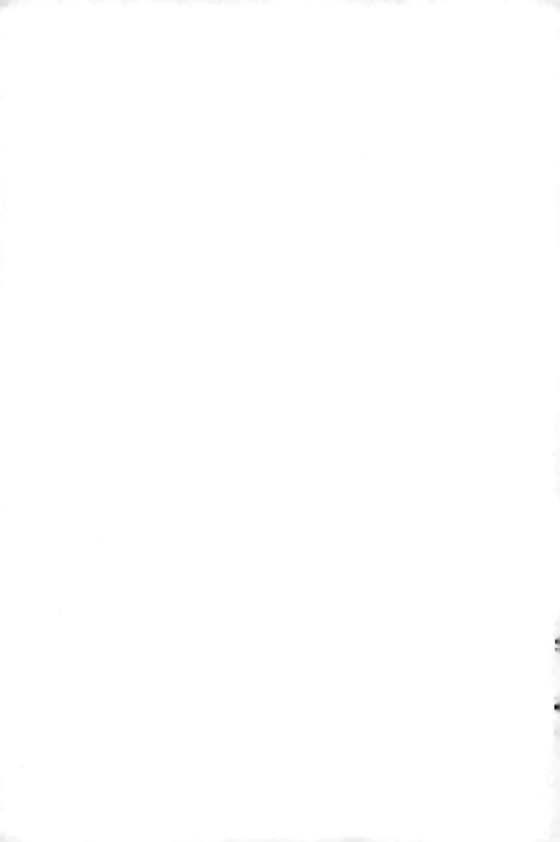

Einführung

Musiktherapie ist «in die Jahre gekommen». Die internationale Entwicklung in der musiktherapeutischen Literatur, die Differenzierung der musiktherapeutischen Arbeitsfelder, die Ausprägung verschiedener musiktherapeutischer Strömungen, Richtungen und Schulen, die Institutionalisierung musiktherapeutischer Ausbildungs- und Studiengänge machen dies deutlich. Auch die wachsenden Forschungsaktivitäten mit Blick auf die Wirkungsweise und Effizienz von Musiktherapie und die Differenzierung von zielgruppenorientierten Behandlungsstrategien gewinnen zunehmend in der Diskussion der «professional community» der Musiktherapeutinnen und -therapeuten an Bedeutung. Das vorliegende Buch ist vor dem Hintergrund dieser Entwicklung zu sehen. In ihm sind Arbeiten zusammengestellt, die als Vorträge auf dem Schweizerischen Kongreß «Was wirkt in der Musiktherapie» (Zürich, 7.-9.Oktober 1994)[1] gehalten wurden bzw. in Resonanz auf diese Tagung entstanden. Dieser Frage nach der Wirksamkeit der Musiktherapie wird sich das berufliche Feld in Zukunft in besonderer Weise zu stellen haben (*Czogalik* et al.1995), nicht zuletzt aufgrund der Diskussionen, die im Felde der Psychotherapie durch die moderne Therapieforschung unter dem Aspekt der Qualitätssicherung und der Effizienz für den Bereich der Behandlung von Erwachsenen und auch für den Bereich der Therapie mit Kindern in Gang gekommen sind (*Grawe* et al. 1994; *Märtens, Petzold* 1995a, b). Dabei wird einerseits das Thema der empirischen Forschung zum musiktherapeutischen Prozeß von Bedeutung werden (*Smeijsters, Rogers* 1993), andererseits die Frage der klinischen Theorien- und Konzeptbildung (*Strobel* 1990), die Frage der Ausdifferenzierung theoriegeleiteter Behandlungsmethodik (*Schroeder* 1995) sowie das Thema der krankheitsbildspezifischen und zielgruppenorientierten Zupassung musiktherapeutischer Praxis (*Strobel, Huppmann* 1978). Dieser Band versteht sich als ein Beitrag zu diesen Fragestellungen. Er befaßt sich zum einen mit theoretischen Zugangsweisen (Teil I), zum andern mit methodischen Zugangsweisen (Teil II) und schließlich mit Feldern klinischer Praxis (Teil III).

Im ersten Teil stellt *Isabelle Frohne-Hagemann* (S. 9) in ihrem Beitrag die «heilende Beziehung» als das zentrale therapeutische Medium musiktherapeutischen Handelns in den Vordergrund. Aus der Beziehung wird das musiktherapeutische Geschehen gestaltet, aber auch die musikalische Interaktion gestaltet die Beziehung. Wenn als eine der gesichertsten Aussagen moderner Psychotherapieforschung (*Orlinsky, Howard* 1988) gelten kann: « Eine gute therapeutische Beziehung ist der beste Prädiktor für eine gutes Therapieergebnis», so ist diesem Bereich in der musiktherapeutischen Konzeptbildung besondere Bedeutung zuzumessen. *Henk Smeijsters* (S. 23) gibt in seinem Beitrag einen Überblick über Forschungsergebnisse zur therapeutischen Wirkung der Musik. Dieses Kapitel macht deutlich, daß für die Musikthera-

---

[1] Organisiert von der «Stiftung Europäische Akademie für psychosoziale Gesundheit und Integrative Therapie», Rorschach, dem «Fritz Perls Institut», Düsseldorf, und der «Berufsbegleitenden Ausbildung Musiktherapie», Zürich

pie noch ein erhebliches Forschungsdefizit besteht und ein Nachholbedarf, blickt man auf die Situation der Psychotherapieforschung. Die wenigen vorhandenen Studien zeigen eine durchaus positive Tendenz, aber es müssen Anstrengungen unternommen werden, einen wirklich soliden Boden für die Musiktherapie zu gewinnen (Initiativen, die in jüngster Zeit unternommen wurden, lassen hier Positives erhoffen, *Czogalik* et al.1995).

Aber nicht nur durch Forschung kann Qualität gesichert und entwickelt werden. Es müssen auch qualitätssichernde Maßnahmen durch Weiterbildung und durch Supervision zum Tragen kommen (*Petzold, Orth, Sieper* 1995). *Urs Rüegg* (S. 41) befaßt sich mit dieser Fragestellung: «Interdisziplinäre Supervision als Instrument der Optimierung musiktherapeutischen Handelns».

Im Teil II, «methodische Zugangsweisen», findet sich ein Überblick über mögliche Mittel und Wege musiktherapeutischen Handelns, der auch den Reichtum an therapeutischen Interventionsmöglichkeiten erkennen läßt, über den die Musiktherapie verfügt. *Peter Cubasch* (S. 55) befaßt sich mit der «heilenden Kraft der Rhythmen», ihrem Potential der Mobilisierung und Strukturierung im therapeutischen Geschehen. *Fritz Hegi* (S. 76) setzt sich mit den Möglichkeiten musiktherapeutischer Improvisation auseinander und berichtet aufgrund langjähriger klinischer Beobachtungen über die Wirkung improvisatorischen Geschehens. Der Beitrag von *Margarete Schnaufer-Kraak* (S. 91) greift das Thema der «Stimmungen» im Sinne einer differentiellen Emotionspsychologie auf, wenn sie sich mit «Atmosphären in der Integrativen Musiktherapie» befaßt. Musik stimmt ein, schafft Stimmungen, und wenn Therapie als «emotionale Differenzierungsarbeit» verstanden wird, als das Umstimmen von «Grundstimmungen» (*Petzold* 1995), als eine Feinabstimmung der «seelischen Tonlage», so bietet die Musiktherapie besondere Möglichkeiten, diese Aufgabe zusammen mit den PatientInnen in Angriff zu nehmen und zu bewältigen. Daß dabei nicht nur Töne, Klänge, Melodien wichtig sind, sondern auch verbale Ausdrucksmöglichkeiten neben den nonverbalen einbezogen werden müssen, daß nicht nur der musikalische Ausdruck wichtig ist, sondern auch die Expression in rhythmischer Bewegung wird nicht nur durch den Text von *Peter Cubasch* deutlich gemacht, sondern auch durch das Kapitel von *Hans-Joachim Oeltze* (S. 113) «Intermediale Quergänge – Musiktherapie, bildnerisches Gestalten, Poesietherapie» unterstrichen. Wie viele Autoren und Autorinnen dieses Bandes schreibt er auf dem Hintergrund der «Integrativen Musiktherapie», eine an der «Entwicklungspsychologie der Lebensspanne» ausgerichteten, phänomenologisch-tiefenhermeneutischen Schule modernen Musiktherapie (*Frohne-Hagemann* 1989), die auf der Grundlage einer «Anthropologie des schöpferischen Menschen» (*Orth, Petzold* 1993) steht und deshalb – über die Musik hinausgehend – immer wieder auch andere Möglichkeiten therapeutischer Interaktion und kreativen Gestaltens einbezieht. Derartige Verbindungen finden sich auch im Bereich der Kunst, z.B. bei der Vertonung von Texten oder bei musikalischen Erzählungen – man denke an die «Lieder ohne Worte» oder «symphonischen Dichtungen», die musikalischen Landschaftsmalereien z.B. von *Sibelius, Dvorak* oder *Smetana* oder an die Verbindungen von Musik und Tanz.

Im Teil III dieses Buches zum Thema «Klinische Praxis» wird die Ausrichtung an der «Psychologie der Lebensspanne», am «life-span developmental approach» deutlich. *Lotti Müller* (S. 137) stellt vor dem Hintergrund einer Integrativen Psychotherapie für Kinder und Jugendliche (*Metzmacher* et al. 1995) die «Behandlung eines Kindes mit schwerer früher Entwicklungs- und Persönlichkeitsstörung» dar. Die Verschränkung theoretischer Konzeptualisierung und klinischer Praxis, die Fundierung eines Behandlungskonzeptes durch die entwicklungspsychologische und persönlichkeitstheoretische Konzeption der Integrativen Therapie stellt das wesentliche Anliegen dieses Beitrages dar. *Irmtraud Tarr-Krüger* (S. 168) befaßt sich mit der Behandlung psychosomatisch erkrankter Kinder durch Musiktherapie, ein Bereich, der in Zukunft noch mehr Aufmerksamkeit finden wird. Erfahrungen, die in der Kindertherapie gewonnen werden, sind auch für die Therapie mit Erwachsenen aufschlußreich, weil sie Wissen über das Entstehen von Belastungen, Störungen, pathogenen und salutogenen Konstellationen, Schutz- und Risikofaktoren zugänglich machen. *Monika Renz* (S. 175) berichtet aus ihrer Arbeit mit schwergestörten PatientInnen, in der sie einen Zugang zu frühen Prägungen und Störungen zu finden sucht und die Musik dabei als Mittel einsetzt, sich sehr frühen Erlebensweisen anzunähern. *Josef Moser* (S. 186) schreibt über die «Wirkung der Musikinstrumente in psychotherapeutischen Prozessen», befaßt sich also gleichfalls mit einer Population, bei der «frühe Schädigungen» als eine wesentliche Ursache der Erkrankung gesehen werden. Von Interesse ist hier der differentielle Zugang bei Auswahl und Einsatz von Instrumenten im musiktherapeutischen Prozeß. Auch hier wird weitere klinische Beobachtung und Forschung erforderlich werden, um zu einer theoriegeleiteten Verwendung von Instrumenten zu kommen – und ähnliche Arbeiten werden wahrscheinlich auch mit Blick auf die Verwendung musikalischer Formen erfolgen müssen.

Ein weiteres Kapitel, verfaßt von *Annegret Sieg* (S. 208), stellt «Integrative Musiktherapie in der Behandlung von PatientInnen mit psychosomatischen Erkrankungen in der Klinik» dar. Immer wieder wird auf die positive Wirkung musiktherapeutischer Ansätze für PsychosomatikerInnen verwiesen. An empirischen Effizienznachweisen fehlt es allerdings noch, und auch eine konzeptuelle Ausarbeitung und Systematik derartiger Behandlungen steht noch weitgehend aus. So sind Mitteilungen klinischer Erfahrungen wesentlich, denn sie verbreitern den «body of knowledge» und bieten Grundlagen für die Entwicklung von Forschungsfragestellungen.

Auf die verschiedenen Beiträge zur musiktherapeutischen Behandlung von Menschen im Erwachsenenalter folgen zum Abschluß zwei Kapitel über Musiktherapie in der Arbeit mit alten Menschen. *Silke Jochims* (S. 236) beschreibt die Möglichkeiten eines musikpsychotherapeutischen Ansatzes im Umgang mit Trauer und Depression im Alter. Um «Integrative Musiktherapie» mit gerontopsychiatrischen Patientinnen und Patienten geht es im Beitrag von *Hilarion Petzold* und *Lotti Müller* (S. 248) als den Herausgebern dieses Buches. Er soll einen Überblick geben über den Stand der musiktherapeutischen Aktivitäten in diesem Bereich. Für die Therapie alter Menschen, hochbetagter und dementer PatientInnen und für die Behandlung gerontopsychiatrischer Erkrankungen bietet Musiktherapie in ihren verschiedenen Formen sehr interessante Möglichkeiten, die systematischer entwickelt werden müssen. Dabei ist es notwendig – und der Beitrag versucht, dies exemplarisch zu verdeutlichen –, daß ein Bezug zwischen Musiktherapie und den allgemeinen Alternswissenschaften hergestellt wird, damit die Praxis nicht nur durch musiktherapeutische Konzepte fundiert wird, sondern auch durch die Konzepte der Sozialgerontologie und Gerontopsychologie. Für fast alle Bereiche der Musiktherapie gilt derzeit noch immer, daß wenig Anschluß an allgemeinpsychologische und klinische Theorienbildung besteht. Insofern kommt diesem Kapitel nicht nur Bedeutung zu, weil es als Schlußstein im Gebäude einer «Entwicklungspsychologie der Lebensspanne» steht, sondern weil es auch exemplarisch versucht, musiktherapeutisches Handeln im Fundus sozialwissenschaftlicher und klinischer Theorienbildung und Forschung zu verorten. Ein Beitrag über die Ausbildung von Integrativen MusiktherapeutInnen von *H. G. Petzold* (S. 278) rundet den Band.

Wir hoffen, daß dieses Buch mit seinen theoretischen, methodischen und praxeologischen Beiträgen, seinem Vesuch, einen breiten Überblick zu gewährleisten, interessante Informationen für Musiktherapeuten und Musiktherapeutinnen und andere Kollegen und Kolleginnen aus den helfenden Berufen und klinischen Arbeitsfeldern bietet, die sich für die Wirkungen der Musiktherapie interessieren. Wir hoffen auch, daß es Anregungen zu Diskussionen, theoretischen Auseinandersetzungen und Forschungsfragestellungen geben wird, die der Weiterentwicklung der klinischen Musiktherapie und integrativen Ansätzen der Behandlung dienen.

Hilarion G. Petzold, Lotti Müller
Stiftung Europäische Akademie für psychosoziale Gesundheit und Integrative Therapie, Rorschach

Literatur

Czogalik, D., Bolay, H.V., Boller, R., Otto, H., Das Integrative Musiktherapie-Dokumentationssystem IMDos: Zum Verbund von Forschung, Lehre und Behandlung im Berufsfeld Musiktherapie, *Musiktherapeutische Umschau* 16 (1995)108-125.

Frohne-Hagemann, I., Musik und Gestalt. Klinische Musiktherapie, Junfermann, Paderborn 1989.

Grawe, K., Donati, R., Bernauer, F., Psychotherapie im Wandel. Von der Konfession zur Profession, Hogrefe, Göttingen 1994.

Märtens, M., Petzold, H.P., Perspektiven der Psychotherapieforschung und Ansätze für integrative Orientierungen, *Integrative Therapie* 1 (1995a) 7-44.

Märtens, M., Petzold, H.P., Psychotherapieforschung und kinderpsychotherapeutische Praxis, 1995b, in: *Metzmacher* et al. (1995).

Metzmacher, B., Petzold, H.G., Zaepfel, H., Therapeutische Zugänge zu den Erfahrungswelten des Kindes. Theorie und Praxis der Integrativen Kindertherapie, Bd. I, Junfermann, Paderborn 1995.

Orlinsky, D.E., Howard, K.I., A generic model of psychotherapy, *J. of Integrative and Eclectic Psychotherapy* 6 (1986) 6-27; dtsch. *Integrative Therapie* 4 (1988) 281-308.

Orth, I., Petzold, H.G., Zur «Anthropologie der schöpferischen Menschen», in *Petzold, H.G., Sieper, J.*(Hrsg.), Integration und Kreation, 2 Bde., Junfermann, Paderborn 1993, 93-117.

Petzold, H. G., Das schulenübergreifende Emotionskonzept der «Integrativen Therapie» und seine Bedeutung für die Praxis «emotionaler Differenzierungsarbeit», in: *Petzold, H. G.* (Hrsg.), Die Wiederentdeckung des Gefühls. Emotionen in der Psychotherapie und der menschlichen Entwicklung, Junfermann, Paderborn 1995.

Petzold, H.G., Orth, I., Sieper, J.(Hrsg.), Qualitätssicherung und Didaktik in der therapeutischen Aus- und Weiterbildung, *Gestalt und Integration* Sonderheft 1995 – 1/1996.

Schroeder, W., Musik – Spiegel der Seele, Junfermann, Paderborn 1995.

Smeijsters, H., Rogers, P., European musictherapy research register, Werkgroep Onderzoek Muziektherapie NVKT, Utrecht 1993.

Strobel, W., Von der Musiktherapie zur Musikpsychotherapie – Kann aus der Musiktherapie eine anerkannte Form von Psychotherapie werden?, *Musiktherapeutische Umschau* 11 (1990) 313-338.

Strobel, W., Huppmann, G., Musiktherapie – Grundlagen, Formen, Möglichkeiten, Hogrefe, Göttingen 1978.

I Theoretische Zugangsweisen

Die heilende Beziehung als therapeutisches Medium und ihre musiktherapeutische Gestaltung

Isabelle Frohne-Hagemann, Berlin

Was ist eine heilende Beziehung? Was ist eine krankmachende Beziehung? Meist kennt man letzteres am besten: Mißtrauen, Neid, Austricksereien, Lügen, nur *Fehler* beim anderen sehen oder Fehler *nur* beim anderen sehen, Besserwissen, nicht zuhören, nicht miteinander sprechen, den anderen nicht ernst nehmen, im Regen stehengelassen werden, keine Gefühle zeigen, Konflikte verleugnen, usw., all das macht einen krank. Da ist dann nichts Gemeinsames mehr, kein Miteinander, kein ehrlicher Austausch, keine Liebe. Aber Beziehung findet sich nicht nur als Beziehung zwischen zwei Menschen, sondern man steht ja überhaupt und schon ab ovo in Beziehung: nämlich zu seiner Lebenswelt, und das ist später vor allem seine soziale Wirklichkeit. Und wenn ich mich dort nicht wohl fühle, kranke ich grundsätzlich an Entfremdung, an Isolation, an Heimatlosigkeit.

Sicher haben wir alle erfahren, daß Geborgenheit heilsam ist, daß es heilsam ist, unterstützt, verstanden und gewertschätzt, aber auch gefordert zu werden. Denn eine gute, tragende Beziehung ist immer eine, die Entwicklung ermöglicht, also *Wachstum,* und das geschieht durch gegenseitige Stimulierung, An-Regung, Reibung, Zu-Mutung, usw. Daneben ist heilsam, Sinn im Leben zu finden, d.h. Sprache zu finden, denn Sprache ist vor allem dazu da, «dem Chaos und der unendlichen Beliebigkeit unserer Existenz ein Netz von Bedeutungen, Strukturen und Symbolen überwerfen zu können» (*Ernst,* 1994, 22).

Unspezifische Wirkfaktoren, die in allen Therapieformen Gültigkeit haben, sind schon häufig beschrieben worden. Denken Sie z. B. an die *Rogers-Variablen* Echtheit, Empathie und Wertschätzung oder die Gedanken des Ethno-Psychiaters *J. Frank* über die Wirksamkeit des Glaubens an die Heilung, oder an die von *Petzold* systematisierten 14 Wirkfaktoren, viele finden sich schon in den Schriften von *Ferenczi*. Die heilende, weil tragende Beziehung ist natürlich auch Voraussetzung für die Wirksamkeit der musiktherapeutischen Behandlung. *Die Frage ist, welche Möglichkeiten und Formen kennt die Musiktherapie, um therapeutische Wirkungen über die musikalische Gestaltung der Beziehung zu erzielen.* Ich frage also nicht danach, wie Musik wirkt oder welche Komponenten der Musik wie wirken, sondern auf welche Weise musikalische Parameter oder Elemente eingesetzt werden können, um therapeutisch wirksam zu werden. Das ist eine Frage, die auf musiktherapeutische Interventionen

---

Vortrag vom 9. 10. 1994 auf der Schweizer Fachtagung für Musiktherapie: «Was wirkt in der Musiktherapie»

bzw. auf die Funktion musikalischer Interventionen in einem bestimmten therapeutischen Kontext abzielt.

Wir gehen von der Annahme aus, daß *Musik* Beziehungsmedium und Gestaltungsmittel ist und die *Etablierung* oder *Wiedergewinnung* einer tragenden Beziehung zur Welt fördert. Hierin sehe ich das Heilsame. Musik bietet also einmal die Möglichkeit, Welt neu zu konstruieren, und andererseits die Möglichkeit, bestehende Welt zu rekonstruieren. Was bedeutet das?

Der Begriff «Welt» steht für mich für *alles das, was zum Erlebnis werden kann*, d. h. für alles das, zu dem ich in Kontakt und Beziehung trete. Wenn wir uns – z. B. als kleines Kind – Welt aneignen oder – z. B. als Erwachsener – Welt bewältigen, jedesmal also Erleben verarbeiten, heißt das, daß wir Phänomene in Zusammenhänge bringen müssen, die Sinn machen. So erschaffen und erfahren wir soziale Wirklichkeit und erfinden ständig mehr oder weniger sinnvolle Geschichten. Wirklichkeit wird für uns dann real, also wahr, wenn wir diese Wirklichkeit mit anderen Menschen teilen, die sie nämlich bestätigen. Ich vertrete hier eine sozial konstruktivistische Position, aber ein Gedanke von *Darwin* gehört auch hierher. Ein Kind wächst gesund auf, wenn es in sein Milieu hinein*paßt*. Ein gesunder Mensch entspricht dem *Darwinschen Axiom* «Survival of the fittest» . «To fit» heißt «passen» und «the fittest» ist nicht der Beste und Stärkste, wie es in den Köpfen herumspukt, sondern *the «fittest» ist in moderner Sicht der, der in das Milieu hineinpaßt, ja der, der ökologisch gesprochen ein unverzichtbares Teil des Milieus ist.* Wenn wir so hineinpassen, haben wir das sichere Gefühl: dies ist meine Wirklichkeit, meine Welt, meine Wahrheit. Hier gehöre ich hin. Hier nehme ich die Dinge so wahr, wie andere es auch gelernt haben, d. h. ich bilde mir nicht ein, daß man mich versteht und ich andere verstehe, sondern ich bin mir dessen gewiß. Wir haben dieselben Sichtweisen von Welt, von sozialen, ethischen und moralischen Werten und Normen. Meine Welt wird intersubjektiv geteilt. Sie ist damit normal und wahr. Da sich soziale Realitäten ständig verändern, heißt Gesundheit natürlich auch, daß man mit der Welt mitgehen muß. Sonst ist die Welt, die für jemanden wirklich ist, eines Tages verschwunden. Dann hört man die bekannten Sätze: «Also, ich verstehe die Welt nicht mehr». Heilung heißt also, eine Welt zu finden, die man mit anderen teilen kann und in die man hineinpaßt und in der man sich zuhause fühlt. Eine heilende Beziehung ist eine, die ermöglicht, daß man eine solche Welt findet. Eine Welt aber auch, mit der und durch die man sich ständig verändern muß. Es ist wohl kein Zufall, daß auch unsere Erde nicht still steht.

Unsere Möglichkeiten, Welten zu erkennen und uns darüber miteinander auszutauschen, sind sprachlicher Natur. *Sprache* ist gemeinsame Handlung (*Shotter,* 1980) und hat verbale, nonverbale, ja auch transverbale Anteile. Ein Kind äußert sich im Austausch mit seiner Welt mit Klängen, Lauten, mit Farben und Bildern, in Form von Bewegungsabläufen, Gebärden, Gesten, mit Blicken und Mimik. Das sind leibliche (linguistische) Codes, die die Grundlagen unserer «*Muttersprache*» darstellen. Die Muttersprache erlernen wir deswegen so leicht, weil wir mit ihren grundlegenden Ausdrucksmitteln, die auf unterschiedliche Weise Zusammenhänge, Strukturen, Verbindungen herstellen, schon längst vertraut sind, *bevor* wir Wörter haben.

Die Muttersprache, das ist nicht einfach nur z. B. die deutsche Sprache, sondern gebündelte Erfahrung von sozialen Kontexten, die Bedeutung von Gefühlen, die zu einem bestimmten sozialen Kontext gehören und das Verständnis dafür, was verschiedene Interaktionen zwischen Menschen in bestimmten Kontexten bedeuten. Wer japanisch als Muttersprache spricht, der kennt z. B. mehrere Wörter für den Begriff «Ich», die benutzt werden in Abhängigkeit von der jeweiligen sozialen Rolle. *Muttersprache ist Verständnis für die Bedeutung von Zusammenhängen, die Ausdruck der sozialen Wirklichkeit sind, die wir teilen.*

Muttersprache ist das Vermögen, die Bedeutung der Begriffe *erfühlen* zu können. Dazu müssen wir auf leibliche Ressourcen zurückgreifen. Anders geht es nicht. Wir müssen auf *atmosphärisches, klanglich-rhythmisches, bewegungs- und handlungsbezogenes oder bildliches Empfinden* zurückgreifen. Man sagt ja auch: «was klingt in Dir an, wenn Du z. B. das Wort «Herbst» hörst?» «Was für ein Bild taucht auf, wenn Du an «Sommerfrische» denkst?» Oder: «wie schmeckt Dir diese Idee?» «Wie fühlt sich die Vorstellung an, verlassen zu werden?». Musiktherapie, also die Therapieform, die das Medium Musik – oder Klang – ins Zentrum stellt, muß meiner Ansicht nach alle anderen nonverbalen Sprachanteile ebenso einbeziehen wie den Klang, sonst bleibt die neue Muttersprache, also das Verständnis von Welt immer noch arm. Man muß ja bedenken, daß die verschiedenen Sinne und ihre Kunstformen unterschiedliche Geschichten von Welt erzählen und unterschiedliche Welten erschaffen. Ich habe doch ein reicheres Weltverständnis, wenn ich mehrere Sprachen spreche.

Musik drückt nicht ein bestimmtes *Wort*, z. B. «Sehnsucht» aus, sondern in diesem Fall die *leibliche Regung*, die wir als Sehnsucht oder als etwas Drängendes kennen. Diese leibliche Regung kann vertieft erfahrbar werden, indem sie auch gestisch und/oder bildhaft oder durch Arbeit mit Ton gestaltet wird. Als wahr und wirklich fühlt sie sich dann an, wenn sie vom Musiktherapeuten in seiner Funktion als Zeuge wahrgenommen wird. Hier kann man dann Begriffe wie das *Wort* «Sehnsucht» für solche Gefühle finden. Sehnsucht musikalisch auszudrücken ermöglicht, den Bedeutungsgehalt dieses sozialen Zusammenhanges sprachlich wieder zu erweitern. In der Improvisation kann der Patient so neue Erfahrungen mit dem Musiktherapeuten machen, und das heißt, daß er die Muttersprache neu lernt. Man könnte Musiktherapie als Beitrag zum Erlernen einer Muttersprache bezeichnen. Gelingt dies, so wird man sogar Fremdsprachen (sprich andere Kulturen) ohne Schwierigkeiten verstehen und wertschätzen lernen können und den hochgezüchteten Sprachen der Gebildeten, die Kunstmusik, Schriftsprache, Wissenschaftssprache beherrschen, mit Freude und Offenheit begegnen können, ohne vor lauter Ehrfurcht vor den Begabten und dem Bewußtsein, daß man ja selber für solche Sprachen viel zu unbegabt ist, zu verstummen.

Wenn wir eine Fremdsprache lernen, dann leider nur allzu oft nicht aus der Handlung heraus und dem Erleben von Zusammenhängen, wie das beim Erwerb der Muttersprache der Fall war, sondern sehr oft, indem wir nur übersetzen, ohne eigentlich den Kontext des fremden Wortes richtig zu verstehen. Das ist sehr problematisch, weil das übersetzte Wort manchmal ganz anders verwendet wird, als wir es vom Deutschen her kennen. Da hat einer in der Schule Englisch gelernt und stellt auf einer Reise nach England fest, daß er sich überhaupt nicht ausdrücken kann, weil er zwar die Vokabeln weiß, sie ihm aber gerade dann entfallen, wenn er sie im Kontext braucht. Da wirft er sein Wörterbuch weg und fängt an, die Wörter, die er nicht kennt, im Kontext zu verdeutlichen und unterstreicht das bzw. er redet mit Körpersprache, mit Tonfall, mit Blicken, Mimik, Gesten, Gebärden, mit Bewegungsaktionen. Er greift auf das zurück, was Muttersprache, die leibliche Ursprache ist. Sobald er verstanden wurde und ihm gesagt wird, was er wohl meinte, wird es sprachlich auf eine viel reichere Weise sein Eigentum als wenn er Wörter und Sätze bloß auswendig lernt. So ist es, wenn das kleine Kind ein Gefühl für die Muttersprache erwirbt und so ist es in der gemeinsamen musiktherapeutischen Improvisation. Sie macht Sprache auf eine Weise erfahrbar, die Beziehung zur Welt vermittelt, die das Erleben mitteilbar und dadurch realer macht.

Was ich eben über den Fremdsprachenunterricht sagte (und der war ja früher noch viel schlimmer als heute), gilt ja leider auch für die «Fremdsprache Musik». Denn Musik wird behandelt wie eine Fremdsprache im Unterricht. Klänge dürfen nicht erst einmal als persönliches und soziales Ausdrucksmittel erlebt und erfahren werden, sondern man muß ihnen so begegnen, daß man in Ehrfurcht ja keine falsche Note spielen darf. Das fehlerfreie Vorspiel von vorgegebenen Stücken steht an erster Stelle oder das richtige Nachsingen einer Melodie, ohne daß man zunächst darauf lauschen darf, was die Töne im Zusammenhang wollen und wie sie einen bewegen. Besonders die Musiker unter uns wissen, wie gestört man aus einem solchen Unterricht in der Regel herausgeht, wie gehemmt man dabei wird, sich selbst und nicht irgendwelche Tonfolgen auszudrücken. Darauf hat schon der große Pädagoge *Heinrich Jacoby* 1913 hingewiesen und schon damals geraten, über den unbefangenen experimentierenden Umgang mit Klängen von selbst musikalisch zu werden, eben so, wie die Muttersprache einem zuwächst, ohne daß man Grammatik pauken muß.

Muttersprache wird gelernt, ohne daß es dazu eines Unterrichts bedarf. Es bedarf nur einer *intersubjektiven Beziehung*, die die Welt repräsentiert und an der der Lernende Welt erfahren und erproben kann. Statt der unvermittelten Überschüttung mit fertigem Wissen kommt es nur auf die Schaffung von Erfahrungsgelegenheiten an, wodurch dann tatsächlich Wissen *vermittelt* wird. Statt Übungen zu machen wird in einem Spielraum experimentiert, der das Eigene zuläßt und es nicht gleich mit «richtig- und falsch-Kategorien» verhunzt. Unsere derzeitige Muttersprache ist leider heutzutage sehr beschränkt. Sie legt keinen Wert auf Beziehungen, Bedeutungen. Sie ist z. B. nicht poetisch oder blumig wie die der Araber, sondern sie will nur benennen und höchstens alles abkürzen. Das FPI ist auch die EAG und trifft auf die BAM in CH, und der BKM aus der BRD hat keine Funktion wie der BKA. Muttersprache ist Vatersprache geworden.

Wenn ein kleines Kind zu früh darin gestört und gehemmt wird, die musikalischen, leiblichen, bewegungsmäßigen, anschaulichen Elemente der Sprache zu benutzen, die typisch für die Beziehung zwischen Mutter und Kind sind, wird Sprache arm. «Sei nicht so laut, sitz still, schäm dich, fantasier nicht rum!» Das sind Sprachkiller, Erfahrungskiller, dadurch wird Sprache eng. Und meine Welt hört da auf, wo ich keine Sprache (mehr) habe. Das Kind hat eigentlich vor der verbalen Sprache eine singende Stimmeinstellung. Wie schön wäre es, wenn wir uns heute alle zuerst singend, improvisierend, pantomimisch, poetisch usw. unterhalten würden statt gleich zu sprechen. Z. B. würden singende Politiker viel schneller durchschaut werden, weil ein singender Mensch uns gefühlsmäßig weniger täuschen kann als ein redender. Daß wir fast alle sprachlich zu früh auf eine verbale Sprache reduziert wurden, die eigentlich doch die Quintessenz, eine Verdichtung der Grundlagen unserer Muttersprache sein sollte, macht verständlich, daß wir so beschränkt in unserer Eindrucksbereitschaft, unseren Gedächtnisleistungen und in unserem Ausdrucksvermögen sind, daß wir fast alle Ängste haben, uns zu zeigen oder unbefangen und neugierig Erfahrungen zu machen, ohne gleich zu fragen, ob die sich auch lohnen, ob sie auch was bringen, z. B. Anerkennung und gute Bewertungen.

In einem guten Milieu, wo man gerne miteinander kommuniziert, wo auf Klangexperimente positiv reagiert wird und Klangerfahrungen natürlich sind, wo Musik nicht eingeübt, sondern erfahren und erlebt werden darf, da kann vielleicht der muttersprachliche Reichtum bewahrt werden, die Welt in ihren vielen Facetten erleben und immer wieder neu schaffen zu können. Es ist meine tiefste Überzeugung, daß, wenn wir – unbefangen wie kleine Kinder – musikalische Erfahrungen ermöglichen und Muttersprache damit neu und umfassender erlernen, eine Chance besteht, eine Welt zu finden, in die der Patient hineingehört, weil sie ihm paßt und er sich ihr zugehörig fühlt.

So viel zur heilenden Beziehung und zur Bedeutung der Musik. *Musik ist – das sollte deutlich geworden sein – nicht per se Heilmittel. Sie ist es aber als Ausdrucks- und Kommunikationsmittel, weil sie als nonverbale Sprache die Muttersprache – und das ist also das Verständnis für die soziale Wirklichkeit, in die man hineinwächst oder die es wiederzuentdecken gilt – vertieft, erweitert, modifiziert und bereichert. Musik ist, weil sie selber soziale (einschließlich emotionale) Wirklichkeiten repräsentiert (z. B. in Form von klassischen Musikstilen) und neu schafft (z. B. beeinflußt Technomusik immer weitere Kreise um eine ursprüngliche Subkultur herum), gleichzeitig als Medium der Diagnostik sozialer und emotionaler Gegebenheiten als auch als Medium der Therapie wirksam.*

Möglichkeiten musiktherapeutischer Gestaltung

Ich möchte jetzt anhand von Beispielen auf Möglichkeiten der musiktherapeutischen Gestaltung dieser heilenden Beziehung eingehen. Diesen Möglichkeiten, auf der Basis einer wachstumsfördernden Beziehung miteinander etwas zu gestalten, das heilend wirkt, liegt noch folgender Gedanke zugrunde, auf den ich hier kurz eingehen möchte:

Jede Entwicklung, jede Beziehung folgt der Struktur eines Mythos

«Mythen sind Tore zum Unbekannten. Durch diese Tore gehen wir nicht, um Informationen anzuhäufen, sondern um unser wahres Sein (unsere jeweilige Identität, Anmerkung der Verfasserin) zu erkennen. Jeder wirkliche Mythos nimmt unser Bewußtsein auf eine Reise mit, auf der es wachsen kann. Dieses Wachstum besteht in einem klaren Erkennen von Wahrheit (von dem, was wir für wahr halten, Anmerkung der Verfasserin). (...) (Sie) enthüllt sich in jedem Moment durch die Form, in der sie sich bewegt, und nicht allein dadurch, wie sie sich am Ende auflöst. Mythen erklären nicht, sie enthüllen. Wir können sie nicht verstehen, wir erfahren sie sehr viel tiefer: wir begreifen sie, wir «fühlen» sie.» (*Peter Hant*, 1992, 133)

Die Struktur eines Mythos ist nicht linear, sondern zyklisch. Zum Beginn der Geschichte hat jeder Held ein idealisiertes oder festgefügtes Bild von sich. Dieses wird plötzlich gestört, und der Held muß sich auf die Reise begeben, um einen Unbekannten in sich zu finden. Auf dieser Reise muß er eine Schwelle überwinden, wo es keine Umkehr gibt. Er muß alles zurücklassen, was ihm bisher einigermaßen Halt gegeben hat. Er muß sich dann in einer fremden Welt zurecht finden, wo er sich nur auf sich selbst verlassen kann, obwohl ihm auch hilfreiche Kräfte dienen. Sein idealisiertes Selbstbild weicht allmählich einem realistischeren Weltbild. Der schwerste Kampf ist, abgespaltene dunkle Kräfte in sich zu integrieren, Introjekte sterben zu lassen und eine zweite Geburt zu erleben. Die zweite Schwelle, die der Held überschreiten muß, ist seine Rückkehr. Er muß zurück, um mit seinen Erkenntnissen und seiner anderen Art, in Kontakt zu sein, in der normalen alltäglichen Gemeinschaft zu leben und dieser damit zu dienen. Das ist der lebenspraktische Aspekt.

Jeder Roman, jeder Film, jede Musik, jede Beziehung und somit auch jeder therapeutische Prozeß folgt dieser Struktur mehr oder weniger. Man kann sie wiederfinden in unserem «tetradischen System» (*Petzold*), in der «Sonatenhauptsatzform», im kreativen Prozeß, in religiösen Läuterungsritualen, im alchimistischen Prozeß, und auch alle dramaturgischen Gesetze basieren auf dieser Struktur. Ich habe mich auch etwas mit der Kunst, ein Drehbuch zu schreiben, auseinandergesetzt, nicht, «weil ich zum Film wollte,» sondern weil ich verstehen wollte, warum mich manche Spielfilme fesseln und berühren und andere mich tödlich langweilen. Ein Mythos muß schließlich auch gut inszeniert werden, sonst bleibt er oberflächlich und transformiert keine Gefühle und Gedanken.

Wenn ich meine Therapieprotokolle (von Langzeittherapien) lese, erkenne ich immer wieder, daß die dynamischen Entwicklungen der Struktur eines spannend dramaturgisch inszenierten Mythos entsprechen. Es kann z. B. zu folgenden dramaturgisch gekonnten Inszenierungen kommen:

Anfangs läuft alles ganz wunderbar, der Klient macht brav mit, läßt sich auf alles ein bzw. bietet selber immer vielversprechende Themen an oder versucht in der Improvisation, seine Vielseitigkeit zu präsentieren, was dem Musiktherapeuten Freude machen soll. Schließlich will er ja geliebt werden. Aber das Schicksal meint es nicht so gut mit dem Helden. Irgendwie wird es langweilig, vielleicht fragt der Therapeut sogar, warum der Klient sich solche Mühe gibt oder was er nicht zeigen möchte und schon ist er in seinem Weltbild gestört. Das wäre im Film z. B. der Vorspann, durch die Irritation wird man neugierig. Jetzt könnten Titel und Akteure benannt werden und hier beginnt nun die eigentliche Geschichte, die Reise ins Unbekannte. Die Notwendigkeit, sich zu entwickeln, die Ängste, die das aufrührt, werden nun in allen möglichen Facetten zum Thema, wobei immer wieder Spannungselemente und auch Erleichterungsphasen, die auch in den Improvisationen hörbar werden, dafür sorgen, daß man aufmerksam bleibt und nicht gleichgültig wird. Spannung baut sich z. B. auf, indem die Komplexität der Beziehung zwischen Klient und Therapeut – auch in der Musik – immer deutlicher wird. Die Spannung steigert sich, bis es schließlich zu irgendeiner Verwicklung kommt (etwa durch ein Mißverständnis oder durch einen «Fehler» des Therapeuten), die den Helden, den

Klienten zu einer heftigen Reaktion zwingt, in der er gefühlsmäßig offenbart, wie er sich vielleicht selber noch unbekannt ist (z. B. wenn er wütend wird, sich «häßlich» zeigt). Hier zeigen sich beide und müssen sich miteinander auseinandersetzen. Es kommt dabei zum dramatischen Höhepunkt innerer Art, daß nämlich der Klient eine andere Erfahrung als sonst macht (z. B., daß Kampf nicht Zerstörung und Abwertung, sondern Begegnung heißen kann). Diese muß nun umgesetzt werden (die 2. Schwelle der Rückkehr) und damit wird es wieder dramatisch, denn was mit dem Therapeuten funktioniert, muß noch längst nicht darußen in seiner Welt funktionieren. D. h., der Therapeut muß ihm als integrierte gute Kraft in seinem Innen-/Außenleben beistehen.

Der Mythos kann also so Gestalt annehmen, daß ich als Therapeutin den Klienten aus seiner einseitigen Welt herauslocke und quasi die antagonistische Kraft darstelle, an der er sich in den gemeinsamen Improvisationen, sprachlichen Begegnungen und Auseinandersetzungen reiben und finden kann. Die Gestaltung kann auch notwendig machen, daß ich als *innere Gefährtin* seinen Kämpfen beistehe, d. h. hier spiele ich dann nicht unbedingt an einem Instrument mit, weil ich nicht die Rolle der Antagonistin habe. In diesem Sinne arbeite ich z. B. mit den Träumen von Klienten und Patienten.

Es sei zuerst ein Beispiel aus einer dyadischen Therapie mit einer 30jährigen zwangsneurotischen Patientin genannt. Auf der phänomenalen Ebene kann ich folgendes Symptom beschreiben:

Die Patientin litt unter einem Zwang, sich nicht entscheiden zu können. Zum Beispiel will sie ihrer Tante ein Taschentuch schenken. Anstatt aber nun nur eines zu kaufen, kauft sie immer zwei derselben Sorte. In der Therapiestunde bittet sie dann um Rat, welches sie denn nun verschenken soll. Fällt der Therapeut darauf rein, sagt er vielleicht: «Ach, nehmen Sie doch dieses hier!». Dann sagt sie: «Ja, aber gucken Sie mal, hier hängt ja ein Fädchen raus, das ist aber nicht so schön.» Also sagt der Therapeut: «Tjaaa, dann nehmen Sie doch das andere Taschentuch», worauf sie antwortet: «Ja, aber gucken Sie mal, hier ist das an der einen Seite doch etwas schief genäht, das geht doch nicht». So geht das hin und her, und der Therapeut wird allmählich ärgerlich und die Patientin immer verzweifelter. Zum Schluß würde man am liebsten schreien: «Ja, zum Donnerwetter nochmal, dann lassen Sie doch das Schenken oder schenken Sie beide Tücher». Da ist die Verzweiflung perfekt. Die arme kranke Frau, was muß sie leiden.

Ich habe in bezug auf meine Patientin über *Hegi*s Wirkkomponenten nachgedacht und überlegt, ob die Frau wirklich ein Form-Problem hat und musiktherapeutisch entsprechend behandelt werden müßte. Betrachtet man nämlich ihr Problem aus der Beziehungsperspektive, so hat sie nicht nur ein Formproblem, sondern auch ein Melodieproblem (nach *Hegi* eine Kontaktstörung) oder ein Rhythmusproblem (nach *Hegi* u. a. Probleme mit Anpassung – Widerstand). Sie leidet ja nicht nur vor sich hin, sondern sie macht auch etwas mit ihrem Gegenüber. Sie verhält sich so, daß die Umwelt reagiert und Gefühle entwickelt. Eigentlich lockt sie den Therapeuten in eine Falle, indem sie die Hilflose spielt, die dann jedoch jede Hilfe boykottiert. Sie macht das Gegenüber allmählich wütend und bestätigt dadurch die Erfahrung, daß es gefährlich ist, sich an jemanden zu wenden. Dies könnte auch eine Rache dafür sein, daß sie nicht selber wütend (autonom) werden darf. Der Therapeut soll in der Gegenübertragung quasi spüren, wie es ist, wütend zu sein und handlungsunfähig sein zu müssen. Wie soll man das nun musiktherapeutisch therapieren?

Der Mythos meiner Patientin wäre eine Reise, auf der sie erfahren und lernen müßte, in einer Begegnung autonom und handlungsfähig zu bleiben. Sie müßte also eine Lebens-Form für sich finden, welche Kontakt und Autonomie bzw. Selbstbestimmung erlaubt. Sie müßte Grenzerfahrungen machen, bei der Grenze als Berührung und Abgrenzung erfahrbar wäre und Machtverhältnisse klar definiert sind. Ihr müßte ein Kontext aus Klang-, Rhythmus-, Melodie- und Dynamikmöglichkeiten angeboten werden, in welchem sie diese Erfahrungen machen kann. Als musiktherapeutische Intervention in diesem Sinne habe ich in diesem Fall eine musikalische Form angeboten, die Reibung (Konsonanz und Dissonanz) und dadurch Dynamik und Rhythmus ermöglichte. Diese Wahl geschah natürlich intuitiv, und das ist in der Musiktherapie immer so. Erst hinterher kann man sagen, warum man was gemacht hat. Diese Intervention verhinderte zum einen ein richtig oder falsch bzw. besser oder schlechter, und die Tatsache, daß es keine Lösung gibt, zwingt die Patientin zum anderen zu einem Aussichherauskommen, in welchem sie auch ihre Aggression spüren kann. Nach der Improvisation sagte sie auch: «das war ja richtig erregend».

Die musikalische Reibungsfläche entsteht z. B. durch die Tonleiter des harmonischen h-moll: h - cis - d - e - fis - g - ais - h, wobei der Baß auf fis beginnt. Ich spiele auf dem Piano z. B.

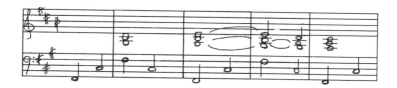

o. ä., während die Patientin alle Töne der Skala und nur diese auf dem Metallofon zur Verfügung hat. Außerdem spielt sie Trommel und verschiedene hängende Becken.

Die Patientin kommt im Laufe des Spiels immer mehr aus ihrem starren System, das Metallofon auf den «weißen» Stäben herauf und auf den «schwarzen» Stäben immer herunter zu spielen, heraus. Ihr Bedürfnis nach Lösung nimmt durch die ständige Reibung der Sekunden zu und entlädt sich dann in aggressivem, aber musikalisch «passendem» (als ein: to fit) percussivem Spiel wohltuend. Es wird hier eine neue soziale Wirklichkeit erfahrbar, nämlich daß unser gemeinsames Spiel emotionalen Ausdruck «verkraftet», daß dieser sogar angenehm erregend und verbindend ist und – jedenfalls schon mal in der Musik – Sinn macht. Außerdem wird deutlich, daß die Musik eine Entwicklung auslöst, daß die «Heldin» die bekannten Bahnen verläßt.

Ich füge noch ein zweites Beispiel an, bei dem die tragende Beziehung *mittelbar* im psychischen Geschehen des Klienten wirkt. Ich nehme als Beispiel eine musiktherapeutische Traumbearbeitung. Ich begleite den Klienten hier in seine Welt und helfe ihm, diese selber dramaturgisch zu gestalten, um so den Mythos zu verstehen. Dies ist eine psychotherapeutische Technik. Der musikalische Anteil in dieser Arbeit hat etwa die Funktion und Wirkung, die eine Filmmusik in bezug auf das Verstehen und Verdeutlichen von Szenen, unausgesprochenen Gefühlen oder von Atmosphären hat. Da der Klient sie selber inszeniert und gestaltet, hat er dadurch die Möglichkeit, seine Sprache besser zu fühlen.

Eine musiktherapeutische Traumbearbeitung

In der Integrativen Musiktherapie gehen wir davon aus, daß der Träumer der Drehbuchautor und der Regisseur ist. Alle Traumsymbole sind Teile seines Selbstverständnisses. So wie ein Drehbuchautor verschiedene Figuren erfindet und verschiedene Tatorte, um seine Aussage, seine Botschaft zu vermitteln, so konstruiert sich auch das Unbewußte des Träumers die Figuren, Landschaften und Orte, die es braucht, um dem Träumer die ihm unbewußten Sichtweisen von Welt, also dem, was zum Erlebnis geworden ist, zur inneren Auseinandersetzung und weiteren Reifung anzubieten. Wir helfen dem Träumer, seinen Traum mit Hilfe seiner leiblichen Vermögen zu reinszenieren (mittels Klang, Bild, Bewegung, usw.) und sich die Sprache des Traumes vertraut zu machen. Der Traum wird nicht einfach gedeutet und übersetzt, sondern erlebend und fühlend angeeignet.

Ich helfe dabei auf eine ganz konkrete Weise, indem ich in die Welt des Autors und Regisseurs einsteige und ganz spielerisch als Interviewerin des Drehbuchautors auftrete. Durch diesen «Trick» kann ich den Täumer als Autor und Regisseur ansprechen und ihn dahin bringen, daß er seiner eigenen Schöpfung und wie man sich also Welt zimmern kann, auf die Spur kommt. Er hat dabei die freie Entscheidung, spielerisch Distanz zum Geschehen zu halten (der Autor schreibt eben nur über andere, mit denen er nichts zu tun hat; vgl. *Jungs* Objektstufe) oder sich auf das «Biographische» seines Drehbuches einzulassen (der Autor weiß, daß die Figuren eigene Anteile von ihm sind, *Jungs* Subjektstufe). Er kann auch sein Drehbuch während der Inszenierung verändern oder weiterspinnen. Ferner kann ich ihn bitten, mir die verschiedenen Rollen verständlich zu machen, d. h. sich mit den verschiedenen Anteilen seiner Figuren oder – wenn er will – seines Selbstes zu identifizieren und ggf. Projiziertes zurückzunehmen. Wo es notwendig wird und das Spiel noch ernster wird – wenn sich der Held gefühlsmäßig wirklich involviert –, schlüpfe ich auch in die Rolle der Therapeutin, ohne daß solche Rollenwechsel störend wirken.

Doch zunächst der Traum. Er stammt von einem Ausbildungskandidaten der Integrativen Musiktherapie am FPI und wurde in einem Traumseminar bearbeitet. Peter (Name verändert) erzählt den Traum zunächst wie folgt:

«Da ist eine Straße, die durch ein Slumgebiet führt. Am Ende der Straße gibt es eine Eisenbahn oder einen Fluß. Ich sitze in der Hitze in einem Straßencafe. Da kommt ein abgerissener Junge und bietet mir eine rosafarbene geschälte Frucht an. Ich nehme die Frucht und esse davon. Sie schmeckt mehlig-süßlich, zieht einem den Mund etwas zusammen. Ist nicht gerade

meine Lieblingsfrucht. Zuerst denke ich, der Junge sieht so verschlagen aus, der will mir bestimmt was klauen. Dann sehe ich aber sein feingeschnittenes Gesicht. Als ich die Frucht esse, läuft ihm das Wasser im Munde zusammen. Ich gebe ihm einen Schnitz.
Ich wache auf mit einem sehr unsicheren Gefühl. Hätte ich ihm nicht Geld geben müssen? Ein Schnitz nur ist auch sehr wenig...»

Und hier nun das Protokoll der Traumbearbeitung. Ich muß dazu erklären, daß Peter und ich uns normalerweise duzen. Wenn ich ihn hier sieze, bin ich in der Interviewerrolle. Denn wie kommt eine kleine Reporterin dazu, einen berühmten Autor und Regisseur einfach zu duzen? Wenn ich ihn aber duze, spreche ich als vertraute Therapeutin zu meinem Klienten oder zu einem Teil von ihm (z.B. der, der sich gerade in ein Gefühl involviert). Kleine Jungen werden immer geduzt. In dem Falle bin ich Statistin im Stück, vielleicht eine verständnisvolle Passantin oder eine gute Fee. Peter selbst agiert hier auch in verschiedenen Rollen. Einmal als Autor und Regisseur (das ist sein Ich, das bewußt plant und gestaltet), dann als Schauspieler der Filmhandlung (das sind seine Erlebens- und Verhaltensseiten) und natürlich auch als mein Klient, der die Gefühle erlebend zuordnet und dem Sinn seines eigenen Mythos nachspürt.

Man wird bemerken, daß ich in dem Stück therapeutisch nicht sehr tiefe. Vieles bleibt einfach mal so stehen. Es ging in dieser Arbeit nämlich darum, einmal einen Traum als Ganzes zu bearbeiten und nicht einen Teil zu vertiefen.

Therapeutin als Interviewerin (Th./Iv): Guten Tag, Herr Autor und Regisseur, ich komme von der Presse und habe gerade gehört, daß Sie einen neuen Film drehen, der soll irgendwo in den Tropen spielen, richtig? Können Sie unseren Lesern nicht mal ein bißchen erzählen, worum es da eigentlich gehen soll? Wissen Sie, die sind ja immer so neugierig auf Ihre Werke. Haben Sie schon den Vorspann gedreht?

Peter als Regisseur (P/R): Naja, ich weiß selbst noch nicht so richtig, wie ich es anlege. Jedenfalls fängt der Film so an: Ein Mann sitzt in einem Straßencafe, etwa 50 Jahre alt, er sitzt dort ganz allein am Tisch, trinkt ein kühles Bier.

Th/Iv: Ist er ein Einheimischer? Wie sieht er denn aus?

P/R: Er hat helle Haut, aber offensichtlich ist er mit dem Land vertraut.

Th/Iv: Und wie ist so seine Stimmung?

P/R: Entspannte Aufmerksamkeit könnte man sagen.

Th/Iv: Aha, das klingt ja fast touristisch normal. Wie legen Sie den Film denn dramaturgisch an? Wie soll es weiter gehen?

P/R: Das weiß ich noch nicht. Ich muß mir die erste Szene erst anschauen.

Th/Iv: Ja, können Sie die Szene nicht mal anspielen? Gibt es dazu schon eine Filmmusik?

P/R: Also im Hintergrund hört man leise Sambamusik, life oder aus der Juke-box; und dann Gemurmel, ab und zu leises Klingeln von Gläsern.

Th zur Gruppe: könnten einige von Euch da mitmachen?

P. gibt den Spielern Anweisungen wie es ungefähr klingen soll. Er macht eine Probe und korrigiert bei den Spielern, wo es noch nicht stimmig ist. Dies nimmt eine kleine Weile in Anspruch. Als die Musik, das Gemurmel und Klingeln erklingt, setzt er sich auf einen Stuhl, sitzt da lange, schaut in die Weite, schließt die Augen, lehnt sich nach vorn und lehnt dann langsam den Kopf ganz nach hinten. Es ent-

steht eine ganz seltsame Atmosphäre: eine Diskrepanz zwischen der Sambamusik im Hintergrund und dem Mann, der dort ganz allein sitzt und den Kopf nach hinten lehnt.

Th: (*Th., weil eine Reporterin so eine Frage nicht stellen würde*) Wie fühlt sich das an?

P oder P/R: Wohlig warm, nichts denken, von der Hitze eingehüllt sein, einfach da sein.

Th/Iv: He Sie dort, Publikum, wie wirkt diese Szene auf Sie?

Feedbacks aus der Gruppe, wobei die Musiker zu spielen aufhören: Der wirkt wie einer, der viel durchgemacht hat. Ein Vietnamveterane?

Th/Iv: Ach, können wir die Szene und die Filmmusik nochmal haben?

Es wird wieder gespielt. P. sitzt da wie vorher. Plötzlich fängt er an zu zittern und zu frieren. Th. gibt der Musik ein Stopzeichen

Th: Was passiert?

P: Es wird plötzlich eiskalt

P. guckt unsicher in die Runde

Th: Plötzlich passiert etwas ...

P. rafft sich zusammen

P/R : sonst würde der Film ja nicht weitergehen

Th/Iv: Ja, soll das jetzt filmisch als Innendrama oder als Außendrama weitergehen? Friert der Held oder soll es draußen eiskalt werden? Soll das, was passiert, direkt offenbart werden oder soll man es mehr atmosphärisch im Außen wahrnehmen?

P/R: Das ist nicht so in Worte zu fassen. Ein Gefühl wie eine Malaria-Attacke.

Th/Iv: Also der Held empfindet so, daß ihn etwas Fremdes überfällt? Interessant. Was tut denn der Mann?

P/R: Der steht auf, nimmt seine Reisetasche, geht unter dem Vordach in die pralle Sonne raus. Das ist wie ein Schlag. Er steht auf der Straße, er ist unschlüssig, kein Hotel in der Stadt. Um wegzukommen, muß er durch die Slums. Er ist unsicher, aber er zeigt es nicht nach außen.

Th/Iv: Woran merkt der Zuschauer denn seine Unsicherheit?

P/R: Man merkt nur, daß die pralle Sonne und sein Frieren nicht passen

Th/Iv: Gibt es hierzu eine Filmmusik?

Peter sieht sich um und sucht sich eine Mundharmonika. Er probiert und spielt. Der Anfang ähnelt sehr dem «Spiel mir das Lied vom Tod».

Th/Iv: Ui, jetzt wird's wohl ernst. Das klang ja wie «Spiel mir das Lied vom Tod». Was für eine Stimmung wollen Sie mit dieser Szene und Musik denn beim Publikum hervorrufen?

P/R: Wohl so eine Mischung aus Mitleid und Spannung

TH/Iv: Das können wir ja gleich mal erfragen

Feedbacks aus der Gruppe: Die Frauen würden einen Bogen schlagen; die Szene macht Angst, der Mann könnte ein Messer haben; man muß ihn auf jeden Fall respektvoll behandeln; auch mal unauffällig vorbei gehen wollen und ihm in die Augen schauen .

Th: Kennst du das?

P. nickt nachdenklich.

Th/Iv: Man soll wohl lieber nicht erkennen, daß der Mann auch Gefühle hat? (*Pause*) Nun gut, wie geht es nun weiter?

P/R: Der Mann geht zögernd auf der Straße, spricht ab und zu jemanden an, traut sich aber nicht, nach dem Weg durch die Slums zu fragen aus Angst, sein Gesicht zu verlieren und zum

Gespött zu werden. Versucht, nach außen gelassen zu bleiben, Unsicherheit verstärkt die Gefahr, angegriffen zu werden.

Th/Iv: Ja, das kann ich mitfühlen... Was ist mit dem Jungen?

P/R: Der kleine Junge steht an der Straße (eigentlich war es im Cafe, aber das ist gleichgültig) und hat nur eine Frucht zu verkaufen.

Th/Iv: Können Sie mal in seine Rolle schlüpfen und ihn spielen?

P: Ich weiß wie das geht.

P/Junge: Ich lasse den Fremden erst fast vorbeigehen, dann im letzten Moment rufe ich ihm was zu, z. B. «Olé Gringo!» . Wenn er sich umdreht, mache ich ganz schnell die Schale der Frucht auf. Ob er anbeißt, ist mein Risiko. Wenn er vorbeigeht, verfault die offene Frucht.

Th/Iv: Hört man im Film eine Musik für den Jungen?

Peter geht zum Marimbafon und spielt zögernd eine gleichzeitig fröhliche Musik Dies paßt nicht so ganz zusammen. Sie lockt aber Th. als Passantin an.

Th/als Passantin:
Das hört sich aber fröhlich an. Wie heißt du denn, Kleiner?

P/Junge: José. Ich muß fröhlich sein, sonst beißt keiner an.

Th/Passantin: *Das* ist aber nicht so fröhlich, Jose.

P/Junge: Zuhause habe ich es ganz schön schwer. Ich muß alles Geld abliefern, damit sich der Vater Schnaps kaufen kann. Und der Vater ist fast nie da.

Th/Passantin: Ja, das muß hart sein. Da wirst du ja ganz schön doll in die Verantwortung genommen. ...Sag mal, was passierte dir eigentlich mit dem Fremden auf der Straße?

P/Junge: Ja, das war ganz komisch. Der kam, schaute die Frucht an, aß was. Oft wollen die Fremden die Früchte in 'ner Tüte mitnehmen. Ich frage nie nach 'nem bestimmten Preis, das überlasse ich den Leuten, manchmal krieg ich so den 10fachen Preis. Er aber gab mir kein Geld, das war auch o.k. Sonst weiß ich schon, was ich dann machen muß, jammern oder schimpfen, aber diesmal war es anders. Als er sah, wie gern ich was von der Frucht gehabt hätte, gibt er mir 'nen Schnitz. Die Frucht war genau richtig reif, ich hätte so gern mal eine nur für mich gehabt.

Th/Iv zu P/Mann: Und wie ist das für den Mann?

P/Mann: Ich stehe da, da ist dieser kleine Junge. Ich sehe, wie ihm das Wasser im Munde zusammenläuft. Er hat ein feines Gesicht. Ich geb ihm einfach spontan was.

Th.: ohne, daß Geld eine Rolle spielt.

Th/Iv: Herr Autor, haben Sie da eigentlich was Biographisches eingebaut? Kennen Sie das, was zu geben und was zu kriegen, ohne dafür bezahlen zu müssen, erkannt werden, ohne das Gesicht zu verlieren? Hat das was mit der moralischen Botschaft des Films zu tun?

P/R.: *denkt lange nach*

Wichtig ist der Augenblick des *gegenseitigen* Erkennens. Obwohl es zeitlich versetzt ist. Der Mann erkennt den Jungen, als er sieht, wie ihm das Wasser im Munde zusammenläuft, und der Junge erkennt den Mann, als er den Schnitz kriegt.

Th/Iv: Geht der Film noch weiter?

P/R: Wenn er weiterginge, könnte es sein, daß die beiden ins Gespräch kommen und gemeinsam weitergehen. Dadurch ist plötzlich nichts mehr bedrohlich. Sie schlendern zusammen die Slumstraße runter. Der Mann kauft dem Jungen an den Obstständen mal hier ne Banane, mal dort 'ne Ananas. Und zu zweit kommt man besser durchs Leben. Gutes Gefühl.

Th: Peter, wie heißt der Traum?

P: Die süße Frucht

Das weitere Gespräch im Anschluß an diese Trauminszenierung möchte ich hier nicht referieren, da es mir mehr um die musiktherapeutische Gestaltung unserer Beziehung über das Medium Traum ging.

Wie man bemerkt hat, war ich ständige Begleiterin, wenn auch in verschiedenen Rollen, die ja auch Lebenswelten repräsentieren und es ihm ermöglichten, sich auf verschiedenen Bewußtseins- und Erlebensebenen mit mir als Gegenüber auseinanderzusetzen. In dem Kontext war dabei aber immer klar, welche Rolle man gerade spielte, und das ist sehr wichtig. Rollenflexibilität ist bei Patienten in sehr unterschiedlichem Ausmaße vorhanden. Wo sie nicht vorhanden ist, kann man Träume selbstverständlich so nicht bearbeiten.

Der Leser hat auch bemerkt, daß ich in diesem Fall nicht zusammen mit dem Klienten musizierte. Möglich wäre es zum Schluß gewesen, als der Mann und der Junge einander begegneten. Hier hätten wir beide die Innigkeit oder Tiefe der Begegnung zusammen spielen können. Das hätte die Bedeutung der Erfahrung hörbar gemacht, in Beziehung zu sein, einander zu erkennen und keine Angst vor Gesichtsverlust mehr haben zu müssen. Aber man kann nicht alles in der Musiktherapie optimal hinkriegen.

Die Musik hatte hier fast die ganze Zeit die Funktion des Spürerlebens, nämlich die Not von Figuren oder den Charakter von Atmosphären hörbar zu machen. Wir sind – so meine ich – immer mehr in diese gar nicht so unwirkliche Traumwelt hineingewachsen, haben das, was den Traum ausmacht, musikalisch, bildhaft und szenisch erlebt und damit ein Gefühl für das ganze Drama bekommen. Es dürfte jetzt nicht so schwer sein, das Erleben auch verbalsprachlich nochmal zu reflektieren und zum gegenwärtigen Leben in Beziehung zu setzen

Was durch dieses spielerische Mithineinwachsen in diese Traumwelt hoffentlich auch klar wurde, ist, daß die Gestaltung dieses Stückes mit wirklich dramaturgischem Know-how erfolgt. Es gibt atmosphärische Szeneneinstellungen (z.B. ahnt man im ersten Bild, daß der Held etwas durchgemacht hat), es gibt szenische Bedeutungen (z. B. der unsichere, gefährliche Held auf der Straße), dann gibt es Rückblenden (José erzählt über sein trostloses Leben) und die Vorenthaltung einer Nahaufnahme, als die Protagonisten einander erkennen. Vielleicht ist es noch zu unglaubwürdig? Zu schön, um wahr zu sein, wie man so sagt? Das gegenseitige Erkennen wird nämlich als Vergangenes mitgeteilt. Dadurch weiß man allerdings, daß sie Bestand hat.

Mit ein bißchen Hilfestellung durch den Therapeuten wird jeder Klient auch als angeblicher Laie ein hervorragender Regisseur seines eigenen Innenlebens, das ja gleichzeitig immer auch Außenleben ist. Und dann ist er sein eigener Therapeut oder ein Lebenskünstler, der sein Leben selber künstlerisch gestalten kann. Wenn das gelingt, ist er in Beziehung zur Welt und ich als Therapeutin werde in dieser Rolle immer überflüssiger und kann zum Ende der Therapie hin immer mehr als Mitmensch von Bedeutung werden.

Zusammenfassung

Der vorliegende Beitrag befaßt sich mit heilenden Aspekten der Beziehung im musiktherapeutischen Kontext. Die Sprache der intersubjektiven Beziehung wird eingebettet in mythentheoretische Überlegungen. Anhand von Fallbeispielen wird gezeigt, wie Patienten durch Musiktherapie ihre Lebensthemen dramaturgisch gestalten können, um auf diese Weise ihren Mythos zu verstehen. Insbesondere durch Bearbeitung von Träumen können so neuer Sinn und neue Handlungsmöglichkeiten in einer autonomen, künstlerischen Gestaltung des Lebens gewonnen werden.

Summary

This article is dealing with healing aspects of the therapeutic relationship in the context of musictherapy. The syntax of the intersubjective relation is embedded in the framework of mythos-theory. Using case-examples it is shown, how patients by using musictherapy can dramatically mould their life-themes in order to understand in this way their personal mythology. Particularly in working with dreams new meaning, alternative ways of acting and an autonomous creative way of realising one's own life can be achieved.

Literatur

Ernst, H., Die unstillbare Neugier auf Sinn. In: *Psychologie heute,* Oktober, 1994
Frank, J., Die Heiler. Wirkungsweisen psychotherapeutischer Beeinflussung: Vom Schamanismus bis zu den modernen Therapien, Klett-Cotta, Stuttgart, 1981
Frohne-Hagemann, I., Integrative Musiktherapie bei Menschen mit depressiven Zuständen. Legitimation und Konzepte. In: *Musiktherapeutische Umschau* (1/1995)
Hant, P., Das Drehbuch. Praktische Filmdramaturgie. Felicitas Hübner Verlag, Waldeck, 1992
Jacoby, H., Jenseits von musikalisch und unmusikalisch. Die Befreiung der schöpferischen Kräfte dargestellt am Beispiel Musik. Christians Verlag, Hamburg, 1984
Petzold, H., Integrative fokale Kurzzeittherapie (IFK) und Fokaldiagnostik – Prinzipien, Methoden, Techniken. In: *Pethold, H./Sieper, J.,* Integration und Kreation, Bd. 1, Junfermann, Paderborn, 1993
Shotter, J., Action, joint action and intentionality. In: *Brenner, M.* (Hrsg.), The structure of action. Blackwell, Oxford, 1980

Die therapeutische Wirkung der Musik
Ergebnisse der Forschung

Henk Smeijsters

Einleitung

Es sollen zu Anfang einige allgemeine Aussagen zur Musiktherapie und zur musiktherapeutischen Forschung gemacht werden. Anschließend wird an Hand verschiedener Kriterien der Frage nach den Ergebnissen der Forschung nachgegangen.

Der Titel dieses Beitrages könnte aber falsch verstanden werden, wenn man ihn so interpretieren würde, daß Musik als solche therapeutisch wirke. Obwohl Musik als Stimulus Reaktionen hervorruft, darf Musiktherapie nicht im Sinne einer Musikapotheke verstanden werden. Die psychotherapeutische Wirkung der Musiktherapie geschieht vor allem auf Grund des Einflusses der Musik auf die Psyche des Patienten und durch die Einbettung in eine therapeutische Beziehung zwischen Patient und Musiktherapeut und die Einbettung dieser Beziehung in die Musik.

Dennoch gibt es immer wieder Ansätze, die sich Effekte durch eine Musikapotheke erhoffen. «Musik als Medizin» würde dann heißen, daß Musik die innere Dimension des Körpers beeinflußt ohne psychische Zwischenstationen und ohne die Realität einer therapeutischen Beziehung. Wird zum Beispiel allein das Faktum, daß Musik neurologische und physiologische Reaktionen hervorrufen kann, aufgegriffen, kommt es zu einer Verkürzung. Ausgehend von Alpha-, Theta- und Deltarhythmen wird der Schluß gezogen, daß Musik von einem Tonband heilen kann, weil sie diese Rhythmen beeinflußt. Die Rhythmen besagen aber nur etwas über den cerebralen Aktivierungsgrad der Person. Daß eine Person durch Musik neurologisch aktiviert oder desaktiviert wird, heißt demnach nicht, daß Musik deshalb im Stande sei, spezifische Krankheiten zu heilen. Dieses wäre mit einem musiktherapeutischen Reduktionismus gleichbedeutend.

Neben derartigen im Randbereich der Musiktherapie aufzufindenden «Musikapotheken» (*Rueger* 1992) gibt es die offizielle akademische Forschung zum Thema Musik und Medizin (*Maranto* 1991, 1993; *Spintge & Droh* 1992). Hier wird zwischen der Funktion der Musik und der Funktion der therapeutischen Beziehung unterschieden. Dort wo die Musik allein eingesetzt wird, wie zum Beispiel bei der Beeinflussung der Streßsituation vor Operationen oder zur Stimmungsförderung während der Dialyse bei Nierenerkrankungen, stellte sich heraus, daß es eine Musikmedikation nicht geben kann, weil Effekte der Musik von den individuellen physiologischen und psychologischen Charakteristika der Patienten abhängen (*Maranto* 1993). Die Musik muß also «nach Maß» ausgewählt werden und ist nicht als Pille für jedermann einzusetzen. Dennoch kann mit Blick auf die medizinische Forschung ausgesagt werden, daß, wenn Musik Teil der medizinischen Behandlung ist, die Patienten bei biologischen und psychologischen Messungen durchschnittlich in der Effektgröße mit +.88 Standardabweichung besser abschneiden als Kontrollpersonen (*Standley* 1992), wie Meta-Analysen gezeigt haben.

Aus dem Vorangegangenen ist zu folgern, daß Forschung zur Musiktherapie auf jeden Fall die psychische Befindlichkeit des Patienten und die therapeutische Beziehung einbeziehen sollte. Ein Vermeiden von Reduktionismen ist nur möglich, wenn psychologische *und* biologische Prozesse erforscht werden, die für das Krankheitsbild typisch sind. Wenn man zum Beispiel den biologischen Parametern von Psychosen oder Depressionen Rechnung tragen will, sind Neurotransmitter wie Serotonin, Noradrenalin oder Dopamin die wichtigen Indikatoren. Hinzu kommen müssen aber auch die psychologischen Variablen von Psychosen oder Depressionen. An anderer Stelle (*Smeijsters* 1993) wurde mit Blick auf die Psychotherapie hervorgehoben, daß musikalische Prozesse auf Grund von «Gleichnissen» zu heilenden psychischen Prozessen beitragen und therapeutisch wirken. Forschung sollte deshalb darauf ausgerichtet sein zu zeigen, daß es diese Analogien gibt und daß ihr Vorhandensein mit höheren Effektraten einhergeht.

Überlegungen zu musiktherapeutischen Reduktionismen führen uns noch zu einem anderen Thema hin, nämlich zur Frage, ob quantitative oder qualitative Forschungsstrategien zu verwenden seien. Quantitative Methoden haben den Vorteil, daß sie Bereiche der menschlichen Erfahrung durch standardisierte Datenerhebung recht genau festhalten können, aber – wie gesagt – nur Teilbereiche der Erfahrung, weil jedes validierte Meßinstrument uns nur über Ausschnitte der Wirklichkeit informieren kann. Quantifizierende Methoden sind nicht im Stande, das ganze Spektrum eines Geschehens zu erfassen. In den letzten Jahren steht, vor allem in der psychotherapeutischen Musiktherapie, die qualitative Forschung im Brennpunkt des Interesses (*Amir* 1990; *Tüpker* 1990; *Langenberg, Frommer & Tress* 1992; *Aigen* 1993; *Aldridge* 1993b; *Bruscia* 1993; *Fo-rinash* 1993; *Smeijsters & van den Hurk* 1993, 1994; siehe auch *Smeijsters & Rogers* 1993 und *Langenberg & Frommer* in Vorbereitung).

Obwohl es Verfechter der einen oder anderen Methodologie gibt, ist sowohl der quantitative als auch der qualitative Forschungsansatz in der Musiktherapieforschung notwendig. Jeder dieser Forschungsansätze hat Vorteile und Nachteile. Was man mit der einen Methodologie erarbeiten kann, ist nicht mit der anderen möglich und umgekehrt. Ob man sich für die eine oder die andere Art von Forschungsmethodik entscheidet, hängt vor allem davon ab, was man wissen möchte.

Weil die qualitative Forschung in der Musiktherapie noch in den Anfängen steht, werden in dieser Arbeit für die Beantwortung der Frage nach der Wirkung der Musiktherapie vorerst nur Ergebnisse der quantitativen Forschung beigezogen. An verschiedenen Stellen wird aber auf die Notwendigkeit qualitativer Methoden hingewiesen.

Bei den quantitativen Studien, die für diese Veröffentlichung ausgewählt wurden, handelt es sich zum Teil um experimentelle Effektmessungen. Forschungen zur musiktherapeutischen Diagnostik sowie Prozeßforschung werden an dieser Stelle nicht berücksichtigt. Das gewählte Arbeitsfeld ist das der Psychotherapie und Psychiatrie, ohne die Forschungen auf dem Gebiete der Medizin und Heilpädagogik aufzuzeigen. Die Forschungsergebnisse in der Medizin wurden durch *Standley* (1992), *Aldridge* (1993a) und *Maranto* (1993) bereits zusammengefaßt. Eine kurze Übersicht über den Forschungsstand bei geistig Behinderten findet sich ebenfalls bei *Aldridge* (1993a).

Forschung über Forschung

Wie *Decuir* (1987) gezeigt hat, gibt es im «Journal of Music Therapy», herausgegeben von der «American National Association for Music Therapy», in den Jahren 1964 bis 1986 nur 12 Artikel über Forschungsergebnisse in der Kinder-, Jugend- und Erwachsenenpsychiatrie. In den Jahren 1987 bis 1993 sind in der gleichen Zeitschrift 4 Forschungsartikel über Themen der Erwachsenenpsychiatrie erschienen, im «British Journal of Music Therapy» 14 (*Wigram* 1993). Obwohl die Steigerung der Artikelanzahl im «Journal of Music Therapy» nicht erheblich ist, zeigt die hohe Anzahl in der britischen Zeitschrift, daß Forschung in der Musiktherapie sich in den vergangenen Jahren eines großen Aufschwungs erfreut. (Eine historische Übersicht zu quantitativer Forschung im Journal of Music Therapy geben *Standley* und *Prickett*, 1994).

Im «European Music Therapy Research Register», das 1993 zum ersten Mal erstellt wurde, sind 61 laufende Forschungsprojekte aufgeführt, davon 17 im Bereich der Psychotherapie und Psychiatrie (*Smeijsters & Rogers* 1993). Der siebte Weltkongreß für Musiktherapie im Jahre 1993 enthielt Berichte von 11 Forschungsprojekten, allerdings nicht nur aus der Psychiatrie.

Eine aktuelle Übersicht zur Lage der Forschung gibt *Aldridge* (1993a, 1993b). Für den Bereich der institutionellen Psychotherapie und Psychiatrie kommt er auf Grund von verschiedenen Studien zum Schluß, daß bei chronifizierten psychiatrischen Patienten durch Musik vom Band aggressives Verhalten während des Essens verringert wird. Bei chronisch Schizophrenen beeinflußte die aktive Gruppenmusiktherapie die Motivation, die Stimmung, das Gefühl für soziale Verantwortung und die Aktivität positiv. Singen beeinflußte Angstzustände. Rezeptive Musiktherapie führte bei depressiv Erkrankten zum Bewußtwerden eigener Emotionen und zur Konfrontation mit dem Selbsterleben.

Die bei *Aldridge* genannten Studien sind meist nicht-experimenteller Art. In einer Studie wurde mit einem Reversal Design gearbeitet, in zwei anderen mit einer Kontrollgruppe, wovon eine Studie allerdings eine diagnostische Studie war. Die abhängigen Variablen wurden vor allem durch standardisierte Fragebögen und Self-Reports gemessen.

Im folgenden wird auf einige experimentelle Wirksamkeitsstudien zu musiktherapeutischen Effekten bei Depression und Schizophrenie eingegangen.

Depression

Weil die Behandlung der Depressivität mit aktiven musiktherapeutischen Techniken aufgrund der Antriebsschwäche bei depressiven Patienten nicht immer gelingt, hat die «rezeptive Musiktherapie» gerade bei diesen Patienten einen großen Aufschwung erlebt. Auch die Forschung hat sich mit der Beantwortung der Frage, welchen Einfluß das Musikhören auf die Behandlung der Depressivität habe, befaßt. Bevor auf einige Studien zum Einfluß des Musikhörens auf Depressionen eingegangen wird, ist es wichtig, darauf hinzuweisen, daß dieser Einfluß durch viele Variablen mitbestimmt wird.

Die Wirkung der Musik hängt zum Beispiel davon ab, mit welchen persönlichen Erfahrungen sie verbunden wird. Hinzu kommt die Stimmung, in der sich der Patient vor dem Musikhören befindet (*Eagle* 1971). Außerdem wurde in verschiedenen Studien festgestellt, daß Versuchspersonen und Patienten, selbst wenn sie sich in der gleichen Stimmung befinden, nicht immer die gleiche Musik wünschen (*Schaub* 1981; *Behne* 1986; *Gembris* 1990, 1991). Manche möchten, dem ISO-Prinzip entsprechend, Musik hören, die der Stimmung entspricht, andere möchten mit Musik, die der Stimmung entgegenwirkt, eine *Kompensation* erreichen.

Aber nicht nur die vorausgehende Stimmung ist wichtig. *Cantor* und *Zillmann* (1973) untersuchten den Einfluß von Filmfragmenten auf die Rezeption der Musik und fanden einen ‹hedonic-contrast effect› und einen ‹excitation-transfer effect›. *Pekrun* (1985) spricht von einem ‹Kontrastprinzip› und einen ‹Kongruenzprinzip›. Mit Kontrastprinzip ist gemeint, daß eine (negative) Stimmung des Filmfragments dazu führt, daß die Musik, die anschließend gehört wird, positiver als sonst bewertet wird. Das Kongruenzprinzip besagt, daß die (positive) Stimmung des Films auf die Musik übertragen wird. Entscheidend ist die Zeitspanne zwischen Film und Musik. Ist diese kurz, so tritt ein Umschwung auf, ist sie lang, dann geht etwas vom Film auf die Musik über. Für Musiktherapeuten und -therapeutinnen ist es wichtig zu wissen, daß all diese Variablen die Erfahrung der Musik während der Musiktherapie positiv oder negativ beeinflussen können.

Gehen wir nun zum Thema der Effekte des Musikhörens auf die Depression über. In einigen rezeptiven musiktherapeutischen Ansätzen wird mit Tagträumen, die während des Musikhörens und mit verbaler Unterstützung des Musiktherapeuten weiter entwickelt werden, gearbeitet. Bekannte Methoden sind das «Musikalische Katathyme Bilderleben» (*Nerenz* 1969) und die «Guided Imagery and Music» (*Bonny* 1989). Wichtig in diesem Kontext ist die Frage nach der Funktion der Musik beim Zustandekommen des Tagtraums.

Die qualitativen Studien von *Bock* (1982) und *Osborne* (1991) bleiben hier außer Betracht, sind aber trotzdem nennenswert. Quantitative Studien zu diesem Thema wurden meist mit Studenten durchgeführt und können deshalb nur mit großer Vorsicht für den Bereich der Therapie herangezogen werden.

Quittner und *Glückauf* (1983) arbeiteten mit 90 Studenten. Jede Versuchsperson nahm an einer Kontrollsituation, einer Entspannungssituation und einer Musiksituation teil, die in verschiedenen Folgen dargeboten wurden. In der Entspannungssituation wurde mit der Methode der «progressive relaxation» nach *Jacobson* gearbeitet, in der Musiksituation erklang *Steve Halperns* Anthology Volume 1. In jeder Situation wurde die Aufforderung gegeben, sich vorzustellen man säße an einem Fluß, an einem Bach oder in einem Wald, um davon ausgehend frei zu assoziieren. Die Dauer der Alpharhythmen wurde gemessen, und die Dauer der Imagination (durch Drucksignal erfaßt) wurde registriert. Weiterhin wurde am Ende jeder Versuchssituation ein Fragebogen abgegeben, in dem nach Leichtigkeit und Lebendigkeit der Imagination und dem subjektiv empfundenen Zeiterleben während der Imagination im Unterschied zum Erleben der übrigen Zeit gefragt wurde. Es zeigte sich, daß Leichtigkeit, Lebendigkeit und Dauer (gemessen durch Drucksignal und subjektiv empfunden) sich in der Musiksituation signifikant von jeder der beiden anderen Situationen unterschieden. Musik machte die Imagination leichter, lebendiger und verlängerte ihre Zeitspanne.

In einer vergleichbaren Studie von *McKinney* (1990) wurden Studenten zwischen 18 und 28 Jahren in eine experimentelle und eine Kontrollgruppe unterteilt. Beide Gruppen erhielten am Anfang das Entspannungstraining nach *Jacobson* und die Instruktion, sich selbst auf einer Wiese zu sehen und ihren Vorstellungen freien Lauf zu lassen. Die Kontrollgruppe verblieb nach der verbalen Instruktion in Stille, die experimentelle Gruppe hörte *Ralph Vaughan Williams* Prelude ‹Rhosymedre›. Hinterher notierten die Versuchspersonen mit Hilfe eines Fragebogens ihre Erfahrungen, die durch zwei unabhängige Rater auf die verschiedenen Typen der Imagination, der Lebendigkeit und Aktivität beurteilt wurden. Zwischen experimenteller und Kontrollgruppe bestand ein signifikanter Unterschied in der Intensität der Gefühle. Keine Unterschiede wurden registriert für die Typen der Imagination, der Lebendigkeit, der Aktivität und für die Zeitspanne der Imagination.

Ein Vergleich mit der Studie von *Quittner* und *Glückauf* zeigt, daß es in beiden Fällen Effekte der Musiksituation gab, diese aber unterschiedlich ausfielen. Im ersten Fall kam der Einfluß der Musik ohne vorhergehende Entspannung vor allem in der Art und Dauer der Imagination zum Ausdruck, im zweiten Fall, nach vorhergehender Entspannung, in der Intensität der Emotionen. Demnach unterscheidet die Musik sich, sei es gesondert oder in Kombination mit Entspannung dargeboten, von Entspannungstraining, was Imagination oder Intensität der Gefühle anbetrifft.

Zur Erklärung der scheinbaren Diskrepanz zwischen beiden Studien könnte man annehmen, daß das Entspannungstraining durch die spezifische Konzentration die Imagination weniger stimuliert, und daher der Einfluß der Musik ohne Entspannungstraining vor allem bei der Imagination, der Einfluß mit Entspannungstraining vor allem in den Gefühlen bemerkbar wird. Nicht deutlich ist, inwiefern die unterschiedlichen Effekte zwischen beiden Studien durch andere Variablen mitverursacht wurden (die verschiedenen Studentengruppen, die Art der Musik und die verbalen Instruktionen). Weitere Forschung, v.a. auch mit Patienten, wäre also notwendig.

Aus dem Vergleich der Studien von *Quittner & Glückauf* und *McKinney* wurde weiterhin ersichtlich, daß das Kombinieren von therapeutischen Techniken zu unterschiedlichen Effekten führen kann.

Eine wichtige Untersuchung zum Thema der Kombinationen wurde von *Stratton* und *Zalanowski* (1989) durchgeführt. 226 Studenten wurden in zehn Gruppen unterteilt. Es gab drei Musikgruppen, die eine vorher als ‹depressiv›, ‹positiv› oder ‹neutral› eingestufte Musik hörten, weiterhin drei Gruppen, die gleichermaßen eingestufte Gemälde betrachteten und vier Gruppen, bei denen das Hören der ‹depressiven› und ‹positiven› Kompositionen und das Betrachten der Gemälde in vier verschiedenen Arten kombiniert wurde. Die Gesamtdauer jeder Testsituation war 3 Minuten. Es wurde mit dem Anfang des zweiten Satzes der Eroica (‹depressiv›), einem Teil der Appalachian Spring von *Copland* (‹positiv›), dem Anfang des zweiten Satzes der g-Moll Symphonie von *Mozart* (‹neutral›) und mit Gemälden von *Feininger*, *Homer* und *Cezanne* gearbeitet. Die Stimmung wurde vorher und nachher mit der «Multiple Affect Adjective Check List» ermittelt.

Ausschließliches Musik-Hören führte bei der ‹neutralen› Musik zu einer signifikanten Verbesserung der depressiven Stimmung. Ausschließliches Gemälde-Betrachten hatte keinen Effekt, aber die Kombination von einem ‹positiven› oder einem ‹negativen› Gemälde mit ‹positiver› Musik führte zu einer signifikanten Abnahme der Depression und Hebung der Stimmung.

Hieraus läßt sich schließen, daß ‹neutrale› Musik an sich im Stande ist, Stimmungen zu beeinflussen. Ebenfalls kann man daraus schließen, daß Musik den Einfluß der Gemälde und daß Gemälde die Wirkung der ‹positiven› Musik beeinflussen.

Vielleicht ist dies ein Hinweis dafür, Wege der Therapie auszuarbeiten, in der Musik und Malerei kombiniert werden (vgl. *Oeltze*, dieses Buch; *Petzold* 1987).

Gehen wir jetzt zu Studien mit Patienten über. In der Untersuchung von *Reinhardt* und *Lange* (1982) hörten 28 depressive Patienten an sechs aufeinanderfolgenden Tagen 20 Minuten lang sechs verschiedene Arten von Musik oder Geräuschen (Volkslieder, zwei langsame Sätze aus *Mozart*-Klavierkonzerten, den ersten Satz der Eroica, Wiener Walzer, das fünfte Klavierkonzert von *Prokofjev*, Wellenrauschen und Vogelzwitschern). Die Patienten hatten eine durchschnittliche Musikalität. Ferner gab es geringe Unterschiede zwischen Bildungsniveau, Alter und kulturellen Ansprüchen. Die Befindlichkeit wurde mit Hilfe von Selbstbeurteilungsskalen erfaßt. Weiterhin fand eine standardisierte Befragung über das persönliche Verhältnis zu diesen spezifischen Formen der Musik, zum Musikerleben und zu den ausgelösten Empfindungen statt. Es gab ein freies Gespräch und eine Messung des Leistungsverhaltens mittels eines Aufmerksamkeits-Belastungstests.

26 Patienten - davon 11 mit sehr hohen Punktdifferenzen - zeigten eine Besserung der Befindlichkeit beim Wiener Walzer. Musik von *Mozart* kam an zweiter Stelle. Die Musik wurde als spannungslösend, beruhigend, ablenkend, wohltuend und entspannend beschrieben. Bei Wiener Walzer, *Mozart* und Eroica zeigte sich ein signifikanter Anstieg der Leistungseffizienz.

Obwohl über die Formen und Qualitäten der Musik nichts Verbindliches ausgesagt werden kann, zeigt sich, daß durch Musik Befindlichkeit und Leistungsfähigkeit positiv beeinflußt werden können. Die Beeinflussung der Leistungsfähigkeit legt außerdem nahe, daß rezeptive Musiktherapie der aktiven vorausgeschickt werden sollte.

Ein wichtiger Befund war, daß Volkslieder durch den Text viele Assoziationen auslösten. Musiktherapeuten arbeiten häufig mit selbst gemachten Liedern, welche Erfahrungen und Gefühle direkt oder indirekt ansprechen. Die Resultate von *Reinhardt* und *Lange* zeigen, daß durch den Text einerseits angenehme Erinnerungen auftreten, anderseits aber emotionale Dekompensationen erfolgen können. Der Musiktherapeut als haltgebender Begleiter und Gesprächspartner erweist sich daher für die Gewährleistung einer sicheren Behandlung als unerläßlich.

Obwohl *Reinhardt* und *Lange* die Musik nicht vorher in ‹positiv›, ‹negativ› oder ‹neutral› unterteilt haben, könnte man annehmen, daß die Wiener Walzer doch eher ‹positiv› bewertet werden. Im Unterschied zur Studie von *Stratton* und *Zalanowski* hätte dann nicht die ‹neutrale›, sondern die ‹positive› Musik als solche eine signifikante Wirkung. Dieser Unterschied zwischen beiden Studien hat möglicherweise damit zu tun, daß es sich in der Untersuchung von *Reinhardt* und *Lange* um depressive Patienten handelte, bei denen die Vorliebe zur Kompensation der depressiven Stimmung stark zum Ausdruck kommt, oder aber auch damit, daß die Patienten die Wiener Walzer doch ‹neutral› einstufen.

Hanser (1992) führte zur Vorbereitung eines noch laufenden Experiments eine Pilotstudie mit Musiktherapie bei älteren depressiven Patienten durch. Acht Wochen lang fand Musiktherapie mit Hilfe wöchentlicher Hausbesuche der Musiktherapeutin und der Vergabe von Hausaufgaben statt. Der Gebrauch von Selbstbeurteilungsskalen (Yesavage Mood Assessment Scale, Brief Symptom Inventory, Rosenberg Self-Esteem Inventory und Beck Depression Inventory) vor, während und nach dem Training machte es möglich, die Änderungen bei 4 Patienten im Alter von 82, 76, 65 und 65 Jahren zu erfassen.

Die erste Patientin konnte durch Improvisieren am Klavier ihr perfektionistisches Verhalten abschwächen. Sie zeigte Fortschritte auf allen vier Skalen, vor allem auf der «Mood Assessment Scale» und dem «Brief Symptom Inventory». Auf dem «Self-Esteem Inventory» erreichte sie den maximalen Wert. Die zweite Patientin, eine Musikerin, spielte Violine, hörte Musik und beteiligte sich an Aktivitäten außer Haus, wodurch ihr Tagesablauf eine gewisse Ordnung bekam. Sie zeigte große Fortschritte, was die Stimmung anbelangt und einen Rückgang der Symptome. Die dritte Patientin hörte zur Förderung des Schlafes Musik, die mit Übungen zum Bilderleben verbunden war und konnte dadurch viel besser schlafen. Der Fortschritt auf der «Brief Symptom Inventory» war außerordentlich groß. Die Stimmung und die Selbstachtung besserten sich ebenfalls. Relaxionstechniken während des Musikhörens wurden beim vierten Patienten angewendet. Auch hier fand sich ein Rückgang der Symptome, wenn auch weniger deutlich als bei der dritten Patientin.

Weil die Patienten zu Hause besucht wurden, ist praktisch auszuschließen, daß eine andere Variable als die Behandlung für den Effekt verantwortlich ist. Nachteil dieser Studie ist aber, daß nicht jeder Patient der gleichen musiktherapeutischen Behandlung unterzogen wurde und daß neben der Musiktherapie andere Aktivitäten hinzukamen. Zum einen ging damit die Möglichkeit verloren, wie in einer «multiplen case study» dieselbe Technik bei mehreren Patienten zu erproben, zum anderen gab es bei einigen Patienten zu viele andere nicht-musiktherapeutische Einflüsse, wodurch die Wirkung der Musiktherapie nicht deutlich auszumachen ist. Die Studie zeigt, wie bedeutsam die Beeinflussung der Symptome durch eine solche Intervention ist. Das darf allerdings nicht darüber hinwegtäuschen, daß für die Beeinflussung tiefgreifender intrapsychischer Prozesse weitergreifende therapeutische Maßnahmen notwendig sind.

Röhrborn und *Hofmann* (1992) berichten von einer Studie zur regulativen Musiktherapie, die mit dem Ziel durchgeführt wurde, einen Zusammenhang zwischen dem Erleben des Therapieerfolgs und Persönlichkeitstests einerseits und dem Erlabrunner Beurteilungsbogen als Instrument der Prozeßdiagnostik andrerseits zu finden. 100 Patienten in 9 Gruppen erhielten eine 6-7 wöchige Behandlung. Bei den Patienten mit einer neurotischen Fehlentwicklung (primäre frühkindliche Störung mit oder ohne sekundäre Wahrnehmungsstörungen) erlebten 65% der Patienten die Therapie als erfolgreich. Von den Patienten mit einer psychosomatischen Funktionsstörung erlebten 85% einen verbesserten Umgang mit den Symptomen. 68% der psychosomatisch Erkrankten erlebten ihre Therapie als erfolgreich. Therapieerfolgreich heißt eine Besserung des Realitäts- und Selbstwerterlebens, des Erlebens der Leistungsfähigkeit und ein verbesserter Umgang mit den Beschwerden. 44 der 100 Patienten litten außerdem an Angstbeschwerden. 78% dieser 44 Patienten erlebten ihre Therapie als erfolgreich. Es zeigt sich damit, daß eine Korrespondenz zwischen den Zielen und Effekten der regulativen Musiktherapie besteht.

Schizophrenie

In einer schon etwas älteren Studie untersuchte *Schmuttermayer* (1983) eine Gruppe von zehn schizophrenen Frauen nach der akuten Phase über einen Zeitraum von 25 Gruppensitzungen. Nach jeder Therapiestunde wurde durch die Patientinnen ihr momentanes Befinden angegeben. Weil abwechselnd vier verschiedene Techniken verwendet wurden, war es möglich, eventuelle Zusammenhänge zwischen einer spezifischen Technik und dem Befinden herzustellen. Es bleibt allerdings unklar, ob die Techniken nur in einem einzigen Zeitabschnitt während einer Phase der Therapie eingesetzt wurden oder zu verschiedenen Zeitpunkten während der gesamten Therapie. Im letzteren Fall würde das Design dem sogenannten *Reversal Design* gleichen, und man könnte mit Sicherheit sagen, daß, wenn die gleiche Technik zu verschiedenen Zeitpunkten mit derselben Befindlichkeit zusammenfällt, zwischen der Technik und der Befindlichkeit ein Zusammenhang besteht, der kausaler Art ist, weil der Einsatz der Technik vor der Befindlichkeitsäußerung liegt. Dieser Aspekt bleibt jedoch bei der Untersuchung unklar. Auf jeden Fall gab es aber während einer Phase für jede Technik mehrere Sitzungen.

Die Gruppenmusiktherapie umfaßte die Techniken Musikhören, Singen, tänzerisches Bewegen und Instrumentalspiel. Das Befinden wurde an Hand der Subskalen «Aktiviertheit» und «Ängstlichkeit» der Eigenschaftswörterliste von *Janke* und *Debus* gemessen. Es fand sich kein deutlicher Zusammenhang zwischen Musikhören,

Ängstlichkeit und Aktiviertheit. Das Singen jedoch zeigte einen deutlichen Zusammenhang mit geringer Ängstlichkeit und einen etwas weniger hohen mit Aktiviertheit. Das Instrumentalspiel ging bei verschiedenen Stufen der Ängstlichkeit mit einem hohen Maß an Aktiviertheit einher, die tänzerische Bewegung bei gleicher Streuung der Ängstlichkeit dagegen mit einem geringen Maß an Aktiviertheit. Zusammenfassend kann man sagen, daß Singen vor allem weniger ängstlich macht und daß das Instrumentalspiel aktiviert. Weil für schizophrene Patienten nach der akuten Phase die sogenannten negativen Symptome - wie Apathie, emotionale Verflachung, schlechte Konzentration, Empfindlichkeit gegenüber Stimulation und Schwierigkeiten mit der Kommunikation - vorherrschen, scheint der Einfluß musikalischer Improvisation auf die Aktivität besonders wichtig. Allerdings ist hinzuzufügen, daß bei der Improvisation eventuell auftretender Ängstlichkeit vorgebeugt werden soll. Dies ist möglich durch ein strukturiertes Angebot, ohne daß die Eigengestaltung des Patienten dabei zu sehr eingeschränkt wird.

Aus dem selben Jahr liegt eine Studie von *Meschede, Bender* und *Pfeiffer* (1983) vor. 5 männliche und 4 weibliche, überwiegend schizophrene Patienten, im Durchschnittsalter von 35 Jahren, die auf ihrer Station sehr zurückgezogen waren, erhielten über 4 Wochen, jede Woche zwei mal, eine aktive Gruppenmusiktherapie. Die Improvisation war frei oder nach einem Thema gestaltet. Hinzu kamen Bewegung, Tanz und Gespräche über das Erleben.

Mit Fragebögen wurde nach jeder Sitzung das subjektive Erleben der Patienten und die Wahrnehmung der beiden Musiktherapeuten festgehalten. Aus den offenen Beschreibungen der Musiktherapeuten ergibt sich, daß die Patienten in der Improvisation mehr aus sich herausgingen, die Initiative zur Gestaltung der Sitzung ergriffen und auch tanzten. Weil auffallend war, daß die Patienten in der Gesprächsrunde zurückgezogen blieben, ziehen die Forscher zu Recht den Schluß, daß bei diesen Patienten gerade Musiktherapie und nicht eine verbale Gesprächspsychotherapie indiziert war.

Aus den Fragebögen der Patienten ergab sich, daß die Musiktherapie mit angenehmen Gefühlen einherging und sie das Selbstvertrauen, die Selbstwahrnehmung und das Sozialgefühl steigerte. Die Forscher machen jedoch keinerlei Angaben zur Signifikanz der Änderungen. Dies geschieht jedoch beim Therapeuten-Fragebogen bezüglich der Gruppenmittelwerte des Sozialverhaltens und des Gesamtverhaltens. Hier zeigt sich allerdings, daß es keinen signifikanten Trend gibt. Man kann hierfür die kurze Dauer der musiktherapeutischen Behandlung verantwortlich machen oder auch die Unterscheidung zwischen dem musikalischen und nicht-musikalischen Sozialverhalten. Das eine änderte sich, das andere (noch?) nicht.

Die gute Gefühlsresonanz der Patienten kam in der Beurteilung des Gesamtverhaltens durch die Musiktherapeuten nicht zum Ausdruck. Es gibt also auch Effekte, die nicht sichtbar oder hörbar sind. Das verweist auf die Notwendigkeit von qualitativer Forschung, die auf die subjektive Erfahrung der Patienten ausgerichtet ist.

In einer weiteren Studie von *Pfeiffer, Wunderlich, Bender, Elz* und *Horn* aus dem Jahre 1987 wurde eine experimentelle Gruppe mit einer Wartegruppe verglichen. Beide Gruppen hatten ein Durchschnittsalter von dreißig Jahren und eine Krankheitsgeschichte von durchschnittlich sechs Jahren. Patienten beider Gruppen wurden gematched. Es handelte sich in beiden Fällen um Patienten, die nicht mehr akutpsychotisch waren und kurz vor der Entlassung standen.

Die Therapie fand sechs Monate lang jede Woche während anderthalb Stunden statt. Die Stunde wurde aufgeteilt in eine freie Improvisation am Anfang, gefolgt von einem Gespräch, in dem Vorschläge zur Gestaltung der musikalischen Struktur und der Integration persönlicher Anliegen gemacht wurden, eine zweite Improvisation auf der Basis dieser Vorschläge und zum Schluß wieder ein Gespräch. Die Ziele waren: das Verringern der Kontaktarmut und Verbessern der Fremdwahrnehmung, Erleben von Gefühlen und Selbstwahrnehmung, sowie Ich-Stärkung. Die Forscher gingen davon aus, daß eine Analogiebeziehung zwischen musikalischem Verhalten und Verhalten im täglichen Leben bestehe.

Anhand der Ergebnisse dieser Studie können zwei Fragen beantwortet werden: 1. gibt es Effekte und welche? 2. sind diese Effekte durch Analogie zu erklären? Das heißt: korrespondieren die Effekte im Alltagsleben mit musikalischem Verhalten oder nicht? Wenn das in der Musiktherapie auftretende Verhalten nicht mit den Effekten korrespondiert, muß man zum Schluß kommen, daß die Wirkungen durch nicht-spezifische Faktoren verursacht wurden. Wenn jedoch eine Übereinstimmung besteht zwischen dem Effekt und dem musikalischen Verhalten während der Musiktherapie, darf man annehmen, daß die Effekte durch die vorangegangenen musikalischen Prozesse positiv beeinflußt wurden. Allerdings kann auch dann nicht ausgeschlossen werden, daß nicht-spezifische Variablen zum Tragen kamen.

Versuchen wir, die erste Frage zu beantworten: Wenn man die Resultate dieser Studie betrachtet, macht es zunächst den Anschein, daß es keine Unterschiede zwischen Therapiegruppe und Wartegruppe gibt. Bei beiden gab es keine Veränderungen auf der Psychopathologieskala und nur nicht-signifikante Verbesserungen im Freiburger Persönlichkeitsinventar. Beim Problembarometer, auf dem die Patienten bezüglich der eigenen Therapieziele Vorher- und Nachherangaben machten, inwieweit diese Ziele erreicht wurden, gab es bei der Therapiegruppe signifikante Verbesserungen bezüglich der Ziele Kontaktfähigkeit, Konzentration, Ausdruck von Gefühlen, Stimmung und Antrieb. Bei der Wartegruppe wurde keine signifikante Verbesserung festgestellt.

Betrachtet man die Ergebnisse im Freiburger Persönlichkeitsinventar etwas genauer, dann fällt auf, daß die Daten der Skalen Extraversion und emotionale Labilität bei der Therapiegruppe und Wartegruppe in genau entgegengesetzte Richtungen gehen. Während Therapiegruppe und Wartegruppe am Anfang gleich introvertiert sind, zeigt die Therapiegruppe am Ende der Behandlung eine Tendenz Richtung Normwert, während die Wartegruppe extrem introvertiert ist. Auch bei der emotionalen Labilität war die Ausgangsposition gleich. Am Ende der Therapie zeigte die Therapiegruppe auch hier eine Tendenz Richtung Normwert, die Wartegruppe jedoch eine extrem labile Position. Wie so oft wurden auch in dieser Untersuchung nur die Unterschiede zwischen dem Zustand vorher und nachher bei derselben Gruppe statistisch getestet. Hätte man die Daten der Therapiegruppe und Wartegruppe miteinander verglichen, so hätte sich aller Wahrscheinlichkeit nach herausgestellt, daß es bezüglich der Extraversion und der emotionalen Labilität große Unterschiede gibt.

Zusammenfassend lässt sich festhalten, daß es Unterschiede gab bei den Variablen Kontaktfähigkeit, Konzentration, Ausdruck von Gefühlen, Stimmung, Antrieb, Extraversion und emotionale Labilität.

Gehen wir jetzt zur zweiten Frage: Gibt es eine Übereinstimmung zwischen diesen Effekten und dem in der Musiktherapie gezeigten Verhalten?
Improvisieren in einer Gruppe heißt, sich auf die anderen beziehen. Weil die Gruppenimprovisation ein soziales Unterfangen ist, korrespondiert das musikalische Verhalten während der Improvisation mit Kontaktfähigkeit und Extraversion. Teil einer Gruppe zu sein, hebt außerdem die Stimmung, und das Mitmachen im Spiel fördert die Konzentration und den Antrieb. Weil der Patient in ein tragendes Gruppengeschehen eingebettet ist, ist es möglich, daß er Gefühle zum Ausdruck bringt, während durch die Einbettung der eigenen Emotionalität in das Gruppengeschehen die emotionale Labilität verringert wird. Leider ist durch die Kombination von Improvisation und Gespräch unklar, inwiefern das Sozialverhalten der musikalischen Improvisation oder dem Gespräch zugeschrieben werden kann.

Zum Schluß des Kommentares zu dieser Studie ist noch hinzuzufügen, daß das Fehlen anderer signifikanter Unterschiede und der Rückgang der signifikanten Unterschiede beim «follow up» einerseits auf das Konto der Therapiedauer, andererseits auf das Konto des Therapieangebots geschrieben werden können.

Eine ganz andere Perspektive folgt aus einer Bemerkung der Forscher. Sie schreiben, daß nach dem klinischen Urteil der Therapeuten die Psychopathologie der Patienten der Therapiegruppe sich besserte, obwohl dies in der Psychopathologieskala statistisch nicht zum Ausdruck kam. Diese Anmerkung ist ein Hinweis auf die Notwendigkeit qualitativer Forschung.

Die Gruppen von Patienten im Strafvollzug, mit denen *Thaut* in einer Studie aus dem Jahre 1989 arbeitete, bestanden zu 70% aus Patienten mit einer Schizophrenie. 50 männliche Patienten im Alter von 18 bis 45 Jahren mit einem durchschnittlichen Verbleib in der Klinik von 90 Tagen erhielten drei Monate lang Musiktherapie. Die Gruppe wurde unterteilt in acht Subgruppen, die an verschiedenen Wochentagen drei Formen von Musiktherapie erhielten: eine rezeptive Gruppenmusiktherapie, in der jeder Patient Musik auswählte, die ein persönliches Ziel des Patienten reflektierte, eine instrumentale Gruppenimprovisation und ein Entspannungstraining nach *Jacobson* mit vom Patienten ausgewählter Musik.

Vor und gleich nach jeder Musiktherapiestunde füllten die Patienten drei Selbstbeurteilungsskalen zu den Fragen aus: «Wie fühle ich mich?», «Wie entspannt bin ich?» und «Wie denke ich über mich und mein Leben?». Antworten wurden an Hand einer zehnstufigen Skala von ‹sehr schlecht› bis ‹sehr gut› gegeben. Obwohl diese drei Kategorien aufgrund einer dem Experiment vorangegangen Survey entwickelt wurden, fehlen leider Messungen zur Reliabilität und Validität.

Es zeigte sich, daß keine signifikanten Unterschiede zwischen den acht Subgruppen und ebensowenig zwischen den drei musiktherapeutischen Methoden auftraten. Signifikante Unterschiede wurden jedoch festgestellt zwischen den Vorher- und Nachher-Messungen der drei abhängigen Variablen.

Das heißt, daß sich die Angaben der Patienten zur Relaxation, Stimmung und Gedankenwelt nach den Musiktherapiestunden signifikant verbesserten. Die Patienten fühlten sich entspannter, glücklicher und ihre Gedanken waren positiver. Relaxation stand dabei an erster Stelle, Stimmung an zweiter. Die verschiedenen musiktherapeutischen Methoden waren gleich effektiv.

Zwei Anmerkungen wären zu dieser Effektstudie zu machen: Daß kein Unterschied zwischen den acht Subgruppen gefunden wurde, die verschiedenen Gruppen also den gleichen Fortschritt zeigten, ist ein Indiz zur Gewährleistung der internen Validität. Es liegt auf der Hand, den Schluß zu ziehen, daß es die Musiktherapie war, die den Effekt verursacht hat und nicht irgendeine andere Variable, die in allen acht Gruppen gleichzeitig zum Tragen kam. Dennoch kann man, da die Musiktherapie bei allen Gruppen im gleichen Zeitraum stattfand, nicht ganz ausschließen, daß eine andere Variable den therapeutischen Effekt mitverursacht haben könnte. Das Fehlen einer Kontrollgruppe ist hier sehr bedauerlich.

Die zweite Anmerkung betrifft das Fehlen eines prägnanten Unterschiedes zwischen den drei Methoden. Wäre es nicht annehmbar, daß zum Beispiel das Entspannungstraining stark mit der Entspannungsmessung korreliert? Statistische Interaktionen wurden aber nicht festgestellt. Betrachtet man die Daten etwas genauer, dann fällt auf, daß die Entspannungsmessung den höchsten positiven Wert beim Entspannungstraining hat, und die Stimmungsmessung den höchsten Wert bei der rezeptiven Musiktherapie in Gruppen. Wie in der vorigen Studie zeigt diese Gegebenheit eine Korrespondenz zwischen erzieltem Effekt und dem Geschehen in der Musiktherapie.

Als nächstes Beispiel musiktherapeutischer Forschung in der Psychiatrie wurde eine Studie von *Pavličević*, *Trevarthen* und *Duncan* aus dem Jahr 1994 ausgesucht. Es handelt sich um chronisch schizophrene Patienten mit negativen Symptomen. Eine Therapiegruppe von 21 Patienten erhielt während zehn Wochen jede Woche für 30 Minuten individuelle Musiktherapie. Die Kontrollgruppe erhielt nur am Anfang und am Schluß der zehnwöchigen Periode Musiktherapie. Die Gruppen wurden gematched (Durchschnittsalter 38 Jahre, 25% Frauen, Dauer der Krankheit durchschnittlich zwischen 12 und 15 Jahren). Die Musiktherapie war durch einen «musikalischen Dialog» zwischen Musiktherapeut und Patient gekennzeichnet. Der Patient wurde zum Spiel auf Perkussionsinstrumenten eingeladen, während der Musiktherapeut das Spiel des Patienten am Klavier spiegelte.

Diagnostiziert wurde durch einen Psychiater an Hand der «Schedule for Affective Disorders and Schizophrenia», der «Scale for the Assessment of Negative Symptoms» und der «Brief Psychiatric Rating Scale». Mit Hilfe der «Hamilton Depression Rating Scale» wurden depressive Patienten ausgeschlossen. Weiterhin wurden Variablen wie frühere musikalische Schulung, musikalisches Interesse usw. festgehalten.

Das wichtigste Meßinstrument war das «Music Interaction Rating for Schizophrenia», eine durch die Forscher entwickelte *rating scale* mit neun Stufen von musikalischem Kontakt. Die Stufen beschreiben, inwieweit der Musiktherapeut imstande ist, dem Spiel des Patienten zu folgen, ob und wie der Patient auf die Interventionen des Musiktherapeuten antwortet, und ob der Patient imstande ist, die Initiative zu ergreifen.

Bei der Therapiegruppe gab es zwischen Anfang und Ende signifikante Unterschiede. Die Improvisation wurde länger, das Niveau auf der «Music Interaction Rating Scale» verbesserte sich ebenso wie das Niveau auf der «Brief Psychiatric Rating Scale».

Bei der Therapiegruppe befanden sich zum Beispiel in der zweiten Messung 77% der Interaktionen über den 4 unteren Niveaus, bei der Kontrollgruppe hingegen nur 53 %. Die meisten Interaktionen der Therapiegruppe erhielten Skore 6, das heißt, daß die Patienten das Spiel des Musiktherapeuten übernehmen und durchhalten konnten.

Unter dem Aspekt, daß die Musiktherapie ja dazu eingesetzt wurde, die negativen Symptome zu beeinflussen, ist es auffällig, daß sich keine signifikanten Verbesserungen auf der «Scale for the Assessment of Negative Symptoms» finden. Es gibt allerdings (nicht signifikante) Unterschiede. Die Therapiegruppe zeigt eine Verbesserung im Gesamtwert dieser Skala, die Kontrollgruppe eine Verschlechterung. Daß die signifikante Verbesserung auf der «Music Interaction Rating Scale» nicht mit einer gleichzeitigen Verbesserung in der «Scale for the Assessment of Negative Symptoms» einhergeht bedeutet aber, daß der Transfer, bzw. die Analogie zwischen musiktherapeutischen und psychischen Prozessen noch zu wünschen übrig läßt. Ein zu berücksichtigender Umstand ist der, daß es sich um eine sehr kurze Therapie handelt.

Heaney beschäftigte sich in einer Studie aus dem Jahre 1992 mit der Frage, ob Patienten Musiktherapie, Kunsttherapie, rekreative Therapie und traditionelle Therapien unterschiedlich bewerten. Es handelt sich nicht um ein Experiment. 27 Patienten füllten die kurze Version eines semantischen Differentials aus. Die Gegensätze des semantischen Differentials waren: gut/schlecht, wichtig/unwichtig, angenehm/unangenehm und erfolgreich/erfolglos. Es handelte sich um Patienten mit Stimmungsstörungen und Psychosen (Durchschnittsalter 44 Jahre, 26% Männer). Um sicher zu sein, daß die Urteilsfähigkeit gegeben war, wurde nur mit Patienten gearbeitet, die mehr als die Hälfte der Aufenthaltsdauer in der Klinik zurückgelegt hatten. Weiterhin wurde ein Test zur Prüfung des Realitätsbewußtseins durchgeführt.

Bei ‹gut› und ‹angenehm› standen Musiktherapie, Kunsttherapie und rekreative Therapie an höchster Stelle, bei ‹wichtig› nur an fünfter Stelle - hinter Medikamenten, Verpflegung und individueller Gesprächspsychotherapie - bei ‹erfolgreich› jedoch an zweiter Stelle, hinter den Medikamenten. Auf der Polarität ange-

angenehm/unangenehm unterschieden sich Musiktherapie, Kunsttherapie und rekreative Therapie signifikant von der individuellen Gesprächspsychotherapie, Gruppenpsychotherapie und Medikamenten. Hinzu kommt, daß Musiktherapie im Vergleich zur Kunsttherapie und zur rekreativen Therapie auf allen vier Skalen besser beurteilt wurde und sich auf der Polarität angenehm/unangenehm sogar signifikant von den anderen unterschied. Musiktherapie, Kunsttherapie und rekreative Therapie schneiden also nach dem Urteil der Patienten nicht schlecht ab. Obwohl diese Therapien in Sachen Wichtigkeit hinter den anderen Therapien zurückbleiben (aber dennoch nicht als unwichtig eingestuft werden), sind sie nach dem Urteil der Patienten besser und angenehmer als alle anderen Therapieformen und fast genauso erfolgreich wie Medikamente.

Zum Schluß eine kurze Übersicht der Forschungsresultate.

Übersicht 1: Methoden und Effekte der Musiktherapie
Depression

Methode	Effekt
Musikhören	Verbesserung der depressiven Stimmung Verbesserung der Befindlichkeit Anstieg der Leistungseffizienz
Musikhören & Bilderleben	Leichtigkeit, Lebendigkeit, Dauer der Imagination Rückgang von Symptomen
Entspannung & Musikhören	Intensität der Emotionen Rückgang von Symptomen
Bilder anschauen & Musikhören	Verbesserung der depressiven Stimmung
Improvisation	Verbesserung der Stimmung Verschwinden von Symptomen Zunahme der Selbsteinschätzung

Übersicht 2 Methoden und Effekte der Musiktherapie Schizophrenie

Methode	Effekt
Musikhören (ohne/mit Entspannung)	Entspannung
	Hebung der Stimmung
	Verbesserung der Gedankenwelt
Singen	Beeinflussung der Ängstlichkeit
Improvisation	Aktivierung
	Entspannung
	Hebung der Stimmung
	Verbesserung der Gedankenwelt
	Dauer der Improvisation
	Musikalische Interaktion
Improvisation & Bewegung/Tanz	Extraversion
	Ergreifen der Initiative
	Angenehmes Gefühl
	Selbstvertrauen
	Selbstwahrnehmung
	Sozialgefühl
Improvisation & Gespräch	Kontaktfähigkeit
	Konzentration
	Gefühlsausdruck
	Verbesserung der Stimmung
	Antriebsförderung
	Extraversion
	Emotionale Stabilität

Zusammenfassung

An Hand von Forschungsberichten zu standardisierten, zum Teil experimentellen, quantitativen Wirksamkeitsmessungen wird der Frage nachgegangen, welchen Beitrag die Musiktherapie in der Behandlung der Krankheitsbilder Depression und Schizophrenie leisten kann. Es zeigt sich, daß Musiktherapie die Befindlichkeit, die Stimmung, das Selbstwertgefühl und die Leistungsfähigkeit steigern und die Symptome depressiver Patienten verringern kann. Bei schizophrenen Patienten kann die Musiktherapie das Empfinden und Ausdrücken von Gefühlen, die emotionale Stabilität, das Selbstvertrauen, die Selbstwahrnehmung, das Sozialgefühl und die Kontaktfähigkeit, die Konzentration und die Aktivität fördern. Weiterhin wird deutlich, daß standardisierte Verfahren durch offene qualitative Verfahren ergänzt werden müssen und daß in der Forschung den Unterschieden zwischen dem Urteil der Patienten und der Musiktherapeuten, sowie zwischen dem musikalischen und nicht-musikalischen Verhalten nachgegangen werden muß.

Summary

Results of standardized, experimental, quantitative effect research show that music therapy can be effective in the treatment of depression and schizophrenia.

Music therapy influences the wellbeing, the mood, the self-esteem, the achievement, and the symptoms of depressive patients. In the treatment of schizophrenic patients music therapy stimulates the experience and expression of feelings, the emotional stability, the self-confidence, the self-perception, the social feeling and social skills, the concentration, and the level of activity.

It also becomes clear that standardized methods have to be supplied with open qualitative ways of data collection. Future research should address questions as the differences between the experience of patients and therapists, and between musical and non-musical behavior.

Literatur

Aigen, K. , The music therapist as qualitative researcher. *Music Therapy* Vol. 12 (1993).
Aldridge, D. , Music therapy research I: A review of the medical research literature within a general context of music therapy research. *The Arts in Psychotherapy* Vol. 20/1 (1993a) 11-35.
Aldridge, D., Music therapy research II: Research methods suitable for music therapy. *The Arts in Psychotherapy* Vol. 20/2 (1993b) 117-131.
Amir, D. , A song is born. Discovering meaning in improvised songs through a phenomenological analysis of two music therapy sessions with a traumatic spinal-cord injured young adult. *Music Therapy* Vol. 9/1 (1990) 62-81.
Behne, K.E. , Die Benutzung von Musik, in: *Behne, K.E., Kleinen G., Motte-Haber H. de la* (Hg.),

Musikpsychologie. Jahrbuch der Deutschen Gesellschaft für Musikpsychologie Band 3. Wilhelmshaven: Heinrichshofen,(1986)11-31.
Bock, L. , Musiktherapie und Zeiterleben in der Depression. in: *Harrer, G.* (Hg.), Grundlagen der Musiktherapie und Musikpsychologie,Gustav Fischer Verlag,Stuttgart 1982, 231-236.
Bonny, H.L. , Sound as symbol. Guided Imagery and Music in clinical practice, *Music Therapy Perspectives* 6(1989)7-10.
Bruscia, K.E. , A framework for qualitative research in music therapy. Paper presented at the VII Congress of Music Therapy, Vitoria,1993
Cantor, J.R., Zillmann, D. (1973): The effect of affective state and emotional arousal on music appreciation, *The Journal of General Psychology* 89(1973)97-108.
Decuir, A. , Readings for music therapy students: An analysis of clinical and research literature from the Journal of Music Therapy, in: *Maranto, C.D., Bruscia, K.E.* (eds), Perspectives on music therapy education and training. Philadelphia: Temple University (1987)57-70.
Eagle, C.T. , Effects of existing mood and order of presentation of vocal and instrumental music on rated mood responses to that music. *Dissertation Abstracts International* 32 (1971) 2118A.
Forinash, M. , An exploration into qualitative research in music therapy. *The Arts in Psychotherapy* Vol. 20(1993) 69-73.
Gembris, H. , Situationsbezogene Präferenzen und erwünschte Wirkungen von Musik, in: *Behne, K.E., Kleinen, G., Motte-Haber H. de la* (Hg.), Musikpsychologie. Jahrbuch der Deutschen Gesellschaft für Musikpsychologie Band 7. Wilhelmshaven: Heinrichshofen (1990) 73-95.
Gembris, H. , Musiktherapie und Musikpsychologie. Möglichkeiten einer interdisziplinären Kooperation, *Musiktherapeutische Umschau* 12(1991) 279-297.
Hanser, S. , Music therapy with depressed older adults. In: *Spintge, R., Droh, R.* (eds), Music Medicine. Saint Louis MI: MMB MUSIC Inc,(1992)222-231.
Heaney, C.J. , Evaluation of music therapy and other treatment modalities by adult psychiatric inpatients. *Journal of Music Therapy* XXIX 2(1992)70-86.
Langenberg, M., Frommer, J. (eds)(in Vorbereitung), Proceedings of the 1st International Symposium for Qualitative Research in Music Therapy. Phoenixville-PA: Barcelona Publishers.
Langenberg, M., Frommer, J., Tress, W. , Qualitative Methodik zur Beschreibung und Interpretation musiktherapeutischer Behandlungswirkung, *Musiktherapeutische Umschau* 13(1992) 258-278.
Maranto, C.D. , A classification model for music and medicine, in: *Maranto, C.D.* (ed), Applications of music in medicine. Washington: National Asociation for Music Therapy,(1991)1-6.
Maranto, C.D. , Applications of music in medicine, in: *Heal, M., Wigram, T.* (eds), Music therapy in health and education. Jessica Kingsley Publishers,London (1993)153-174.
McKinney, C.H. , The effect of music on imagery, *Journal of Music Therapy* XXVII 1(1990)34-46.
Meschede, H.G., Bender, W., Pfeiffer, H. , Musiktherapie mit psychiatrischen Problempatienten, *Psychotherapie und medizinische Psychologie* 33(1983)101-106.
Nerenz, K. (1969): Das musikalische Symboldrama als Hilfsmethode in der Psychotherapie, *Zeitschrift für Psychotherapie und medizinische Psychologie* 19/1(1969)28-33.
Osborne, J.W. , The mapping of thoughts, emotions, sensations and images as responses to music, *Journal of Mental Imagery* 5(1981)133-136.
Pavličević, M., Trevarthen, C., Duncan, J., Improvisational music therapy and the rehabilitation of persons suffering from chronic schizophrenia, *Journal of Music Therapy* XXXI 2(1994) 86-104.
Pekrun, R. , Musik und Emotion, in: *Bruhn, H., Oerter, R., Rösing, H.* (Hg.), Musikpsychologie, Urban & Schwarzenberg, München (1985)180-188.
Petzold, H.G., Überlegungen und Konzepte zur Integrativen Therapie mit kreativen Medien und einer intermedialen Kunstpsychotherapie, *Integrative Therapie* 2/3 (1987) 104-141.

Pfeiffer, H., Wunderlich, S., Bender, W., Elz, U., Horn, B., Freie Musikimprovisation mit schizophrenen Patienten - kontrollierte Studie zur Untersuchung der therapeutischen Wirkung, *Rehabilitation* 26(1987)184-192.

Quittner, A., Glückauf, R., The facilitative effects of music on visual imagery: A multiple measures approach, *Journal of Mental Imagery* 7 /1(1983)105-119.

Reinhardt, U., Lange, E., Musikwirkungen bei Depressiven, *Psychiatrie, Neurologie und medizinische Psychologie* 34(1982)414-421.

Röhrborn, H., Hofmann, R., Verlaufsdiagnostik bei Musiktherapie am Beispiel des Erlabrunner Beurteilungsbogens (EBS) für die Regulative Musiktherapie nach Schwabe, in: *Bacher, B., Renz, H.* (Hg.),Dokumentation der 1. Fachtagung Musik und Depression vom 24.-26.4.1992. Hückeswagen/Beversee: Fritz Perls Institut(1992)75-83.

Rueger, Ch., Die musikalische Hausapotheke für jedwede Stimmungslage von A bis Z, Ariston, Genf 1991.

Schaub, S., Zum Einfluss situativer Befindlichkeit auf die musikalische Erwartung, *Musiktherapeutische Umschau* 2(1981) 267-275.

Schmuttermayer, R., Möglichkeiten der Einbeziehung gruppenmusiktherapeutischer Methoden in die Behandlung von Psychotikern, *Psychiatrie, Neurologie und medizinische Psychologie* 35 /1(1983)49-53.

Smeijsters, H. , Music therapy and psychotherapy, *The Arts in Psychotherapy* Vol. 20(1993)223-229.

Smeijsters, H., Hurk, J. van den, Research in practice in the music therapeutic treatment of a client with symptoms of anorexia nervosa, in: *Heal, M., Wigram, T.* (eds), Music therapy in health and education, Jessica Kingsley Publishers,London 1993, 235-263.

Smeijsters, H., Hurk, J. van den , Praxisorientierte Forschung in der Musiktherapie, *Musiktherapeutische Umschau* 15 ,1(1994) 25-42.

Smeijsters, H., Rogers, P., European music therapy research register, Werkgroep Onderzoek Muziektherapie NVKT, Utrecht 1993.

Spintge, R., Droh, R., Toward a research standard in musicmedicine/music therapy: a proposal for a multimodal approach, in: *Spintge, R., Droh, R.,* MusicMedicine. Saint Louis: MMB Music-Inc, 1992, 345-349.

Standley, J.,Meta-analysis of research in music and medical treatment: effect size as a basis for comparison across multiple dependent and independent variables, in: *Spintge, R., Droh, R.,* MusicMedicine. Saint Louis: MMB Music-Inc, S. (1992)364-378.

Standley, J.M., Prickett, C.A., Research in music therapy: a tradition of excellence. Outstanding reprints from the Journal of Music Therapy 1964-1993. Silver Spring: National Association for Music Therapy 1994.

Stratton, V.N., Zalanowski. A.H.,The effects of music and paintings on mood, *Journal of Music Therapy* XXVI 1(1989)30-41.

Thaut, M.H., The influence of music therapy interventions on self-rated changes in relaxation, affect, and thought in psychiatric prisoner-patients, *Journal of Music Therapy* XXVI 3(1989)155-166.

Tüpker, R. ,Wissenschaftlichkeit in kunsttherapeutischer Forschung, *Musiktherapeutische Umschau* 11(1990)7-20.

Wigram, T., Music therapy research to meet the demands of health and educational services, in: *Heal, M., Wigram, T.* (eds), Music therapy in health and education, Jessica Kingsley Publishers, London 1992,137-152.

Interdisziplinäre Supervision als Instrument der Optimierung musiktherapeutischen Handelns

Urs Rüegg, Stäfa

1 Einleitung

Trotz des Tagungsthemas «Was wirkt in der Musiktherapie?» soll der Blick in diesem Beitrag nicht auf die Musiktherapie in ihrer Ganzheit und mit ihren spezifischen Wirkungen und Wirkweisen gerichtet werden, sondern er soll etwas wegschweifen bis zur Stelle, wo sich Musiktherapie, Psychotherapie, Psychoanalyse, Psychiatrie und Psychosomatik begegnen. Diese Schnittstelle soll untersucht werden in Bezug auf ihr besonderes Potential und die sich daraus ergebenden Möglichkeiten in verschiedenen Arbeitsbereichen der interdisziplinären Zusammenarbeit. Diese reichen vom in sich verschiedene Disziplinen vereinigenden therapeutischen Ansatz über die integrierte Zusammenarbeit in einem stationären Behandlungsteam bis zu gemeinsamen Forschungsansätzen, um nur einige Bereiche zu erwähnen.

Im besonderen soll nachher die interdisziplinäre Supervision dargestellt werden, d.h. ein Supervisions-Setting, bei welchem weder der Supervisor[1] und die Supervisandinnen der gleichen Berufsgattung anzugehören, noch alle Supervisanden untereinander denselben Beruf auszuüben haben. Als Beispiel wird der Fall gewählt, wo ein analytisch orientierter Psychiater und Psychotherapeut die Arbeit von stationär tätigen Musiktherapeutinnen und Psychologen in der Gruppe supervidiert. Denkbar sind auch diverse andere Kombinationen.

Die Forderung nach gemischter Supervision und nach anderen Formen der interdisziplinären Zusammenarbeit leitet sich nicht nur aus der Möglichkeit der gegenseitigen Bereicherung ab, sondern ist die Folge des berufspolitisch erhobenen Anspruches der Musiktherapie, heilend auf die kranke Seele zu wirken und gesundheitsfördernd zu sein. Damit gerät sie zwangsläufig in Kontakt mit den Wissenschaftszweigen, die diesen Anspruch auch auf ihr Panier geschrieben haben. Diesen Kontakt nicht in erster Linie als konkurrenzierend im ausschließenden Sinne und als entwertend zu gestalten, sondern als befruchtend, anregend und ergänzend, ist ein Gebot der Stunde. Dazu möchte diese Arbeit einen Beitrag leisten.

---

1 Männliche und weibliche Formen meinen immer beide Geschlechter

2 Die Musikorientierte analytische Psychotherapie als interdisziplinäres Basiskonzept

Zum Zwecke des gegenseitigen Verständnisses innerhalb der erwähnten Disziplinen und als Ausgangspunkt für die konstruktive Arbeit wird im folgenden ein Konzept als *eine* Möglichkeit eines interdisziplinären Ansatzes skizziert: Die Musikorientierte analytische Psychotherapie. Um es noch einmal zu betonen: Es geht nicht in erster Linie um einen methodischen Ansatz, sondern um ein Konzept der Verständigung, das den Zugang nicht nur der ausgebildeten Musiktherapeutin erlaubt, sondern integrierend auch den interessierten Psychoanalytiker, die Psychotherapeutin, den Psychiater und die Psychosomatikerin anspricht.

- In der Musikorientierten analytischen Psychotherapie wird die Musiktherapie zunächst einmal zur *Methode* reduziert. Dies ist eine grobe Vereinfachung und mag manchem Leser unzulässig erscheinen. Es hat jedoch den Vorteil, daß die musiktherapeutischen Ansätze gewissermaßen «von außen» theoretisch beleuchtet und unterschiedliche musiktherapeutische Ansätze miteinander verglichen werden können.
- Die Psychoanalyse ihrerseits soll den Raster des kognitiven Verständnisses dazuliefern. Sie soll also die *Metatheorie* sein, mit welcher das musiktherapeutische Begegnungs- und Beziehungsgeschehen erfaßt wird.
- Daß das Ganze als *Psychotherapie* verstanden wird, soll darauf hinweisen, daß alle vorhandenen aber auch fehlenden Erkenntnisse der Psychotherapie hier auch Geltung haben und daß neben Methodik und Metatheorie noch eine dritte Dimension dazukommt, die wissenschaftlich schwer erfaßbar ist und durch Begriffe wie Spiritualität oder Transpersonalität annäherungsweise gekennzeichnet wird. Davon soll im folgenden nicht mehr die Rede sein außer dem Hinweis, daß diese Dimension vor allem für die innere Haltung des Therapeuten maßgeblich ist, ohne welche jede Therapie erfolglos bleiben muß.

Die ersten beiden Komponenten werden nun genauer erläutert. Es ist deshalb sinnvoll, sie herauszudestillieren, obwohl sich in der praktischen Arbeit – auch wenn es sich um Supervision handelt – alle drei Komponenten vermengen.

2.1 Komponente Musiktherapie

Das zur Methode reduzierte musiktherapeutische Geschehen wird als wichtige Ebene der Begegnung zwischen Klientin und Therapeut gesehen. Andere Ebenen sind das Gespräch, die körperorientierte Arbeit und andere kunsttherapeutische Methoden, die je nach Ansatz beim musiktherapeutischen Schaffen selbstredend subsummiert werden. Es spielt für unsere Betrachtungsweise keine Rolle, welcher musiktherapeutische Ansatz zur Anwendung gelangt.

Generell hat die klangliche Ebene den großen Vorteil des starken emotionalen Gehaltes bei gleichzeitig geringer sozialer Kodierung. So ist eine Umarmung beispielsweise viel mehr mit konkreten biographischen Erfahrungen und gesellschaftlichen

Kodierungen verbunden als eine Improvisationsphase, die ähnlich wie eine solche empfunden wird. Das heißt, daß der Klient (und allenfalls auch die Therapeutin) im ersten Fall die zusätzliche Energie aufbringen muß, sich von früher gemachten, eventuell störenden Erfahrungen zu distanzieren, um sich vorbehaltlos der soeben gemachten Erfahrung hinzugeben. Im zweiten Fall passiert dies unmittelbar und überraschend.

Die besonderen Vorzüge des Mediums Musik wurden von vielen Autoren herausgearbeitet. Hier soll einfach nochmals anerkannt werden, daß Kreativität, Affektivität, Kommunikation und Assoziation (vgl. *Smeijsters* 1994, 18-20) Begriffe sind, die besondere Beachtung verdienen. Das klangliche Geschehen, ob aktiv oder rezeptiv, wirkt in der therapeutischen Begegnung mit den erwähnten Eigenschaften gewissermaßen als Nährboden für alle ansatzweise vorhandenen Keime, die dank der musiktherapeutischen Methode verstärkt und eventuell auch isoliert in Erscheinung, in Erfahrung und ins Erleben treten. Die besondere Qualität des praeverbalen Mediums bietet insbesondere für alle Themenbereiche der frühen und frühsten Entwicklung und ihrer Störungen, die zu schweren psychiatrischen Krankheitsbildern führen können, eine optimale Annäherung (vgl. *Renz* 1996).

2.2 Komponente Psychoanalyse

Im vorliegenden Konzept wird alles, was zwischen Klientin und Therapeut, oder zwischen Referentin und Supervisor stattfindet, auf dem Hintergrund der *psychoanalytischen Theorie* betrachtet. Es geht nicht um psychoanalytische Technik! Das heißt, daß die Konzepte vom Unbewußten, von den Instanzen (Es, Ich, Über-Ich), von den Abwehrmechanismen, von der Symbolik, usw. anerkannt werden; das heißt aber nicht, daß wir bei der Trieblehre von Freud stehen bleiben. Im Gegenteil sind in unserem Zusammenhang die neuen Ich-psychologischen Konzepte von *Kohut* (1991), die entwicklungsgeschichtlichen Erkenntnisse von *Mahler* (1989), die teilweise durch *Stern* (1992) relativiert werden, und die Persönlichkeitsstörungen nach *Kernberg* (1980) von entscheidender Bedeutung, um nur die wichtigsten Autoren und Autorinnen zu nennen. Dies heißt vor allem – und das ist ein zentraler Punkt dieses Konzeptes – daß wir das ganze Begegnungs- und Beziehungsgeschehen nach Übertragungs- und Gegenübertragungs-Elementen durchleuchten.

Auch beim Übertragungsbegriff denke ich nicht an *Freuds* Vorstellung, wonach der Analytiker einen weißen Projektionsschirm darstellt. Empfehlenswert ist *Mertens'* Definition, wonach die Übertragung nicht nur «eine Wiederholung, eine Neuauflage einer alten Objektbeziehung» (*Greenson*, zit. nach *Mertens* 1990, 179) darstellt, sondern eine Neuschöpfung, die sowohl in der Biographie des Patienten wurzelt als auch in dessen selektiver Wahrnehmung gewisser Facetten der Therapeutin. *Mertens* hält fest, «daß die Übertragungsphantasien eines Patienten synergistische Produkte aus vergangenen Beziehungserfahrungen und den gegenwärtigen Beziehungseindrücken aus dem analytischen Dialog darstellen» (*Mertens* 1990, 196).

Auch die von *Kohut* beschriebene Selbstobjekt-Übertragung (*Kohut* 1991, 11), die den entwicklungspsychologischen Reifegrad der Selbstobjekt-Differenzierung berücksichtigt, ist für unser Konzept von entscheidender Bedeutung. Nur mit diesem erweiterten Übertragungsbegriff läßt sich befriedigend erklären, wie die z.T. äußerst heftigen Interaktionen zustande kommen können. Ein anschauliches Beispiel einer solchen Übertragung schildert uns *Loos* in ihrem Buch «Spiel-Räume» *(Loos* 1986, 64).

Ebenso zentral oder vielleicht noch zentraler ist für unsere Zwecke der Gegenübertragungsbegriff. Auch hier wird analog zum Übertragungsbegriff die ganzheitliche Auffassung bevorzugt. Als Gegenübertragung wird die Gesamtheit der gefühlsmäßigen, zur Interaktion führenden Befindlichkeit der Therapeutin gegenüber dem Patienten verstanden, die erstens die unbewußte Reaktion auf die unbewußte Übertragung des Patienten, zweitens die neurotischen Übertragungselemente der Therapeutin auf den Patienten und drittens die nicht-neurotischen Reaktionen der Therapeutin auf den Patienten sowie das Gesamt ihrer Haltungen beinhaltet *(Mertens* 1991, 19).

Besonderer Erwähnung bedarf das Konzept der projektiven Identifizierung, das sich «vorzüglich für das Verständnis nonverbaler Austauschprozesse zwischen Analytiker und Patient und für die Konzeptualisierung der komplexen Verarbeitungsprozesse im Analytiker eignet» *(Mertens* 1991, 31). Obwohl diese Interaktion v.a. bei frühgestörten Patienten mit mangelhaft entwickelter Selbst-Objekt-Differenzierung häufig ist, tritt sie auch bei andern Patientinnen und Therapeuten oft als Form der Objektbeziehung auf. Wiederum ist es der besondere Gehalt der Welt des Klanges, die vortrefflich geeignet ist, dieses Niveau der Objektbeziehung sich konstellieren zu lassen.

Als projektive Identifizierung meinen wir die Abfolge folgender Phasen: erstens Projektion der Patientin auf den Therapeuten; zweitens Induktionsphase, in der Druck verhaltensmäßig und interaktionell auf den Therapeuten ausgeübt wird; drittens Introjektion oder Identifizierung durch den Therapeuten; viertens «Bewahren» und «Entgiften» durch den Therapeuten; fünftens Reinternalisierung durch die Patientin der vom Therapeuten entgifteten Selbstaspekte.

Die analytische Betrachtungsweise impliziert im weiteren, daß wir die gemachten klanglichen und interaktionellen Erfahrungen immer im Kontext des biographischen Materials zu verstehen suchen. Wir sind also bemüht, das zu reflektierende Geschehen zu deuten, Sinnzusammenhänge zu finden, Rekonstruktionen vorzunehmen und tiefenpsychologische Hypothesen zu bilden.

Ein Begriff muß noch speziell beleuchtet werden: der Begriff des Agierens. Auch hier hat die psychoanalytische Literatur viel Wertvolles hervorgebracht von *Ferenczi* über *Balint, Winnicott* bis zu *Moser*s engagiert vorgetragenem Plädoyer für das Mitagieren in Form des Zulassens von Körperkontakten in der analytischen Arbeit (vgl. *Moser* 1989). Wir folgen wiederum *Mertens* und seiner Behauptung, «daß das Agieren (für den Patienten) oftmals die einzige Möglichkeit darstellt, Erlebnisse aus der präverbalen Zeit wieder zu erleben» *(Mertens* 1991, 163). Die handlungsmäßige Inszenierung entwicklungsgeschichtlich früher Konflikte, die lediglich sensomotorisch kodiert sind, führen bei der Therapeutin zu einer Bedrängung und dem Überschreiten einer Grenze, das als Mitagieren der Therapeutin bezeichnet werden kann. Dies tritt in der Haltung, in der Körperarbeit und in wiederum wenig durchsichtiger aber ebenso entscheidender Weise im musiktherapeutischen Geschehen zutage. Das zu beleuchten und zu verstehen sind die psychoanalytischen Kenntnisse hilf- und segensreich. So treffen wir beispielsweise Szenen des agierend regredierenden Patienten und der mitagierenden Therapeutin, für die Begriffe wie *Freuds* «bedürfnisbefriedigendes Objekt», *Winnicotts* «holding function» oder *Balints* «primärer Liebe» (zit. nach *Mertens* 1991, 165) zutreffend sind, im musiktherapeutischen Setting täglich an.

3 Die Musikorientierte analytische Psychotherapie als Konzept für die Supervision

Es soll nun gezeigt werden, wie das Konzept der Musikorientierten analytischen Psychotherapie in einem Supervisions-Setting angewendet werden kann. Berichtet wird über eine Supervisions-Gruppe von Musiktherapeutinnen und Musiktherapeuten, die alle in psychiatrischen oder psychosomatischen Institutionen im Bodenseeraum (Süddeutschland und Ostschweiz) arbeiten und über unterschiedliche Musiktherapie-Ausbildungen und -Erfahrungen verfügen. Ich leite diese Gruppen-Supervision seit drei Jahren. Wir treffen uns einmal monatlich für drei Stunden. Gegenstand der Supervision ist vorwiegend die Einzelfall-Arbeit, aber auch die Gruppenarbeit und der institutionelle Fragenkomplex. Die Auswahl der vorgestellten Probleme – zwei bis drei pro Abend, eines davon ausgedehnt – ergibt sich in einer Einstiegs-Gesprächsrunde.

3.1 Theoretische Aspekte des Supervisions-Ansatzes

Es handelt sich um eine Fortbildungs-Supervision, deren methodologischer Ansatz in der Balint-Methode und dem psychoanalytischen Gruppenkonzept wurzelt, erweitert durch psychodramatische Elemente (Rollenspiel, etc.). Im Zentrum steht die Klärung von konflikthaften, den Supervisanden emotional belastenden, professionellen Beziehungen mit Patientinnen. Es geht dabei nicht in erster Linie um theoretische Aspekte oder methodische Hilfestellungen. Vielmehr steht die Bewußtwerdung der Gegenübertragung des Supervisanden im Zentrum.

Mit *Bauriedl* gehe ich davon aus, daß gestörte Beziehungen von Therapeutin und Patient «immer durch die Erstarrung der Beziehungspartner in sich selbst und im Bezug zueinander gekennzeichnet sind» (*Bauriedl* 1993, 104). Diese Erstarrung oder Verklammerung entspricht den neurotischen oder psychotischen Szenen in der Ursprungsfamilie der beteiligten Personen und hat die Tendenz, sich für beide unbewußt in der therapeutischen Beziehung zu etablieren. Anschaulich beschreibt *Bauriedl*, wie die interpsychische Ambivalenzspaltung der beiden Beziehungspartner sich in Form von Doppelbindungen ausdrückt und den andern in einer Falle festhält. So sagt die Patientin: «Komm näher (und nimm mir die Symptome weg)» und der Therapeut reagiert: «Bleib weg (und die Symptome werden schon vergehen)», oder die Therapeutin sagt: «Komm näher (und laß dir helfen)» und der Patient reagiert: «Bleib weg (du kannst mir nicht helfen)». Sobald sich also die eine emotional annähert, zieht sich der andere zurück (ibid., 107).

Die Hilfe durch die Supervisionsgruppe «besteht in der Aufhebung von Unbewußtheit, im Bewußtmachen oder Bewußtwerdenlassen derjenigen Beziehungsanteile, die in der Verklammerung aus Sicherheitsgründen ausgeschaltet oder verdrängt waren» (ibid., 109). Dieser Prozeß konfrontiert die Supervisandin mit ihren Ängsten und Abwehrmustern, weshalb er äußert behutsam zu erfolgen hat. Vorschnelles verbales Deuten beinhaltet die Gefahr, die Abwehr zu verstärken. Besser dazu geeignet sind alle diejenigen Techniken, die diese Erstarrungen und Abwehrmuster emotional erfahrbar machen. Das gelingt am ehesten durch die atmosphärische Inszenierung von der Gegenübertragung der Gruppenteilnehmer und partiell des Supervisors.

Strobel, Loos und *Timmermann* haben die «Musiktherapeutische Balint-Gruppenarbeit» kreiert, bei welcher nach dem Fallbericht und nach Sachfragen aus der Gruppe eine Spielphase angeschlossen wird, in welcher Bewußtes und Unbewußtes von den Gruppenteilnehmerinnen inklusive Gruppenleiter klanglich und handelnd zum Ausdruck gebracht werden soll *(Strobel, Loos, Timmermann* 1988). Sowohl bei dieser als auch den anderen weiter unten skizzierten Möglichkeiten geht es darum, der referierenden Supervisandin (=Referentin) Anhaltspunkte für eine kritische Selbstreflexion zu geben. Mit Hilfe der in der Gruppe inszenierten Themen des Supervisanden beziehungsweise seiner Patientin, die über die Gegenübertragung der Gruppenteilnehmer und des Supervisors zur Entfaltung gebracht werden, können vom Referenten «erlebnisnah als unbewußte Botschaften sukzessive enträtselt und verstanden werden» *(Pühl* 1993, 13).

Dieser aufwendige und spannende Prozeß setzt auch von den Gruppenteilnehmern viel Zeit, Geduld und Achtsamkeit voraus. Die verbale Aufarbeitung, Deutung, Hypothesenbildung und biographische Verknüpfung – diese können in erster Linie sowohl die Referentin als auch den Patienten betreffen – schließen sich je nach Situation, Introspektionsfähigkeit und Erfahrung der Referentin in unterschiedlicher Form und Ausdehnung daran an.

Institutionelle Rahmenbedingungen der Arbeit mit Patienten und institutionelle Rahmenbedingungen des Supervisionssystems erfordern, eventuell auch unmittelbar anschließend, einen «Programmwechsel» *(Rappe-Giesecke* 1994, 5). Die Therapeutin-Patienten-Beziehung wird dann mehr unter dem Aspekt der Rollenhaftigkeit untersucht.

3.2 Praktizierte Varianten der Gestaltung des Supervisionsprozesses

Das Anliegen, möglichst entlang dem emotionalen Prozeß der referierenden Supervisandin bzw. entlang der Gegenübertragung der übrigen Anwesenden zu arbeiten, versuchen wir mit drei unterschiedlichen technischen Varianten zu erreichen.

Die erste Variante ist die bereits erwähnte Musiktherapeutische Balint-Gruppenarbeit nach *Strobel, Loos* und *Timmermann*: Ein Supervisand schildert verbal einen Fall. Danach werden die Gruppenteilnehmerinnen gebeten, möglichst unzensuriert ihre

Einfälle, Gedanken, Bilder, körperlichen Impulse, Phantasien,.etc. zu äußern. Auch Nachfragen kann durchaus geschehen, kommen dadurch doch gerade bei unerfahrenen Teilnehmern wertvolle Phantasien indirekt zur Darstellung. Vielleicht ist es danach sinnvoll, erste Hypothesen oder Schwerpunkte herauszukristallisieren. Dies ist dann der Fall, wenn es für Gruppe und Referentin evident ist.

Anschließend an diese Phase, oder direkt nach der Assoziationsrunde, werden die Teilnehmer aufgefordert, auf musikalischer Ebene ihre Bilder, Phantasien, körperlichen Impulse, ihre gegenwärtige Befindlichkeit, etc. zur Darstellung zu bringen. Bewegung, Berührung, dramatische und stimmliche Elemente sind darin eingeschlossen. Diese Phase wird manchmal dahingehend modifiziert, daß bereits eine bestimmte Spielform, eine Rollenverteilung oder ein thematischer Schwerpunkt gewählt wird. Letzteres ist dann der Fall, wenn erste Hypothesen sich schon vor der Spielphase aufdrängen. Mittlerweile vertraue ich darauf, daß der unbewußte Prozeß diesen Fokus «umspielen» wird, sollte er sich als nicht oder als nicht allein zutreffend erweisen. Beispielsweise glaubten wir einmal, nach der Assoziationsrunde – völlig neu für die Referentin – das Thema Abschied und Trauer erarbeitet zu haben, und die Spielphase förderte Themen wie Bezogensein, Verschmelzung, Gehaltenwerden zutage.

Die abschließende verbale Aufarbeitung erfolgt bei allen Varianten am Schluß und wird weiter unten beleuchtet.

Die zweite Variante ist die des Rollenspiels. Entweder nach Falldarstellung und erster Assoziationsrunde, manchmal aber – häufig noch erfolgreicher – gleich nach einer ganz knappen Schilderung der Umstände des zur Darstellung gelangenden Falles (Alter, Einweisungssituation, Ort und Umstände der Begegnung zwischen Patient und Therapeutin) spielt der Referent seine Patientin, und ein Gruppenmitglied stellt sich als Therapeut zur Verfügung. Die Spielanordnung lautet: Die Referentin spielt ihren Patienten, wie sie ihn erlebt bzw. wie sie sich vorstellt, daß dieser in den auftauchenden Situationen reagieren würde. Auf der anderen Seite hat der «Therapeut» nur die Aufgabe, die geschilderte Ausgangslage zu berücksichtigen. Im übrigen ist er angehalten, sich so zu verhalten, wie es ihm in der sich ergebenden Situation entsprechen würde.

Noch gar nie habe ich erlebt, daß eine Referentin den Patienten nicht spielen konnte oder in größere Probleme oder Verlegenheit geraten wäre. Im Gegenteil ist mit großer Konstanz festzustellen, daß diese Rollen souverän, manchmal mit offensichtlicher Genugtuung, manchmal mit sichtlicher Beklemmung oder auch mit Scham, aber immer mit einer spürbaren Stimmigkeit gespielt werden. Jedem, der das miterlebt hat und mit den weiter oben beschriebenen theoretischen Betrachtungen vertraut ist, leuchtet sofort ein, daß die von der Referentin in der direkten Begegnung nicht bewußt wahrgenommene und im Erstarrungsprozeß unerkannte Seite zur Darstellung kommt. Beispielsweise beim depressiven Patienten die Unmöglichkeit des aufeinander Zuschreitens, aber auch die Sicherheit und Angstfreiheit, solange die Therapeutin ins Leere gelaufen lassen werden kann. Oder bei der Borderline-Persönlichkeitsstruktur die distanzsichernde Macht im kontrollierenden Verhalten, aber auch die ohnmächtige Wut und vielleicht sogar die Trauer, die diese Lebenshaltung begleitet.

Beinahe überflüssig zu sagen, daß diese Seiten auch die vom Therapeuten in seinem eigenen Leben noch nicht genügend durchgearbeiteten, wenn vielleicht auch nicht zentralen Themen sind, die in der Gegenübertragung unbewußt sehr wohl wahrgenommen wurden. Sonst könnten sie nicht so treffend gespielt werden.

Es wäre nun denkbar, daß das Spiel stark von der Eigenart der Person geprägt wird, die die Therapeutin spielt. Tatsache ist, daß die Referenten oftmals mit großer Betroffenheit schildern, «genau so» wie die spielende Therapeutin hätten sie sich auch verhalten und «genau so» sei die Interaktion im originalen Kontext auch abgelaufen. Die Kraft, mit welcher die ursprüngliche Übertragung des Patienten über die Gegenübertragung der Referentin wiederum als reinszenierte Übertragung erneut dieselbe oder eine verwandte Gegenübertragung provoziert, spricht für sich.

Die dritte Variante ist ein Spezialfall der ersten Variante. Anstatt daß eine Fallgeschichte indirekt («Es handelt sich um einen ....») vorgestellt wird, wählt der Referent intuitiv aus den Gruppenmitgliedern jemanden aus, dem er die Geschichte seiner Patientin überträgt. Er macht das in der Form, als würde er gewissermaßen als Regisseur einer Schauspielerin ihre Rolle schildern: «Du bist eine 27-jährige, kleingewachsene Patientin. Bei unserer Begrüßung schaust Du immer an mir vorbei...» usw.

Diese Form bringt es automatisch mit sich, daß der Referent beim Referieren emotional mehr beteiligt ist. Aug' in Auge mit dem «Double» wird die Schilderung oft unmittelbarer, prägnanter, konzentrierter. Meine Vermutung ist, daß sich dadurch das Übertragungs-Gegenübertragungsgeschehen unbewußter und vollständiger überträgt, zumindest auf das «Double». Ich bin mir noch nicht im klaren darüber, ob mit dieser Form auch ein Verlust an Material und Potential verbunden ist und wo er allenfalls liegen könnte.

Anschließend an diese Schilderung, während welcher sich das «Double» möglichst öffnet für spontan aufsteigende Gefühle, Bilder, körperliche Reaktionen, Handlungsimpulse, etc., hat dieses Gruppenmitglied den Vorrang beim Schildern seiner Empfindung. Danach folgen die übrigen Mitglieder analog dem Balint-Gruppenmodell.

Diese Variante hat den Vorteil, daß die geschilderte Patientin präsenter ist, da sie im «Double» gewissermaßen eine Vertretung hat. Dies zeigt sich deutlich daran, daß sich das «Double» während der verbalen Aufarbeitungsphase oft in der Ich-Form vehement gegen bestimmte Vermutungen oder Bilder, die in der Gruppe über die Patientin geäußert werden, wehrt. Die Identifikation mit dem Patienten läßt diese Variante vor allem dann als wertvoll erscheinen, wenn diagnostische Überlegungen wichtig sind. Auch hier werden der Referentin ihre Gegenübertragungsreaktionen oftmals schon während des Schilderns emotional plausibler. Natürlich kann sich auch bei dieser Supervisionsvariante eine Spielphase oder Rollenspiel anschließen.

Allen drei geschilderten Varianten ist gemeinsam, daß der Reinszenierung des Gegenübertragungsgeschehens und dem prozeßhaften Entwicklungspotential ein breiter Raum angeboten wird. Damit soll erreicht werden, daß dem Referenten und den andern Supervisandinnen die angstverursachenden und deshalb abgewehrten Beziehungs- und Interaktionsebenen sukzessive, gefühlsmäßig nachvollziehbar näher gebracht werden. Gerade bei psychiatrisch hospitalisierten Patienten, aber auch bei anderen sogenannt Frühgestörten sind diese angstmachenden Themen die Liebe, die Abhängigkeit, die Symbiose, die archaische Wut und Zerstörung, die Suche nach dem Sinn des Lebens, die Sexualität, der Mißbrauch, die Sucht, die Selbstdestruktion, usw. Alle diese Themen begegnen uns Therapeuten und Therapeutinnen tagtäglich und fordern nicht nur aber besonders den Unerfahrenen zu Grenzüberschreitungen heraus. Diese gemeinsam in der geschützten Supervisionsatmosphäre zu machen, ist ein wesentlicher Teil dieser Art von Supervision.

Das bringt das Thema der Selbsterfahrung auf den Plan. Ich möchte es hier damit bewenden lassen, auf *Schmidbauer* und den Begriff der «berufszentrierten Selbsterfahrung» zu verweisen, womit ausgedrückt werden soll, daß diese Form der Selbsterfahrung durchaus die berufliche Rolle und die damit verbundene Macht zum Ziel hat (vgl. *Schmidbauer* 1993).

Ein anderes Thema aber muß abschließend noch erwähnt werden: Die geschilderte Supervisionsarbeit soll die Supervisandin an ihre unbewußten Konflikte mit dem Patienten heranführen und sie zur kritischen Selbstreflexion anregen, ohne sie mit theoretischen Erklärungen zu überfordern. Mit Recht wird man einwenden können, daß sich im geschilderten Supervisionsprozeß die Ebenen Patient, Supervisandin, Gruppe vermischen und nicht mehr sauber trennen lassen. Ich unterscheide vier Ebenen, auf denen Interaktionen stattfinden und die sich in unserer Arbeit vermischen: erstens die intrapsychische Ebene des Patienten, zweitens die interpersonelle Ebene zwischen Patient und Therapeutin (Referentin), drittens die intrapsychische Ebene des Referenten bzw. der andern Supervisandinnen und viertens die interpersonelle Ebene zwischen den Gruppenmitgliedern. Die interpersonelle Ebene zwischen dem Patienten und seinen primären Beziehungspersonen ist eigentlich die allererste Ebene.

Streng genommen kann jede Interaktion bzw. jeder Persönlichkeitsanteil und jedes Gefühl, das während der Arbeit irgendwoher auftaucht, daraufhin geprüft werden, auf welcher Ebene es zu welchen Größenanteilen anzusiedeln ist. Ich versuche, die Supervisandinnen mit diesem Modell und dieser Schwierigkeit vertraut zu machen. Aber die schlüssige Antwort, wo ein Gefühl, etc. letztlich am meisten hingehört, kann während des Supervisionsprozesses nur vermutet werden und muß die Zukunft dem Supervisanden bzw. über den therapeutischen Prozeß der Patientin bringen. Je nach Bedarf werden diese Vermutungen während der Supervision angedeutet, ausgesprochen oder etwas bearbeitet.

Ich sehe die Aufgabe des Supervisors also in der klaren Strukturierung des Supervisionssettings, im Vorbereiten und Hüten eines Terrains, wo Fruchtbares gedeihen kann, im teilweisen Mitagieren und ständigen Begleiten des Prozesses und im Heranführen an Vermutungen, Hypothesen, Deutungen über den Patienten, die Supervisandin und das Übertragungs-Gegenübertragungsgeschehen. Theoretische Hinweise auf Krankheitsbilder, spezielle Psychopathologie oder Pharmakologie können ergänzend gegeben werden, gebührend abgetrennt vom Prozeß. Die Diskussion über die institutionellen Rahmenbedingungen und Erarbeitung diesbezüglicher Probleme soll hier nicht mehr behandelt werden.

4   Erfahrungen, Reflexionen und Gedanken zur Wirkungsweise

Nach bald 15-jähriger Erfahrung in stationärer und ambulanter Psychotherapie mit psychiatrischen Patienten und Einblick in unterschiedlichste Verfahren und Methoden bin ich tief beeindruckt, mit welcher Eindringlichkeit, Vehemenz und Konstanz sich therapeutische Prozesse mit musiktherapeutischen Ansätzen in kurzer Zeit einstellen. Die Supervisandinnen demonstrieren deutlich, wie in wenigen Stunden fast regelmäßig auch zu schwerstgestörten und z.T. auch in jahrelangen Hospitalisationen chronisch gewordenen Patienten ein Zugang gefunden und ein erstaunlich lebendiges wenn auch oft komplex verschlüsseltes Übertragungs-Gegenübertragungsgeschehen in Gang gesetzt wird. Nicht selten ist dieser Prozeß zumindest vorübergehend mit einer spürbaren Öffnung und affektiven Erweiterung im Kontakt mit dem Therapeuten und einer Symptomreduktion verbunden. Ob es sich tatsächlich um einen eigentlichen Behandlungserfolg handelt, hängt jeweils davon ab, ob die wiedererworbene Lebendigkeit und Symptomverminderung auch für das übrige Behandlungsteam erfahrbar wird und ob die Wirkung über längere Zeit anhält oder gar bleibt. Hierzu fehlen leider notwendige Untersuchungen.

Den Eindruck des oben beschriebenen raschen Wirkungseintrittes erhielt ich auch aus der eigenen Arbeit mit musiktherapeutischer Methodik und aus den Falldarstellungen, die die Absolventen der bam (Berufsbegleitende Ausbildung Musiktherapaie, Zürich) als Abschlußarbeiten vorzulegen haben. Aber auch hier fehlen begreiflicherweise valide Kriterien für einen Heilungserfolg und Katamnesen. Da das Gebiet der qualitativen Forschung, also die Erforschung der Wirkungsweisen, in der Musiktherapie noch wenig beachtet worden ist, ja selbst Ansätze, die sich für eine Forschung und allenfalls für einen Vergleich mit andern Verfahren eignen, vergleichsmäßig rar sind, drängt es sich meines Erachtens auf, nicht nur aber auch im interdisziplinären Bereich solche Ansätze zu formulieren. Die Musikorientierte analytische Psychotherapie soll ein solcher sein. Auch wenn gerade die Psychoanalyse als solche besonders schwer zu beforschen ist, gibt das Konzept immerhin die Möglichkeit des gegenseitigen gedanklichen Austausches.

Jedenfalls kann mit diesem Konzept die Kooperation mit klinischen Psychologinnen, Psychiatern und Psychosomatikerinnen gewonnen werden, die im allgemeinen über ein psychoanalytisches Grundverständnis verfügen. Wie eingangs erwähnt, sollen damit ja nicht die spezifischen musiktherapeutischen Wirkfaktoren und Wirkungsweisen hervorgehoben werden. Vielmehr kann mit dieser Betrachtungsweise darauf hingewiesen werden, daß für Musiktherapie zumindest alle die unspezifischen Faktoren der Psychotherapie auch gelten. Dies mag für leidenschaftliche Musiktherapeuten wie ein Hohn klingen. Berufspolitisch ist aber damit schon viel gewonnen, und eine gemeinsame Basis wird dadurch verstärkt. Die unspezifischen Faktoren werden von *Grawe, Donati* und *Bernauer* (1994) und von *Petzold* (1995) eindrücklich zusammengetragen und bezüglich der einzelnen Verfahren beforscht. Auch bei diesen Arbeiten fällt die Musiktherapie besonders durch den Mangel an Untersuchungen auf. Die zahlreichen kleinen, neuen Schritte, die für solche Untersuchungen notwendig sind, machen es ökologisch sinnvoll, auf möglichst viel Bewährtes zurückzugreifen.

Damit soll aber alles Pionierhafte, das auf dem Gebiet der Musiktherapie und Musiktherapieforschung geschieht, keinesfalls kritisch beleuchtet werden. Es geht um ein «sowohl als auch». Es ist die Arbeit mit der Frühstörung, die die interdisziplinäre Kooperation der Psychiaterinnen, der Psychosomatiker und auch der klinischen Psychologinnen voraussetzt. Es sind die eindrücklichen Erfahrungen mit dieser Patientengruppe in Einzelarbeit und über die Supervision, die mir das herausragende Potential sowohl der musiktherapeutischen Methode als auch der neuen psychoanalytischen theoretischen Kenntnisse demonstriert haben. Daß diese beiden Pole einen relativ breiten Zwischenraum des therapeutischen Integrationsprozesses lassen, der hier nicht beleuchtet worden ist und beispielsweise in der integrierten klinischen Musiktherapie *(Frohne-Hagemann* 1990) oder im Improvisationsansatz von *Hegi* (1986) ausgezeichnet zur Darstellung kommt, soll hier abschließend erwähnt werden.

Zusammenfassung

Die interdisziplinäre Zusammenarbeit zwischen Musiktherapeuten einerseits und Psychologinnen, Psychiatern, Psychoanalytikerinnen und Psychosomatikern andererseits setzt ein gemeinsames Basiskonzept voraus. Die Musikorientierte analytische Psychotherapie wird als ein solches verstanden, in welchem musiktherapeutisches Geschehen in der Therapie von Frühgestörten auf dem Hintergrund der neueren psychoanalytischen Literatur psychoanalytisch durchleuchtet wird.

Die Anwendung dieses Konzeptes in einer Supervisionsgruppe von in der stationären Psychiatrie tätigen Musiktherapeutinnen und Musiktherapeuten wird beschrieben. Im Zentrum steht die Inszenierung der Gegenübertragung der Referentin. Drei Varianten der Durchführung gelangen zur Darstellung. Erfahrungen und Gedanken zu unspezifischen Wirkungsweisen werden diskutiert.

Summary

If music therapists on one hand and psychologists, psychiatrists, psychoanalysts and doctors specialising in psychosomatic disorders on the other hand are to work together successfully, a common basic concept is required. Musically oriented analytical psychotherapy is understood to be such a concept, whereby events occurring in music therapy in the treatment of early disturbances is investigated in a psychoanalytical manner, with references made to new literature in the field of psychoanalysis. The application of this concept in a supervision group consisting of music therapists working in psychiatric institutions will be described. The main focus will be on the staging of referees' counter transference. Three variants of carrying out this staging will be presented. Experiences and contributions relating to unspecific effects will be discussed.

Literatur

Bauriedl, T., Veränderungsprozesse in Balint-Gruppen. In: *Pühl, H., Schmidbauer, W.* (Hrsg.): Supervision und Psychoanalyse, Fischer, Frankfurt/M. (1986)
Frohne-Hagemann, I., Musik und Gestalt. Junfermann, Paderborn (1990)
Grawe, K., Donati, R., Bernauer, F., Psychotherapie im Wandel. Von der Konfession zur Profession. Hogrefe, Göttingen (1994)
Hegi, F., Improvisation und Musiktherapie. Junfermann, Paderborn (1986)
Kernberg, O. F., Borderline-Störungen und pathologischer Narzißmus. Suhrkamp, Frankfurt/M.(1980)
Kohut, N., Die Heilung des Selbst. Suhrkamp, Frankfurt/M. (1991)
Loos, G., Spiel-Räume: Musiktherapie mit einer Magersüchtigen u.a. frühgestörten Patienten. Stuttgart: Fischer; Bärenreiter, Kassel (1986)
Mahler, M. S., Symbiose und Individuation. Klett-Cotta, Stuttgart (1989)
Mertens, W., Einführung in die psychoanalytische Therapie, Bd. 2. Kohlhammer, Stuttgart (1990)
–, Einführung in die psychoanalytische Therapie, Bd. 3. Kohlhammer, Stuttgart (1991)
Moser, T., Körpertherapeutische Phantasien. Suhrkamp, Frankfurt/M. (1989)
Petzold, H., Unterwegs in einer allgemeinen Psychotherapiewissenschaft, «Integrative Therapie» und ihre Heuristik der «14 healing factors», in: *Weißig, N.,* Differenzierung und Integration, Kohelet, Köln 1995.
Pühl, H., Supervision in der Ausbildung: Bindeglied zwischen Theorie und Praxis. In: *Pühl, H., Schmidbauer, W.* (Hrsg.): Supervision und Psychoananlyse. Fischer, Frankfurth/M. (1986)
Pühl, H., Schmidbauer, W., Helfen als Beruf, Entfremdung und Supervision. In: *Pühl, H., Schmidbauer, W.* (Hrsg.): Supervision und Psychoanalyse. Fischer, Frankfurt/M. (1986)
Rappe-Giesecke, K., Supervision. Springer, Berlin (1994)
Renz, M. (1996): Vortrag in diesem Buch.
Smeijsters, H., Musiktherapie als Psychotherapie. Fischer, Stuttgart (1994)
Stern, D.N., Die Lebenserfahrung des Säuglings. Klett-Cotta, Stuttgart (1992)
Strobel, W., Loos, G., Timmermann, T., Die musiktherapeutische Balint-Gruppenarbeit. Musiktherapeutische Umschau 9 (1988), S. 267-283.

II Methodische Zugangsweisen

«Heilende Rhythmen»

Peter Cubasch, Salzburg [1]

Mensch und Rhythmus

Der Mensch ist durchwebt und umgeben von Rhythmen; von tragenden und belebenden ebenso wie von störenden und zerstörenden. Wie von selbst «funktionieren» zahlreiche innere Rhythmen, körpereigene Biorhythmen, die die Grundlage des lebensfähigen Organismus des Menschen bilden. Daneben ist jeder Mensch gleichzeitig eingebunden in eine Vielzahl äußerer Rhythmen. Dazu gehören die Rhythmen der Natur und des Kosmos ebenso wie die von Menschen selbst erschaffenen Rhythmen der sozialen Lebenswelt und der Arbeitswelt. All diese Rhythmen sind vielschichtig verwoben. Ob sie einem Menschen bewußt werden oder unbewußt bleiben, ist unbestimmt. Auf jeden Fall beeinflussen sie seine Lebensqualität, seine Leistungskraft und seine Gesundheit in hohem Maße.

Schon immer haben Menschen versucht, rhythmische Phänomene zu beobachten und zu beschreiben und ihre Herkunft und Wirkung auf das Leben zu erforschen. Auch fehlt es nicht an Versuchen, Rhythmen zu beeinflussen, sie sich nutzbar zu machen und nach- oder neuzugestalten. Beiträge aus den Human- und Geisteswissenschaften, aus den Naturwissenschaften, der Medizin und den Künsten sind zahlreich und inzwischen unüberschaubar (*Frohne* 1981). Dies beweist einerseits das große Interesse am Thema Rhythmus und deutet andererseits auf die Komplexität des Phänomens und die große Projektionsfläche des Begriffes hin.

«Heilende Rhythmen» als Beitrag zur Kulturarbeit

Die Arbeit mit Rhythmen im Sinne «Heilender Rhythmen» ist ein Beitrag zur Kulturarbeit. *Heilen* (abgeleitet vom mittelhochdeutschen «heel» = ganz, vollständig, rund, in sich stimmig) wird dabei in seiner umfassenden Bedeutung, d.h. in seiner klinisch-kurativen und evolutiv-agogischen Dimension und in seinen heilenden und bildenden Intentionen verstanden (*Cubasch* 1992). Dieses weite Verständnis von *Therapie und Kulturarbeit,* wie es die Integrative Therapie und Agogik kennzeichnet – und sich widerspiegelt im lateinischen «colere», von dem sich unser Kultur-Begriff ableitet und im griechischen «therapeuein», von dem sich Therapie ableitet, beide Begriffe haben die Bedeutung von dienen, pflegen, bebauen, fördern *und* heilen – geht zurück auf die Tradition antiker Heilkunst, auf schamanistische Heilsvorstellungen und auf die ärztliche Kunst beispielsweise einer *Hildegard von Bingen* oder des *Paracelsus*. Ihnen geriet der «ganze Mensch» nie aus dem Blick und ihre Heilkunst war stets ganzheitliche Behandlung.

---

[1] Die vorliegende Arbeit stellt die konzeptuelle Grundlage für den Workshop «Heilende Rhythmen» dar, der vom Autor bei der Schweizer Fachtagung für Musiktherapie mit dem Thema «Was wirkt in der Musiktherapie» im Oktober 1994 in Zürich angeboten wurde.

Rhythmus stellt als Beitrag zur Kulturarbeit und zur Therapie einerseits ein *Medium* dar, dessen Wirkungen, Möglichkeiten und Gefahren (z.B. die vitalisierende «Ladung», die mitreißende oder überschwemmende Kraft, die «evokative» Wirkung und die integrative Wirkung als verbindendes Element von Sprache-Musik-Bewegung) bekannt und handhabbar sein müssen, damit es zum Zwecke der Heilung und Förderung sinnvoll und gezielt eingesetzt werden kann. Andererseits kann Rhythmus auf der Ebene eines existentiellen *Themas* stehen. Rhythmus symbolisiert dabei Leben und Überleben und kann ein «Verbundenheits-Gefühl» zum Lebendigen und damit die Einbindung des Menschen in seine Welt herstellen bzw. thematisieren.

«Heilende Rhythmen» stehen aber auch in der Gefahr, als Wundermittel mißverstanden und als Rezept «verordnet» zu werden. Die Versuchung, die «vergessene Macht» des Rhythmus in Händen zu halten, den «geheimnisvollen Zauber» der Rhythmen zu kennen und damit zu machtvollen Heilern zu werden, ist in einer Zeit, in der die Suche und Sucht nach besonders wirksamen und immer neuen Heilmitteln zunimmt, besonders groß. Als kreatives Mittel in schöpferisch-therapeutischen und/oder agogischen Prozessen darf Rhythmus nicht losgelöst werden von explizierten anthropologischen, entwicklungspsychologischen und persönlichkeitstheoretischen Positionen und Konzepten, um nicht entfremdend zu wirken. Wenn beispielsweise Musik, Bewegung, Malen als sogenannte «musische Fächer» im pädagogischen Bereich primär unter dem Aspekt der Kompensation gegenüber der einseitigen rationalen Überlastung («Verkopfung») verstanden werden und kreativitätstherapeutische Methoden im klinischen Bereich primär medikamentös im Sinne einer Beschäftigungstherapie oder als «Hilfsmethode» in rekreativer Absicht Eingang finden, so werden damit keine Wege der Heilung beschritten, sondern unter Umständen Entfremdungs- und Verdinglichungstendenzen fortgeführt.

Das auffallend große und beständig zunehmende Angebot sowie die große Nachfrage und der Bedarf an Körper-, Rhythmus- und Selbsterfahrung, nach psychosozialer Beratung und Therapie, nach Meditation und immer neuen kreativen Betätigungs- und Ausdrucksformen, sind Ausdruck einer kulturellen Entwicklung, die begrüßt und unterstützt werden sollte. Viele Menschen spüren die Verknappung sinnlicher Erfahrungen und die Unterdrückung des kreativen Ausdrucks und der Leiblichkeit. Sie ahnen ihre existentielle Bedrohtheit, die mit der Bedrohung des ökologischen Gleichgewichts einhergeht und immer weniger steuerbar zu werden scheint (Prozesse der Kolonialisierung; *Petzold/Sieper* 1993). Auf der Suche nach kreativen Lösungen dürfen Angebote jedoch nicht nur Entlastungsfunktion haben, zum Selbstzweck werden, Individualisierungstendenzen dienen oder der permanenten Suche nach neuen Sensationen Nahrung geben.

Die Arbeit mit Rhythmen im Sinne «Heilender Rhythmen» in Kulturarbeit und Therapie ist ein Beitrag sowohl in präventiver, evolutiver und reparativer Absicht, als auch ein kokreativer Weg, der die Pflege und Förderung von Lebensprozessen und die Gestaltung einer humanen Welt im Sinn hat, ein Ansatz, der nicht nur die «Heilung des Selbst» anstrebt, sondern auch zur «Gesundung des Milieus» beiträgt (*Orth/Petzold* 1993). Dazu ist es erforderlich, die «Ursachen hinter den Ursachen» (z.B. für das steigende Therapiebedürfnis) nicht zu übersehen, sondern sie aufzudecken und gemeinsam zu verändern. Dies beginnt bereits auf der Mikroebene des eigenen Körpers, an dem – allein und in Zwischenleiblichkeit – eine neue Sensibilität für die rhythmischen Vorgänge im Menschen entwickelt und am eigenen Leibe Entfremdungsprozesse wahrnehmbar werden und setzt sich fort auf der Mesoebene (aufbauend auf Erfahrungen von Mitmenschlichkeit und Zwischenleiblichkeit), indem in gemeinsamen, kokreativen Prozessen lebenswerte Formen des Zusammenlebens gefunden und/oder erhalten werden. In besonderer Weise ist die Arbeit mit Rhythmen dazu geeignet, Menschen das «Gefühl» von Lebendigkeit und Eingebunden-sein zu vermitteln, wodurch sie sich – handelnd und seiend – als Teil des Makrokosmos er-leben können.

I Rhythmus erleben, erfinden und gestalten
(mit körpereigenen Instrumenten/Klanggesten)

Rhythmus erleben als etwas, «wo man mit muß», das zur Bewegung lockt und «in Fluß bringt», mitreißt und manchmal sogar fortschwemmt, als etwas, das einem «durch und durch» geht und als ganzen Menschen erfaßt – die motorische Beweglichkeit im Bewegungsfluß, die emotionale Bewegtheit im kathartischen Effekten, die geistige Beweglichkeit im Wahrnehmen, Reagieren, Antizipieren oder Memorieren sowie in Trance- und Ekstase-Erfahrungen – um diese Aspekte «Heilender Rhythmen» geht es im folgenden Kapitel.

Anthropologische Grundlagen sowie übergeordnete Zieldimension dieser Arbeit sind abgeleitet aus einem Menschenbild, in dem Leiblichkeit und Zwischenleiblichkeit sowie Kreativität und Kokreativität herausragende Bedeutung haben (*Orth/Petzold* 1993). Auf diesen Grundlagen verbinden sich künstlerisch-therapeutische und künstlerisch-pädagogische Praxis. «Gute» Pädagogik kann dabei präventiv wirken und spätere Therapie überflüssig machen. Anders herum kann therapeutische Arbeit zu nachträglicher, positiv erlebter Pädagogik werden, in der ganzheitliches Lernen und leibhaftige Bildung möglich sind (*Cohn* 1983).

Die Arbeit mit Rhythmen hat psychophysische Wirkungen. Besonders im gemeinsamen Tun wirkt sie animierend und vitalisierend; stimulierende Impulse, die die Bewegungslust und Erlebnisfähigkeit aktivieren und die Kreativität und Ausdrucksfähigkeit von Menschen entfalten, werden gesetzt. Verschüttete oder noch unentdeckte musikalisch-tänzerische Kompetenzen und kreative Potentiale können zur Entfaltung gelockt und entwickelt werden. Dadurch ist es möglich, Lebensfreude, Lebensqualität und Gesundheit im weitesten Sinne zu erhalten, zu steigern oder wieder herzustellen. Die heilende Wirkung, die von positiven Erfahrungen im gemeinsamen Üben, Erfinden und Spielen (von Rhythmen) und von der vitalisierenden «Ladung» der Rhythmen ausgeht, kann für die Pädagogik, Sozial- und Heilpädagogik und für Therapie gar nicht hoch genug eingeschätzt werden («Dritter Weg der Heilung»; *Petzold* 1988) [2].

Besondere Bedeutung kommt der Rhythmusarbeit mit körpereigenen Instrumenten zu. Zu ihnen gehören neben der Stimme die *Klanggesten (Keller 1954)*. Anders als «stumme Gesten» wie Winken oder «Vogel-zeigen» sind sie hörbar und klingen. Singen und Begleiten mit körpereigenen Instrumenten gehören zu den frühesten und elementaren Musizier- und Bewegungsformen. Wenn kleine Kinder ihre ersten Lieder singen, begleiten sie sich gerne und ohne Schwierigkeiten mit Klanggesten, in dem sie – meist im Rhythmus des Liedes und später auch im Metrum – dazu klatschen oder patschen.

Der Name Klanggesten deutet auf das Besondere hin: Klang hat mit Musik zu tun und Gesten mit Bewegung. Beim Spielen mit Klanggesten bilden Musik und Bewegung eine Einheit *(Keetman 1970)*. Der Spieler ist gleichzeitig auch Tänzer und sein eigenes Instrument. Dadurch werden ihm multisensorielle Erfahrungen (Bewegungs-, Berührungs-, Hör-Sinn) möglich *(Schumacher 1994)*. Er kann sich ganzheitlich erleben («Sensorische Integration»; *Ayres* 1984) und ausdrücken und dabei den eigenen Körper deutlich spüren. Diese Form leibhaftiger Bildung ist unverzichtbare Grundlagenarbeit für jede musikalisch-tänzerische Ausbildung und von besonderem Wert für die heilpädagogische und therapeutische Praxis, denn «der wichtigste aller Identitätsfaktoren ist der Körper» (*David J. de Levita* in: *Petzold* 1986) Im Folgenden werden drei ausgewählte Beispiele künstlerisch-pädagogischer sowie künstlerisch-therapeutischer Arbeit mit Rhythmen und körpereigenen Instrumenten dargestellt.

1 Körperklang – Klangkörper

a) Sich selber zum Klingen bringen.
 – *«wecken»: mit Streicheln, Reiben, Klopfen wird der eigene (Klang-) Körper erkundet, zum Klingen gebracht und «geweckt».*
 Klanggesten wie Klatschen, Schnipsen, Patschen (mit der flachen Hand am Körper), Stampfen und andere werden gefunden und erprobt.
 – *spielen mit Körperklängen: gemeinsam werden verschiedene Klanggesten gespielt.*
 Der spezielle Klang wird jetzt deutlicher hörbar. In festgelegter oder freier Reihenfolge darf jeder eine Klanggeste vorgeben, die von der Gruppe mitgemacht (simultan imitiert) wird.
 «blind»-spielen: bei diesem Spiel mit Klanggesten versucht jeder Teilnehmer den Wechsel der Klangfarben hörend zu erfassen und zu imitieren.

---

[2] Die Integrative Therapie und Agogik versteht sich als ein Verfahren, das den «ganzen Menschen» in allen Bereichen seiner Persönlichkeit zu erreichen versucht. Als «Humantherapie», die mehr ist als Psychotherapie, muß sie unterschiedliche Möglichkeiten der Heilung und Förderung bereithalten, um im Sinne einer umfassenden «Anthropoplastik» wirksam werden zu können. Dazu wurden «Vier Wege der Heilung» herausgearbeitet: (vgl. dazu: *Petzold*, 1988, S. 173 ff.)
Erster Weg der Heilung: Bewußtseinsarbeit → Sinnfindung
Zweiter Weg der Heilung: Nachsozialisation → Grundvertrauen
Dritter Weg der Heilung: Erlebnisaktivierung → Persönlichkeitsentfaltung
Vierter Weg der Heilung: Solidaritätserfahrung → Metaperspektive und Engagement.

Das ist mehr als ein Reaktionsspiel; genaues Hinhorchen wird erforderlich. Außerdem kann mit geschlossenen Augen die Qualität der eigenen Spielbewegung und die Selbstberührung besser gespürt werden. Interessante Klangerfahrungen werden möglich: nicht nur die Lautstärke, auch die Klangfarbe entscheidet darüber, ob sich eine neue Klanggeste durchsetzen kann.

b) Einen Partner zum Klingen bringen.
Wenn es gelungen ist, genügend Sensibilität für das eigenen Körper-Instrument zu entwickeln, wenn es möglich ist, dieses «erste und beste Instrument» differenziert zu spielen und mit dem äußeren Klang auch die innere Resonanz gespürt werden kann, sind günstige Grundlagen dafür geschaffen, einen anderen Menschen zum Klingen zu bringen.

– *In der Haltung, den Körper des Partners wie ein kostbares Instrument zu behandeln, wird der Partner «gestimmt» und zum Klingen gebracht.*

In Zwischenleiblichkeit und einfühlender Berührung wird der Partner «bespielt». Wo klingt er besonders gut? Wo ist er noch nicht «gestimmt»? Wo gibt es eine nicht-schwingende Stelle? Wo ist möglicherweise ein «Riß»? Mit genauem Hinhorchen und großer Achtsamkeit erkundet der Spieler sein lebendiges Instrument, den Partner.

Danach findet ein Austausch statt. Die Ziele und das Setting entscheiden darüber, ob und wie differenziert und vertiefend die persönlichen Klang- und Berührungserfahrungen thematisiert werden können oder ob in künstlerisch-kreativer Richtung weitergearbeitet wird (z.B. ob auf der Grundlage der vorausgehenden Berührungserfahrung nun ein Musikinstrument «zum Leben erweckt» wird).

2   Klanggesten-Tanz

– *Im Schwingen am Ort erfindet jeder ein kurzes, wiederholbares Klatsch-Motiv. Nach einer Weile wird damit im Raum umhergegangen, man begegnet anderen und versucht sein eigenes Motiv nicht zu verlieren.*
– *In einer zweiten Phase «übersetzt» jeder sein Klatsch-Motiv in unterschiedliche Klanggesten-Motive.*

Es wird angeregt, mit der Bewegungsform, der Größe und der Dynamik zu experimentieren. Welches Klanggesten-Motiv klingt interessant und «fühlt» sich gut an, welches wird als «organisch» und welches als «holprig» erlebt?
In dieser Phase ist es wichtig, immer wieder zum Experimentieren und Übertreiben (z.B. mit der Bewegungsamplitude) anzuregen. Mit der Zeit kann am eigenen Leibe erfahren werden, welches Klanggesten-Motiv besonders gut ist. Bewegungsfluß wird dabei erlebbar und rhythmische Sicherheit und Koordinationsfähigkeit gewonnen. Gleichermaßen werden der perzeptive Leib (Wahrnehmungsleib) und der expressive Leib (Ausdrucksleib) stimuliert. Die grundlegende und umfassende Einsicht und Erfahrung: «Wenn die Bewegung stimmt, stimmt auch der Klang, und wenn es gut klingt, stimmt auch die Bewegung», wird möglich («Evidenzerlebnis»; *Petzold* 1980).

- *Einzelne «Lieblings-Klanggestenmotive» werden vorgestellt und von der Gruppe imitiert.*

  Die Gruppenteilnehmer werden angehalten, die individuellen «Klanggesten-Kompositionen» möglichst genau wahrzunehmen und zu übernehmen. Der Erfinder wird quasi gespiegelt und kann sich selbst in den anderen wiedererkennen. Das hat verdeutlichende, verstärkende und identitätsstiftende Wirkung. Gleichzeitig haben die Gruppenteilnehmer die Möglichkeit, in den Erfinder hineinzuspüren und damit ihre empathischen Fähigkeiten zu schulen. Auf diese Weise wird eine Form von Diagnostik erlernt, die es dem Musik- und Tanzpädagogen ermöglicht, rhythmische und bewegungsmäßige Besonderheiten und Probleme zu erkennen und darauf aufbauend individuelle Hilfestellungen und Lernwege anzubieten. Der Heilpädagoge oder (Bewegungs- und Musik-) Therapeut kann Bewegungsstörungen (z.B. fehlenden Bodenkontakt, Koordinationsprobleme, versteifte Muskulatur, festgehaltenes Becken) wahrnehmen und im einfühlenden Verstehen der Persönlichkeit des Patienten/Schülers und seinen Problemen näher kommen.

- *In Kleingruppen (3 – 4 Personen) werden die individuellen Klanggesten-Motive zu einem «Klanggesten-Tanz» zusammengefügt.*

  Hier beginnt ein kokreativer Gestaltungsprozeß und gleichzeitig der Einstieg in kompositorische Arbeit und «Instrumentation» (mit Klanggesten).

- *Die Kleingruppen-Gestaltungen werden vorgeführt.*

  Meist wird für alle Beteiligten deutlich hör- und sichtbar, wann die Kleingruppe gut zusammenspielt und wo und warum Probleme entstanden sind. Eindrückliche «Ensemble-Erfahrungen» werden möglich und noch verstärkt, wenn das Ensemble versucht, mit geschlossenen Augen zusammenzuspielen und Temposchwankungen einzubauen. Erfahrungsaustausch und Rückmeldungen (Feedback) schließen sich an.

3 Bodymusic [3]

Bodymusic, der Name deutet darauf hin, stammt aus Amerika. Dieser Ansatz hat viele Gemeinsamkeiten mit der Klanggesten-Arbeit. Auch hier sind Musik und Bewegung eine Einheit, und der Spieler kann sich ganzheitlich erleben. Die eingängige und körpergemäße Struktur der Klanggesten-Kombinationen und der systematische Aufbau des Systems kennzeichnet Bodymusic als eine sehr effektive Lern- und Übungsmethode, in der auch komplizierte Rhythmen und komplexe Rhythmusschichtungen erlernt werden können. Im fortgeschrittenen Stadium ergeben sich viele kreative Möglichkeiten damit.

Für die Musikerziehung ist diese Arbeit von besonderem Wert, weil Rhythmen lustbetont und spielerisch geübt und am eigenen Leibe erlebbar werden. Für die

---

[3] Doug Goodkin hat dieses pädagogische System aus der künstlerischen Arbeit des schwarzen Musikers *Keith Terry* entwickelt und 1990 beim Internationalen Sommerkurs am ORFF-Institut der Hochschule «Mozarteum» vorgestellt. (Weiterführende Literatur: Terry 1984; Goodkin 1990)

Heilpädagogik und Therapie kann Bodymusic zusätzliche Bedeutung gewinnen, wenn es darum geht, spielend und übend den eigenen Körper und die Körpergrenzen zu verdeutlichen, intensive kinästhetische und multisensorielle Erfahrungen zu machen, die sensorische Integration zu fördern und in der Gemeinschaft die tragende Kraft des Rhythmus zu erleben. Erstarrte Bewegungen – gemeint sind nicht nur die äußeren motorischen, sondern besonders die inneren, also die emotionale Bewegtheit und die geistige Beweglichkeit – können wieder ins Fließen kommen und eine Körper-Seele-Geist-Balance gefunden werden. Die im Folgenden dargestellten Anregungen stellen einen Einstieg in diese Arbeit dar.

a) Ungerade Rhythmen (3, 5, 7, 9)

- *3-er-Rhythmus: Die Führungshand beschreibt einen Kreis auf der Höhe des Brustbeins;*
  die Führungshand klatscht in die vorgehaltene zweite Hand (1);
  die Führungshand patscht auf die Brust (2);
  die vorgehaltene Hand schlägt nach und patscht auf die Brust (3).
  (Klatsch-Brust-Brust)
- *5-er-Rhythmus: Wie 3-er-Rhythmus;*
  danach schwingen die Arme nacheinander nach unten-hinten;
  dabei patscht die Führungshand im Rückschwung am Bein vorbei (4);
  und die zweite Hand im Rückschwung am anderen Bein vorbei (5).
  (Klatsch, Brust, Brust, Schenkel, Schenkel)
- *7-er-Rhyhtmus: Wie 5-er-Rhythmus; danach schwingen die Arme nacheinander vor;*
  dabei patscht die Führungshand im Vorschwung am Bein vorbei (6) und
  die zweite Hand im Vorschwung am anderen Bein vorbei (7).
  (Klatsch, Brust, Brust, Schenkel, Schenkel, Schenkel, Schenkel)
- *9-er-Rhyhtmus: Wie 7-er-Rhyhtmus; danach zwei Stampfer,*
  das Bein der Führungsseite stampft auf 8,
  das Bein der anderen Seite auf 9.
  (Klatsch, Brust, Brust, Schenkel, Schenkel, Schenkel, Schenkel, stampf, stampf)

<u>Hinweise und Variationen:</u>
- Das Erlernen kann primär durch Imitation erfolgen. Wichtig ist aber, zur individuellen Ausführung der Bewegungen, die von den jeweiligen anatomischen Gegebenheit abhängt, zu ermutigen. Auf der Suche nach der eigenen, ökonomischen und optimalen Bewegungsform kann es zum subjektiven Rhythmus-Erlebnis kommen (*Trier* 1949).
- Lernwege und Lerntypen sind verschieden (*Vester* 1975), deshalb ist es sinnvoll, daß das Üben in der Gruppe mit Phasen individuellen Übens wechselt.

- Um Rechts- bzw. Links-Dominanzen zu mildern und eine ausgewogene Lateralität zu entwickeln ist es sinnvoll – wenngleich anfangs auch ungewohnt –, daß beide Seiten «Führungsseiten» sein können.
- Ein Rhythmus sollte über einen längeren Zeitraum gleichbleibend (ostinat) wiederholt werden, bis sich die Bewegungen zu automatisieren beginnen. Auf diese Weise beginnt der Rhythmus zu tragen, Sicherheit wird gewonnen und die Wahrnehmung kann sich weiten. Die Einheit von Bewegung und Klang, von inneren Klangvorstellungen und äußeren Klangereignissen wird erlebbar.
- Nach einer längeren Übungsphase ist es wirkungsvoll, am Boden zu ruhen und die Nachwirkungen zu spüren. Dadurch kann sich das Gelernte in den Leib einspeichern; nicht der Kopf hat gelernt, sondern der ganze Mensch.
- Rhythmus-Kombinationen (z.B. 3 + 7 oder 5 + 9 oder 9 + 3 + 7) werden erprobt, wenn die einzelnen Rhythmen bereits mit genügend Sicherheit ausgeführt werden können. Auch hier ist es wichtig, eine Rhythmus-Kombination so lange zu wiederholen, bis sie in ihrer Eigenart erlebbar wird.
- Rhythmen können auch als Kanon gespielt werden (z.B. der 9-er-Rhythmus mit 3 Einsätzen).
- Rhythmus-Schichtungen (z.B. 7 + 3 über 3 + 7 oder 3 + 5 + 9 über 5 + 9 + 3 über 9 + 3 + 5) stellen eine interessante Steigerung der Rhythmus-Arbeit dar. Mit der Zeit ist es möglich, außer dem eigenen Rhythmus die gemeinsam entstehenden Kombinations-Rhythmen, die sich aus den Klatschakzenten der einzelnen Gruppen ergeben, wahrzunehmen. Wenn dieses Spiel über einen längeren Zeitraum anhält, wird sich die Wahrnehmung immer mehr weiten und es können veränderte Bewußtseinszustände (ähnlich wie bei Trance- oder Ekstase-Erfahrungen) auftreten, die meistens wohltuend – anfangs manchmal auch irritierend – erlebt werden. Im langen Üben und Wiederholen hat jeder Teilnehmer die Möglichkeit, mit seiner Konzentrationsfähigkeit und seinen Leistungsgrenzen in Kontakt zu kommen und herauszufinden, wie er mit ihnen umgeht und was passiert, wenn er seine Grenzen ein Stück erweitert.

3 + 5 und 5 + 3

b) Gerade Rhythmen (4, 6, 8, 10)

Die geraden Rhythmen lassen sich ganz leicht aus den ungeraden entwickeln: sie entstehen durch Anhängen einer Pause oder durch Einfügen einer Pause an jeder beliebigen Stelle des ungeraden Rhythmusmusters. Auch sie werden zunächst lange einzeln geübt, bevor die unter a) genannten Variationen (Kombinationen und Schichtungen) erprobt werden.

Weitere Hinweise und Variationen:
- Auf Zuruf werden einzelne Rhythmen gespielt.
- Beim Spiel mit dem 9-er oder 10-er-Rhythmus werden bei den beiden Stampfern Möglichkeiten der Fortbewegung ausprobiert.

- Einzelne Klanggesten werden mit der Stimme unterstützt (z.B. die Stampfer mit «Bum-Bum» und der Klatscher mit «Ba»).
- Duo-Improvisationen, bei denen im Wechsel einer begleitet und der andere Partner improvisiert, sind möglich.
- Zunehmend kann sich aus dem Üben und Erlernen auf der Grundlage des deutlichen Erlebens der Rhythmen auch ein kreativer Umgang mit dem Ausgangsmaterial entwickeln (z.B. Tempo-Verdoppelung, Phrasierungswechsel, Pausen; *Terry* 1984; *Goodkin* 1990).
- Es ist auch möglich, die geraden Rhythmen im «Swing-Feeling» (triolisch) zu phrasieren.
- Eine große Anforderung an die Koordinationsfähigkeit entsteht, wenn mit den Füßen im geraden Takt gegangen («marschiert») und gleichzeitig ein ungerader (z.B. der 7-er-Rhythmus) gespielt wird.

Wenn es möglich ist, daß aus dieser Rhythmus-Arbeit ein freiwilliges, lustbetontes, regelmäßiges und selbstbestimmtes Üben und Spielen – allein oder noch besser in der Gemeinschaft – wird, könnten «Heilende Rhythmen» im dreifachen Sinne heilend wirksam werden:

1. durch die ordnende Struktur, die das regelmäßige Üben dem Alltag gibt (*Bollnow* 1978);
2. durch die vitalisierende, erlebnisorientierte und kreative Auseinandersetzung mit Rhythmen;
3. durch die damit verbundene Auseinandersetzung mit sich selbst und mit anderen Menschen.

II Rhythmus und Grundvertrauen

Wenn wir uns mit Rhythmus und Grundvertrauen und deren Zusammenhängen als einem weiteren Aspekt «Heilender Rhythmen» beschäftigen, ist es sinnvoll, die allerersten Anfänge menschlichen Lebens genauer zu betrachten. In dieser frühen Zeit kann jeder Mensch in der intrauterinen Geborgenheit des «mütterlichen Schoßes» Grundvertrauen aufbauen. Dieses primäre oder primordinale Grundvertrauen (*Petzold* 1992) hat zwei Quellen:

- eine Quelle ist das selbstverständliche und unwillkürliche Funktionieren des Organismus von Anfang an;
- eine weitere Quelle ist die koexistive Verbundenheit zwischen Föte und Mutter.

In dieser organismischen Koexistenz und Kommotilität, einer originären Bezogenheit, die die Grundlage für spätere Beziehungskontinuität darstellt, sind beide auf das engste miteinander verbunden. Alles was für die fötale Entwicklung notwendig ist, wird im Mutterleib durchgängig bereitgestellt: Nahrung, Wärme, sensorische, motorische und damit affektive Stimulierungen sowie regelmäßige Rhythmik von Atmung und Herztönen.

Die intrauterine Geborgenheit des Fötus ist kaum nachhaltig störbar. Bei einer normal verlaufenden Schwangerschaft kommt das Neugeborene mit einer tragenden Grundausstattung auf die Welt. Im «Schoße der Familie» wird dann idealiter dieses mitgebrachte Grundvertrauen in frühen Mutter-Kind-Interaktionen (wie z.B. im Wiegen und Besingen) und in Kontakten des Babys und Kleinkindes mit der Umwelt bekräftigt.

Für die therapeutische Arbeit mit Rhythmen ist es von großer Bedeutung, daß über rhythmisches Wiegen, Streicheln und Summen im Menschen Atmosphären des Schutzes und der Geborgenheit wachgerufen werden können. Auf diese Weise ist es möglich, bei Defiziten oder Störungen Gefühle von Gehalten- und Getragen-Sein als korrektive emotionale Erfahrungen nachträglich zu vermitteln und zu verinnerlichen. Die Praxisbeispiele mit «Heilenden Rhythmen», die im folgenden Kapitel vorgestellt werden, beziehen sich auf die beiden Quellen des Grundvertrauens.

1   Herzschlag und Atem

a) Den eigenen Puls entdecken.

- *Wo immer es möglich ist, wird am eigenen Körper der Puls ertastet und erlauscht (Finger in die Ohren stecken).*
- *Nach 10 bis 15 schnellen Kniebeugen wird der schnelle und zum Ruhepuls zurückkehrende Puls ertastet.*
- *Der eigene Puls wird mit Geräuschen und/oder Bewegung hör- und/oder sichtbar gemacht.*

Diese Arbeit zielt auf die Wahrnehmung der rhythmischen Vorgänge im eigenen Körper. Exemplarisch für zahlreiche andere Biorhythmen (*Laerum* 1985) wird der symbolisch besonders bedeutsame Herzschlag bewußt gemacht. Die Entdeckung des rhythmischen Pulsierens kann einem Menschen deutlich vor Augen führen, mit welcher Stetigkeit und flexiblen Rhythmik das Herz von Anfang an selbstverständlich und zuverlässig «funktioniert». Damit wird eine Quelle des Grundvertrauens spürbar. Es wird darüber hinaus möglich, eine Grundbewegung des Lebens – den Wechsel von Expansion und Kontraktion, von Spannung und Lösung, von Weitung und Engung, von Öffnen und Schließen – zu erfassen, eine Bewegung, die den Menschen gemeinsam ist und die sie mit allem Lebendigen auf der Welt verbindet (*Ludwig* 1984).

Ein weiteres Ziel dieser absichtsvollen Hinwendung zum eigenen Herzschlag ist es, auf die Auswirkungen multipler Entfremdung (*Petzold* 1993) aufmerksam zu werden. Damit soll dem Mißbrauch des Körpers als Arbeits- und «pleasure»-Maschine, die es nur leistungsfähig und «fit» zu halten gilt, entgegengewirkt werden, noch bevor Herzrhythmus-Störungen oder gar Herzinfarkt dazu zwingen.

b) Atembewegung und eigener Atemrhythmus

- *Die Atembewegung wird am eigenen Körper getastet, wo immer das möglich ist.*

Wieder wird ein rhythmischer Vorgang des eigenen Körpers ins Bewußtsein gehoben. Anders als der Herzschlag funktioniert der Atem aber nicht nur unwillkürlich, sondern auch willkürlich. Für viele Menschen stellt das Beobachten der eigenen Atmung zuerst eine Störung dar, die zu Atemnot führen kann. Es ist mit der Zeit aber möglich, sich der eigenen Atmung und ihrer flexiblen und individuellen Rhythmik zunehmend bewußter zu werden, ohne sie in ihrem Ablauf zu stören. Das Ertasten der eigenen Atembewegung ist ein erster Schritt auf dem Weg zum eigenen Atem, dessen Entdeckung wohltuend und stärkend ist. Der befreite eigene Atem läßt die innere Kraft spürbar werden und kann Halt geben, der äußeren Halt und Anstrengungen zunehmend überflüssig macht.

— *Im Sitzen (später auch stehend) werden die vor dem Leib gehaltenen Hände (Innenflächen nach oben) gedehnt und wieder gelöst. Im weiteren Verlauf dürfen sich die Hände und Arme immer weiter in den Raum hinausdehnen. Der sich einstellende Rhythmus der Bewegungen und die Verbindung zum Atemrhythmus wird wahrgenommen und zugelassen.*

Hierbei handelt es sich nicht um eine Übung, sondern um ein Angebot, das jeder sich selbst geben kann und bei dem ganz persönliche Erfahrungen auf dem Weg zum eigenen Atem und zum eigenen Rhythmus gemacht werden können. In dieser Arbeit wird die Erfahrung von Räumen ermöglicht, von inneren und äußeren und von der Beziehung zwischen ihnen. Durch das Zulassen und Einlassen des Atems im Einatem und durch das Loslassen im Ausatem – möglicherweise noch verbunden mit dem Ausdruck der eigenen Stimme – ist der Atem in einzigartiger Weise geeignet, den Zusammenhang von Innen und Außen und das Eingebunden-sein des Menschen in die Welt erlebbar zu machen. Es wird offensichtlich, daß der Mensch nicht nur *in* der Welt existiert, sondern *mit* ihr und *auf* sie hin («être-au-monde»; *Merleau-Ponty* 1986). Dies kann zu einer existentiellen Erfahrung werden, aus der Staunen über alles Lebendige und Verantwortung und solidarisches Engagement für die Erhaltung bedrohter Lebensräume erwächst («Vierter Weg der Heilung»; *Petzold* 1988).

2 Begegnung mit der Lebendigkeit (eines anderen Menschen)

— *In einer Partnerarbeit mit wechselnden Rollen wird der Puls und der Atem bei einem liegenden Partner wahrgenommen, geschaut, erlauscht und getastet.*

Sinn dieser intimen zwischenleiblichen Berührungsarbeit ist es, einen anderen Menschen in seiner Ganzheit zu erfassen und als Körper-Seele-Geist-Einheit zu begreifen. Dies kann nicht eine technisch manipulierende oder kontrollierende Hand, sondern nur eine Hand, die «von Herzen kommt und zum Herzen geht», die Hand eines Menschen, der erkennt, daß er einen ganzen Menschen berührt, wenn er einen Körper anfaßt (*Dürckheim* 1979). Gerade durch das Berühren und Berührt-Werden in den rhythmischen Vorgängen des Leibes, in der Atembewegung und im Pulsieren des Herzens, kann in besonders eindrücklicher Weise bei beiden Partnern ein Anschluß an die Lebendigkeit und damit eine generelle Ehrfurcht vor dem Leben (*Schweitzer*) geweckt werden.

Intensive Begegnungen sind in dieser Partnerarbeit möglich, die genügend Raum für den Austausch brauchen. Die persönlichen Erfahrungen und die Geschichte mit

Berührung und Zwischenleiblichkeit sollten ebenso besprochen werden, wie Formen und Qualitäten der Berührung (*Petzold* 1988).

3 «Wiegenlied» (Relationale Rhythmen I)

– *Bei der Partnerarbeit «Wiegenlied» liegt eine Person am Boden und wird von der anderen an Händen, Armen, Beinen, Kopf (mit direkter Berührung oder mittels einer Decke) gewiegt. Im Verlauf des Wiegens kann summend oder singend die Stimme dazukommen.*

Die Arbeit sollte in einem intermedialen Quergang (z.B. mit gemeinsamem Malen oder Musizieren) nachklingen, bevor sich ein verbaler Austausch der Partner und in der Gruppe anschließen kann.

Im Wiegenlied knüpfen wir an pränatale und früheste zwischenleibliche Erfahrungen an. Aus neuesten Forschungsergebnissen, der «pränatalen Psychologie» (*Prechtl* 1983) ist bekannt, daß der Föte etwa ab der 16. Schwangerschaftswoche die Bewegungen der Mutter und die damit verbundenen eigenen Bewegungen und etwa ab der 25. Schwangerschaftwoche Klänge, Töne und Geräusche – und folglich auch die Stimme der Mutter – wahrnimmt und rudimentär speichert (*Petzold* 1993; *Tomatis* 1987; *Schumacher* 1994). Diese multisensoriellen Stimulierungen ermöglichen ein «Gefühl» basalen Eingebunden-seins, das eine der zwei Quellen des Grundvertrauens darstellt. Unmittelbar nach der Geburt wird dieses Grundvertrauen in frühesten Interaktionen durch mannigfaltige Variationen der Zwischenleiblichkeit, wie sie sich im «intuitive parenting» (*Papoušek, Papoušek* 1981) und im «sensitive caregiving» (*Vyt* 1989) entfalten, bekräftigt. Dazu gehören zärtliche, haltende, streichelnde Berührungen («Dialogue tonique»), liebevolle Blicke («gazing dialogues»), allererste Gespräche («prosodische Dialoge») und besonders das Besungen-werden und rhythmische Wiegen, wie es sich im Wiegenlied aller Kulturen und Zeiten zeigt. Mit dem Wiegenlied kann über die gesamte Lebensspanne, also auch im Senium und im Erwachsenenalter, das Gefühl basalen Eingebunden-seins reaktiviert und dadurch Grundvertrauen bekräftigt oder wiederhergestellt werden.

III Gestörter Rhythmus (Relationale Rhythmen II)

(Darstellung eines Prozeßverlaufs mit intermedialen Quergängen [4]*) und Fallbeispiel in aufdeckend-konfliktzentrierter Modalität)*

Jeder Mensch lebt in der Welt, ist auf seine Mit- und Umwelt gerichtet (Intentionalität) und steht in wechselseitiger Bezogenheit (Relationalität) mit ihr. Das vorgeburtliche «interplay», das bereits im letzten Schwangerschaftstertial zwischen Ungeborenem und Mutter oder Vater möglich ist (z.B. durch Klänge oder Druck auf den Bauch und «spielerische» Reaktionen des Ungeborenen), zeigt deutlich diese ursprüngliche Intentionalität und Relationalität. Während der gesamten Lebensspanne bis zum Sterben gibt es unzählbare Interaktionen mit unterschiedlichen Qualitäten und Intensitäten. In ihnen wird der Mensch geformt. Seine ursprüngliche Neugier und Bereitschaft, mit der Welt und allem, was diese für ihn bereit hält, in Kontakt und Austausch zu treten, wird bekräftigt und weiterentwickelt oder – bei zu wenig Anreizen bzw. belastenden und zu lange andauernden negativen Stimulierungen – abgebaut. Der Mensch zieht sich dann zunehmend von der Welt zurück. Es wird ihm «auf den Leib geschrieben» sein, welchen Einflüssen er ausgesetzt war und wie sie ihn geformt haben, wie er an ihnen gewachsen oder an ihnen zugrunde gegangen ist. Die Art und Weise, wie ein Mensch «ins Leben schaut», wie er sich hält, bewegt, atmet und klingt, wie er in Beziehungen lebt und im Leben handelt, zeigt, was aus seiner ursprünglichen Intentionalität und Bereitschaft für Bezogenheit im Laufe des Lebens durch viele relationale Erfahrungen geworden ist. Jeder Mensch hat im wesentlichen drei unterscheidbare und sich verschieden durchdringende Möglichkeiten in der Welt zu sein:

- er kann sich den formenden Einflüssen der umgebenden Welt anpassen und wird dadurch von der Welt geformt (autoplastisch);
- er kann die ihn umgebende Welt formen (alloplastisch);
- er kann im Umgang mit den Herausforderungen der Welt diese gestalten und gleichzeitig – als Schaffender und Geschaffener, als Berührender und Berührter – sich selbst entwickeln und konstituieren (idioplastisch) (*Petzold/Sieper* 1993; *Schmitt* 1966).

Alle drei Möglichkeiten machen das Wesen menschlichen Lebens aus und bringen auf persönlicher Ebene Entwicklung, Wachstum und Lebendigkeit oder Siechtum und Krankheit und auf gesellschaftlicher und ökologischer Ebene Verbesserung oder Zerstörung von Lebenszusammenhängen mit sich.

Im folgenden Kapitel wird an einem Fallbeispiel aufgezeigt, wie störende Einflüsse und belastende Situationen aus dem Leben eines Menschen, die sich in der Gegenwart noch nachteilig auswirken, aufgedeckt und im Sinne einer Heilung bearbeitet werden können. Ziel ist dabei, herauszufinden, wie der eigene Rhythmus ursprünglich war und wie er – mit einem Blick in die Zukunft – sein könnte und was dazu geführt hat, daß ein Mensch seinen Rhythmus verloren hat oder ihn gar nicht erst ausbilden konnte. Rhythmus steht dabei symbolisch für Leben, Lebendigkeit und Überleben und bekommt eine existentielle Bedeutung. Gleichzeitig wird Rhythmus als Medium im engeren künstlerischen Sinne (in Musik, Bewegung und

---

[4] Intermediale Quergänge /»schöpferische Metamorphosen»
Die intermediale Arbeit mit kreativen Medien und schöpferischen Methoden ist Kennzeichen der Integrativen Therapie und Integrativen Agogik. Sie erwächst aus der anthropologischen Grunderkenntnis, daß der Mensch in seinem Leben in beständigen Metamorphosen steht, als soziales Wesen Wandlungen schafft und sich selbst als ein sich wandelndes Wesen begreift (als Wahrnehmender, als Fühlender, als Erinnernder, als Denkender, als Handelnder, als Lebender). Als Teil der Lebenswelt ist auch der Mensch nicht statisch, denn das würde Erstarrung und Tod bedeuten. «Auf diesem Hintergrund .... müssen wir die Prozesse der Morphogenese und der Metamorphose in der Therapie und spezifisch in der Kunsttherapie als Ausdruck eines allgemeinen Lebensprinzp sehen, in dessen Dienst auch unsere heilende und Entwicklung fördernde Arbeit gestellt werden muß.» (*Orth/Petzold*, 1990; S. 721 ff.)

Bild) verwendet. Neben dem individuellen «Fall» und dem Gruppenprozeß wird der leibzentrierte Ansatz («Thymopraktik»; *Heinl* 1993; *Petzold* 1986) und der Einsatz kreativer Medien und schöpferischer Methoden, wie er für das Verfahren Integrativer Therapie charakteristisch ist, modellhaft dargestellt.

Axel (der Name wurde geändert) ist Mitglied einer 3-jährigen Ausbildungsgruppe in Integrativer Therapie. Die Gruppe befindet sich am Beginn des zweiten Ausbildungsjahres. Bei «normalem» Verlauf hat sich zu diesem Zeitpunkt bereits eine gute Beziehung (und Übertragung) zu den Lehrtherapeuten, eine starke Gruppenkohäsion und eine gute Introspektionsfähigkeit der Teilnehmer herausgebildet. Damit bestehen günstige Voraussetzungen und ein tragender Boden für aufdeckend-konfliktzentrierte Arbeit. Alle Ausbildungskandidaten haben zu diesem Zeitpunkt mit einer parallel verlaufenden dyadischen Lehrtherapie begonnen, sodaß es möglich ist, auftauchendes «Material» weiter zu bearbeiten.

Ziel der aufdeckend-konfliktzentrierten Modalität ist es, Unbewußtes und Störendes aufzufinden und zu reinszenieren und damit der Bearbeitung, der Einsicht und dem Verstehen zugänglich zu machen. Es geht darum, Vergangenes in der Gegenwart ein «wahres» zweites Mal zu erleben (*Moreno*), Unerledigtes im «Hier und Jetzt» abzuschließen (*Perls*) und alte Wunden, durch die sich die Lebenskraft verströmt, in intersubjektiver Hermeneutik und Zwischenleiblichkeit (*Petzold*) zu heilen. Das Aufdecken prävalent pathogener Mileus und schädigender Stimulierungen ist dabei der erste Schritt. Wesentlich ist der Prozeß des Durcharbeitens in Begleitung eines annehmenden und empathisch-verstehenden Therapeuten, in dessen leiblicher Präsenz korrektive emotionale Erfahrungen möglich sind. Erst dadurch wird Integration, Neuorientierung und letztlich Heilung möglich.

Die aufdeckend-konftliktzentrierte Modalität muß indiziert und begründet sein. Im Verfahren der Integrativen Therapie wird sie primär nicht auslösend eingesetzt, sondern erwächst aus dem therapeutischen Prozeß und dient dazu, diesen zu vertiefen oder zu verdeutlichen.

An diesem Wochenende ist es aus zweifacher Hinsicht begründet, aufdeckend und konfliktzentriert zu arbeiten:

1. im Konzept der Ausbildung ist es vorgesehen, daß die Kandidaten «am eigenen Leibe» und im Erfahrungsfeld ihrer Gruppe die konfliktzentrierte Modalität kennenlernen und dadurch die «Methode durch die Methode» selbst erlernen, um sie später differenziert anwenden zu können;
2. der Gruppenprozeß und Äußerungen und Verhaltensweisen einzelner Teilnehmer deuten darauf hin, daß sie bereit sind, mit eigenen pathogenen Milieus und Schädigungen (Traumata, Defizite, Störungen, Konflikte) in Berührung zu kommen.

1. Phase:

Jeder Teilnehmer der Ausbildungsgruppe versucht zu einer eigenen Bewegung und einem eigenen Rhythmus zu finden.

Axel kommt zu einer weichen, ganzkörperlichen Schwingung in Form einer Lemniskate (Unendlichkeitszeichen).

Während des Schwingens werden die Gruppenteilnehmer angeregt, verschiedene «Dinge», Gedanken, Bilder, Personen, Szenen auftauchen und sich «ausbreiten» zu lassen:

«Versucht wahrzunehmen, was sich einstellt und wie es sich auf euren Rhyhtmus auswirkt.
Welche Veränderung könnt Ihr in eurem Körper spüren?
Wie wirken sich angenehme Bilder, Gedanken, Szenen aus und wie unangenehme?»

Bei *Axel* sind verschiedene Veränderungen sichtbar: zeitweise werden seine rhythmischen Schwingungen deutlicher und kräftiger, zeitweise werden sie verhaltener und zögernder.

«Geht jetzt mehr den unangenehmen «Dingen» nach und laßt diese sich mehr ausbreiten.»

Mit dieser Anweisung findet der Übergang zur aufdeckenden Arbeit und bereits ein Stück Vertiefung statt. Alte Bilder, Atmosphären und Szenen werden aus den «Archiven des Leibes» hervorgeholt und am eigenen Leibe in ihren einschränkenden, behindernden oder schmerzlichen Auswirkungen spürbar.

Axels ursprünglich frei-schwingenden, weiten Bewegungen werden enger und langsamer. Sein Atem verflacht und die Spannung in seinen Händen nimmt zu. Es ist deutlich sichtbar, daß er mit etwas Unangenehmen oder Bedrohlichem in Kontakt gekommen ist. Entlang der Phänomene (flacher Atem, gespannte Hände, behinderter Rhythmus) wäre es jetzt möglich, zu den dahinterstehenden Strukturen zu gelangen und sie in konfliktzentrierter Modalität zu bearbeiten. In diesem Moment wird jedoch noch nicht in «Einzelarbeit» übergegangen, damit mehrere Teilnehmer der Gruppe die Möglichkeit haben, näher an das eigene Konfliktpotential heranzukommen. Durch einen Wechsel der Methode und der Tiefungsebene können weitere Perspektiven gefunden werden und das «persönliche Thema» mehr Prägnanz gewinnen.

«Laßt die Bilder oder Szenen wieder «abklingen» und in den Hintergrund treten und findet allmählich zu Eurem eigenen Rhythmus zurück. –
Laßt ihn kleiner werden und nehmt ihn nach innen. –
Geht jetzt zu dritt zusammen und tauscht eure Erfahrungen aus.»

Auf diese Weise wird vorübergehend wieder «aufgetaucht» und zu starke Involvierung und damit mögliche unbeabsichtigte Regressionen oder unerwünschte und schädigende Dekompensationen verhindert. Gleichzeitig wird bereits eine therapeutische Wirkung aus der Erfahrung möglich, daß es möglich ist, die «schlimmen Dinge» anzuschauen und trotzdem wieder zum eigenen Rhythmus zurückzufinden. Außerdem kann jetzt aus einer exzentrischen Position das bisherige Geschehen betrachtet, verbalisiert, in Austausch gebracht und miteinander geteilt werden.

2. Phase

Die Teilnehmer werden aufgefordert, in Triaden mit dem eigenen Rhythmus und den störenden Einflüssen zu experimentieren. Jeder Teilnehmer hat dabei die Möglichkeit, auf einer Decke – sie symbolisiert den eigenen Raum – stehend in seinem Rhythmus zu schwingen, während die Partner störende Einflüsse personifiziert darstellen. Dazu muß den Partnern genau beschrieben oder vorgemacht werden, was sie in ihren Rollen zu tun haben. In diesen Prozessen werden Aspekte und Details klarer und ganze Szenen können reinszeniert und in ihren Atmosphären und Auswirkungen spürbar werden. Die «Dinge» laufen jetzt nicht mehr ausschließlich im Inneren ab, sondern werden gestaltet und nach außen gebracht.

Im anschließenden Gespräch tauschen sich die Partner darüber aus, was sie erlebt und wahrgenommen haben und wie sie sich in ihren Rollen «gefühlt» haben. Danach findet ein Austausch in der Großgruppe statt.

Axel teilt mit, daß er ganz deutlich gespürt hat, wie sich sein Rhythmus verändert hat: «*Er ist immer schwächer geworden und am Schluß fast ganz erstarrt.*»

Das «Interessante» war für ihn dabei, daß der störende Einfluß von seinen Eltern kam, aber nicht direkt vom Vater (von einem Partner dargestellt) oder von der Mutter (von dem anderen Partner dargestellt), sondern dadurch, daß beide sich stritten (dies war unter anderem *Axels* Auftrag an die Partner in ihren Rollen). Der Streit habe ihn zwar geängstigt, viel schlimmer sei es aber gewesen, daß die beiden ihn in ihrem Streit gar nicht mehr beachtet hätten. Er fühlte sich wie «links liegengelassen».

Axel konnte hier eine Szene reinszenieren, die er vermutlich in seiner Kindheit und Jugend oft erlebt hatte.

In aufdeckend-konfliktzentrierter «Einzelarbeit» wäre es jetzt möglich, weitere Details aus dieser Szene zu erarbeiten und damit genauere Erkenntnisse darüber zu gewinnen, in welchem Lebensalter er sie erlebt hat und wie bedrohlich sie für ihn waren. Statt dessen wird jedoch in einem intermedialen Quergang (von Bewegung zum Bild) das Thema Rhythmus weiter in der gesamten Gruppe bearbeitet. Gerade bei einem derart zentralen, existenziellen Thema wie Lebens-Rhythmus ist es sinnvoll, dieses von unterschiedlichen Seiten anzugehen, damit es möglich wird, seiner Komplexität näher zu kommen. In der Integrativen Therapie wird davon ausgegangen, daß in sich wandelnden, kreativen Prozessen («schöpferische Metamorphosen»; *Petzold* 1990) ständig neue Perspektiven auftauchen und Sichtweisen möglich werden. Verbunden mit intersubjektiven Ko-respondenzprozessen wird auf diese Weise ein Weg der Heilung beschritten, der Mehrperspektivität zu einem konkreten Thema im allgemeinen und zugleich auch erweiterte Sinnerfassungskapazität fördert («Erster Weg der Heilung»; *Petzold* 1988).

3. Phase

Die Gruppenteilnehmer malen das bisher Erlebte und das, was in ihnen angeklungen ist. Farbe und Papier werden dazu bereitgestellt.

Axel malt mit großer Intensität. Nach etwa 20 Minuten ist er fertig. Er wirkt erschöpft. Alle Bilder werden aufgehängt und wie bei einer Ausstellung betrachtet.

Dies ermöglicht ein «Auftauchen» und Exzentrizität. Es wird angekündigt, daß nach einer Pause «Einzelarbeiten» möglich sind.

4. Phase

Axel meldet sich zur «Einzelarbeit». Er sagt, das Malen habe ihn sehr angesprochen und er habe jetzt noch «ganz weiche Knie».
Axel wird angeregt, sein Bild zu sich zu holen und es auf sich wirken zu lassen.

Axel hat seinen Rhythmus als eine violette «liegende Acht» (Lemniskate) gemalt. Auf der linken Seite sind dunkle Wolken dargestellt, die teilweise seinen Rhythmus überdecken. Auf der anderen Seite hat er die störenden Einflüsse in Form von spitzen, roten Pfeilen, die bis in seine Lemniskate hineinreichen, dargestellt.

Er zieht das Bild dichter zu sich heran. Nach einer Weile wird er unruhig. Auf die Frage, wo er im Bild hinschaut, weist er auf die violette Figur und sagt, das sei er, sein Rhythmus. –
Axels Knie und Hände beginnen zu zittern.
Therapeut (nachfolgend Th): «Magst Du Dich hinlegen?»
Axel (nachfolgend A): «Ja.» Er legt sich in Embryohaltung auf eine bereitliegende Matratze.
Th: Setzt sich nahe zu ihm und berührt ihn leicht an der Schulter.
  «Wie geht's Dir jetzt?»
A: «Ich weiß nicht», mit leiser, kaum hörbarer Stimme. Das Zittern wird heftiger.
Th: Rückt etwas näher heran und hält mit gelegentlichen, leichten Berührungen Kontakt zu *Axel*. Fragt leise: «Was ist jetzt? Was möchtest Du tun?»
A: «Ich weiß nicht.» – In Wellen erfaßt das Zittern inzwischen *Axels* ganzen Körper.
Th: «Gib Deinem Atem einen Ton.» -
A: Versucht es. Nach einer Weile: «Es geht nicht.»
Th: «. . . . .»
A: Kaum hörbar: «Ich kann's nicht, mir schnürt's die Kehle zu.»
Th: Leise: «Probier's mal.»
A: Ringt um einen Ton, bringt ihn aber nicht heraus.
Th: Ganz leise und nah: «Versuch's.»
A: Zittert und atmet heftig .....
  «H A L L O «, schreit er kurz und schrill mit heller Kinderstimme und bricht in heftiges Schluchzen aus.
Th: Ganz nah und leise: «Hallo Axel, ich höre dich.»
A: Das heftige Schluchzen geht in Weinen über.
Th: Sitzt ganz nah bei *Axel* und streichelt leicht seinen Rücken. Deckt ihn, als nach einigen Minuten das Zittern und Weinen ausklingt, mit einer Decke zu und läßt ihn ruhen.

Im weiteren Verlauf des Wochenendes geht es *Axel* gut. Er sagt, er fühle sich wohl und habe den Eindruck, daß die Arbeit für ihn ganz wichtig gewesen sei. Er möchte dazu aber weiter nichts sagen. –

Das war jetzt auch nicht notwendig. Wesentlich war, daß es ihm in der Begleitung und leiblichen Präsenz des Therapeuten möglich war, in eine Atmosphäre früher Verlassenheit zu gehen und die Angst auszuhalten, auf sein Rufen nicht gehört zu werden. Als *Axel* zuletzt den verzweifelten «Hallo-Schrei» wagte und eine Antwort bekam: – «Ja, ich höre Dich» – wurde eine korrektive emotionale Erfahrung und damit ein Stück Heilung möglich («Zweiter Weg der Heilung»; *Petzold* 1988).

5. Phase

Das Ausbildungswochenende war damit noch nicht zu Ende. Es wurde ein weiterer intermedialer Quergang angeregt, indem alle Ausbildungskandidaten aufgefordert wurden, zum folgenden Wochenende eine Musik mitzubringen, die zu ihrem Bild und ihrem Rhythmus paßte. Auf diese Weise konnte das «Thema» weiterwirken, sich erneut unter Verwendung eines weiteren kreativen Mediums verwandeln und einige Wochen später bei Bedarf wieder aufgegriffen werden.

Sechs Wochen später brachte *Axel* eine Musik-Kollage mit und spielte sie vor. Er hatte sich selbst dargestellt mit dem «Präludium C-Dur» aus dem Wohltemperierten Klavier, Teil 1 von J. S. Bach. Für ihn bedeutete diese Musik «klein, zart und zerbrechlich, aber auch lebensfähig und ausdauernd». Die Musik entsprach seinem schwingenden Bewegungsrhythmus, den er im Bild in Form der violetten Lemniskate dargestellt hatte.

Das Präludium hatte er ganz aufgenommen und an zwei Stellen mit anderen Musikstücken überblendet, so wie im Bild sein Rhythmus von den störenden Einflüssen seiner Eltern übermalt gewesen war. Dazu hatte er seinen Vater musikalisch dargestellt mit den «aggressiven, rhythmischen Orchesterschlägen» aus *Stravinsky*s «Sacre du printemps». Für seine Mutter hatte er den «traurigen und düsteren» Chorsatz «Es geht ein' dunkle Wolk' herein» von *Hugo Distler* gewählt. Er sagte, die Arbeit mit dem Rhythmus sei für ihn sehr wichtig gewesen, und es sei ihm vieles klarer geworden, was er bisher nicht einmal geahnt hätte. So konnte Axel erstmals verstehen, warum er gerade diesen Chorsatz schon oft gehört hatte. Unbewußt sei er damit immer wieder mit den bedrohlichen Atmosphären in Berührung gekommen, die er während der depressiven Phasen seiner Mutter erlebt hatte.

Damit war es ihm möglich geworden, einen «sprachlosen Raum» zu betreten und Unsagbares in kreativen Prozessen und Produkten zunehmend greifbar zu machen und «auf den Begriff» zu bringen. Entlang des Symbols «Rhythmus», in sich verwandelnden und verdichtenden «Sinn-Bildern», im Wechsel von Zentrierung und Exzentrizität, in sich entwickelnden Differzierungs- und Integrationsprozessen und im Wechsel von «für-sich» und «mit-anderen» konnte Axel sich einen Teil seiner komplexen Wirklichkeit und seiner vielschichtigen persönlichen Biographie zu eigen machen und dadurch in seiner Selbsterkenntnis, seinem Selbstverständnis und in seiner Identität gefördert werden.

Abschließende Bemerkungen

Die Auseinandersetzung mit Rhythmus und «Heilenden Rhythmen» in Theorie und Praxis bringt eine Vielzahl von Aspekten, Erkenntnissen und Fragestellungen mit sich. Aus jeder neuen Perspektive wird Rhythmus in seiner Komplexität und als vielschichtiges Phänomen besser erkennbar: als musikalischer Parameter, als verbindendes künstlerisches Element in Sprache – Musik – Bewegung – bildenden Künsten, als kreatives Medium in schöpferischen therapeutischen Prozessen, als Lebensthema und als kosmisches Prinzip.

In dieser Arbeit ging es in einer Art Gratwanderung zwischen verfremdender Verkürzung (Rhythmus als Medikament) und Idealisierung («Rhythmus-Ideologie») darum, den Wert und die Bedeutung von Rhythmusarbeit für die Pädagogik, Heilpädagogik und Therapie beispielhaft aufzuzeigen. Grundlagen dafür bilden die eigenen praktischen Erfahrungen in diesen Arbeitsbereichen und die Verknüpfung mit theoretischen Konzepten der Integrativen Therapie und Agogik.

Das Thema «Heilende Rhythmen» ist damit keinesfalls umfassend und abschließend behandelt. Alle Erkenntnisprozesse und besonders therapeutische Prozesse bedürfen einer «Offenheit», in der Rhythmus in intersubjektiver Ko-respondenz mit persönlichem Sinn und Bedeutung versehen werden kann, Vorgänge, die wesentliche Schritte auf den Wegen zur Förderung und Heilung von Menschen ermöglichen.

Zusammenfassung

Jeder Mensch ist von einer Vielzahl innerer und äußerer Rhythmen umgeben, die in hohem Maße seine Lebensqualität beeinflussen. Die Arbeit mit Rhythmus in der Therapie (als Medium wie als Thema) kann sehr wert- und wirkungsvoll sein. Rhythmus darf dabei jedoch nicht zu einem «Wundermittel» werden, sondern muß rückgebunden werden an kompatible anthropologische, persönlichkeitstheoretische und entwicklungspsychologische Konzepte und eingebunden sein in intersubjektive Ko-respondenzprozesse.

Am Beispiel von *Klanggesten* wird Rhythmus in seiner besonderen psycho-physischen Wirkung dargestellt; am eigenen Leibe können multisensorielle Erfahrungen gemacht werden (funktional-übende Modalität). Die enge Beziehung zwischen *Rhythmus* und *Grundvertrauen* wird (in erlebnisorientierter Modalität) aufgezeigt. Schließlich wird ein therapeutischer Prozeß zum Thema *gestörter Rhythmus* (in konfliktzentrierter Modalität) vorgestellt und Störungen im Leben / Rhythmus eines Menschen aufgedeckt, und es wird einsichtig, wie in leiblicher Präsenz des Therapeuten korrigierende emotionale Erfahrungen möglich werden.

Summary

Everybody is surrounded by many different rhythms, internal and external rhythms, which influence his quality of life enormously. Working with rhythms in therapy – as a life-theme or as a medium – can be very valuable and effective. But rhythm alone does not work miracles. It must be integrated in processes of «co-respondence» and connected with compatible anthropological, personal and developmental concepts. The first chapter deals with *rhythm and sound-gestures* and its special psychophysical effects. Chapter two is about *rhythm* and *basic-trust* followed by a chapter about *disturbed rhythms* which shows one possible way of healing in close body contactand using rhythm as a «creative medium».

Literaturverzeichnis

Ayres, A.J., Bausteine der kindlichen Entwicklung, Springer, Berlin 1984
Bollnow, O.F., Vom Geist des Übens, Herder, Freiburg 1978
Cohn, R.C., Von der Psychoanalyse zur themenzentrierten Interaktion, Klett-Cotta, Stuttgart 1983
Cubasch, P., Heilen und Bilden mit Musik und Bewegung, in: ORFF-Schulwerk Informationen 50, Salzburg 1992
Dürckheim, K.Graf, Vom Leib, der man ist, in: *Petzold, H.* (Hrsg.), Psychotherapie und Körperdynamik, Junfermann, Paderborn 1979
Frohne, I., Das rhythmische Prinzip, Eres Ed 2405, Lilienthal 1981
Goodkin, D., Bodymusic, unveröffentliches Skriptum vom Sommerkurs 1990, ORFF-Institut, Salzburg 1990
Heinl, H., Therapie vom Leibe her, in: *Petzold/H. Sieper J.*(Hrsg.), Integration und Kreation, Junfermann, Paderborn 1993
Keetman, G., Elementaria, Klett, Stuttgart 1970
Keller, W., Einführung in Musik für Kinder, Schott, Mainz 1954
Laerum, O.D., Natürlicher Zeitgeber BIORHYTHMUS; Hippokrates, Stuttgart 1985
Ludwig, W. , Plasmaschwingungen, in: acta medica empirica, Bd. 33, Heft 1, Heidelberg 1984
Merleau-Ponty, M., Phänomenologie der Wahrnehmung, de Gruyter, Berlin 1966
Merleau-Ponty, M., Das Sichtbare und das Unsichtbare, Fink, München 1986
Orth, I./Petzold, H., Metamorphosen - Prozesse der Wandlung in der intermedialen Arbeit der Integrativen Therapie, in: *Petzold, H./Orth I.* (Hrsg.), Die neuen Kreativitästherapien, Junfermann, Paderborn 1990
Orth, I./Petzold, H., Zur Anthropologie des schöpferischen Menschen, in: *Petzold, H./Sieper, J.*, (Hrsg.), Integration und Kreation, Junfermann, Paderborn 1993
Papousek H./Papousek M., Intuitives elterliches Verhalten im Zwiegespräch mit dem Neugeborenen, *Sozialpäd. Prax. Klin.* 3, 1989
Petzold, H.G., Die Rolle des Therapeuten und die therapeutische Beziehung, Junfermann, Paderborn 1980
Petzold, H.G., (Hrsg.), Leiblichkeit, Junfermann,1986, S. 283
Petzold, H.G., Die «Vier Wege der Heilung» in der «Integrativen Therapie», in: Integrative Bewegungs- und Leibtherapie, Junfermann, Paderborn 1988
Petzold, H.G., Integrative Therapie, Ausgewählte Werke, Bd. II, 2: Klinische Theorie, Junfermann, Paderborn 1992

Petzold, H.G., Psychotherapie und Babyforschung, Junfermann, Paderborn 1993
Prechtl, H.F.R., Kontinuität der neuralen Funktionen vom prä- zum postnatalen Leben, *Frühförderung interdisziplinär* 2, 1983
Schumacher, K., Musiktherapie mit autistischen Kindern, in: Praxis der Musiktherapie, *Bolay, V./Bernius V.*, (Hrsg.), Fischer/Bärenreiter, Kassel 1994
Terry, K., Artikel in: «Percussive Notes», offizielles Organ der amerikanischen «Percussiv Art Society», Volume 23, Number 1, 1984
Tomatis, A., Der Klang des Lebens, Rowohlt, Hamburg, 1987
Trier, J., Rhyhtmus, in: *Röthig, P.*, Beiträge zur Theorie und Lehre vom Rhythmus, Theorie der Leibeserziehung 2, Hofmann, Schorndorf 1966
Vester, F., Denken, Lernen, Vergessen, dtv, Suttgart 1975

Die heilenden Prozesse in der musiktherapeutischen Improvisation

Fritz Hegi, Zürich

Mein Thema ist, das Heilende, das Wirksame *in* der musiktherapeutischen Improvisation zu untersuchen. Dabei will ich scheinbar längst bewußte Begriffe nochmals miteinander in Beziehung setzen: die **Improvisation** als musikalischer Prozeß und das **Musiktherapeutische** als heilender Prozeß durch ein Medium. Meine beiden Fragen lauten:

Was wirkt in der Musik?
Wie wirkt diese in heilenden Prozessen?

Was wirkt in der Musik?

Ist es die Musik oder sind es die Menschen, welche Musik machen? In der **Improvisation** ist beides miteinander verwoben, dort wird der Mensch zu Musik, er *ist* sein eigenes Instrument und spielt mit sich selbst. Improvisation ist eine Verbindung von *Unvorhergesehenem*, von *Archaischem* und von *Verfügbarem*.

Das **Unvorhergesehene** (Im-proviso) wirkt über-raschend, wirkt entdeckend, befreiend und be-drohlich. Es ist figürliches Geschehen. Das was einem passiert.

Das **Archaische** (Ar-chaos) wirkt auf das Ur-spüngliche, Ver-borgene, Un-geformte und Unbewußte. Es ist das Hintergrund-Geschehen. Das was aus der Tiefe hineinspielt.

Das **Verfügbare** wirkt auf die Spielnatur, das innere Kind, die innere Bewegtheit (Emotion). Es ist das kreative, Lösungen findende, gegenwärtige Geschehen.

Musik, und speziell die Improvisation, sind in der Therapie also Werk- oder Wirkstoffe, ein immer genauer erfaßbares, erfahrbares Medium zwischen Mensch und Umwelt, zwischen Person und Transpersonalität. Die nur mystifizierenden und generalisierenden Vorstellungen von musiktherapeutischen Improvisationen delegieren die Heilungsverantwortung an die ergotrope (an sich wirkende) Musik und weichen einer eingreifenden, **diagnostisch** und **entwicklungspsychologisch** relevanten Behandlung aus. Auch neuere musiktherapeutische Literatur und Praxis behandelt die Improvisation undifferenziert, redet *über* sie anstatt *durch* sie und wird einfallslos und einsilbig bei den Fragen: welche Improvisation? wieviel Improvisation? Einige herausgegriffene Beispiele: «......und dann improvisierten wir über das Thema», oder: «die freie Improvisation sagt alles ohne Worte»; oder: «die Improvi-

---

Vortrag zur Fachtagung: Was wirkt in der Musiktherapie. Zürich, 8.Okt.94

sation behandelt, was unbewußt vorhanden ist.....» oder: «anschließend wird über das Erlebte in der Improvisation gesprochen» und ähnliches mehr.

Diese pauschalisierende Wirkungserwartung an die Improvisation macht es sich zu einfach. Das ist zu wenig und zu ungenau. Damit befindet sich die Musiktherapie im Vergleich mit andern Heilmethoden noch auf dem Niveau der «Hausapotheke» – oder wenn ich dies ergotrop ausdrücke: Jedes Kraut auf der Kräuterwiese wirkt, nimm, was dir bekommt! Probier einfach aus, alles ist gesund!

Wenn wir aber mit den Wirkstoffen der Natur experimentieren, bemerken wir, daß deren substantielle Komponenten wie Öle, Salze, Mineralien, Säuren, Basen usw. nur dann ansprechen (wirken), wenn wir einen Mangel oder einen Überfluß desselben Stoffes im Körperhaushalt (**Homöostase**) ausgleichen und wenn wir die Dosis genau mit der Befindlichkeit und dem Zustand der Person abstimmen. Das ist pharmazeutische Diagnostik.

Musiktherapeutische Diagnostik (im Sinn von wechselseitiger Erkenntnis) muß vergleichbar respektvoll umgehen mit den Wirkungskräften in den musikalischen Komponenten und den persönlichen Schwingungsfeldern, auf welche die Musik wirkt. Von diesem «Hörwinkel» aus spielt es keine Rolle, ob Musik gehört oder gespielt – ob sie improvisiert oder komponiert ist. *Was wirkt sind deren* **substantielle Komponenten**, ich nenne sie «Klang», «Rhythmus», «Melodie», «Dynamik» und «Form». Diese fünf **Wirkungsfelder** umfassen das musikalische Geschehen und tragen in sich je verschieden (differenziert) die grundsätzlichen Kräfte, welche einerseits Störungen ansprechen, anschwingen und erkennen oder andererseits Blockierungen ausdrücken, auspielen und Lösungen entwickeln.

Nach meinen Erkenntnissen sind diese fünf Wirkungsfelder in musiktherapeutischen Improvisationen dann besonders heilsam, wenn sie einerseits **prozeßdiagnostisch** benutzt werden, d.h. **im Zuhören erforschen und erkennen**, was ein Mensch jetzt hat und notwendig gebraucht, und wenn sie andererseits **entwicklungspsychologisch** benutzt werden, d.h. **im Spielen** intuitiv und empathisch **anrühren und auslösen**, was einem Menschen jetzt potentiell möglich und verwandelbar erscheint.

Für das Verständnis *dieser* «musiktherapeutischen Improvisation» waren mir die lautlichen Äußerungen von Säuglingen und Kleinkindern immer schon leitendes Vorbild.. Ich habe nirgends mehr gelernt als bei den Kindern, durch die Musik in der Stimme zu erkennen, was sie haben und was sie brauchen, (dia-gnosis) und zu verstehen, was ihnen jetzt möglich ist (Entwicklungspsychologie). Ihre «stimmlichen Improvisationen» wirken sofort diagnostisch, d.h. wir erkennen (gegenseitig) was sie brauchen, und sie wirken entwicklungspsychologisch, d.h. wir hören, wo sie hinwollen.

Exkurs:

Die neueren Strömungen der Entwicklungspsychologie (vgl. *Daniel N. Stern:* Die Lebenserfahrung des Säuglings, Stuttgart Klett-Cotta 1992) haben mich in der Annahme bestärkt, daß in den ersten 8–9 Monaten die Empfindungsfähigkeit in ihren Grundstrukturen gelegt wird und daß darin auch die **Empfindungsfähigkeit und**

Wirksamkeit musikalischen Geschehens enthalten ist. Dies verraten *Sterns* Begriffe, in denen er das *Auftauchen des Selbst* und *das Empfinden vom Kern-Selbst bis zur Selbst-Kohärenz* als Aufbau der Person beschreibt, ähnlich wie ich dies mit den musikalischen Komponenten versuche. Ich verbinde deshalb seinen «Selbst»-Begriff mit meinen Komponenten und ordne sie seinen Phasen der Empfindungsfähigkeit im Selbst zu:

Das Dynamik-Selbst erscheint zuerst, im 1.-2.Monat als «**das Empfinden des auftauchenden Selbst** durch Intensität und Gegensätzlichkeit der globalen (primären chaotischen) Wahrnehmung.» Dieses Erschrecken an der Welt (es ist auch bekannt als Geburtstrauma und Ursache nachfolgender existentieller Ängste) entspricht in der Musik den gegensätzlichen Kräften der Dynamik, den Spannungsbeziehungen zwischen laut und leise oder zwischen schnell und langsam.

Vom 3.-8.Monat beobachtet er das «**Auftauchen des Kern-Selbst**». Darin sind die drei musikalischen Grundkomponenten Rhythmus, Klang und Melodie enthalten:

Das Rhythmus-Selbst baut sich in der sogenannten »Selbst-Geschichtlichkeit» auf. Man kann das «**Empfinden der zeitlichen Kontinuität**» mit den rhythmischen Empfindungen des Kindes von Schlaf-Wach-Wechseln oder mit dem Laufen als vorwärtskommen vergleichen.

Das Klang-Selbst ist das «**Empfinden der Selbst-Affektivität**», die Entwicklung der subjektiven Gefühlswelt. Darauf bauen sich grundsätzlich die Schwingungs-Empfindungen von Erregungen wie Lust, Schmerz, Angst oder Wut auf. Das Klang-Selbst vermag aber auch allgemein die symbiotischen, chaotischen oder confluenten Empfindungen darzustellen und es horchend anzunehmen.

Das Melodie-Selbst erscheint im «**Empfinden der Urheberschaft**» von Mitteilungen und Handlungen. Beim Übergang von Bewegungen und Betonungen der kindlichen Gestik in sprachliche Motive, Sprechverse, Lieder bis zur Sprache kann man die melodische Kreativität, das Urheberschaftsgefühl des eigenen Ausdrucks entdecken.

Beim Form-Selbst kann man an das im 8.Monat enstehenden «**Empfinden des subjektiven Selbst**» denken. Dabei wird der archaisch-chaotische Primärzustand langsam aufgelöst und erste Schritte in **das körperliche Form-Selbst**, die «**Selbst-Kohärenz**» getan. Die Wahrnehmung von Ganzheiten (Objekten) beginnt. Eigene und fremde Ganzheit wird unterschieden.

Ich mache nun den Versuch, die musikalische Einflußkraft der fünf Wirkungsfelder (Komponenten) darzustellen und anzuspielen. Ich werde mich auf wenige Aspekte beschränken (Ausführlicheres kann man in meinem letzten Buch «Improvisation und Musiktherapie» nachlesen) und Hörbeispiele hinzufügen. Diese werden teilweise aus der Kindermusik, der Therapiemusik oder der Kunstmusik stammen. Es geht mir um das Heraushorchen und Berührenlassen des **Unerhörten** in den Komponenten, um die *Substanz in* den Komponenten und nicht um das Wissen, wer unter welchen Bedingungen was gespielt hat.

Wichtig ist mir dabei eine therapeutische Haltung gegenüber dem Gehörten. Sie unterscheidet sich von einer pädagogischen Haltung dadurch, daß sie
- statt das **Aufnehmen** von Gespieltem das **Annehmen** aller Zeichen erwartet,
- statt das **Verstehen** vorerst das **Aushalten** verlangt,
- statt das **Können** ein wiederholtes **Ausspielen** übt und
- statt **ein Darbieten** ein maßvolles **Abgrenzen** nötig macht.

Das ergibt die 4 «a» der therapeutischen Grundhaltung:
annehmen/aushalten/ausspielen/abgrenzen

Zusammengefaßt erscheint in dieser Grundhaltung der Unterschied zwischen Musik **machen** und Musik **sein**. Ich beginne nun, am Beispiel Rhythmus, auch in der *Sprache* Musik zu sein, durch die Komponente Rhythmus zu reden, und anschließend in den Musikbeispielen diesem «in der Musik-Sein» noch näher zu kommen:

Was wirkt im Rhythmus?

Wird unser Leben durch Rhythmus gezeugt?
Erregung und Paarung sind rhythmische Bewegung
der Herzschlag der Mutter
der Puls ihres Blutes
der Gang ihrer Wege
sie prägen Strukturen und Muster des werdenden Menschen.
Wenn wir dann fallen ins Licht dieser Welt
erfassen uns all die zeitlichen Wechsel
von Schlafen und Wachen
von Arbeit und Essen
von Hingab' und Rückzug
von Näh' und Distanz.
Wir schaukeln durch Tage
und wiegen zum Schlaf
wir schlagen und stampfen und hüpfen und zanken
und suchen das Spiel im ewigen Tanz.
Doch in der Wiederholung, der Wiederholung der Wiederholung
liegt das Geheimnis der Vertiefung.
Da atmet das Loslassen, Seinlassen, Zulassen
von Regel und Maß, von Ritus und Trance.
Die Schwankung des Regel-Maß' ist Herz- Rhythmus-Trance.
Herz-Schlag im Mutter-Leib.

Beschreibung der Hörbeispiele zum Rhythmus:

Wir hören den Herzschlag eines Embrios im Mutterleib mit dem typischen synkopischen Doppelschlag und der Erstbetonung – dann erklingen Geräusche von Wasser und Hölzern, oder Knochen? Vielleicht sind es Klänge und Rhythmen, wie sie der ganze Mutterkörper aussendet und das Hören prägt. Sind die Kinder auf der Welt, spielen sie in Versen und Liedern mit diesen Rhythmuserfahrungen: wir hören einen fünfjährigen Jungen mit einem einmonatigen Mädchen rhythmisch plaudern. Dann der erwachsene Mann, wie er von den Kindern die Improvisation mit der Stimme abgehört, gelernt hat – und schließlich eine wilde Polyrhythmik, wo nicht ein gemeinsamer Puls diktiert, sondern drei verschiedene Herzen ihren eigenen Puls durchhalten und trotzdem zusammenspielen.

- Wie wirken diese verschiedenen Rhythmus-Energien auf mich?
- Was fange ich mit diesen rhythmischen Figuren, Energien oder Eindrücken an?
- Wie gehe ich mit Wertungen um, z. B. mit innerer Ablehnung, darf ich das?
- Wie verwandle ich diese rhythmische Wirkung in mir in eine helfende Wirkung beim Klienten

Wie ich später noch genauer ausführen will, beziehen sich die ersten zwei «a» (annehmen und aushalten) auf den diagnostisch-explorativen Prozeß : welchen Rhythmus höre ich beim Andern, was *hat* er oder sie «rhythmisch»? Die beiden andern «a» (ausspielen und abgrenzen) beziehen sich auf den prognostisch-interventionistischen Prozeß : wo können wir mit diesem rhythmischen Figurenbild hinkommen, welcher Schritt ist möglich. Wir brauchen dazu eine vielfältige und flexible «rhythmische Werkstatt», in der wir mit allen möglichen Spielformen des rhythmischen Wirkungsfeldes den Prozeß dahin vorantreiben können, wo eine diagnostisch gefundene «Rhythmusnot» auch rhythmisch behandelt wird. Aber davon später.

Ich möchte jetzt weiterfahren mit dem Hineinhorchen ins Unerhörte der zweiten musiktherapeutischen Komponente und frage:

Was wirkt im Klang?

Alles klingt – Nada Brahma – aber // klangvolle Namen können auch sang- und klanglos untergehen. Hat die Klangfarbe **a** einen andern Klangraum als // die stilisierte Stimme mit **i**, die wie spitzige Stiche wirkt? // Oder der hohle Vokal **o** ,ohne den die Ohren wohl hören aber nicht horchen. Oho, schon holen wir Oberton um Oberton ins Ohr, toll.

Auch die Disharmonie, die Reibung klingt – und das Geräu**sch**, diese schreckliche Schwester schöner Musik. Sie sind schreiende Schicksale im Schwingungsraum der Affekte.

Therapeutische Klänge (d.h. interaktiv wirksame Klänge und eben nicht Klänge im Sinne von stimmiger Harmonie) sind dramatisch oder flüchtig-amorph. Sie sind **verwirrend** oder verführend, irdisch **cháotisch** oder kosmisch-sphärisch. Sie überschreiten unseren Lebensraum – **trans**perso**n**al und sie sind der Kern und Beginn unseres akustischen Lautlebens. Der **Schrrrei** ist hochpotenzierter, konzentrierter Klang.

Beschreibung der Hörbeispiele, Aufnahmen Klang: (Annehmen – Aushalten – Ausspielen – Abgrenzen)

Wir halten sehr dramatische Schreie aus, sie zerreißen einem die Seele, sie sind das Konzentrat aller Klänge und sie vereinigen alle Gefühle zusammen im Extrem. Dann das weinende Schreien einer Frau in der Therapie, zusammen mit einzelnen begleitenden Klaviertönen, damit sie nicht ganz allein ist in ihrem Schmerz; die Heulkrämpfe sind ihre Improvisation. Als Kontrast und Verwandtschaft mit dem Tierischen hören wir ein Rudel heulender Wölfe, diese schauerlich schöne Naturmusik – sie leitet über in den Untertongesang tibetanischer Mönche und in den Urklang eines sehr einfachen Instrumentes, des Didjeridoos der australischen Ureinwohner als das andere, harmonische Extrem des Naturklangs.

- Was berührt mich, wann muß ich mich abgrenzen?
- Wie halte ich Bedrohung im Klang aus, wie Angst, Schmerz oder wie Lust?
- Was schwingt mit, was wird blockiert, was wirkt heilsam, was zerstörerisch in mir?
- Wann sage ich Stop, vermeide, beende oder begrenze das Klang-Wirkungsfeld?
- Was halt ich nicht aus, was wünsche, manipuliere ich mit den Ohren für mich zurecht?

Die therapeutische Klang-Empfindung verlangt ein Hören in beide Dimensionen klanglichen Geschehens: die klare Struktur und flüchtige Verfeinerung im Obertongebäude, die Welt der harmonikalen Gesetze und des Harmoniebedürfnisses – sowie die Spannungen, Verwirrungen des Disharmonischen und des Chaotischen von Geräuschen, die Welt der Auseinandersetzungen und des Reibebedürfnisses. Es gibt in der therapeutischen Improvisation absolut keine Wertigkeiten von schönen und häßlichen Klängen. Alle Klänge haben ihren Grund, sind also not-wendig. Es gibt höchstens eine Abgrenzung zwischen Geräusch und Lärm: ein Geräusch wird zu Lärm, wenn ich nicht hinhören kann oder will und umgekehrt wird Lärm zu einem geräuschhaften Klang-Ereignis, wenn ich diesen ins hinhorchende Wirkungsfeld einbeziehe. Erst wenn ich alle Klänge annehmen kann, sie aushalte und mit ihnen spielen kann, entfaltet der Klang als Komponente seine Wirkungsmöglichkeiten.

Nach den zwei archaischen Komponenten der Musik wende ich mich nun dem Dritten, sozusagen dem Kind von Rhythmus und Klang zu, und frage

Was wirkt in der Melodie?

Wenn Rhythmus und Klang in ihrer Verbindung den (Hinter-)Grund bilden, dann erscheint das Dritte, die figürliche Kraft der Melodie. Sie spricht uns direkt an wie ein Kind, sie erzählt Geschichten von Liebe, Haß, Fest, Alltag, Geburt und Tod. Mit ihr entstehen Verse, Lieder, Sprachen.

EILLERIE, SELLERIE
RIBEDIRA
RIBEDI RABEDIE KNOLL

Wer singt, begegnet sich selbst und der Welt. Gesang gestaltet Haltungen, Meinungen, Leidenschaften, Erinnerungen. Er ist die **Tonlinie der inneren Bewegung** und er verrät in der **Betonung die Figur.** Die angeborene Fähigkeit Lieder zu bilden ist «die angeborene Fähigkeit jedes Organismus, Gestalten, etwas unteilbar Ganzes zu bilden» *(Perls* 1980). Ein Lied ist eine sprachliche und musikalische Gestalt, man kann es abwandeln, transponieren, improvisieren, es behält die Gestalt. Die Melodie des Liedes trägt die Wirkung, den Kontakt zu einer Aussage, Eigen-Art, zu einem Bild:

SCHLÄFT EIN LIED IN ALLEN DINGEN
DIE DA TRÄUMEN FORT UND FORT
UND DIE WELT HEBT AN ZU SINGEN
TRIFFST DU NUR DAS ZAUBERWORT   (Josef v.Eichendorff)

Beschreibung der Hörbeispiele zur Melodie:

Wir hören die ersten Gestaltungsversuche zu einem Lied bei einem Kleinkind – ist es Sprache oder Musik? Beides in einem! Dann einige Monate später beginnen sich die Lieder mit der Sprache herauszugestalten, die Sprache stützt das Lied und das Lied trägt die Sprache. Wenn wir dann eine künstlerisch gestaltende Stimmimprovisatorin hören, ist der erwachsene Gestaltungswille mit dem kindlichen Sprachmelodievermögen verbunden- eine Wohltat für das kreative Gehör. Die verlängerte Stimme im Saxophon des Jazz-Improvisators bildet das Ende der Aussagekette – die hochsymbolisierte und tiefverspielte Mitteilung dessen, was Sprache sein will: das Verstehen der Person in der Interaktion.

- Hören wir die Erzählung (und nicht die Virtuosität)?
- Können wir den Melodie-Bewegungen folgen oder suchen wir Tonart und Harmonie?
- Interessieren uns die Betonungen, hören wir die wichtigen Worte der Erzählung oder eine herausragende Figur?
- Spüren wir die Unterscheidung zwischen «mein Lied» und «dein Lied», das typische am Lied des Andern?

Das persönliche Lied, «was einem nachläuft» erzählt, welchen Figuren ich mit Interesse nachgehe und das Verspielen, die Improvisation damit wirkt Gestalt-bildend, individualisierend, profilierend. Ein Solo ist ein Stück Individuationsprozeß, eine Melodie-Improvisation ist die Sprache des Charakters. Dies ist dem Säugling, der Stimm-Improvisatorin und dem Saxophpon-Spieler gemeinsam und gemeinsam ist auch – meist unbewußt – die persönlichkeitsbildende Wirkung von Windungen und Wendungen in den Melodie-Linien.

In der Betonung von Melodie-Tönen, der Phrasierung, dem Spiel mit Verstärkung und Abschwächung, Beschleunigung und Verzögerung erscheint auch die Heraus-Gestaltung von Willens-Kräften, von Gemeintem, Wichtigem. Hier beginnt das vierte Wirkungsfeld: Dynamik

Was wirkt in der Dynamik?

Verwandt mit der rhythmischen Polarität und verbunden mit dem Klangcharakteristikum ständiger Verwandlung ist die Dynamik die Energiequelle von Kräften des Willens und des Wunsches.

Sie zeigt die Bewegung der Kräfte gegeneinander, ineinander, voneinander weg.

Die Kraft des Wunsches steht der Festigkeit von Realitäten gegenüber. Der Wille zur Veränderung wirkt wie ein Wind, der an allem rüttelt (und wegbläst, was nicht hält). Die Überraschung des Wechsels zum Gegensatz, des Wechsels vom positiven Pol zum Negativen läßt Funken springen, deeehnt die Spannung, löst Blitze aus.

Das Erschrecken vor den Gegensätzen beim Geburtstrauma, der brutale Fall ins Licht, in die Kälte und in die ungedämpften Töne sind die ersten Selbstempfindungen – eine Palette von Sinnes-Schocks. Diese primäre Intensität von Selbstempfindungen drückt sich beim Kind noch lange als Lust an schroffen Gegensätzen aus. Sie können schreien und im nächsten Augenblick schweigen. Solche Dynamik wirkt der Angst vor dem Erschrecken entgegen und hält wach gegenüber Unerwartetem.

Beschreibung der Hörbeispiele, zur Dynamik:

Wir hören die dynamischen Wechsel in den Stimmen zweier spielender Kinder – mit solchen Gegensätzen spielt anschließend eine Improvisationsgruppe: weiche, stille Linien werden durch harte, laute Klang-Schläge unterbrochen; die eine Qualität wird durch die andere verstärkt, in ihrer Spannungsbeziehung sind sie spielraumvergrößernd und angstabbauend. Dann der Meister-Pianist, er macht mit der Anschlagsdynamik den Gegensatz zweier Sätze aus den Goldberg-Variationen zum ebenso überraschenden wie faszinierenden Wirkungserlebnis von Kraft und Gestaltungswille.

– Waren diese erschreckenden Wechsel auszuhalten?
– Können wir sie als Ausdruck von Spannungsentladungen und Ängsten annehmen?
– Wagen wir es, damit zu spielen, diese Gegensätze sogar zu verstärken?
– Hören wir noch die Möglichkeit des Rückzugs in der Pause, bewahren wir Stille?

Die Intensität der unerwarteten Gegensätze von laut – leise, schnell – langsam, hell – dunkel oder warm – kalt ist Ausdruck des «existentiellen Erschreckens», der Grundformen der Ängste und führt zu den dynamischen Ausprägungen in der Musik. Sie wirken im Beziehungsfeld von Nähe und Distanz, sind spielraumvergrößernd und dadurch angstabbauend.

Wir kommen zum letzten Wirkungsfeld

Was wirkt in der Form?

Improvisation ist ein Beziehungsgeschehen **zwischen Verwirrung, Rigidität und Begegnung».** Das sind Form-Begriffe: Verwirrung ist die «chaotische Form», Rigidität ist die zwanghafte Ordnung in der Form und Begegnung ist die gewünschte Form dazwischen, der Zufall zwischen Chaos und Ordnung. **Chaos, Ordnung und Zufall** sind die Wirkungsfaktoren der Form-Komponente. In unserer überstrukturierten, durchorganisierten und überkontrollierten Welt hat die rigide Ordnung auch die musikalischen Erwartungen geformt. Strenge Harmonik, Formgesetze und komponierte Musik bestimmen das Handwerk des konventionellen Musikers, der langsam vergißt, was freie Musik ist

und auch die Hörerwartung bei Therapie-Musikern folgt der zufälligen Begegnung –

> **Form zerfällt**
>
> man bricht Ganzheiten ab – weil Kleinkind erkundet über Chaos –
>
> und die Spiellandschaft   akustisches Schwingungsfeld
>
> nimmt auf, was ihm zu-fällt, ge-fällt fällt auf

im Winter das chaotische Erdreich pflanzt

> den Samen im Sommer
>
> wird Formsuche:

die Auflösung von Formen und ihre Neufindung – ist Prozeß ist Improvisation *mit* **der Form.**

Beschreibung der Hörbeispiele zur Form:

Wir hören, wie ein Kind die Form im Lied findet – das Lied findet die Form im Atembogen – das Kind will die Form vollenden, die Sprache im Reim verbinden: «das Krokodil, das Krokodil, das schwimmt im Nil». Dann springen wir zur Formvollendung eines kurzen, komponierten Stückes und zurück in die frühe, chaotische Erfahrung der aufgelösten Form, der Formlosigkeit, bzw. der Übergänge von Straßenlärm in Hausgeräusche in Sprachfetzen in Musikfloskeln. Die hohe Kunst des Gestaltens zwischen geformten Motiven und impulsiven Einfällen, zwischen Formstrukturen und spontanen Prozessen ist in der freien Improvisation handwerklich geübter Musikerinnen zu hören.

– Kann ich Formverwandlung, Formauflösung und Formlosigkeit in der Musik annehmen?
– Wo stoße ich an Grenzen, beim Chaos, bei der Ordnung, beim Zufälligen?
– Sind Spielregeln da, um eingehalten oder um gebrochen zu werden?
– Können Abgrenzungen Spielräume formen?

Das Nicht-Annehmen oder Nicht-Aushalten chaotischer, bzw. formloser Improvisationsprozesse mündet in zu schnelles Formgeben – ein Grundproblem *der* MusiktherapeutInnen, welche die Musik nicht durch ihre Wirkung, sondern durch ihre Ästhetik verstehen. Produktorientierte Prozesse verdrängen heilende Prozesse im therapeutischen Kontext.

In der Komponente Form wirkt also nicht die Vollendung, sondern die Verwandlung von Formen, die Improvisation *mit* den Formen therapeutisch.

Wie wirkt dieses Improvisieren nun in heilenden Prozessen?

Ich möchte diese dem zweiten Teil meines Textes vorangestellte Frage kurz und zusammengefaßt beantworten, indem ich einige Resultate aus meiner **Forschungsarbeit** vorwegnehme, welche in nächster Zeit als Fortsetzungsband meines Buches «Improvisation und Musiktherapie» umfassend dargestellt werden.

Ich habe während 10 Jahren über 10'000 Einzel- und Gruppen-Musiktherapiesitzungen in meiner privaten Praxis daraufhin untersucht, welche Komponente in welcher Situation wie wirkt, und diese Beobachtungen nach einem einheitlichen Muster folgendermaßen festgehalten:

Ich habe die Komponenten **diagnostisch**, d.h. zur wechselseitigen Erkenntnis benutzt. Ich beobachtete, wie die archetypische Gestalt der Komponente unbewußtes, aus der tiefenpsychologischen Dimension des **Hintergrundes** stammendes Material verrät. **Prozeßdiagnostisch** wird also immer wieder (sprachlich *und musikalisch*) die Frage gestellt, was jemandem jetzt fehlt oder stört? Das Hinhorchen und Heraushören der **figürlich** gewordenen, d.h. deutlich vom Hintergrund abgehobenen Komponente ist dann das Leitmotiv zur Entdeckung des jetzt in den **Vordergrund** drängenden Themas. Dieses muß nicht nur in der musikalischen Improvisation erscheinen, sondern kann ebenso in der Sprache, dem Körper und seinen Bewegungen oder in Figuren und Gesten aufgegriffen werden.

Dann habe ich die Komponenten **prognostisch**, d.h. zum Erreichen einer Veränderungswirkung eingesetzt. Ich erforschte, ob und wie die substantiellen Eigenschaften der Komponenten einen direkten **Kontakt** zu den **unfertigen**, abgespaltenen, vermißten oder verlorenen **inneren Anteilen** des suchenden Menschen finden können. Die aufgrund einer solchen Hypothese in der Improvisation eingesetzte Komponente nenne ich **Experiment**. Ich fand in diesen über 10'000 Stundenexperimenten eine hohe Übereinstimmung von **hypothetischen** Störungen oder Defiziten und den ihnen theoretisch entsprechenden Komponenten. Es zeigte sich immer deutlicher, daß sie zuerst symptomverstärkend wirken und dann in ihrer Verdichtung bzw. Wiederholung auf eine **Ergänzung** oder **Kompensation** hin drängen, also einer Heilung zustreben. Der wirksame Teil der Musik will sozusagen zurück in eine jetzt mögliche Ganzheit, genauso wie wir z.B. ein Klanggeschehen in rhythmische, dynamische oder auch melodiöse Formen «zurechthören». Außerdem sind die Komponenten durch ihre Natur mit **entwicklungspsychologischen** Phasen ver-

mit entwicklungspsychologischen Phasen ver-
bunden: Klang mit der Primärphase, Rhythmus mit der Phase der zeitlich-räumlichen Orientierung, Melodie mit der Phase der Sprachentwicklung, Dynamik mit den Phasen von Trotz- und Rivalitäts-Kräften sowie Form mit den Phasen der Realitäts- und Identitätsbildung. (Vergleiche auch mit dem Exkurs zu Sterns Entwicklungspsychologie, S. 77/78).

Das **methodische Vorgehen** will ich zuerst an einem **Ideal-Raster** zeigen und dieses dann mit je einem **Modell-Verlauf** der fünf Komponenten ausfüllen.

Ideal-Raster des musiktherapeutischen Experiments

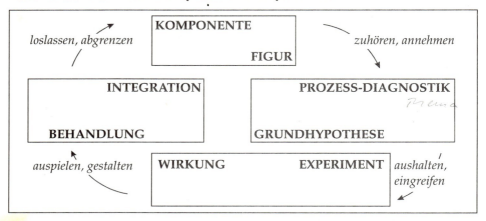

Das erste Feld bezeichnet das Erhorchen einer deutlich werdenden **Komponente** im Improvisations-, Sprach- oder Körperprozeß und das Finden einer hervortretenden **Figur**.

Es ist nicht wichtig, ob ich die «richtige» Figur finde, d.h. diejenige, die vielleicht für mein Gegenüber die deutliche wäre, sondern daß ich mich für eine Figur **interessiere** und mich dadurch motiviert, d.h. beziehungsorientiert für diese entscheide. Darin liegt eine notwendige Kraft zu kreativen Einfällen, zu kommunikativem Führen, ja zur Liebe an der therapeutischen Arbeit allgemein.

Damit wird im zweiten Feld **prozeß-diagnostisch** exploriert, vor allem verbal herausgearbeitet, erforscht, was Thema ist, was nach Ergänzung, nach Gestalt sucht oder wo Widerstand gegenüber demselben spürbar wird. Es entsteht eine meist nicht ausgesprochene **Grund-Hypothese**. Die gewählte Figur spiegelt in den Hintergrund, ist Teil davon oder erzählt eine symbolische Geschichte eines größeren, hintergründigen Zusammenhangs. Ich spüre dabei, was mein Gegenüber *hat* und was es *braucht*, was es (unbewußt) stört und was es (ängstlich und widerstrebend, weil oft schmerzhaft) ergänzen, ersetzen, neufinden oder nachspüren muß bzw. will.

Dieses Hintergrundgeschehen muß nun zuerst einmal zugelassen, d.h. meist in ihrer Schwere ausgehalten werden und wird im dritten Feld als Improvisations-**Experiment** inszeniert. Dabei wird vor allem mit den noch gesunden Anteilen, mit dem vorhandenen Potential, aber im Zusammenhang mit dem geschädigten Teil experimentell eine Brücke zwischen dem figürlichen, dem auffälligen Geschehen und dem hintergründigen, dem bösen Bedrohlichen im Dunkeln geschlagen. Sie verstärkt die nach Ganzheit drängenden Selbstheilungskräfte tiefenwirksam mit den vier experimentellen Richtungen: Tiefung, Ausweitung, Stützung oder Verstärkung.

Im vierten Feld schließlich geschieht in der **Wiederholung** des vorangegangenen Prozesses zwischen Musik und Sprache, bzw. Körper eine Verdichtung des Such- und Brückenschlag-Prozesses: Dasselbe Experiment wird vertiefend wiederholt, neue Verknüpfungen geübt oder es tauchen andere, verwandte Figuren auf, werden hypothetisch mit Verborgenem verbunden, experimentell auf Wirksamkeit hin erforscht und im Wechsel zwischen Musik und Sprache, zwischen Spiel und Erklärung einer Integration zugeführt. Diese **Behandlung** hat **Integration** und Bewußtsein zum Ziel, d.h. es geht um die «Erledigung von Geschichten», damit sie nicht wieder störend in Erscheinung treten. Begreifen, Annehmen und spielerisch damit umgehen können sind die heilenden Prozesse.

Zusammenfassend möchte ich zum Schluß in 5 **Modell-Bildern** der Komponenten stichwortartig einige Resultate der erforschten Wirkungszusammenhänge so darstellen, daß die fünf Modell-Bilder auf den methodischen Ideal-Raster (siehe oben) gelegt werden und so die Komponenten-Arbeit im jeweils gleichen methodischen Vorgehen erläutern:

1. Die wichtigsten Figuren aus den Komponenten wählen und annehmen; 2. die darin enthaltene Störung, Krise, die «unerledigte Geschichte» oder die offensichtliche Schädigung erkennen und aushalten; 3. Beispiele von dazugehörigen Experimenten treffen und ausspielen; 4.durch den Wiederholungscharakter des Behandlungs-Prozesses eine jetzt mögliche Integration erreichen und sich von der Besonderheit der therapeutischen Arbeit abgrenzen:

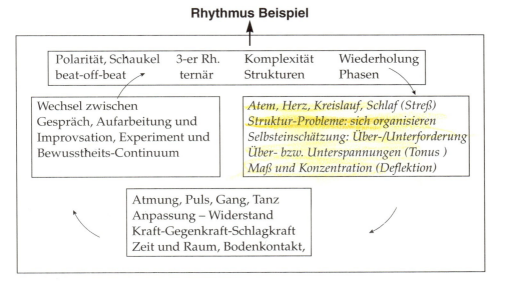

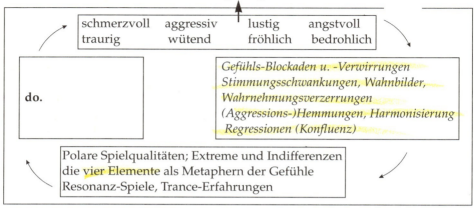

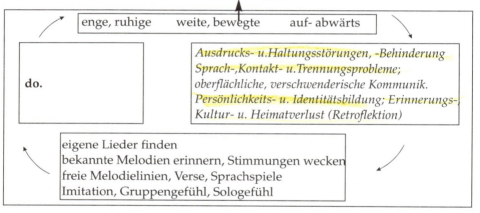

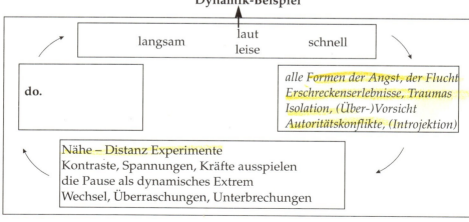

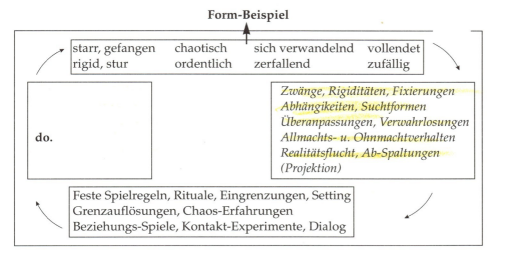

Ich habe hier mit Absicht keine Fallbeispiele angeführt. Aber ich möchte mit Ihnen ein Experiment aus dem letzten Modellverlauf, dem Form-Beispiel probieren (die Leser seien eingeladen, dieses Experiment nachzuvollziehen):

Sie sitzen in den Stühlen und hören mir zu, wie ich einen Vortrag «per-forme». Das ist zwar kein therapeutisches Setting, aber es ist auch für Sie schwierig, diese «Konformität» zu durchbrechen. Automatisierte soziale Muster sind wie fixierte Gestalten, Vorzimmer zu einer Störung. Lassen wir es nicht so weit kommen (wenn Sie nicht schon eine Konzentrations-Störung haben) und versuchen nun:

> den eigenen Stuhl zu verlassen, langsam um ihn
> herum zu gehen und dabei zu plaudern oder zu
> plappern oder einfach Töne und Geräusche zu-
> zulassen, die jetzt gut tun – die fixierte Gestalt zu verlassen.

Zusammenfassung

Das Heilende, das Wirksame einer musiktherapeutischen Improvisation soll anhand der fünf Komponenten Rhythmus, Klang, Melodie, Dynamik und Form mit (inneren) Hörbeispielen angerührt und mit einer therapeutischen Grundhaltung verbunden werden, die sich auf die vier Begriffe «annehmen, aushalten, ausspielen, abgrenzen» stützt.

Die diagnostischen Möglichkeiten des musiktherapeutischen Experiments (*Hegi* 1986) werden mit den entwicklungspsychologischen Gedanken von *Stern* (1991) sowie dem Figur-Hintergrund-Konzept der Gestalttherapie anhand von Diagrammen dargestellt. Die Erkenntnisse stammen aus einer laufenden qualitativ-phänomenologischen Forschungsarbeit des Autors und zielen auf einen differenzierten Einsatz des Mediums Musik im musiktherapeutischen Prozeß.

Summary

The healing potential and effect of improvisation in music therapy shall be exposed along the five compounds rhythm, sound, melody, dynamics and form by examples of (internal) listening that are connected with a basic therapeutic attitude which is rooted in the four concepts «accepting, sustaining, display and demarcating». The diagnostic possibilities of the experiment in music therapy (*Hegi* 1986) are connected with developmental ideas of *Stern* (1991) and the figure-ground-concept of Gestalt-Therapy by means of diagrams. These insights are coming from the qualitative phenomenologically oriented research of the author that are aiming at a differential indication of music as a medium in the process of music therapy.

Literatur

Frohne-Hagemann, I., (Hrsg.), Musik und Gestalt. Klinische Musiktherapie als integrative Psychotherapie, Junfermann, Paderborn 1990.
Hegi, F., Improvisation und Musiktherapie. Möglichkeiten und Wirkungen von freier Musik, Junfermann, Paderborn 1986.
Perls, F., Grundlagen der Gestalttherapie, Pfeiffer, München 1976.
Schumacher, K., Musiktherapie mit autistischen Kindern, Gustav Fischer, Stuttgart 1994.
Smeijsters, H., Musiktherapie als Psychotherapie, Gustav Fischer, Stuttgart 1994.
Stern, D. N., Tagebuch eines Babys. Was ein Kind sieht, spürt, fühlt und denkt, Serie Piper, München 1991.
Stern, D. N., Die Lebenserfahrung des Säuglings, Klett-Cotta, Stuttgart 1992.

Stimmungen – Arbeit mit Atmosphären in der Integrativen Musiktherapie

Margarete Schnaufer-Kraak, Stuttgart

Einleitung

«Atmosphären sind Dimensionen des Namenlosen und Unaussprechlichen» (*Petzold* 1993,330), Äußerungen im sprachlosen Raum. Wir sprechen von einer kühlen Distanz, von bedrückender oder friedlicher Stille, von einer offenen Atmosphäre, und wir sagen: «Hier ist dicke Luft» oder «es herrscht eisiges Schweigen» oder «hier weht ein frischer Wind». Atmosphären sind «etwas, das als Gestimmtheit über dem Ganzen liegt» (*Rahm* et al. 1993, 130). Wir können sie einfangen in Färbungen, Klängen, Düften. Sprachlich gefaßt werden können sie am ehesten in der bildhaften Sprache der Dichter, in Mythen, Märchen und Metaphern.

Atmosphären kann man nicht wiegen, zählen und messen. Sie sind nicht sichtbar oder greifbar, und doch werden wir von ihnen umfangen, ohne daß wir uns entziehen können. «Der Leib ist atmosphärischen Einflüssen ausgesetzt, guten wie schädigenden» (*Petzold* 1993a, 1169) und wird unmittelbar von ihnen umschlossen und durchdrungen. Der Leibphilosoph *Hermann Schmitz* nennt sie «ergreifende Gefühlsmächte, die randlos durch die Weite ergossen» und «als Hintergrund unseres leiblichen Empfindens .... mitgegeben» sind (*Schmitz* 1989, 110).

Diese poetisch formulierte Definition von *Schmitz* läßt sich wahrnehmungspsychologisch präzisieren: Wir charakterisieren Atmosphären als «ein Zusammenwirken von subliminalen und supraliminalen Sinneseindrücken, die das totale Sinnesorgan Leib aufnimmt und die durch die Resonanzen aus dem Leibgedächtnis angereichert werden» (*Petzold* 1970c, 1971k, 1991d), eine Vielfalt von Reizen, Polyästhesien, oberhalb und unterhalb der Bewußtseinsschwelle, die im Verein mit erinnerten atmosphärischen Relikten Resonanzen wecken und den Leib ‹einstimmen› wie ein Instrument gestimmt wird. Im Aufklingen von Leiberinnerungen werden neben den gegenwärtigen auch frühere Atmosphären wachgerufen, die die Person als ganze ‹ergreifen und überfluten können› (idem 1993a, 1169).

Schmitz beschreibt Atmosphären als Ganze, unteilbar ausgedehnt, ebenso wie Klänge und Gerüche. Wir nehmen sie global wahr: «Im totalen Sinnesorgan des Leibes laufen die jeweils einzelnen Perzeptionen zu vielfältigen Wahrnehmungen und Empfindungen zusammen, die sich zu einem ‹Konzert aller Sinne› verdichten können und wie *eine* Wahrnehmung wirken, die Totalempfindung *einer* Atmosphäre. Wir sprechen hier von Synästhesien. Diese verschiedenen Perzeptionen (Eindrücke) und die auf sie folgenden Reaktionen (Ausdrucksverhalten) werden im Leibgedächtnis (...) modul- und hemisphärenspezifisch und holographisch gespeichert und verarbeitet (*Petzold* 1988n, 196f).

Alle Situationen, alle Szenen, die wir erleben, sind von Atmosphären umschlossen. Sie werden als «Strukturen ... im Organismus gespeichert, sie sind Grundlage und Raster für die Aufnahme und die Art der Speicherung von weiteren Erfahrungen» (*Rahm* 1990, 103). Auch wenn also gute oder schädigende Atmosphären, positive oder negative Szenen abgesunken sind ins Unbewußte, so sind sie doch im Leibe eingeschrieben und können durch ähnliche Impulse in der Gegenwart wiederbelebt werden. Beispielsweise führt mich ein modriger Geruch in den Keller meiner Großmutter, wo ich als Fünfjährige für sie Eier aus dem Wasserglas holen mußte. Der Geruch führt mir diese Szene vor Augen, und er läßt auch das unheimliche Gefühl in mir anklingen, dem ich damals ausgeliefert war. Jeder neue Impuls, den wir mir unseren Sinnen aufnehmen, jeder Geruch, jede Farbe, jeder Klang fällt auf ein Geflecht gegenwärtiger und vergangener Erlebnisse mit ihrem Bedeutungshintergrund und ruft eine Bewegung, eine *Resonanz* in uns hervor. Diese Resonanz wird wiederum von uns ausgedrückt, oftmals ohne daß wir es bemerken. In Färbungen, Schwingungen, Tönungen bringen wir unsere Gestimmtheit zum Ausdruck, lange bevor wir das, was uns bewegt, benennen können.

Auch Verdrängtes und Abgespaltenes, frühe Erlebnisse aus dem präverbalen Raum, «ungeschlossene Gestalten», die nach Schließung drängen, wirken mit diffusen, verschwommenen Äußerungen in die Welt hinein und warten auf eine Antwort. Oft sind es Hilferufe, Äußerungen des Leib-Selbst, die ungehört verhallen, wenn sie nicht wahrgenommen, aufgegriffen und dem Bewußtsein zugänglich gemacht werden. In der musiktherapeutischen Arbeit geht es darum, achtsam zu werden für diese Äußerungen des phantasmatischen Leibes und sie verstehen zu lernen, ihren Sinn zu erhellen in einem Erkenntnisprozeß, der von den «Phänomenen zu den Strukturen und zu Lebensentwürfen» vordringt (*Petzold* 1992a).

«Besonders da, wo Unbewußtes ‹spricht›, wo alte Atmosphären und Szenen unsichtbar regieren, wird die Sprache allein zu kurz greifen» und «...es kann notwendig werden, daß in Therapien das Atmosphärische, Nonverbale oder Szenische zeitweilig vor dem Sprachlichen stehen muß, ehe dieses wiedergewonnen werden kann» (*Petzold* 1993a, 194).

Die Aufschlüsselung des Atmosphärischen, das sich dem Wort entzieht, wird möglich, indem das Wahrgenommene im musikalischen Ausdruck verflüssigt, geformt und damit fassbar wird. Im gestalterischen Prozeß wird das Diffuse klarer, hier erhält es eine prägnante Gestalt, differenziert sich aus in Bildern und Szenen, die wieder ins Erleben kommen und nun auch benannt, verstanden und erklärt werden können. So kann sich verdunkelter Sinn erhellen und verlorener Sinn wie auch verlorene Fähigkeiten wiedergefunden werden.

Da Atmosphären dem Vorsprachlichen entstammen, bleiben sprachliche Beschreibungen immer bruchstückhaft. Die Musik kann Atmosphärisches ausdrücken, weil wir in ihr Spannungsbeziehungen und Spannungsverhältnisse ausdrücken und erleben. Musik macht «die Dynamik hinter oder zwischen den Fakten hörbar und spürbar». Durch Verdichtung, Vermischung, Verzerrung, zeitliche Dehnung oder Raffung «können Atmosphären ganzheitlich dargestellt» werden, das Wesentliche wird in der Musik konzentriert. Die musikalische Sprache ermöglicht es, daß Inhalte aus «dem Ich verschlossenen Bewußtseinsfeldern» ausgedrückt werden können oder auch umgekehrt: durch Musikhören können solche Inhalte in Schwingung versetzt werden (*Frohne-Hagemann* 1990, 155ff).So mögen mit einer bestimmten Musik Atmosphären, Gerüche, Bilder oder Szenen aus dem Unbewußten aufsteigen und sich als Stimmung in einem Menschen ausbreiten.

Im Klang vermögen wir das Unsagbare, das uns bewegt, auszudrücken, können wir unserer Verlorenheit und unserer Ängstlichkeit Ausdruck verleihen – eine Sprache für unsere Gefühle finden. «Im Bereich emotionaler Nuancen ist Musik präziser als Worte» (*Teichmann-Mackenroth* 1983, 86).

Szenisches Tagebuch

Im folgenden schildere ich anhand kommentierter Szenen aus einer musiktherapeutischen Gruppe die verschiedenen Ebenen der Arbeit mit Atmosphären und Szenen facettenartig. Dabei bildet das Gruppengeschehen den Hintergrund, auf dem ich den Therapieprozeß einer Teilnehmerin ausführlicher beschreibe. Ort der Handlung ist eine Pflegestation in einem Alten- und Pflegeheim.

Zum Kontext:

Zwei Jahre war ich in diesem Heim als Musiktherapeutin angestellt. Als ich meine Arbeit dort begann, befand sich das Haus im Umbruch. Jahrzehntelang war hier eine rein funktionsorientierte Pflege praktiziert worden, mit zum Teil massiven Eingriffen in die Bewegungsfreiheit und Intimitätsräume der Heimbewohner, wie beispielsweise Fixierung und zwangsweise geöffneten Zimmertüren. Nun war im Haus eine andere Leitung, die der Wohn- und Lebensqualität der Heimbewohner und der Respektierung ihrer persönlichen Rechte einen höheren Stellenwert beimaß.

Ich bekam einen klaren Auftrag von der Heimleitung: Mit Hilfe der Musiktherapie sollte sich das Klima des Zusammenlebens im Haus wandeln:

- von isoliertem Nebeneinanderleben der Menschen hin zu Öffnung und Bezogenheit,
- von Starre in Lebendigkeit
- und von der Monotonie sinnentleerter Tage hin zu erfüllter Zeit.

Ich nahm diesen Auftrag als sinnhafte Zielsetzung therapeutischer Arbeit an, traf er doch in den Kern Integrativer Therapie, die auf dem Axiom gründet, «daß alles Sein Mit-Sein, Ko-existenz ist.....(Der Mensch) ist mit seinem Leib auf diese Welt gerichtet, in der er sieht und gesehen wird, die er berührt und von der er berührt wird (...) Er existiert mit der Welt und auf sie hin», ist also « ein wesensmäßig Bezogener» (*Petzold* 1993a, 21f). Nur in der Bezogenheit können Menschen ihre Kräfte entfalten und persönliche Identität gewinnen. Ist diese Bezogenheit verlorengegangen, entwickelt sich Pathologie. Sie «entspringt mißlungenen, gestörten, traumatischen Beziehungen und (sie) kann deshalb nur im Rahmen gelungener, ungestörter, sicherer, heilsamer Beziehungen überwunden werden» (*Petzold* 1993a, 1183).

Die Fähigkeit zu *Kontakt, Begegnung, Beziehung* und *Bindung*, die Herausbildung und Stabilisierung persönlicher Identität, die Förderung von Expressivität und Kreativität und das Aufspüren und Entfalten von Kompetenzen und Performanzen sind aus dieser Grundauffassung vom Wesen des Menschen abgeleitete grundlegende Ziele der Integrativen Therapie.

Bezogen auf diese Ziele liegen in der Musik einzigartige Potentiale: In ihr erfahren wir Bezogenheit. Sie ermöglicht es, das Eins-Sein mit Natur und Kosmos zu erfahren, Zugehörigkeit und Verbundenheit zu erleben. In ihr können wir auf direktem Wege Beziehungen mir anderen erleben. Und sie ist eine grenzüberschreitende transzendierende Kraft: Sie kann «etwas zum Leben erwecken», Erstarrtes wieder in Fluß bringen (*Frohne- Hagemann,* in: *Decker-Voigt* 1983, 184).

Zielgruppenspezifische Überlegungen:

Voranstellen möchte ich einige Spezifika, die in der musiktherpeutischen Arbeit mit pflegebedürftigen alten Menschen berücksichtigt werden müssen.

«Psychotherapie mit alten Menschen (*Kemper* 1988) setzt sich mit der Situation auseinander, daß der Abschluß des Lebens in greifbare Nähe getreten ist, der Zukunftshorizont keine Ausdehnung mehr hat, daß aber der Vergangenheitshintergrund eine Lebensstrecke umfaßt, in der die ganze Vielfalt eines über sieben oder acht Dezennien gelebten Lebens uns entgegentritt. Dies war einer der Gründe, warum *Freud* eine psychotherapeutische Behandlung alter Menschen nicht für möglich erachtete. Nicht nur die Menge des angesammelten Materials schien für ihn nicht bearbeitbar, sondern er hielt darüberhinaus den alten Menschen für starr und nicht mehr lernfähig.(...) *Freud* unterschätzte mit seiner auf die Pathologie gerichteten Theorie- und Konzeptbildung die verarbeitende Kraft des Lebens selbst. Das Material in den Lebensgeschichten alter Menschen ist in der Tat umfangreich und komplex, aber es ist auch als Biographie durch das Leben geordnet worden – in der Regel jedenfalls. Wo es nicht geordnet ist, wo alte Konflikte aus der Vergangenheit nachwirken oder durch eine bedrückende Gegenwart oder bedrohliche Zukunft wieder aufbrechen, sind Verarbeitungshilfen unerläßlich»(*Petzold* 1993a, 1241).

Dieser Auffassung liegt ein Menschenbild zugrunde, das Menschen aller Altersstufen Entwicklungs- und Lernfähigkeit zugesteht und die körperlich-geistig-seelische Entfaltung eines Menschen als einen lebenslangen Prozeß begreift. Studien zu den Formen seelischen Alterns (z.B. *Lehr, Thomae* 1987) und die Ergebnisse klinischer Longitudinalforschung untermauern diese Sichtweise. «In den letzten 15 Jahren entstand in der Entwicklungspsychologie erneut das Interesse, Entwicklungsprozesse über die gesamte Lebensspanne hinweg zu untersuchen. Bei diesen sich zur ‹life-span developmental psychology› ausdifferenzierenden Bemühungen wird (...) betont, daß sich Entwicklungsveränderungen nicht auf Kindheit und Jugendalter beschränken, sondern während des gesamten Lebenslaufes möglich sind. Entwicklung wird inzwischen als lebenslanger Prozeß konzeptualisiert (...). Übergänge (transitions), Entwicklungsaufgaben und (bedeutsame oder kritische) Lebensereignisse sind inzwischen – so betonen *Hultsch & Deutsch* (1981) in ihrem Lehrband der

Entwicklungspsychologie des Erwachsenenalters – zu zentralen deskriptiven und explikativen Konzepten in der Entwicklungspsychologie geworden (*Saup* 1991,14). Dabei wird Entwicklung «als ein Ergebnis der Konfrontation und Auseinandersetzung mit lebenslaufspezifischen Anforderungen und Belastungen aufgefaßt...» (ibid.).

Gruppen-Themen

Die Musiktherapie-Gruppe «Damals und heute» bestand aus acht Teilnehmerinnen zwischen 73 und 93 Jahren. Alle waren pflegebedürftig und mehr oder weniger stark von Hospitalismus gezeichnet. Ihre Themen kreisten zum einen um erlittene Verluste (z.B. den des Ehepartners, von Kindern und langjährigen Freunden und Freundinnen, den der körperlichen Unversehrtheit oder das Schwinden geistiger und seelischer Kräfte, den Verlust der Unabhängigkeit, des vertrauten Zuhauses), zum andern um die Zusammenschau und Bewertung des Lebensganzen im Rückblick auf positive und negative Ereignisse, im Abschiednehmen von unerfüllten Wünschen und Lebenslügen, in der Aussöhnung mit alter Schuld und altem Groll, mit Enttäuschungen und unwiederbringlich Versäumtem.

Gruppen- Atmosphäre

Isoliertheit untereinander, tiefe Zurückgezogenheit in innere Räume, Ängste, Schmerzen, Verspannungen, Apathie, Unruhe und Unsicherheit waren in der Gruppe spürbar. Das war ein wichtiger Hinweis für mich: Das Wahrnehmen dieser Atmosphären wies mir den therapeutischen Weg: Lösen – Entkrampfen – Aufrichten – Entlastung Schaffen – Öffnen – Weiten – Durchatmen-können, das waren die dringlichsten therapeutischen Feinziele in der Anfangsphase. Vorrangig waren meine Interventionen auf das Ermöglichen, Aufspüren und Entwickeln benigner Atmosphären und Szenen gerichtet, denn hier galt es, erst einmal ein Plateau zu schaffen, von dem aus die Teilnehmerinnen ihre individuellen Ressourcen auffinden konnten, um ihre Probleme, ihre Ängste und ihren Schmerz besser bewältigen zu können. «*Pfeiffer* (1977) betont die Rolle von Coping bei der Entstehung von klinischen Alterssyndromen: nach seiner Ansicht entstehen depressive und paranoide Reaktionen sowie chronische Angstzustände bei alten Menschen weniger durch hirnpathologische Veränderungen als vielmehr durch inadäquate Versuche der Bewältigung von Anforderungen und Belastungen wie Rückzug, Somatisierung oder Verleugnung» (*Saup* 1991,56).»Eine der grundlegenden Annahmen von Streß- und Streßbewältigungsmodellen besagt, daß subjektive Belastungen bei der Auseinandersetzung mit Anforderungen und potentiell belastenden Lebenssituationen entstehen, wenn die einer Person zur Verfügung stehenden Ressourcen nicht ausreichen oder nicht ausreichend gesetzt werden (können), um den situativen Anforderungen oder Belastungen zu begegnen» (ibid. 1991, 84). «Nach *Schneider* (1979) meistern ältere Menschen die Anforderungen in ihrem Leben umso eher, je umfangreicher ihr Ressourcenpotential ist ...» (ibid. 1991, 84).

Ich ging davon aus, daß alle Gruppenteilnehmerinnen in ihrem Leben auch «Ketten positiver Ereignisse» erlebt hatten, daß also auch Schönes, Tröstliches, Vertrauensvolles, Freudiges in ihrem Erlebnis-Schatz verborgen war. Momentan aber war davon nichts zu spüren – in der ganzen Gruppe nicht. Das ist oft so in Pflegeheimen: Wo schwerstpflegebedürftige Menschen, herausgerissen aus gewachsenen, altersdurchmischten Lebenswelten, zusammengeballt und oft unfreiwillig leben müssen, entstehen toxische Klimata, denen sich niemand entziehen kann. So sind Bewohner und Mitarbeiter ganzer Stationen oft ergriffen von Leiden, depressiver Lähmung, nervöser Unruhe oder explosiver Spannung und Aggression.

Zurück zu den Teilnehmerinnen der Musiktherapiegruppe. Maligne Atmosphären hatten sich ihrer bemächtigt, sodaß sie weitgehend abgeschnitten waren von der Erinnerung an positive Erlebnisse in ihrem Leben. Sie waren abgetrennt von inneren Kraftquellen, von positiven Beiständen und von in ihnen wohnenden Fähigkeiten. Das hängt auch mit dem Prozeß der Verdrängung zusammen, denn «es liegt ja nicht nur das Böse, das Bedrohende, das Schlimme ‹im Schatten der Verdrängung›. Durch einen Generalisierungseffekt (*Merleau-Ponty* 1966; *Petzold* 1988a) kann auch positive Lebensgeschichte überschattet werden, Verdrängung wirkt demnach auch beeinträchtigend, weil sie Potentiale unzugänglich macht ...» (*Petzold, Orth* 1991, 141).

Wie aber sollten die Gruppenteilnehmerinnen alte unerledigte Szenen, Konflikte, Störungen oder Traumata bearbeiten können, wie in der Lebensrückschau zu einer ausgewogenen Bewertung des Lebensganzen kommen, abgeschnitten von ihren Ressourcen? «Das Aufsuchen, Durcharbeiten und Integrieren belastender Szenen braucht Vertrauen und kann nicht aus einem Zustand des Mangels geleistet werden (...) Wenn Atmosphären des Verlorenseins durch erfahrene Atmosphären des Aufgehobenseins verändert werden und die Qualität ‹stimmiger› Beziehung erlebt werden konnte, wird der Patient auf diesem Boden erst fähig, die Gefühle des Schmerzes und der Trauer zuzulassen» (*Petzold* 1993a, 1176).

Ressourcenorientierte Arbeit mit benignen Atmosphären und Szenen bewegt sich auf drei Ebenen:

– auf der Ebene der aktualen Gruppenatmosphäre,

– auf der Ebene momentan entstehender, gegenwärtig erlebter Atmosphären und Szenen,

– auf der lebensbiographischen Ebene.

Diese Trennung ist künstlich. Im lebendigen Geschehen durchdringen sich diese Ebenen wechselseitig.

Erste Ebene – Gruppenatmosphäre:

Meine therapeutische Aufgabe war also die Gestaltung eines ‹stimmigen› Klimas, die Schaffung einer Atmosphäre, in der Vertrauen gedeihen konnte, die Öffnung eines Raumes, der Luft zum Atmen läßt und der es erlaubt, sich mitzuteilen. Das brauchte Zeit, mußte sich entfalten können, so wie das Öffnen einer Knospe. Das kann nicht forciert werden. Da ist es wichtig, anwesend zu sein und darauf zu achten, was die Knospe braucht, um sich öffnen zu können: Vielleicht braucht sie andere Erde. Vielleicht Nahrung, Wärme oder Licht, vielleicht muß man ihr nur Zeit lassen, regelmäßig nach ihr schauen und warten können, bis ihre Zeit des Öffnens gekommen ist.

Ein tragfähiger Boden – wie sollte er beschaffen sein? Ich formulierte für mich folgende Ziele:

1. Niemand soll zur Gruppe gezwungen werden – eine Teilnahme an der Gruppe soll unter unabdingbarer Wahrung der Freiwilligkeit geschehen.
2. Jede Teilnehmerin soll in der Gruppe ihren Platz finden, mit ihren Gefühlen und Gedanken, mit ihren Stärken und Schwächen anwesend sein können.
3. Hier sollen sowohl die Licht- als auch die Schattenseiten der Teilnehmerinnen sicht- und hörbar werden können, auch bisher tabuisierte Gefühle.
4. Hier soll ein sicherer Raum entstehen, ein Ort der schützenden, tröstlichen, bergenden und nährenden Atmosphären.
5. Hier sollen Achtsamkeit, Wertschätzung und Akzeptanz eigener und fremder Erlebenswelten gedeihen können.
6. Jede Teilnehmerin soll hier in ihrem Tempo, zum stimmigen Zeitpunkt sich mitteilen, Gehör finden und Anteil nehmen können.

Was nun habe ich unternommen, um diesen Boden bereiten zu helfen? Ich habe im Sinne «ökologischer Intervention» (*Petzold, Müller*, dieses Buch) Einfluß auf das Umfeld genommen, sorgte für einen ruhigen, abgeschlossenen, sicheren Raum. Da er auf der Station sonst anders genutzt wurde, räumte ich ihn vor jeder Musiktherapiestunde um, stellte die Tische auf den Flur, erweiterte den engen Bewegungs-Spielraum. Ich sorgte für Geordnetheit und klare Luft im Raum, und ich beschaffte Blumen, Zweige oder Kerzen, sodaß uns Schönes umgab und die jeweilige Jahreszeit mit ihren Färbungen und Stimmungen uns atmosphärisch umschloß. Ich sorgte für Kontinuität, bestimmte einen regelmäßigen Turnus und einen festen Termin, der sich in den Stationsablauf einfügen ließ. Mit der Einführung von Ritualen, die Anfang und Schluß der Stunde symbolisierten, schuf ich einen verläßlichen Rahmen, der den Teilnehmerinnen Sicherheit und Orientierung gab.

Die atmosphärische Gestaltung der therapeutischen Beziehung erwuchs aus meiner Haltung der Achtung und des Interesses am anderen im seinem einzigartigen So-Sein. Diese speist sich auch aus der Gewißheit, daß wir als menschliche Wesen alle etwas Gemeinsames teilen, daß wir miteinander verbunden sind als fühlende, denkende, handelnde Wesen, die geachtet, verstanden und angenommen werden möchten. In der lebendigen therapeutischen Beziehung äußert sich diese zugewandte und raumgebende Haltung in vielen Nuancen und Feinabstimmungen ständig neu und mit jedem Menschen anders, in intersubjektiver *Ko-respondenz* (*Petzold* 1992a).

Es folgen nun zwei Szenen aus der Anfangszeit.

Die Gruppe ist hier im Hintergrund, der Scheinwerfer ist auf die Hauptdarstellerin gerichtet.

1. Szene: Der Graben

Ort: Flur der Pflegeheims

Atmosphäre: ruhig – zu ruhig; trüb; eng; streng; jede für sich

Frau *Thien* sitzt in ihrem Rollstuhl und beobachtet das alltägliche Geschehen. Dann wieder ist ihr Blick in weite Ferne gerichtet. Sie ist eine große, kräftige Frau, 82 Jahre alt. Von den Mitarbeiterinnen der Station weiß ich, daß Frau *Thien* schon lange Witwe ist. Ihre Ehe ist kinderlos geblieben. Sie war immer eine tatkräftige Frau, hat «ihren Mann gestanden» im Leben. Ihren Lebensunterhalt verdiente sie sich als Dienstmädchen in reichen Familien. Wenn zupackende Hände gebraucht wurden, konnte man in der Gemeinde auf sie zählen. Noch heute geht sie regelmäßig in die Kirche. Mehrere schwere Operationen liegen hinter ihr: sie muß nun mit einem Anus praeter leben und ist auf den Rollstuhl angewiesen, mit dem sie sich aber selbständig im Haus bewegen kann. Sehr oft äußert sie, daß sie nicht mehr leben möchte. Allgemein heißt es auf der Station, Frau *Thien* sei depressiv.

1. Begegnung: Ich setze mich Frau *Thien* gegenüber. Ihr Gesicht erscheint mir wie eine steinerne Maske, unter der ich Vitalität ahne und einen eisernen Willen, aber auch Bitternis und vielleicht sogar Verzweiflung. Ich stelle mich vor. Zur Begrüßung strecke ich ihr die Hand entgegen. Frau *Thien* schaut mich an. Dann sagt sie mit Nachdruck: «Ich gebe niemandem die Hand.» Ich horche auf. «Bleib mir vom Leib», höre ich und «mir kommt keiner zu nah» und «ich bin zwar pflegebedürftig, aber meine Würde habe ich mir bewahrt.» «Gut», antworte ich, «wir können uns auch so begrüßen.»

Kommentar:

Aus heutiger Perspektive, nachdem ich Frau *Thien* zwei Jahre lang therapeutisch begleitet habe, enthält diese Szene mehrere Bedeutungsschichten: Frau *Thien* hat meinen Händedruck abgewiesen. Tatsächlich wies sie jede Hand zurück. Das war ein leibsymbolischer Ausdruck dafür, wie sie mit einer schweren Erschütterung, die ihr Leben tiefgreifend verändert hat, zu leben lernte, ohne von Schmerz und Verzweiflung überschwemmt zu werden. Sie selbst ist zum Fels geworden, der dem Leben standhält, der würdevoll aufragt und den Stürmen trotzt und der funkelnde, sprühende Lebendigkeit, Bitterkeit und Wut und einen nicht aushaltbaren Schmerz tief in seinem Inneren eingeschlossen hatte. Niemand durfte diesen Raum betreten. Niemand sollte überhaupt wissen, daß es ihn gab. Deshalb war um den Fels ein Graben gezogen.

Hier möchte ich auf *Merleau-Ponty*s Überlegungen zur «persönlichen Verdrängung als Beständigung» verweisen, «die es ermöglicht, Vergangenheit (...) über Monumente» zu konstituieren, « die als Zeugen einstmaliger Gegenwarten von Vergangenem gegenwärtig künden. Die Einschreibungen des Lebens in den Leib, Haltungen, Lach- und Gramfalten, Symptome sind die beeindruckendsten Zeugnisse solcher Geschichte, die prägend wirkte und ihre Spuren hinterlassen hat in geformter, zuweilen deformierter Leiblichkeit. Nur sind diese Monumente dem so Gezeichneten oft nicht bewußt, er vermag die ‹Botschaft der Symptome› (*Petzold* 1990l) nicht zu erfassen, die Zeichen nicht zu sehen, geschweige zu lesen, denn sie sind ihm ausgeblendet, sie liegen nicht in der ‹Lichtung›, offen zugänglich für ihn. So braucht er den ‹anderen Blick› und den Hinweis, das Hindeuten, die Deutung des anderen» (*Petzold* 1993a, 371f).

Bei der ersten Begegnung mit Frau *Thien* nahm ich den monumentalen Graben wahr und respektierte, daß er, wenn überhaupt, nur auf ihre Einladung hin überwunden werden durfte. Aber ich habe mich deshalb nicht abgewandt. Ich blieb da, auf der andern Seite des Grabens. Das schuf Nähe in der Distanz. Frau *Thien* fühlte sich wahrgenommen und geachtet. Aufrecht saßen wir uns gegenüber. Ich glaube, das war der erste Baustein für eine Brücke über den Graben.

2.Szene: «Fuchs, du hast die Gans gestohlen»
Ort: Wohnzimmer der Pflegestation
Kontext: Musiktherapiegruppe «Damals und heute»

Frau *Thien* ist meiner Einladung zur Musiktherapie gefolgt. «Ja freilich – wenn etwas geboten wird», sagt sie, «Frau *Thien* ist immer dabei!» Aber ihr Gesicht bleibt starr. Ihre Antworten haben etwas Automatenhaftes, und ihre Stimme klingt forciert. Mir scheint, ich rede mit einer mechanischen Puppe, die ihre Antworten vom Band abspult. Es fröstelt mich, und ich bemerke einen starken Sog, mich innerlich zurückzuziehen. Wie kalt muß er Frau *Thien* sein! Innerlich führt Frau *Thien* vielleicht folgenden Dialog: «Sinnlos. Alles sinnlos! Wie lange es sich zieht, das Warten auf den Tod. Endlos, jede einzelne Minute. Und immer dasselbe Mühlrad: Aufwachen – Warten – Aufstehen – Warten – Essen – Warten – Schlafen – Warten .... immer dasselbe! Wenn was geboten wird, geh' ich hin, dann rinnt vielleicht die Zeit ein bißchen schneller.»

Nun betrachtet sie die Instrumente, schwankend zwischen Gleichgültigkeit und Interesse. Ich frage: «Welches Instrument wollen Sie ausprobieren?» Frau *Thien* wählt das Glockenspiel. Auf ihm kann sie eine Melodie spielen. Es ist anspruchsvoll, schwierig zu handhaben. Unbeteiligt klimpert sie darauf herum, hört auf, fängt wieder an. Nun lacht sie grell, ruft laut aus: «Ha, das ist schön!» Völlig unstimmig klingt das. Was sich wohl dahinter verbirgt?

Hören wir Frau *Thien*s inneren Dialog: «Stellt uns einen Korb Spielzeug ins Zimmer, die Frau Musiktherapeutin. Die hält uns wohl für kindisch. Was man sich als alte Frau alles gefallen lassen muß! Die nehmen uns nicht ernst, die Jungen. Die haben ja keine Ahnung, was wir alles erlebt haben. Das interessiert die überhaupt nicht. Ich bin abgeschrieben, gerade noch gut genug für Kinderkram! Na ja, was soll's. Ist eh' alles egal. Klimper ich eben vor mich hin.» Frau *Thien* spielt. Sie lauscht den Tönen nach: «Es klingt so hell, silbrig, der Klang schwingt sich leicht hinauf in die Lüfte. So frei würde ich mich auch gerne bewegen können, nur noch einmal...» Frau *Thien*s Gesicht hat jetzt einen wehmütigen Ausdruck. Ihr Spiel mündet in zielgerichtete Arbeit. Sie sucht sich eine Melodie zusammen. Wieder und wieder probiert sie, bis das Lied für alle erkennbar wird. Es ist ein Kinderlied: «Fuchs, du hast die Gans gestohlen». «Gar nicht so einfach, gar nicht so einfach», sagt sie. «Sie haben sich ein Kinderlied ausgesucht», sage ich. Versonnen sagt Frau *Thien*: « Ja, ein *altes* Kinderlied. Das haben wir in der Schule gelernt. Es war das erste Lied, das ich gelernt habe.» Nun erzählt sie von den Szenen aus der Kindheit, die beim Spielen in ihr Bewußtsein aufgestiegen sind. Von den Ferien beim Großvater auf dem Land. Er hatte einen Bauernhof. Und der Fuchs hat so manches Huhn gestohlen. Ja, die Ferien. «Da hab ich hart arbeiten müßen. So hart, das kann sich ja keiner vorstellen. Huh, und wenn Schlachttag war, da hat man schaffen müssen: Blut umrühren, Speck schneiden, Fleisch runterdrehn ...aufräumen, putzen, bis alles wieder sauber war, der Hof....! Es war a Hauf'n Arbeit. Das kann sich ja niemand vorstellen. Heute wird das alles mit Maschinen gemacht.»

Kommentar:

Das Musikinstrument diente hier als «Intermediärobjekt» (*Rojas-Bermudez* 1983) und wurde so zu einer kommunikativen Brücke. Frau *Thien* kam über das Instrumentalspiel in Kontakt mit sich selbst. Der Klang hat eine Saite in ihr in Schwingung versetzt und Szenen aus der Kindheit evoziert, verbunden mit Gefühlen der Wehmut und der Sehnsucht nach spielerischer Leichtigkeit und Unbeschwertheit. Das bezog sich sowohl auf ihre gegenwärtige Situation, als auch auf prägende Kindheitserlebnisse und ihre Zukunftsperspektive. In ihrem gegenwärtigen Leben hat sich Frau *Thien* verhärtet. Ein tiefes Mißtrauen in die Menschen hatte von ihr Besitz ergriffen. Sie lebte in einer fürchterlich verzweifelten Einsamkeit. Immer wieder stürzte sie in abgrundtiefe Schwärze und Bodenlosigkeit, aus der sie sich mühsam wieder herausarbeitete. Dann geriet sie in einen Zustand larvierter Depression, in der sie mit Aktivität ihre Einsamkeit und Verlorenheit zu übertönen versuchte. Sie erwartete, in dieser Einsamkeit auf den Tod zugehen zu müssen, ohne die Hoffnung, sich einem anderen Menschen mitteilen zu können mit dem, was sie dachte und fühlte. Alleine trug sie schwer am Verlust ihrer Unabhängigkeit, an ihren Gebrechen und am Ekel vor sich selbst.

Diese Not konnte Frau *Thien* nicht in Worten mitteilen. Zu stark war ihre Abwehr, zu tief hatte sich das Mißtrauen gegenüber anderen Menschen in ihr eingenistet. Hier mußte ich den sprachlosen Raum betreten, um im Klang ihrer Stimme, in dem bittern Zug um ihren Mund, in der Heftigkeit ihrer Gebärden und in ihrem versteinerten Gesichtsausdruck die tiefe Sehnsucht nach Verständnis, Zugewandtheit, Trost und Angenommensein zu erfassen, zu verstehen und ihr darauf Resonanz zu geben. «Der Leib ‹ist es, der zeigt, er ist es, der spricht› (*Merleau-Ponty*)» (*Petzold* 1993a, 226). «...eine solche Sprache erfordert im Dialog eine angemessene Antwort ‹auf gleicher Ebene›, fordert vom Therapeuten, daß er diese Sprachen der Mimik, der Gestik und Haltung, der Zuwendung, Abwendung, der Hingabe, Gabe, des Geschenks wahrnimmt, daß er diese Sprache seiner Patienten und der therapeutischen Situation in der ihr je eigenen Qualität erfasst» (ibid. 1993a, 116).

Ich beantwortete Frau *Thien*s automatenhafte, forciert munter klingende Stimme, welche Angst und Verletztheit überdeckte, mit ruhiger Ernsthaftigkeit, einem zugewandten Blick und in angemessener Distanz. In diesem leiblichen Dialog, jenseits der Worte, lockerte sich Frau *Thien*s Mißtrauen in dieser Stunde soweit, daß sie sich für das Instrumentalspiel öffnen und vom Klang berühren lassen konnte.

«... das Geflecht von Übertragung und Gegenübertragung, von Widerständen und Abwehrvorgängen erfordert (...) eine andere Hermeneutik als nur eine verbal-interpretative, eine Hermeneutik des Atmosphärischen, des Szenischen, des Sichtbaren, des Leiblichen, in der der Leib als Subjekt und Objekt der Wahrnehmung, als Subjekt und Objekt der Interpretation des Wahrgenommenen ernstgenommen wird» (*Petzold* 1993a, 116f). «Die Sensibilisierung für die Polymorphie der Wirklichkeit, für die multiple Sinnhaftigkeit des Sinnes, für die Bedeutung jenseits der Sprache, für die Hintergründe und Zwischenräume der Rede, für die ‹Kommunikation vor der Kommunikation›, für den ‹sprachlosen Raum›, für den ‹stummen Logos›, für das Unbewußte im Bewußten und das Unsichtbare im Sichtbaren, die Sensibilisierung für das Reden und Schweigen des Leibes stellt sich für eine therapeutische, integrative Hermeneutik und hermeneutische Therapie als zentrale Aufgabe dar, denn in diesen Prozessen des Wahrnehmens, Erfassens, Verstehens, Erklärens und Teilens liegt die Chance, daß sich der Mensch vertraut wird, sich dem andern Menschen anvertraut, den Dingen der Lebenswelt angetraut wird und die Fremdheit diesem allem gegenüber verliert» (ibid. 1993a, 119).

Tief eingegraben war in Frau *Thien* die Angst, nicht geachtet und respektiert zu werden und ihr Glaube, wertlos zu sein. Über lange Zeit blieb sie in ihrer Haltung mir gegenüber ambivalent. Das hat auch eine kultur- und gesellschaftspolitische Dimension: Frau *Thien* hatte keine andere Wahl. Sie war pflegebedürftig, mittellos und alleinstehend, also mußte sie im Heim leben. Sie war angewiesen auf die Hilfe von anderen. Das ist schwer genug. Es erfordert viel seelische Kraft, den Verlust von Unabhängigkeit und Gesundheit zu betrauern, dies zu integrieren und eine neue Identität zu gewinnen. In einem gesellschaftlichen Klima, in dem nur der leistungsfähige Mensch zählt, in dem pflegebedürftige Menschen an den Rand gedrängt und beschuldigt werden, daß sie der Gesellschaft zur Last fallen, ist ein solches Schicksal schier unerträglich. Die Verdinglichung beraubt gerade alte Menschen vielfach ihrer Identität, ihrer Würde und ihrer sinnhaften Existenz. Gesellschaftlich vorherrschende Klimata zeigen sich hier in ihrer pathogenen Wirkung und Zerstörungskraft.

Gespräche um diese Themen wurden zum Bestandteil der Musiktherapie, oszillierend zwischen Vorder- und Hintergrund waren sie immer präsent. Ich vertrat in der Gruppe meinen Standpunkt: «Ich glaube, wir sind wurzellos ohne den Austausch mit alten Menschen und abgeschnitten vom Leben, wenn wir Altern, Sterben und Tod ausgrenzen. Wir brauchen uns gegenseitig, einen lebendigen Austausch zwischen Jung und Alt.»

Frau *Thien* blieb sehr lange mißtrauisch und überprüfte meine Haltung immer wieder neu. Für eine vertrauensvolle therapeutische Beziehung war es hier entscheidend, daß ich mich hier nicht hinter dem Abstinenzgebot verbarg, das von vielen Vertretern psychoanalytischer Schulen immer noch hochgehalten wird. Ich bin ja aus der Generation, von der Frau *Thien* sich abgewertet fühlte. So trugen unsere Gespräche wesentlich dazu bei, daß Frau *Thien* im Erfahren einer guten Kontinuität Atmosphären gegenseitiger Wertschätzung und Achtung als korrigierende emotionale Erfahrung erleben konnte. Das machte die anderen Erfahrungen nicht ungeschehen, aber neben ihnen wuchs ein stützender Pfeiler empor.

Nun wechselt das Bühnenbild. Die ganze Gruppe tritt in den Vordergrund. Alle acht Teilnehmerinnen sitzen auf Stühlen und Rollstühlen im Wohnzimmer der Station, verspannt, apathisch oder jammernd. Im Mittelpunkt steht jetzt die *zweite Ebene – momentan entstehende, gegenwärtig erlebte Atmosphären und Szenen*. Ich beginne mit übungszentrierter Arbeit am Leibe. Wir arbeiten mit Polaritäten, z.B. schwer werden und leicht werden, eng und weit, gebeugt und aufrecht, angespannt und gelöst. Wir arbeiten mit dem Körper als Instrument im Anwärmen der Stimme und im Auffinden des eigenen Tempos und eigener Rhythmen. Wir arbeiten mit musikalischen Formen als strukturgebende Hilfen: Die Gruppe findet sich ein in eine rhythmische Struktur, sie schwingt sich ein in eine Musik, und wir singen gemeinsam vertraute Lieder. Die einzelnen Sequenzen werden immer besprochen.

Kommentar:

All das schuf eine Basis für Kontakt- und Erlebnisfähigkeit. Die Gruppe brauchte Impulse von mir, Anleitung, Begleitung und Zeit. Mit meinen Interventionen suchte ich bei den Teilnehmerinnen Zugänge zu öffnen zum innerleiblichen Spüren, zu ihrer lebendigen Bewegung und Bewegtheit. So entstand allmählich ein permissiver Raum, der Weitung und Öffnung ermöglichte, jeder Teilnehmerin in ihrem Maß und in ihrem Tempo. Zur Verdeutlichung greife ich einige Szenen heraus:

Szene vom lebendigen Schoß

Zu Beginn der Stunde stimmen sich die Teilnehmerinnen mit einer Bewegungsübung ein. Alle fassen sich nun an den Bauch, bewegen ihre Hände kreisend auf ihm, lassen sie wieder ruhn. Frau *Maier* ruft aus: «Jetzt sollte man so was Kleines drin haben, was sich bewegt.» Und dann erzählt sie von ihren Schwangerschaften und der Geburt ihrer beiden Töchter. Frau *Thien* macht diese Übung nicht mit, sie mag und kann sich nicht selbst berühren. Aber von dem Thema ist sie sehr berührt. Lange reden wir über Entstehung von Leben, Schwangerschaft und Geburt und dem Wunder der Schöpfung. Versonnen wiegt sie sich hin und her. Eine andächtige Stimmung breitet sich aus, und die ganze Gruppe spielt gemeinsam, innig und lange, wiegend, leise und zart. Auch die Gruppenteilnehmerinnen, die sich am Gespräch nicht beteiligt haben, spielen mit. Jetzt ist die Gruppe ein Ort der Geborgenheit, wie Mutters Schoß.

Kommentar:

Die Körperübung aktivierte bei Frau *Maier* leibliche Atmosphären. Sie erinnerte die innige Verbundenheit mit ihren noch ungeborenen Kindern, die sie in der Zeit der Schwangerschaften erlebte. Das teilte sich in der Gruppe mit, schuf Nähe von großer Dichte. Die Ausweitung dieses atmosphärischen Erlebens auf die Schöpfungsthematik im Gruppengespräch und die expressive Gestaltung in der musikalischen Gruppenimprovisation verdichtete diese Atmosphäre hin zu einem tiefen Erlebnis der Verbundenheit. In der Musik schufen sich die Teilnehmerinnen ihre eigene Wiege. Sie waren Wiegende und Gewiegte zur gleichen Zeit. Hier entfaltete die Musik ihre transzendierende Kraft, die es ermöglicht, Teilhabe, Zugehörigkeit und Verbundenheit zu erleben. Der Rückgriff auf eine solche Atmosphäre *primordialen*

Vertrauens ist für den therapeutischen Prozeß von zentraler Bedeutung: Wie verloren, abgeschnitten oder erstarrt ein Mensch sich im Moment auch fühlen mag, so hat er doch einst in «uteriner Geborgenheit» erfahren, daß er ein Getragener ist, geborgen und geschützt im mütterlichen Schoß. Diese «Urszene», die im Lebenslauf weit weggerückt zum «universalen Hintergrund» geworden, aber ja nicht verloren, sondern im Leibgedächtnis gespeichert ist, kann also wiederbelebt werden durch Musik, in Verbindung mit einer tragfähigen therapeutischen Beziehung, sodaß es Menschen wieder möglich wird, sich an das ursprünglich mitgegebene «primordiale Grundvertrauen» anzuschließen (*Petzold* 1992a, 899).

Szene: Die Therapeutin erzählt

Ich komme aus meinem Urlaub in die Gruppe zurück, bringe Steine mit zum Anfassen, Dias zum Anschauen, erzähle vom Kanufahren und Bergsteigen mit meiner Familie, von duftenden Kräutern, von Bäumen, Gras und Moos, vom glasklaren Wasser und von der Nähe zum Himmel. Und ich habe natürlich auch Musik mitgebracht: Wir singen und spielen österreichische Lieder und Tänze. Ich sehe in lebhafte, freudige, beteiligte Gesichter. Alle fühlen sich erwärmt, genährt und verwöhnt. Frau *Thien* bittet mich, noch etwas auf dem Akkordeon zu spielen. Alle schwingen sich in die Musik ein.

Kommentar:

Ich habe von meiner Familie erzählt und etwas mitgebracht aus meiner privaten Welt. Das schuf eine qualitativ neue Beziehungsatmosphäre. Die Gruppenteilnehmerinnen fühlten sich beschenkt, wertgeschätzt und wichtig genommen. Das hat mich gefreut. Ich war berührt von ihrer Empfänglichkeit für meine offene Geste. Heute hat sich der Raum weit geöffnet. «...Begegnung und Beziehung (brauchen) Subjekthaftigkeit und nicht Objekthaftigkeit ...» (*Petzold* 1993a,1060), und das erfordert auch vom Therapeuten die Bereitschaft zu intersubjektiver Ko-respondenz, zu leibhaftiger Begegnung und zu wahrhaftiger Wechselseitigkeit (*Marcel* 1978). Durch das von *Hilarion Petzold* ausgearbeitete Modell der ‹selektiven Offenheit› und des ‹partiellen Engagements› wird es möglich, auch unter Berücksichtigung von Übertragung und Gegenübertragung, von Widerstand und Abwehr als Person sichtbar zu werden. So entwickelt sich die therapeutische Beziehung insbesondere «durch die Empathie, die wir geben und die Empathie, die wir auch zulassen, indem wir den Patienten die Chance geben, auch uns zu erkennen, uns zu erfahren ...» (*Petzold* 1993,1078).

Szene vom Elternhaus

Am Anfang dieser Stunde herrscht bedrückte und wirre Stimmung. Die ganze Station ist davon erfaßt. Eine Gruppenteilnehmerin fehlt. Ich weiß, daß sie schwer erkrankt ist. In der niedergedrückten, schmerzvoll geladenen Atmosphäre scheue ich mich, von Frau *Roths* schwerer Erkrankung zu erzählen. Alle sind jetzt schon von Hoffnungslosigkeit erfaßt. Die Nachricht wird sie nur noch mehr niederdrücken. Vielleicht gelingt es, daß sich die Teilnehmerinnen während der Stunde an einen ressourcenreicheren Zustand anschließen können, auf dessen Boden sie die schlimme Nachricht anders aufnehmen können. Ich knüpfe an die vergangene Stunde an. Thema ist schon seit einiger Zeit das Elternhaus. Auf meine Frage hin benennen alle, was sie mit den Worten verbinden: Zuhause sein – Geborgenheit – Sicherheit – Wärme – Vertrautheit – sein Herz ausschütten können. Frau *Maier* hat ein Foto mitgebracht. Sie zeigt uns ihr Elternhaus und erzählt dann vom Tod ihrer Eltern: «Vierzehn Tage habe ich meine Mutter noch gepflegt. Dann ist sie gestorben. Da lag sie tot in ihrem Bett, und alle Menschen vom Dorf kamen und nahmen von ihr Abschied.»

Wir improvisieren gemeinsam eine Trauermusik, einen feierlichen, getragenen Marsch. Wieder einmal verwandelt das gemeinsame Musikmachen die Gestimmtheit: Bedrückung und Wirrnis wandeln sich zu einer Atmosphäre ruhiger Ernsthaftigkeit. Und aus Getrenntheit wurde wieder Verbundenheit. Nun erzähle ich, daß Frau *Roth* im Krankenhaus liegt und ihr zweites Bein amputiert werden muß. Gut, daß es ausgesprochen ist. Alle nehmen Anteil. Jetzt ist die Gruppe zum Elternhaus geworden. Hier kann auch die eigene Betroffenheit geäußert werden. Nähe und Wärme sind entstanden. Frau *Thien* ist tief bewegt. «Ich schließe alle in mein tägliches Gebet mit ein», sagt sie.

Kommentar:
Kohäsion aufbauende Gruppenarbeit stellt bereit, «was vielen alten Menschen fehlt, die an der Vereinsamung und daraus folgend an der Einsamkeit krank werden (*Stöckler* 1990; *Hojat, Crandall* 1989; *Weiss* 1973). Sie (bietet) supportive soziale Netzwerke in einer Zeit, wo die Netzwerke ausdünnen (*Keupp, Röhrle* 1987; *Petzold* 1985a, 134), den Aufbau konsistenter ‹social worlds›, wo diese atrophieren...» (*Petzold* 1993a, 1239).

Szene: Zarah Leander

Frau *Thien* wagt es inzwischen, sich etwas zu wünschen. Heute hören wir in der Gruppe auf ihren Wunsch hin gemeinsam alte Schlager von *Zarah Leander*. «Ich weiß, es wird einmal ein Wunder geschehn ...» Bei diesem Lied ist Frau *Thien* in einer anderen Zeit und an einem anderen Ort. Sie ist jung und schön. Sie sitzt mit ihrem Geliebten in einem Wiener Konzertsaal. Sie wiegt sich in der Musik und erlebt einen Glücksmoment zum zweitenmal. Nun öffnet sie die Augen, richtet sich auf, breitet die Arme aus und verkündet: «Und dann kam sie auf die Bühne – *Zarah Leander*!»

Kommentar:
Ja, da war sie! Mitten unter uns! Die transzendierende Kraft der Musik im vertrauensvollen Raum der Gruppe hat Frau *Thien* zu einem Ereignis von *vitaler Evidenz* geführt: Sie erlebte ein tiefes Gefühl des Glücks. «Unter ‹vitaler Evidenz› verstehen wir das Zusammenwirken von rationaler Einsicht, emotionaler Erfahrung, leibhaftigem Erleben und sozialer Bedeutsamkeit. Die Synergie (*Petzold* 1974k) dieser Komponenten ist mehr und etwas anderes als ein kognitives Verstehen der Zusammenhänge oder eine kathartische Abreaktion. Es ist ein totales Geschehen, das eine

Neukonstellierung der Szene und der Stücke möglich macht und Freiräume für das kreative Gestalten neuer Szenen und Szenengeschichten schafft. Die fixierende Kraft der alten Narrative und Skripts ist aufgehoben, und das freie Spiel, die spontane biosodische Narration kann sich entfalten» (*Petzold* 1993a, 917).
Innerhalb eines Jahres entwickelte sich Dialogfähigkeit in der Gruppe. Es gab drei Phasen:
Von der Stummheit und Zurückgezogenheit geriet die Gruppe in eine Phase eifersüchtigen Konkurrierens. Jede Teilnehmerin wollte im Mittelpunkt stehen mit dem, was sie an Ungesagtem auf den Lippen und in den Händen hatte. In dieser Phase mußte ich viel strukturieren, konnte sich die Bereitschaft zuzuhören doch erst aus der Erfahrung heraus entwickeln, daß tatsächlich Raum war für jede, und daß die Mitteilung einer anderen Teilnehmerin nicht Verzicht bedeuten muß, sondern anregend und bereichernd für das eigene Erleben sein kann. Mit den biographischen Themen: Elternhaus, Kindheit, Frauenschicksale und gegenwärtigen Themen: Leiblichkeit/ Krankheit/ Gesundheit, Trauer um Verstorbene, Jahreszeiten und Feste trat jede Teilnehmerin der Gruppe in Erscheinung, wurde prägnant in ihrer individuellen Persönlichkeit und mit ihrer Lebensgeschichte. Es entstanden Gesprächsbereitschaft und Anteilnahme, und manche in der Gruppe geknüpften Beziehungen entwickelten sich auch außerhalb der Gruppe weiter. So wurde die Gruppe zu einer Erzählgemeinschaft. Das ist für alte Menschen besonders bedeutsam, können sie dabei doch im Austausch mit anderen zu einer Bilanzierung ihres Lebens finden. «Gute Lebenserinnerungen wollen geteilt werden (*Molinari, Reichlin* 1985; *Poulton, Strassberg* 1986), schlechte Lebenserinnerungen brauchen Zeugen, bedürfen der Tröstung, verlangen ein Zeichen, daß die in den Erzählungen mitgeteilten Schmerzen Anteilnahme, Mitgefühl, Beileid geweckt haben» (*Petzold* 1993a, 889f). «Die Narration als korrespondierendes Geschehen nimmt einen Menschen aus der Einsamkeit, aus der Entfremdung und bietet ihm die Möglichkeit, sich zu erkennen, weil er in der Erzählung erkannt wird, weil ihm Unbewußtes aufgezeigt, Bewußtes bestätigt, Selbstbewußtes zum Sebstgewissen werden kann» (ibid. 1993a, 394).
Die spezifischen Qualitäten der musikalischen Sprache haben insbesondere den emotionalen Gehalt solcher Erzählungen verdichtet und das Erlebnis des Teilens von und der Teilhabe an Geschichte in der musikalischen Gruppen-Resonanz intensiviert. Musik und Sprache verbanden sich und verwandelten sich ineinander: Das gemeinsame Singen altvertrauter Lieder löste Erzählungen aus, und diese Erzählungen wurden wiederum zusammengefaßt und abgerundet in themenbezogenen Liedern. Klangliche Improvisationen verhalfen dem Unsagbaren zum Ausdruck und ermöglichten, Verbundenheit und das Verwobensein der eigenen Geschichte mit denen der anderen zu fühlen.
Ein letztes Mal wechselt das Bühnenbild. Wieder tritt die Gruppe in den Hintergrund. Das Scheinwerferlicht fällt auf Frau *Thien*. Ihre Ambivalenz war einer entschiedenen Beteiligung in der Gruppe gewichen. Auch sie durchlebte in dem Gruppenprozeß drei Phasen. Anfänglich hatte sie ihre Empfindungen hinter einer Maske verborgen, sich entweder völlig zurückgezogen oder aber ihre depressive Gestimmtheit übertönt. Dann, in der zweiten Phase, redete sie unaufhörlich, ohne sich

um die anderen zu kümmern. Rücksichtslos fuhr sie anderen Teilnehmerinnen über den Mund, hörte die anderen gar nicht. Sie war völlig ausgehungert nach einem empfänglichen Ohr. Konsequent blieb ich bei dem Prinzip, daß in der Gruppe Raum sei für jede und setzte ihr Grenzen, wenn sie andere überfuhr, die sich nicht selbst zur Wehr setzen konnten. Mit der Zeit nahm sie mehr und mehr Anteil am Gruppengeschehen und begann, sich als Teil der Gruppe zu fühlen.

Szene: «Freut euch des Lebens»
Frau *Thien* wünscht sich das Lied «Freut euch des Lebens». Wir singen es, und ich frage sie: «Gibt es etwas, woran Sie sich freuen?» «Ja», antwortet sie, « am Zusammensein, daß ich noch klar denken und mich mit den andern austauschen kann und am Geben. Am wichtigsten ist, daß ich so sein darf wie ich bin, daß ich in der Gemeinschaft akzeptiert werde und auch andere akzeptiere, daß man seinen Platz hat, daß man sich nicht isoliert, daß man ein harmonisches Zusammenleben entwickelt.»
Kommentar:
Frau *Thien* ist eine begeisterte Spielerin geworden, sicher und versiert in der Handhabung verschiedener Musikinstrumente, differenziert in ihrem Ausdrucksvermögen. Am liebsten spielte sie auf dem Metallophon, dem Xylophon und der Pauke. Sie identifizierte sich mit der Gruppe und mit der Musik: «Wir sind die Martinus-Jazz-Band», sagte sie stolz. Nach einem Jahr Musiktherapie hatte Frau *Thien* Vertrauen, Beziehungsfähigkeit und Kraft gewonnen. Ihre Versteinerung hatte sich gelockert. Mit der Verinnerlichung von Atmosphären der Geborgenheit und Wärme, des Trostes und Schutzes, der Festlichkeit und Freude hatte sich in Frau *Thien* eine innere Umstimmung vollzogen. Langsam war in ihr die Bereitschaft herangereift, sich an die Bearbeitung einer alten Szene zu wagen, die mit Schmerz und Leid verbunden war.

Szene: Die Konzert-Zither
Heute ist mein Mann anwesend, der die Gruppe als Fotograf begleitet. Er war schon einige Male dabei, aber Frau *Thien* ist noch nicht vertraut geworden mit ihm. Sie ist mißtrauisch und ängstlich. In dieser Situation überläßt sie sich dem spontanen Spiel nicht, sondern geht auf sicheres Terrain, das sie kontrollieren kann. Sie spielt das alte Kinderlied, das uns ganz am Anfang schon einmal begegnete: «Fuchs, du hast die Gans gestohlen». Ich nehme Bezug auf die Fähigkeit, die in ihrer Abwehr steckt und sage: «In Ihnen erkennt man noch immer die Zitherspielerin. Sie können sich nach dem Gehör eine Melodie zusammensuchen.»
Frau *Thien* ist bewegt von meiner Aussage. Ihre Ängstlichkeit verliert sich, die Anwesenheit meines Mannes spielt keine Rolle mehr. Sie tritt in eine andere Zeit ihres Lebens. «Ja, die Konzert-Zither», sagt sie. «Dieses Instrument hatte ich mir ausgesucht, aber heute spiele ich sie nicht mehr.» Ich frage nach: «Sie haben ein Stück von sich beerdigt?» «Ja», bricht es aus ihr hervor, «wie meinen Mann, endgültig! Ein Teil vom mir ist vor 40 Jahren mit meinem Mann mitgestorben: Das Schöne und daß ich mich schön gemacht habe für meinen Mann. Jetzt gibt es keinen Grund mehr, mich

schönzumachen. Für mich tu ich das nicht.» Sie sagt es mit großer Bitternis, und immer mehr Szenen steigen auf. «Waren Sie schon einmal dabei, wie einer die Augen zugemacht hat?», fragt sie. «Nein», antworte ich, «aber Sterbende habe ich schon begleitet über längere Zeit.» Vor Frau *Thiens* Augen steht der Arzt, der ihr mitteilt, daß ihr Mann an Krebs erkrankt ist. Wie sie danach nach Hause ging. Sie hatte ihrem Mann die tödliche Diagnose verschwiegen, die fürchterliche Wahrheit alleine in sich getragen. Lange Zeit wollte sie die Krankheit nicht wahrhaben. Aber am Ende wurde sein Leiden so schrecklich, daß sie selbst seinen Tod herbeiwünschte, damit er davon erlöst würde. Noch einmal sagt sie: «Seit dem Tag, an dem mein Mann in meinen Armen starb, spiele ich nicht mehr auf der Konzert-Zither.» Nun erzählt sie, wie sie das Instrument in der Familie weitergeben wollte und niemand es haben wollte.

Kommentar:
Und das hat bedeutet: Niemand will mich. Niemand will mein Schönstes haben. Dieses bittere Gefühl, abgelehnt zu werden, führt sie wieder in eine andere Zeit: 1945, Kriegsende.

Szene: Die Russen haben uns aus Wien vertrieben
Frau *Thien* presst ihren Mund stark zusammen. Sie erzählt von Vergewaltigungen, von gellenden Schreien, die sie nie mehr vergessen wird und von der Heimatlosigkeit: «Ja, wir wurden vertrieben aus Wien, wo ich gerne gelebt hab'. Ich ging dann nach Schwaben mit meinem Mann, hab' da niemand gekannt. Fünf Jahre später starb mein Mann.»

Kommentar:
Im folgenden Jahr durchlief Frau *Thien* einen Trauerprozeß, durchlebte in immer neuen Szenen Gefühle von Zorn, Groll, Bitterkeit, Ohnmacht und Traurigkeit. Sie erlebte nochmals ihre tiefe Resignation, den Zusammensturz, die Schwärze, das Nichts. In dieser Zeit war sie manchmal abwesend, auch nicht klar orientiert. Sie sagte: «Ich fühle mich so verloren.» Seit über 40 Jahren trug Frau *Thien* dieses Gefühl des Verlorenseins in sich, blieb das Thema allgegenwärtig und prägte ihr Erleben (*Petzold* 1993a). «Die unpersönliche Zeit» floß weiter, «die persönliche Zeitlichkeit aber» war ins Stocken geraten (*Merleau-Ponty* 1945/1966, zit. nach *Petzold* 1993a, 293). Frau *Thien* war von einem furchtbaren Schmerz überfallen worden und in diesem Gefühlszustand steckengeblieben. Diese fixierende Generalisierung konnte nur aufgelöst werden, indem sie die diesem Narrativ zugrunde liegenden alten Atmosphären und Szenen ein zweites Mal erlebte, damit sich im Sinne *Morenos* «die Befreiung vom ersten Mal ereignen» konnte (*Petzold* 1993a, 296). Die Anwesenheit und Anteilnahme der anderen Gruppenteilnehmerinnen, meine stützende Begleitung, Lieder, die Schmerzvolles ausdrückten, Lieder des Trostes und einhüllender Glockenklang trugen sie durch diese Zeit. In der Musik konnte Frau *Thien* ihre Gefühle nach außen tragen: Im Spielen auf der Pauke und auf dem Gong löste sich ein Teil der unerträglichen Spannung.

Szene: der unvollendete Kreis

In einer Stunde vollzieht sich die Wende. In einer Körperübung, dem Beschreiben eines Kreises mit beiden Armen, erlebt Frau *Thien* nochmals den plötzlichen Absturz. Sie kann den Kreis nicht vollenden. Mitten in der ruhigen Bewegung des Ausbreitens der Arme fallen ihre Arme nach unten. Sie sitzt da wie ein völlig gebrochener Mensch. Ich setze mich ihr gegenüber. Gemeinsam beschreiben wir den Kreis noch einmal. Jetzt kann sie ihn vollenden. Es gelingt ihr nur unter großer Anstrengung. Ich sage: «Ja, es braucht viel Kraft und Mut, den Kreis zu vollenden.» Frau *Thien* nickt: «Ja, die Kraft des Herzens.»

Szene: die Leidensgeschichte

Es ist Osterzeit. In der Gruppe beschäftigt uns die Leidensgeschichte: das Dunkle, Finstere, Schmerz, Leid, Verzweiflung einerseits, das Helle, Lichte, Hoffnungsfrohe andrerseits. Frau *Thien* sagt: «Ja, wir müssen alle das Kreuz tragen. Ich denke an meinen Mann, an seine Leidensgeschichte.» Wir spielen eine Passionsmusik in freier Improvisation. Alle sind in das Spiel vertieft. Frau *Thien* spielt auf der Pauke, zart und kraftvoll zugleich. Das Drama erhält eine musikalische Gestalt. Eine Musik von hoher Dichte und Transparenz entsteht. Sie zeichnet den Weg vom Dunkeln ins Helle nach. Frau *Thien* ist sehr bewegt. Das Steinerne ist von ihr gewichen. Ihr Gesichtsausdruck ist weich geworden, annehmend und klar. In den folgenden Stunden erinnert sie schöne Stunden, die sie mit ihrem Mann erlebt hat.

Szene: Zigeunermusik

Frau *Thien* wünscht sich, daß ich auf dem Akkordeon spiele. Mein Spiel führt sie in ein Wiener Lokal, in dem Zigeuner spielten. Hier war sie zweimal mit ihrem Mann, als sie Besuch aus Ungarn hatten. Ihr fällt ein Schlager ein: «Schau mich bitte nicht so an!» Sie bringt ihn mir bei, und dann singen wir ihn alle. Und zusammen sitzen wir an einem goldenen Herbsttag beim Heurigen in Wien.

Szene: der Handkuß

Zwischen Frau *Thien* und mir entwickelt sich ein Gespräch über Liebe und Sexualität. Wir begegnen uns jenseits der Therapeutinnen- und Klientinnenrolle als zwei erwachsene Frauen aus verschiedenen Generationen, die in Berührung gehen und sich berühren lassen. Am Ende dieser Stunde redet sie mich das erstemal seit zwei Jahren mit meinem Namen an: «Ich bedanke mich, Frau *Schnaufer*.» Mit diesen Worten fährt sie mit ihrem Rollstuhl auf mich zu und gibt mir einen Handkuß. Der Graben ist nicht mehr nötig.

Szene: die Zither darf wieder in mein Leben kommen

Frau *Thien* wünscht sich die berühmte Musik aus dem Film «Der dritte Mann», ein Solostück auf der Konzert-Zither, gespielt von dem Wiener Zitherspieler *Anton Karas*. Wir hören es zusammen, singen und spielen es auch. Frau *Thien* teilt nun mit

der Gruppe auch das Glück einer leidenschaftlichen Liebe, die ihr in dem Durchleben der Trauer wieder lebendig erfahrbar wurde und die sie nun in ihr Herz genommen hat. Die glückliche Zeit ist gegenwärtig. Frau *Thien* teilt mit, was ihr diese Musik bedeutet: «Die Musik bewegt mich, dringt in die Tiefe und berührt mich in meinem Kern, der nicht mitteilbar ist.»
Heute mag sie an Schultern und Rücken von mir massiert werden.
Kommentar:
Frau *Thien* hat im geborgenen Raum der Gruppe, in einem «Milieu der Zwischenleiblichkeit» Abschied nehmen können. Im Teilen ihrer schmerzlichen Erinnerungen, in dem sie Anteilnahme, Trost und Zugehörigkeit erfuhr, konnte sich «generalisierte Verdrängung» aufheben, und so wurden ihr auch «die glücklichen Ereignisse der Vergangenheit wieder zugänglich» (*Petzold* 1993a, 1166). In diesem Prozeß gewann Frau *Thien* ihre Schwingungsfähigkeit wieder, ihr steinernes Gesicht wurde lebendig bewegt, sie begann, sich wieder zu spüren und wurde empfänglich für leibliche Berührung: *Dekarnationsphänomene* lösten sich auf in einem Prozeß der *Ko-Inkarnation*, in der Wiederaneignung abgespaltener Leiblichkeit (ibid.). Frau *Thien* beteiligte sich inzwischen auch an Körperübungen und äußerte sich über ihr leibliches Empfinden. Eines Tages ereignete sich folgende

Szene: Der Beutel

Frau *Thien* ist heute sehr verspannt, hat aber einen flotten Spruch auf den Lippen. Ich konfrontiere: «Das paßt gar nicht zusammen.» Frau *Thien* schaut auf: «Das ist Galgenhumor», sagt sie. Und nun redet sie erstmalig darüber, wie furchtbar es ist, mit dem Anus praeter leben zu müssen. «Die Operation war ein furchtbarer Eingriff in mein Dasein, er hat mein Leben und mein Körpergefühl total verändert. Da, schau'n Sie einmal», sagt sie, nimmt meine Hand und läßt mich den Beutel spüren.
Kommentar:
Nie mehr würde es so sein wie früher, vor der Operation. In Frau *Thien*s Trauer um ihre beschädigte Leiblichkeit setzte sich der *Ko-Inkarnationsprozeß* weiter fort. Frau *Thien* blendete ihren gebrechlichen Körper jetzt nicht mehr aus, sie nahm ihn wahr und teilte ihre Empfindungen mit. Alle Gruppenteilnehmerinnen waren bei diesem Thema involviert. Sie schilderten ihr Erleben von eingeschränkter Bewegungsfreiheit und Abhängigkeit, bearbeiteten traumatische Operationserlebnisse, sprachen über ihr Leiden und über das Altern. Gleichzeitig erlebten die Teilnehmerinnen in den Körperübungen und im musikalischen Spiel lebendiges Bewegtsein. Hier fanden sie zu verschütteter Kraft, zu Gelöstheit und Leichtigkeit. Frau *Thien* lernte, sich selbst zu akzeptieren, sich in ihrem So-Sein anzunehmen. In der letzten Szene spiegelt sich das wider:

Szene: ich finde mich schön

Heute ist mein Mann noch einmal in die Musiktherapie mitgekommen. Zum Abschluß der Fotoserie schenkt er jeder Teilnehmerin ein großes Portrait von ihr selbst. Frau *Thien* hatte ein halbes Jahr zuvor das erste Foto von sich entsetzt abgelehnt. Sie fand sich abstoßend häßlich und war schockiert über ihr Aussehen. Jetzt sieht sie ihr Bild an und sagt: «Das ist schön.» «Ja», sage ich, «Ihr Gesicht ist ganz gelöst auf diesem Bild, im Spielen erinnern Sie sich an eine glückliche Szene aus ihrem Leben.» «Ja», nickt Frau *Thien*. Bewegt bedankt sie sich bei meinem Mann: «Daß Sie sich mit uns alten Weibern abgeben, das hätte ich nicht gedacht! Ich danke Ihnen!» Sie zeigt ihr Bild auch anderen Bewohnern und Mitarbeiterinnen auf der Station. In ihrem Zimmer erhält es einen Ehrenplatz.

Abschied

Ich werde das Pflegeheim verlassen, teile es der Gruppe zwei Monate vor meinem Weggang mit, sodaß wir uns Zeit lassen können für den Abschied. Frau *Thien* ist sehr betroffen: «Wieder jemand, der geht. Wieder etwas Endgültiges.» Aber sie formuliert auch, was sie gewonnen hat in der Musiktherapie: «Mir sind Menschen wichtig geworden, und die Musik und ihr Gesang haben mich gestärkt und mir Trost gebracht.»

Auch mir fällt der Abschied schwer. Schließlich kommt die letzte Stunde. Wir sitzen noch einmal zusammen, singen und spielen ein letztes Mal. Jeder Teilnehmerin schenke ich einen Stein und ein Gedicht zur Erinnerung an unsere gemeinsam erlebte Zeit. Das ist auch für mich ein wichtiges Abschiedsritual. Beim Aussuchen der Gedichte zieht noch einmal alles an mir vorüber, was wir zusammen erlebt und miteinander geteilt haben. Ich bedanke mich bei Frau *Thien* für ihr Vertrauen und für all die bewegenden Lebenserinnerungen, an denen sie uns teilnehmen ließ. Mit ihrem Gedicht möchte ich diesen Text beschließen:

Augenblick der Liebe

Was ist alles, was in Jahrtausenden
die Menschen taten und dachten,
gegen einen Augenblick der Liebe!
Es ist aber auch das Gelungenste,
Göttlichschönste in der Natur!
Dahin führen alle Stufen auf der Schwelle des Lebens.
Daher kommen wir,
Dahin gehen wir.

- Friedrich Hölderlin -

Zusammenfassung

Auf dem Hintergrund der Wahrnehmungspsychologie werden verschiedene Ebenen der Arbeit mit Atmosphären und Szenen in der Integrativen Musiktherapie dargestellt. Konkretisiert am therapeutischen Prozeß einer depressiven, pflegebedürftigen alten Frau zeigt die Autorin auf, wie die Potentiale der Musik, eingebettet in die Konzepte der Integrativen Therapie, die Sprache des Unbewußten erschließen und den Weg öffnen können für die Heilung alter Wunden. Im Aufspüren und Gestalten benigner Atmosphären und Szenen in der Musiktherapiegruppe wird die Ausgangsbasis für diesen Integrationsprozeß geschaffen.

Summary

On the ground of perceptual psychology various possibilities to work with atmospheres and scenes in integrative musictherapy are represented. Using the example of a therapeutic process with an elderly depressive women, needing intensive care, the author demonstrates the potential of music to unveil the language of the unconscious and to contribute to the healing of old wounds using the approaches of Integrative Therapy. By tracing and modelling benignous atmospheres and scenes in music-grouptherapy the basis for this integration process was laid.

Literatur

Frohne-Hagemann, I., Zur Bedeutung der verschiedenen künstlerischen Medien, in: *Decker-Voigt, H.-H.* (Hrsg.), Handbuch Musiktherapie, Eres, Lilienthal 1983, 175-182.
Frohne-Hagemann, I., Zum Stellenwert künstlerischer Medien für therapeutische Prozesse, in: *Decker-Voigt, H.-H.* (Hrsg.), Handbuch Musiktherapie, Eres, Lilienthal 1983, 182-185
Frohne- Hagemann, I., Möglichkeiten integrativer Arbeit mit verschiedenen künstlerischen Medien in der Musiktherapie, in: *Decker-Voigt, H.-H.* (Hrsg.), Handbuch Musiktherapie, Eres, Lilienthal 1983, 185-189.
Frohne- Hagemann, I., Musik und Traum. Zur Arbeit mit Träumen aus der Sicht der Integrativen Musiktherapie, in: *Frohne-Hagemann, I.* (Hrsg.), Musik und Gestalt, Junfermann, Paderborn 1990, 153-171.
Hojat, M., Crandall, R., Loneliness-theory, research and applications, Sage Publications, Newbury Park 1989.
Hölderlin, F., Augenblick der Liebe, in: *Hammer E. u.F.*, Augenblicke der Liebe, Hammer-Verlag, Wuppertal 1982.
Hultsch, D.F., Deutsch, F., Adult development and aging, McGraw-Hill, New York 1981.
Kemper, J., Was heißt altern? Psychotherapie mit alten Menschen, Pfeiffer, München 1988.
Keupp, H., Röhrle, B., Soziale Netzwerke, Campus, Frankfurt 1987.
Lehr, U., Thomae, H., Formen seelischen Alterns. Ergebnisse der Bonner gerontologischen Längsschnittstudie (BOLSA), Enke, Stuttgart 1987.

Marcel, G., Leibliche Begegnung, in: *Kraus, A.* (Hrsg.), Leib, Geist, Geschichte, Hüthing, Heidelberg 1978.

Merleau-Ponty, M., Phénoménologie de la perception, Gallimard, Paris 1945; dtsch. v. *Boehm, R.*, Phänomenologie der Wahrnehmung, de Gruyter, Berlin 1966.

Molinari, V., Reichlin, R.E., Life review reminiscence in the elderly: a review of the literature, Int. J. Aging and Human Development 20 (1985) 81-92.

Petzold, H.G., Thérapie du mouvement, training relaxatif, thymopratique et éducation corporelle comme integration, Paris, 1970c.

Petzold, H.G., Der Beitrag kreativer Therapieverfahren zu einer erlebnisaktivierenden Erwachsenenbildung, Vortrag auf der Arbeitstagung «Kreativitätstraining, kreative Medien, Kunst- und Kreative Therapie», VHS Dormagen und Büderich 1.6.1971; VHS Büderich, mimeogr. 1971k.

Petzold, H.G., (1974k) Integrative Bewegungstherapie, in: *Petzold* (1988n) 59-172.

Petzold, H.G., Mit alten Menschen arbeiten, Pfeiffer, München 1985a.

Petzold, H.G., Integrative Bewegungs- und Leibtherapie. Ausgewählte Werke, Bd. I, Junfermann, Paderborn 1988n.

Petzold, H.G., Die Botschaft des Symptoms, Festrede zum 10jährigen Jubiläum der Elisabethklinik für Kinder- und Jugendlichenpsychotherapie, 4.Okt.1989, Dortmund, Fritz Perls Institut, Düsseldorf 1990l.

Petzold, H.G., Masken – die «andere Identität des Selbst», in: *Sommer, K.*, Therapeutisches Maskenspiel – Grundformen der Theatertherapie – Gesichter der Frauen – ein Frauenseminar, Junfermann, Paderborn 1991d, 9-17.

Petzold, H.G., Integrative Therapie. Ausgewählte Werke, Bd.II,1: Klinische Philosophie, Junfermann, Paderborn 1991a.

Petzold, H.G., Integrative Therapie. Ausgewählte Werke, Bd.II,2: Klinische Theorie, Junfermann, Paderborn 1992a.

Petzold, H.G., Integrative Therapie. Ausgewählte Werke, Bd.II,3: Klinische Praxeologie, Junfermann, Paderborn 1993a.

Petzold, H.G., Orth, I., Körperbilder in der Integrativen Therapie – Darstellungen des phantasmatischen Leibes durch «Body Charts» als Technik projektiver Diagnostik und kreativer Therapeutik, Integrative Therapie 1 (1991) 117-146.

Poulton, J.L., Strassberg, D.S., The therapeutic use of reminiscence, Int. J., Group Psychotherapy 3 (1986) 381-398.

Rahm, D., Gestaltberatung, Junfermann, Paderborn 1990.

Rahm, D., Otte, H., Bosse, S., Ruhe-Hollenbach, H., Einführung in die Integrative Therapie. Grundlagen und Praxis, Junfermann, Paderborn 1993.

Rojaz-Bermúdez, J., Handpuppen als Intermediär-Objekte in der Behandlung von Psychotikern, in: *Petzold, H. G.*, Puppen und Puppenspiel in der Psychotherapie, Pfeiffer, München 1983, 129-160.

Saup, W., Konstruktives Altern, Hogrefe, Göttingen 1991.

Schneider, H.D., Ressourcen im Alter, Zeitschrift für Gerontologie 12 (1979) 426-438.

Schmitz, H., Leib und Gefühl. Materialien zu einer philosophischen Therapeutik, Junfermann, Paderborn 1989.

Stöckler, M., Einsamkeit macht krank, Grad.-Arbeit, Fritz Perls Institut, Düsseldorf 1990.

Teichmann-Mackenroth, O., Zum exploratorischen Charakter der Musiktherapie, Musiktherapeutische Umschau 4 (1983).

Weiss, R.S., Loneliness: The experience of emotional and social isolation, MIT Press, Cambridge 1973.

Intermediale Arbeit in der Integrativen Musiktherapie

Joachim Oeltze, Neuss

1 Proust, Baudelaire, Bali und das Glück-Schicksal-Theater – eine Quelle des intermedialen Ansatzes in der Integrativen Therapie

Vielfältige Formen kulturellen Ausdrucks – Musik, Tanz, Poesie, Malerei – *Intermedialität* also ist schon immer ein beobachtbares Phänomen in den verschiedenen Kulturen gewesen. Stellvertretend für die Vielzahl intermedialer Möglichkeiten sollen einleitend einige Beispiele aus Kunst und «Heilkunst» Erwähnung finden, die zeigen, in welcher Form der *Leib* als komplexes Sinnesorgan in die Welt eingebunden ist.

Dichtern wie *Proust* und *Baudelaire* war die *Sinnenhaftigkeit von Sprache* gegenwärtig; sie nahmen wahr und beschrieben, wie die menschlichen Sinne untereinander vernetzt sind. So beschwört *Proust* in seinem Roman «Du Côté de chez Swann» über das Aroma eines in eine Tasse Tee getauchten Gebäcks seine Jugendzeit herauf. Die Erforschung der Vergangenheit als Erinnerung wird durch die Sinne (den Tast-, Muskel-, Gehör-, Gesichts-, Geruchs-, Geschmacks- und Gleichgewichtssinn) in Gang gebracht, und es entsteht eine Welt voller vergangener *Atmosphären* und *Szenen* – «un univers dans une tasse de thé» (*Lagarde, Michard* 1969).

Auch *Baudelaire* beschreibt in seinem Gedicht «Le Flacon» einen solchen «Transfer der Sinne»:

«Parfois on trouve un vieux flacon
qui se souvient,
D'où jaillit tout vive une âme
qui revient.»
(Les Fleurs du Mal, *Lagarde, Michard* 1969)
«Manchmal findet man ein altes Fläschchen,
aus dem erinnernd,
lebendig eine Seele quillt
und wieder vor dir steht.»

Auch außerhalb Europas ist *Intermedialität* als künstlerisches und heilendes Prinzip seit Jahrhunderten bekannt. Als Beispiel sei an dieser Stelle auf die javanisch-balinesische Kunstszene mit ihren Tänzen, Puppenspielen, Gamelanorchestern und Theaterstücken verwiesen (*Vickers* 1989). Im Schattenspiel, dem *Wayang Kulit*, das in der Regel von original Gamelan-Musik begleitet ist, wird rezeptionsfördernd stets auf die *Sinnenhaftigkeit des Leibes* Bezug genommen. Verstärkend im Sinne von «unter die Haut gehen» wirkt hierbei auch die physikalische Reinheit der überwiegend gebräuchlichen 5-Ton-Skalen. Auch die Sprache und der Gesang des Dalang, des Puppenspielers im Rang eines Priesters, appelliert an die sinnenhaften Resonanzen seines Publikums:

«Und merket auf, daß, so wie wir hier nächtens uns versammeln unter dem riesigen Banyan-Baum mit seinem Rauschen, den Lauten der Nachtvögel, dem Murmeln des Dorfbaches, dem vollen Licht des Mondes und dem Geruch der Frangipaniblüten und des roten Bodens, daß also Hanuman (der Affengeneral aus dem Ramayana-Epos) mit seinen Getreuen zusammen kam, damit sie berieten, wie sie die schöne Sita befreien könnten» (TB-Mitschnitt aus Ubud, Bali 1988).

Auch in der klassischen balinesischen Heilkunde sind Kunst und Heilung eng miteinander verbunden: Erzählungen, Besprechen, Bewegungs- und Tanztherapie, rezeptive Musiktherapie, Gesänge, Aromatherapie – alles in Kombination mit entsprechenden einheimischen Medikamenten (*Weck* 1937/1986; *Vickers* 1989).

Die Vernetzung der Sinne machte sich ab 1964 auch der *Theater-Keller-Neuss*, später das Düsseldorfer *Glück-Schicksal-Theater* in seinen Experimenten zunutze, die auch Impulse für die frühe Entwicklung der *Integrativen Therapie* gegeben haben. Damals gehörte ich zuerst als Tonmeister, später als Regieassistent dazu (*Oeltze* 1993). Hier machte ich, Jahre vor meiner eigenen therapeutischen Ausbildung, erste Erfahrungen mit den Einsatz- und Wirkungsmöglichkeiten von *Intermedialität*. Im Mittelpunkt unserer damaligen «*avantgardistischen Theaterarbeit*» stand allerdings damals noch der Begriff der «*Multimedialität*». Durch den Einsatz vielfältiger Medien sollte das Bühnengeschehen für das Publikum leiblich spürbar gemacht werden. Das Beispiel des eigens zu diesem Zweck für die Produktion hergestellten Theaterfilms «Spur eines Mädchens» verdeutlicht unser multimediales Vorgehen. Eine Szene dieser Produktion soll exemplarisch herausgestellt werden. In einer Waldszene ist Odissa, die schöne blonde, an Hebephrenie erkrankte Hauptdarstellerin, an einen Baum gefesselt. Um die Wirkung des Gesamtkunstwerkes «Film im Theater» als Stück im Stück im Sinne einer Retrospektive und/oder Bewußtseinsspaltung zu erhöhen, vernebelten wir unauffällig auf allen Rängen die entsprechenden moosigen Holz- und Walddüfte. (Es kam zur «olfaktorischen Zusammenarbeit» zwischen unserem Theater und der Kosmetikfirma Esteé Lauder in Köln, die uns beriet und die benötigten Düfte lieferte.) Darüber hinaus wurde auch das akustische Geschehen in den Gesamtkontext des Bühnenstücks eingewoben. Die Akustik, der Ton und die musikalischen Parameter hatten immer die Funktion, den Raum und die Atmosphäre für die Szene zu schaffen. In der beschriebenen Waldszene wurde entsprechend – neben dem Duft – ein tieffrequentiger Klang, ein Subbaß, der fast nicht mehr hörbar war, dafür aber spürbar blieb, unterlegt. Seine Schallwellen erreichten nicht nur die Ohren, sondern auch die Haut, die Atmung und den Magen. Unruhe und Angst der Gefesselten sollten im Gegensatz zu dieser friedlich-idyllischen, wohlduftenden Waldsituation direkt auf die Zuschauer übertragen werden und damit das Bühnengeschehen weitestgehend für alle Sinne leiblich spürbar gemacht werden. Essenz und Evidenz einer Szene wollten wir auf diese Weise als Effekt auf das Publikum, das sich dann im Affekt befinden sollte, quasi herüberzwingen. Es gab die Musik und den Geruch zur Sprache; es gab den akustischen Raum für die Szene; ebenso mußten die lang- oder kurzwelligen Anteile der Beleuchtung sowie die Temperatur im Zuschauerraum mit dem Sinn, der evoziert werden sollte, übereinstimmen. Es funktionierte nach dem *holistischen Prinzip* der «Synergie»: Was als Ergebnis herauskam, war mehr als die Summe der Einzelkomponenten (*Petzold* 1974).

Das war die konsequente Anwendung eines «*Theaters der Sinnenhaftigkeit*», eines «*Fühltheaters*» i. S. von *A. Huxley*, bzw. eines «*Multimedia-Theaters*», wie es damals genannt wurde. Es wurde bewußt mit den manipulierenden Mitteln der Werbung und der Werbepsychologie gearbeitet (*Charles Wilp* als Berater). Das Zusammenwirken der Medien berührte das Publikum tief, was wir damals – Anfang der 70er Jahre – zunächst nicht vollständig erklären konnten. Theoretisch stützten wir uns auf den Medienforscher *McLuhan* («The medium is the message», *McLuhan* 1967; *Loef* 1974). Nachdem wir in der Praxis erfahren hatten, daß den Medien selbst schon eine «natürliche Ladung» innewohnt (*Petzold* 1977), konnten später von *H. Petzold, I. Orth* und *J. Sieper* die theoretischen Grundlagen dazu im Sinne einer «Anthropologie des schöpferischen Menschen» erarbeitet werden (*Oeltze* 1993; *Orth, Petzold* 1990, 1993).

Mit diesen einleitenden Exkursen zu Literatur, Kultur und Theater sollte deutlich werden, daß *Intermedialität* in der Kultur eine bedeutende Rolle spielt und wie die medialen Erfahrungen experimenteller Theaterarbeit in die «Integrative Therapie» eingeflossen ist. Im Rahmen der «Integrativen Bewegungstherapie» wurden später dann von mir entwickelte elektronische Collagen und Kompositionen eingesetzt (*Petzold* 1974). *Hilarion Petzold* prägte dann 1971 den Begriff *Intermedialität*. Damit war auch schon vorgezeichnet: Musiktherapie als kunst(psycho)therapeutische Methode kann sich die Transfers der *Intermedialität* zunutze machen. Warum soll sie nicht die Medien und die synergetischen Fähigkeiten des Leibes – verbunden mit einem fachkundigen und indikationsspezifischen Einsatz – im Rahmen der Heilkunde sowie der pädagogischen Arbeit einsetzen?

2 Intermedialität und intermediale Quergänge in der Integrativen Therapie

Angewandte *Intermedialität* verlangt die Handhabung sogenannter *intermedialer Quergänge* (*Petzold* 1990), die eine Reihe von kunsttherapeutischen Methoden – Musiktherapie, Poesie- und Bibliotherapie, Bewegungs- und Tanztherapie, Therapie mit bildnerischen Mitteln, Puppenspiel etc. – umfassen, welche untereinander jeweils indikationsspezifisch variiert und vernetzt werden können. Die *Intermedialität* bzw. die intermedialen Quergänge bleiben dabei an das Theoriegebäude der Integrativen Therapie als leitendes Verfahren rückgebunden (vgl. System der Integrativen Therapie als Verfahren [Graphik], *Petzold, Sieper* 1993, 54f).

Ein Beispiel soll die Funktionsweise der Methodenverknüpfung verdeutlichen: In einer musiktherapeutischen Sequenz kann gegebenenfalls die durch die Musik erzeugte Emotionalität (e-movere bei etymologischer Betrachtung) z. B. auch in einer leiblichen Bewegung Ausdruck finden. Im Laufe dieses Bewegungsprozesses werden die «Archive des sinnenhaften, memorativen, perzeptiven, reflexiven und expressiven Leibes» (*Orth, Petzold* 1990) für neue innere Bilder sorgen, die in der Regel nach außen drängen und beispielsweise in ein mit Wachsmalkreiden gemaltes Bild münden können. In diesem Bild wird das bisher Erlebte in besonders augenfälliger Form festgehalten; es liegt als «*Intermediärobjekt*» zum Anfassen und Anschauen zwischen Patient/Klient und Therapeut. Wenn von beiden auf das Bild geschaut wird, entstehen wieder neue *Resonanzen;* Übertragungsgeschehen und projektives Material mögen sich in der Folge zu Text und Kontext verdichten. Das wiederum läßt sich im gesprochenen oder geschriebenen Wort/Text darstellen. Denn: Das Bild drängt zum Wort (*Orth, Petzold* 1990). Der Text – vielleicht ein Gedicht – kann vorgelesen werden; bleibt noch ein Unterton, kann dieser wiederum durch ein «Tönen mit der Stimme» oder mit Hilfe eines Instruments ausgedrückt werden. Hier schließt sich ein Medien- und Methodenkreis; wir sind wieder bei der Musiktherapie angelangt. Ein neuer Durchgang, eine neue *Metamorphose*, evtl. mit der Zielsetzung nach mehr Prägnanz und Evidenz, würde vielleicht in ein «szenisches Spiel» einmünden und auf diesem psychodramatischen Weg eine neue heilende Erfahrung ermöglichen. Zyklen dieser Art, gegebenenfalls in einer entwicklungspsychologisch sinnvollen Abfolge eingesetzt, fördern den therapeutischen Prozeß und wirken heilend.

Im Rahmen angewandter *Intermedialität* müssen bei allen Quergängen die einzelnen *Medien in ihrer spezifischen Wirkungsweise* bekannt sein (*Petzold* 1977). Als Beispiel seien an dieser Stelle unverzichtbare Kenntnisse über das Potential der *natürlichen Ladung* der «Sachmedien» genannt. So führt der hohe Aufforderungscharakter von Tonerde ins Anale, vielleicht auch zu Todesthemen, weil wir «von Erde genommen sind und zu Erde werden sollen». Die Atmosphären der Musik leiten uns zu frühen, teilweise vor- oder randsprachlichen Entwicklungsstufen. Fingerfarben führen ebenfalls in Basales, bei den Wachsmalstiften gelangen wir bereits auf eine weitere Entwicklungsstufe, und bei den Buntstiften, die eine differenzierte Feinmethodik erfordern, treten noch spätere Inhalte der Sozialisation hinzu. Die Sprache und der Text benennen diese Dinge und machen sie kommunizierbar.

Es ist unnötig, daß der Therapeut selbst ein Künstler ist; er sollte sich auch nicht als kreativer «Allround-Therapeut» verstehen. Je nach seinen persönlichen Fähigkeiten kann er auf die Spezialisierungen der einzelnen Methoden, wie sie an FPI und EAG gelehrt werden, zurückgreifen. Der intermediale Ansatz «zielt auf ein breiteres, allgemeines Niveau kreativer Ausdrucksformen ab, die jedem Menschen zugänglich sind, die geradezu zum natürlichen Potential eines gesunden Menschen gehören» (*Orth, Petzold* 1993).

Die *Intermedialität* findet im Rahmen des Verfahrens der Integrativen Kunst(psycho)therapie statt, in die wir als Musiktherapeuten eingebettet sind. In diesem Zusammenhang soll an dieser Stelle noch einmal die umfassende Definition von *H.*

Petzold zum Thema Kunsttherapie bzw. Therapie mit kreativen Medien zitiert werden:

«*Kunsttherapie bzw. Therapie mit kreativen Medien ist die theoriegeleitete Einwirkung auf den Menschen als Ganzen in seiner körperlich-seelisch-geistigen Realität, seinen bewußten und unbewußten Strebungen und seinen sozialen und ökologischen Eingebundenheiten, die geplante Beeinflussung von Haltungen und Verhalten, durch den indikationsspezifischen Einsatz von kreativen Medien und kunstbezogenen Methoden im Rahmen einer 'therapeutischen Beziehung' mit den Zielen der Heilung und Linderung von Krankheit und der Entwicklung und Bereicherung der Persönlichkeit*» (Petzold 1990, 588f).

2.1 Neuere Erkenntnisse aus der Säuglingsforschung als Ausgangspunkt einer intermedialen Theorie

Der Mensch ist sein sinnenhafter und handelnder Leib. Jeder Sinn des Leibes verfügt über Entsprechungen, mittels derer er sich auszudrücken vermag.

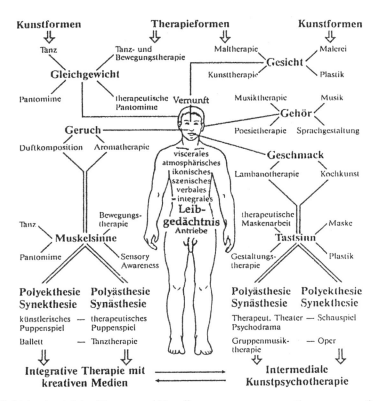

Das Leib-Subjekt als «totales Sinnes- und Handlungsorgan» – perzeptiver, memorativer, reflexiver und expressiver Leib (*Petzold* 1990, 593f).

Die Sinne existieren nicht getrennt nebeneinander, sondern stehen untereinander in Verbindung; sie ergänzen sich nicht nur, sondern funktionieren darüber hinaus nach dem holistisch-synergetischen Prinzip. In diesem Zusammenhang gibt es in der Säuglingsforschung neue Erkenntnisse, die für die Theorie der *Intermedialität* Bedeutung gewonnen haben.

Zur Verdeutlichung sei an dieser Stelle das sogenannte «*Schnuller-Experiment*» von *Meltzoff/Borton* (1979; *Rose, Ruff* 1987) angeführt: Säuglinge im Alter von 26-37 Tagen saugten an genoppten Schnullern, die sie aber nicht sehen konnten. Später wurden ihnen Bilder von unterschiedlichen Schnullern, davon einer mit Noppen, gezeigt. Es erwies sich in diesem oft wiederholten Experiment, daß die Säuglinge den genoppten Schnuller, den sie vorher noch nie gesehen hatten, nach dem Präferenzparadigma signifikant auswählten. Sie erkannten also visuell etwas, was sie vorher nur getastet, gefühlt, evtl. geschmeckt hatten. Dieses erstaunliche und neu beobachtete Phänomen der Vernetzung und Ergänzung der Sinne untereinander (hier im wesentlichen als Fühlen-Tasten-Sehen-Relation) wird als «kreuzmodale Wahrnehmung», «cross modal ability» oder «intersensorische Koordination» bezeichnet (*Dornes* 1993). Im folgenden sollen zwei weitere Experimente aufgeführt werden, um diese kreuzmodalen Fähigkeiten weiter zu verdeutlichen. In einem Experiment von *Wagner* und *Sakovits* (1981/86) wird die *Hören-Sehen-Relation* untersucht. Kleinkinder, die unter einem Jahr alt sind, bekamen einen mehrfach unterbrochenen Ton zu hören; anschließend wurden ihnen Bilder mit unterbrochenen Linien und solche mit durchgezogenen Linien gezeigt. Indem sie die Ähnlichkeit der Ausdrucksqualität, die in diesen zwei Sinnesmodalitäten dargeboten wurde, erkannten, wählten sie nach dem Präferenzparadigma das Bild mit der unterbrochenen Linie. Hörten die Kinder einen durchgehenden Ton, präferierten sie entsprechend die durchgezogene Linie (*Rose, Ruff* 1987).

In dem 1980 veröffentlichten Experiment von *Lewkowicz* und *Turkewitz* wird die Umkehrung der Hören-Sehen-Relation, die *Sehen-Hören-Relation*, untersucht. Hierbei wurde festgestellt, daß Säuglinge die Tendenz haben, Gesehenes und Gehörtes zusammenzubringen, auch wenn vorher keine entsprechende Sozialisation stattgefunden hatte. Im Experiment wurde 3 Wochen alten Säuglingen weißes Licht in unterschiedlicher Intensität gezeigt und dazu Klänge unterschiedlicher Lautstärke eingespielt. Entsprechend wie eine erwachsene Kontrollgruppe präferierten die Säuglinge die Lautstärke, die in ihrer Intensität der Lichtintensität am nächsten kam (*Rose, Ruff* 1987).

Die zahlreichen Forschungen über die «cross modal abilities» revolutionieren seitdem die Wahrnehmungspsychologie, indem sie klassische psychoanalytische Entwicklungsmodelle (beispielsweise *M. Klein* mit ihrer pathologisierenden Darstellung des Säuglingsverhaltens) in Frage stellen (*Petzold, Goffin, Oudhof* 1993). Mittlerweile wächst die Einsicht, daß sich der Säugling die Welt nicht durch separierte Empfindungen «in kleinen Bausteinen» und «theoriekonformen Lebensabschnitten» – vom Teil zum Ganzen – aneignet, sondern daß dies immer in komplexen Zusammenhängen geschieht: Die Teile werden in ein Ganzes eingebaut, d. h. *am Anfang der Entwicklung werden Ganzheiten wahrgenommen* (z. B. die Gemeinsamkeit von

Tasten, Fühlen, Sehen oder Bild und Ton). Mit diesen Ganzheiten später differenziert umgehen zu können, wäre dann das Ergebnis des Entwicklungsprozesses, nicht aber sein Anfang (*Dornes* 1993).

Kreuzmodalität, als Moduswechsel der Sinne, welche sich gegenseitig ergänzen und mit fehlender Information auffüllen, ist ein neu entdecktes Prinzip menschlichen Werdens, Lernens und der Aneignung von Welt. In der Therapie können wir uns einige Kanäle, z. B. den der Tasten-Fühlen-Relation bzw. Hören-Sehen-Relation, für den therapeutischen Prozeß nutzbar machen, indem wir die therapeutischen Lernerfahrungen mit den Mitteln teilweise angeborener Lern- und Überlebensprinzipien kombinieren. *Mit allen Sinnen lernen!*

2.2 Überlegungen zur Indikation

In diesem Abschnitt sollen einige Überlegungen zur Indikation festgehalten werden, wie sie aus der praxisbezogenen Arbeit entstanden sind. Sie knüpfen an die Fragestellung an: Wann und warum können *Intermedialität* bzw. intermediale Sequenzen in den Therapieprozeß eingebracht werden? Wann ist ein intramedialer bzw. intermedialer Wechsel angezeigt? (intramedial = Wechsel innerhalb eines Sachmediums und in einer Methode, z.B. von Fingerfarben zu Buntstiften; intermedial = Wechsel von einem Medium zum anderen, z.B. vom Ton zu Collagen; Methodenwechsel bedeutet Übergang von der musiktherapeutischen Methode zu der Poesietherapie, *Petzold, Orth* 1985).

Bei einer ersten Betrachtung hat Medienwechsel etwas mit der Vielfalt der vorhandenen Medien und der daraus resultierenden multiplen Anregung des sinnenhaften Leibes zu tun. Er steht damit dem «*3. Weg der Heilung*» sehr nahe, welcher besagt, daß Erlebnisaktivierung zur Persönlichkeitsentfaltung führt (*Petzold* 1988). Damit hat Medienvielfalt, fachgerecht eingesetzt, eine heilende Wirkung. Die drei weiteren «Heilungswege», Bewußtseinsarbeit, Nachsozialisation und Solidaritätserfahrung, fallen dabei nicht weg, sondern bleiben für flankierende Interventionen in Bereitschaft. Die Auseinandersetzung mit den unterschiedlichsten «Ladungen» der Sachmedien führt zu vielfältigen neuen und – im Rahmen einer guten therapeutischen Beziehung – auch zu überwiegend positiven Erfahrungen seitens des Patienten/Klienten. *Intermedialität* ist aber dann *kontraindiziert*, wenn der Patient/Klient eine *aktionistische Tendenz* aufweist und geneigt ist, seine Probleme zu «überspielen». Er wäre bei Anwendung dieser Methodenwechsel in einem Nichtkontakt zu sich selbst, was zu einem unbefriedigenden Medienaktionismus führen würde.

In der Praxis hat sich gezeigt, daß *Intermedialität* bzw. intermediale Sequenzen besonders bei *Blockierungen, Widerstand* und *Abwehr* günstige Einsatzmöglichkeiten bieten. In der Integrativen Therapie stellt der Widerstand ein akzeptables Kraftpotential dar, das es nicht – wie z. B. in der «Konfrontativen Therapie» – zu «brechen» gilt. (Das Bild von der baufälligen Etagendecke, der wir nicht die letzten Notstützen herausschlagen, bevor sie anderweitig saniert wurde, ist an dieser Stelle sehr hilfreich.) Es wird deshalb «vor oder an dem Widerstand» gearbeitet; der Widerstand wird «ab- oder eingeschmolzen» (*Orth, Petzold* 1993). Dadurch wird die der Blockierung innewohnende Kraft freigesetzt und für anderes verfügbar.

Ein intra- bzw. intermedialer Wechsel oder ein Methodenwechsel ist immer dann angezeigt, wenn im Verlauf des therapeutischen Prozesses der «heraklitische Fluß» ins Stocken gerät, wenn im Rahmen der gerade angewandten Methode – z. B. der Musiktherapie – keine weiteren Symbolisierungen für den Moment stattfinden können. Hierbei ist es sinnvoll, evtl. einen *intra*medialen Wechsel zu versuchen, z. B.: Therapeut im musiktherapeutischen Setting: «Schau 'mal, ob das jetzt noch das richtige Instrument ist! Könnte es vielleicht ein anderes sein? Oder vielleicht gar keins?» Diese Ansprache impliziert im letzten Satz bereits die Einladung zu einem *inter*medialen Wechsel, der immer dann sich als hilfreich erweist, wenn die Blockierung offensichtlich ist. *Intermedialität* läßt sich besonders gut im Rahmen benachbarter kunsttherapeutischer Methoden anwenden, z. B. wenn vom Medium Musik in das Medium Bild mit seiner *bleibenden* Qualität (*Frohne* 1990a, 1990b) gewechselt wird. Gegebenenfalls kann im Verlauf des therapeutischen Prozesses das Bild in einen Text transferiert werden, evtl. in ein leicht zu erstellendes Vier-Zeilen-Rondell (Rondell = Gedicht, in dem die erste und letzte Zeile gleich lauten). Auf diesem Weg würde das gesamte projektive Material, das über die Medienwechsel zutage getreten ist, durch die Versprachlichung auf den Punkt gebracht werden. Selbstverständlich *müssen* wir nicht *alles* in die Sprache holen. Verbalisation ist aber unverzichtbar – auch bei vorwiegend non-verbal arbeitenden Ansätzen, da die Sprache zum Menschen gehört. Es hat sich jedoch gezeigt, daß die Medienwechsel zur Höhe der Prägnanz im therapeutischen Prozeß beitragen, und somit die Erlangung von «Evidenzerfahrungen» (*Petzold* 1993) ermöglicht wird.

Ein weiterer Vorteil intermedialen Arbeitens liegt darin begründet, daß die Patienten/Klienten sowohl die Vielfalt der Medien kennenlernen, als auch in diesem Zusammenhang die Sinnenhaftigkeit ihres Leibes durch Handeln erfahren. Dieser leiblich-sinnenhafte Vorgang erschafft neuen *Sinn*; er *entmachtet maligne Narrative*, Wiederholungszwänge, und führt zu weitergehenden Perspektiven. Außerdem führt die lebendige Vielfalt medialen Geschehens bei den Patienten/Klienten stabilisierende, stützende, gesunde Erfahrungen (chains of good events) fort, was bedeutet, daß an die «protektiven Prozesse der Vergangenheit» (*Petzold, Goffin, Oudhof* 1993) angeknüpft werden kann. Mit dem Augenmerk auf nicht nur *pathogene* sondern auch *salutogene* Einflüsse einer Lebenskarriere schaffen wir optimale Voraussetzungen, um die «Kette der guten Erfahrungen» fortzusetzen und den Patienten/Klienten mit diesen neuen, kreativen, *bereichernden* (*enrichment*) und *ermächtigenden* Erfahrungen (*empowerment*)auszustatten (*Orth, Petzold* 1995).

3 Bericht aus der Praxis – Falldarstellung *Wolfgang*[1]

Im folgenden berichte ich über die intermediale Arbeit mit *Wolfgang*, der vor 2 Jahren aufgrund privater Empfehlung einer Logopädin in meine Praxis kam. *Wolfgang* ist 30 Jahre alt und berufstätig (Chemieingenieur). Er ist verheiratet und kinderlos. Seine therapeutischen Vorerfahrungen erstreckten sich auf ½ Jahr logopädischer Arbeit sowie auf die regelmäßige Teilnahme an einer sich selbst organisierenden Männergruppe.

Außer eines «Tinnitus aurium» bezeichnet er sich selbst als körperlich gesund. Wegen des Tinnitus ist er bei einem HNO-Arzt in Behandlung. Die Beschwerden – bei ihm das Hören eines Tones in der Tonlage a", b" in unterschiedlicher Lautstärke in Kopfmitte zwischen den Ohren – setzten ½ Jahr vor Therapiebeginn ein und wurden nicht frühzeitig genug behandelt.

Seine «seelische Verfassung» beschreibt *Wolfgang* als «abgründig mies». Er spricht über seinen erheblichen Leidensdruck, der ihn letztlich in die Therapie geführt habe, darüber hinaus über ein diffuses, unangenehm bedrückendes Lebensgefühl, das ihn am «Sinn der Veranstaltung» (sein Leben) zweifeln lasse. Gelegentliche Suizidgedanken sind ihm nicht fremd. Desweiteren erwähnt er seine langsame und stockende Sprechweise, seine Depressionen und permanenten Selbstentwertungen, seine Einsamkeit, die er auf Kontaktprobleme zurückführt, seine Versagensängste und seine Unfähigkeit sich abzugrenzen. *Wolfgang*: «Ich spüre mich nicht – ich bin eine Flasche – ich habe vor allem Angst.»

Ich selbst erlebe *Wolfgang* als eine auffällig stark gehemmte, schüchterne und insgesamt nach innen und außen unsichere Persönlichkeit. Er wirkt auf mich depressiv, beziehungsgestört und sehr bedürftig. Ich spüre ihn in seinem Lebensfluß erstarrt und verzerrt; seine Resonanzlosigkeit und Dissonanz liegen wie ein Graben zwischen uns. Seine gesamte Erscheinung, insbesondere die Kleidung, wirkt nachlässig und ungepflegt. Seine Körperhaltung ist nach vorne gebeugt; beim Sitzen verschränkt er meistens sehr auffällig die Arme hinter Kopf und Nacken, wodurch er auf mich «verknotet» wirkt. In der Gegenübertragung spüre ich deutlich seine Aggressionshemmung; mir schwindet die Kraft aus den Armen und Müdigkeit überfällt mich. Seine Sprech- und Stimmdynamik ist langsam und eintönig, er redet leise und mit vielen Pausen – insgesamt blaß. Der Sitz der Stimme ist im Hals!

Wir vereinbaren folgende Therapieziele:

Gemeinsames Erarbeiten eines insgesamt besseren Lebensgefühls und Sinnfindung (*Wolfgang* nennt es «sein Ei pellen»)

In Kontakt zu sich selbst und zu anderen kommen

Aggressionen nach außen tragen können

Ängste verringern und die «Feigheit» anschauen können

---

[1] Der in diesem Kapitel beschriebene therapeutische Prozeß ist mit Protokollen, Dias und Musikkassetten dokumentiert.

Tinnitus mitbeobachten und begleiten
Die Arbeit mit Musiktherapie und benachbarten kreativen Medien ausprobieren und dadurch vielseitiger werden.

Zu Beginn der Therapie steht *Wolfgang* zunächst immer wieder völlig gehemmt vor einigen sehr leicht spielbaren Instrumenten. *Wolfgang:* «Ich kann nichts. Was soll ich denn machen?» Seine Stimme (und Stimmung) klingt verzweifelt; er kapituliert, entwertet sich und will *Anweisungen* erhalten. Die Blockierung/der Widerstand den Instrumenten gegenüber ist evident und wird von mir akzeptiert. Um ihn nicht noch weiter zu irritieren, schlage ich einen Medienwechsel vor und frage ihn, ob er seine «jetzige Lebenssituation» vielleicht malen möchte. Große und kleine Papierbögen sowie Stifte liegen bereit. Wie immer in solchen Situationen erkläre ich, daß es hierbei nicht um Kunst, sondern um leiblichen Ausdruck, z. B. «Malen in der Bewegung», geht. Ich ziele darauf ab, ein «facilitating environment» zu schaffen, bemühe mich, ein «good enough father» mit mütterlichen Anteilen (*Winnicott* 1966) zu sein, und eine «non-judgemental quality» im Schutzraum Praxis bereitzustellen. Das Angebot zum Medienwechsel wird angenommen. *Wolfgang* greift – nach langem Zögern – zu einer schwarzen Wachsmalkreide und fertigt in der Folge eine einfarbige Zeichnung an: mehrere kräftig gemalte schwarze Pfeile treffen auf ein Oval in der Mitte des Blattes; ein einziger kleiner Pfeil führt aus dem Oval heraus. *Wolfgang* betitelt sein Bild mit «Das bin ich». Die Atmosphäre bleibt drückend, es steht viel Unausgedrücktes und Ungesagtes im Raum. Um es nach außen zu bringen, bitte ich *Wolfgang*, Worte zu seinem Bild zu finden, diese in das Bild hineinzuschreiben und gegebenenfalls vorzulesen. Der mediale Wechsel zum Schreiben – zur Unterstützung der Prägnanz – erfolgt problemlos. Der Bildtext, krakelig und klein in die linke obere Bildecke eingefügt, lautet «Ich sitze in der Ecke, bewegungslos, stumm, gedankenlos und warte. Leere, Leere, Leere.» Meine Gegenübertragung vermittelt mir ein Kältegefühl auf der Haut; ich spüre eine unangenehme, grenzenlose Einsamkeit. (Abb. 1)

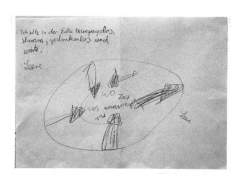

Abb. 1: Das bin ich

Im Verlauf der nächsten Sitzungen wird *Wolfgang* die Bedeutung des Bildes klarer; er erkennt z. B., daß er zwar eine Menge Dynamik von außen an sich herankommen läßt (die schwarzen Pfeile), diesem Geschehen aber nur einen einzigen zaghaften Pfeil von seinem «Nucleus» aus entgegensetzt. Das Bild als Intermediärobjekt – nicht flüchtig wie die Musik – liegt mit seiner evidenten Botschaft aus dem Unbewußten zwischen uns und wird besprochen:

W.: Ich halte den Druck nicht mehr aus!
Th.: Wie wäre es mit Gegendruck? Sieh mal den einen kleinen Pfeil von Dir ...
W.: Das ist viel zu wenig, das schaffe ich nicht.
Th.: Sollen wir beide uns vielleicht mal gegen die Pfeile stellen?
W.: Wie das denn?
Th.: Wir könnten denen ordentlich 'was trommeln, dann hören sie Dich.
W.: Das möchte ich probieren!

Wolfgang wendet sich ohne Blockierung den Fellinstrumenten zu; es gibt einige Sequenzen mit Bongos, Congas und Pauke – *intramedialer Wechsel* (innerhalb des Mediums «Percussionsinstrumente»). Der *Methodenwechsel* von der bildnerischen Therapie zurück in die Musiktherapie ging nahtlos vonstatten. Seine Bewegungen beim Trommeln, die musikalische Resonanz der Membran, das *Ausdrücken* dessen, was vorher *eingedrückt* war – all das verfehlt nicht seine heilende Wirkung. *Wolfgang* ist erschöpft: «Sowas habe ich noch nie gemacht, ich konnte richtig 'was rauslassen.» Seine retroflektive Dynamik beginnt sich umzukehren.

Einige Zeit später malt *Wolfgang* ein zweites Bild. Es zeigt eine farbige Zelle, die über Tentakel mit einer bunten Außenwelt verbunden ist. Die Einsamkeit, die in seinem ersten Bild Ausdruck fand, ist aufgelöst; ich bemerke Anzeichen von mehr Stabilität. (Abb. 2)

In dieser Zeit fällt *Wolfgangs* Blick immer wieder auf den Flügel. Als *Sachmedium* hat dieser mit seiner *natürlichen Ladung* für ihn einen hohen *Aufforderungscharakter* (*Petzold* 1977). Nachdem wir erneut klären konnten, daß es jetzt nicht um Kunst und

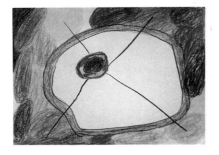

Abb. 2: Zelle

auch nicht um «Klavierspielenkönnen» geht, beginnt *Wolfgang*, mutig zu improvisieren. Er spielt in der Mittellage, abwechselnd mit dem Zeigefinger der linken und dem Mittelfinger der rechten Hand; der Rhythmus ist holprig, gehetzt und synkopiert. Er spielt 15 Minuten ohne Unterbrechung. In meiner Gegenübertragung sehe ich ein großes, transportgeschädigtes Marimbaphon mit durcheinander liegenden Klangstäben vor mir. Wir zeichnen das Spiel auf Tonband auf und hören es später ab. (In gewisser Weise erfolgt damit ein intramedialer Wechsel zur «rezeptiven Musiktherapie».) *Wolfgang* ist erfreut, daß soviel technischer Aufwand um seine Person gemacht wird; sein «Geklimper und Gestolper» befremden ihn jedoch. Ich lasse durchblicken, daß ich ihn sehr mutig finde und daß mir seine Ausdauer als eine positive Kraft auffällt. Wir sprechen über *Wolfgang*s Musik, denn nicht nur das Bild , auch das Gehörte drängt oft zum Wort (*Frohne-Hagemann* 1990b). *Wolfgang*: «Ich bin wie auf die Schiene gesetzt und dann losgelaufen; ich schufte, ohne zu schauen, wie es mir dabei geht; eigentlich spiele ich ohne Kontakt zu mir selbst ... wie im richtigen Leben.» *Wolfgang* kommt in Kontakt zu sich selbst. Es wird ihm bewußt, daß seine leiblichen Impulse am Flügel, die holprigen, gehetzten Töne «ohne Punkt und Komma», musikalischer Ausdruck seiner jetzigen Lebenssituation sind.

Es folgen einige Sitzungen mit psychodramatischer und musiktherapeutischer Arbeit, die *Wolfgang*s Büroalltag zum Thema haben. Die Erkenntnisse aus dieser Arbeit – insofern stockt der therapeutische Prozeß etwas – lassen sich von ihm aber noch nicht so ohne weiteres in den Alltag transferieren. Zwei von seinen oft wiederkehrenden Aussprüchen dieser Phase sind: «Ich weiß nicht, was ich machen soll. – Ich bin lieber erstmal lieb.»

Da wir mit szenischem Spiel an dieser Stelle nicht weiterkommen, denke ich daran, entwicklungspsychologisch früher anzusetzen, und schlage die Arbeit mit Tonerde vor. *Wolfgang* kennt «Knete» aus seiner Kindergartenzeit und ist neugierig auf das neue Material. Im Verlaufe der nächsten Sitzungen stellt er drei Plastiken her «Affenschädel mit Depressionsdelle» (Abb. 4), «Handschmeichelstab» und «Perle» (Abb. 3). Der Tonschädel mit «dem Loch oben drauf» bringt ihn in Kontakt mit sei-

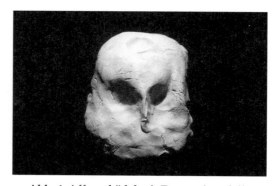

Abb. 4: Affenschädel mit Depressionsdelle

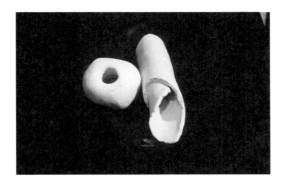

Abb. 3: Handschmeichelstab und Perle

ner Biographie und der Kette seiner Verletzungen. Die folgenden getieften Sitzungen, in denen mit den Plastiken gearbeitet wird, bringen *Wolfgang* in neuer Weise wieder mit sich selbst in Kontakt. Während einer musiktherapeutischen Sitzung, die wir mit szenischem Spiel kombinieren, schleudert er seinen «Handschmeichelstab» und seine «Perle» wütend fort. Kurz darauf entdeckt er jedoch, daß er damit «'was Wesentliches von sich weggeschmissen» hat, und macht sich – in einer musiktherapeutischen Sequenz – «im Wald» auf die Suche nach seinen «verlorenen Teilen». Seinen «Wald» (Abb. 5) inszeniert er in den Praxisräumen: gedämpftes grünes Licht, geknittertes Papier, mit dem er das Geräusch des Gehens andeutet, ein Wassereimer als Quelle, unter einem Tisch seine Wohnhöhle. Mittlerweile hat *Wolfgang* seine Scheu vor dem Instrumentarium verloren, so daß er alle vorhandenen Instrumente in sein Theaterspiel einbaut (3. Weg der Heilung). *Wolfgang*: «Und hier ist die Sonne ...» Er schlägt auf den Gong. «Halt, die leuchtet im Wald ja nur ein bißchen.» Er spielt den Gong verhaltener und geheimnisvoller. In diesem «Waldspaziergang»

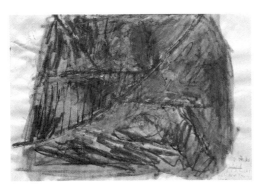

Abb. 5: Im Wald

spiele ich an einigen Stellen mit, um die Beziehungsebene mehr in den Vordergrund zu rücken. *Wolfgang*: «Hallo, wer bist Du denn? – Darf ich auch 'mal mitspielen? – Haben Sie vielleicht meine Perle gesehen?» Stab und Perle – sie bedeuten für *Wolfgang* Körperbewußtsein und Sexualität – werden letztendlich gefunden. Sie werden als wichtige Teile seiner Identität «mit nach Hause» genommen und auf diese Weise durch das Spiel integriert. *Wolfgang* nennt diesen Vorgang «Ich finde mich zusammen».

Nach einem Jahr (ca. 40 Sitzungen) geht es *Wolfgang* insgesamt besser. Seine sexuellen Probleme haben sich verringert, er ist nicht mehr so ängstlich, seine Dialogfähigkeit hat zugenommen. Seine Beziehungen sind gekennzeichnet durch ein fortschreitendes Ausmaß an Klarheit. Seit dieser Zeit beginnt *Wolfgang* zu träumen, bzw. sich an seine Träume zu erinnern. Dieses Erinnerungsvermögen setzt in der Zeit der intensiven Tonarbeit ein.

Eine Zeitlang arbeiten wir mit einem alten Fotoalbum weiter. Es hat die Aufschrift «Unser Kind». Parallel zu dieser Arbeit erstellen wir sein «musikalisches Lebenspanorama». Anhand der Fotoarbeit schälen sich drei Figuren heraus, die typische Protagonisten seiner Innenwelt sind:

«*das weiße Brikett*» = straff gewickelter weißer Säugling, dem man die Bewegungslosigkeit ansieht, auf einem roten Chippendale-Sofa liegend; steht für Bewegungslosigkeit und Ausdauer

«*Schlappi*» = Verlierer beim Topfschlagen auf dem Schulfest (der Lehrer hatte den Topf weggenommen, es gab also keinen Topf!); steht für Feigling und Opfer

«*Popo*» = nackter Säugling bäuchlings in zufriedener Pose auf dem Fotografenfell; steht für Kreativität und Motilität

In weiteren Sitzungen drückt *Wolfgang* diese Lebensrollen (scripts) musikalisch aus, wobei die Aufmerksamkeit auf seiner Rollenvielfalt liegt. Er bemerkt, daß es nicht um das Abschaffen, «Wegwerfen» einzelner Rollen geht, sondern um Integration und eine angemessene Neuverteilung der «Aufgabenbereiche». Er lernt, sich selbst zu respektieren, zu akzeptieren, sich zu beraten (Technik des freundschaftlichen Beraters) und auf dem Weg dieses Sozialisationsprozesses «sich selbst zum Gefährten zu werden» (G. H. Mead 1934).

Auf den Fotos, die wir während der therapeutischen Arbeit von uns aufnehmen, fallen *Wolfgang* seine ihm eigenen, spezifischen Körperhaltungen auf. Wir machen dazu Stimm- und Atemübungen und arbeiten an den Themen «runder Rücken» bzw. «meine Verknotung». In diesem Zusammenhang entsteht das Bild «Die Angst sitzt mir im Nacken». (Abb. 6) Mit Instrumentenarbeit gelingt es zunächst nicht, die Angst einzukreisen und die Hintergründe zu klären. Ein Medienwechsel kann an dieser Stelle erneut hilfreich sein. Wir entschließen uns zu einem intramedialen Schritt und arbeiten mit der *Vergrößerungstechnik* (Orth, Petzold 1990) an diesem Bild weiter. Nach dieser Technik malt der Patient/Klient zu dem Teil seines alten Bildes, mit dem er wenig in Kontakt ist, ein weiteres Bild, welches in der Regel neues projektives Material nach außen bringt. *Wolfgang* malt ein Bild, in dem zwei sehr spitze

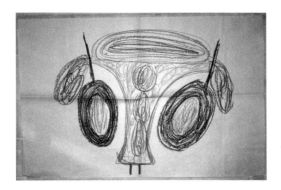

Abb. 6: Die Angst sitzt mir im Nacken

schwarze und rote Dreiecke aufeinanderprallen und eine grüne Kugel (er selbst) einklemmen. Er nennt sein Bild «Die Elternquetsche» (Abb. 7). Zum schädigenden Familienmilieu verfaßt er den folgenden Text:

> Ich bin die einzige Verbindung
> Zwischen meinen Eltern.
> Wenn ich weg bin
> Stoßen beide Spitzen aufeinander.
> Keine große Berührungsfläche
> Ziemlich wackelig und schmerzhaft
> Keine Basis für Beide.
> Rutschen früher oder später
> Aneinander vorbei.
> Mir bleibt nur der eigene Schmerz
> Und Angst vor der bedrohlichen Wand.

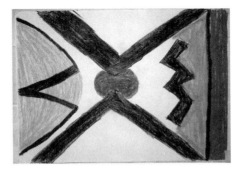

Abb. 7: Die Elternquetsche

In *Wolfgang*s Biographie wird ein «negatives Narrativ» sichtbar. Er befürchtete noch als Jugendlicher mit 18 Jahren, daß ihn seine Eltern (beide alkoholabhängig und im Dauerstreit) verlassen könnten. Er stellt erstaunt fest, daß er diese Verlustangst heute noch auf seine Frau überträgt. Nach einer musiktherapeutischen Arbeit am Gong stellen sich Weitung und Befreiung – «wieder Luft kriegen» – ein. *Wolfgang* äußert von sich aus den Wunsch, das Gongerlebnis zu malen; es entsteht eine 4-teilige Bildsequenz mit dem Titel «Ich verlasse die Elternquetsche». (Abb. 8) Während des meditativen Betrachtens und Nachsinnens über die Bilder stellt er fest, daß die zuletzt gemalte «Elternquetsche» auch ein Tor darstellen könnte. (Abb. 9)

Th.: Was könnte man mit so einem Tor machen?
W.: Hindurchgehen!
Th.: Magst Du überlegen, wie Du das inszenieren möchtest? Du hast alle Möglichkeiten!
W.: (überlegt) Das ist gut. Ich möchte das Klavier und Du sollst mich begleiten.

Gemäß seinen Regieanweisungen bekomme ich den Diskant-Bereich zugeteilt, er die Mittellage und den Baßbereich. Wir sitzen auf Tuchfühlung nebeneinander, können beide an die Pedale, leichte Übergriffe auf der Tastatur werden von ihm geplant: «Ich spiele 'mal oben rein und Du 'mal nach unten». So «marschieren» wir los. Auch im Spiel übernimmt *Wolfgang* weitgehend die Regie, indem er z. B. einen deutlichen melodienhaften Anfang mit einem sich wiederholenden Motto setzt. Ich greife das auf und variiere. In der Nachbesprechung ist uns klar, daß dies die Szene *vor* dem Tor war. Da sind die Blicke in die Höhe, die das Tor ermessen, der Blick in die Ferne durch den massiven Torbogen, die aufgeregte Atmosphäre und die steigende Spannung, die durch aufsteigende Chromatik deutlich wird. *Wolfgang* hört sich selbst und mir beim Spiel zu und läßt sich von der Atmosphäre ergreifen. Plötzlich spielt er ein kinderliedähnliches Motiv, in dem auch seine typische Synkopierung eingebaut ist. Diesmal wirkt es nicht hinkend, sondern frisch und munter. Er

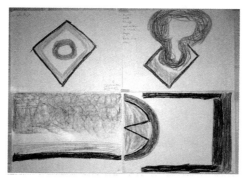

Abb. 8: Ich verlasse die Elternquetsche

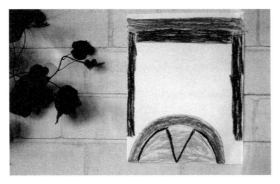

Abb. 9: Ich gehe durch das Tor

wartet auf meinen Einsatz, mein Dazukommen, und wir spielen exakt, wie einstudiert, im Rhythmus zusammen. In der Mitte des Tores geschieht eine Veränderung: das Lied bricht ab, sphärenhafte Klänge – von Hand über die Flügelsaiten gestrichen – stehen für die sich vollziehende *Metamorphose*. Danach findet ein Wechsel aller musikalischen Parameter statt – «Das neue Land». Ruhig fließen die Landschaften im Zeittakt dahin. Melodien kommen und gehen, mal spielt er, mal spiele ich ihm zu, mal paßt er sich an, manchmal nicht. Er nutzt den Tonumfang seines Bereiches voll aus und spielt sauber strukturiert und mit viel Bezogenheit. Neu ist seine Fähigkeit, sich selbst und mir in dieser Qualität zuzuhören. Am Ende des Spiels steht eine längere ergreifende Pause. *Wolfgang*: «Das ist aber ein langes Tor. Jetzt bin ich im neuen Land. Nicht schlecht hier. Ob ich wieder zurück kann? Daß ich das bin (erstaunt), daß ich so was kann! Da spielt jemand, der sich richtig was traut, zwei gute Spieler. Und ich habe den Anfang und den Schluß gesetzt. Toll.»

Wolfgang ist tief berührt und begeistert; im therapeutischen Prozeß hat er eine Schwelle überschritten, die er im normalen Leben zu überschreiten sich bisher nicht gestattet hatte. Auf der Symbolebene ist *Wolfgang* aus der «Elternquetsche» herausgetreten und hat sein Leben unter neuen Bedingungen – «Das neue Land» – selbst in die Hand genommen.

Den Therapieverlauf bestimmt *Wolfgang* weiter: er äußert den Wunsch nach musikalischen Illustrationen zu seinen in der Freizeit gemalten Bildern, (Abb. 11 und 12) zu einigen intensiven Traumarbeiten und zu den ersten Problemen in seiner neuen Vaterrolle. Außerdem wünscht er sich die Bearbeitung seines Lieblingsmärchens «Hans mein Igel» (Gebrüder Grimm) (Abb. 10). Das Schöne für mich an dieser Therapie ist zu erleben, wie wir in diesem Prozeß in kleinen Schritten aufeinander zuwachsen.

3.1 Ergebnisse der Therapie

Nach zwei Jahren Therapie lassen sich in *Wolfgang*s Leben auf verschiedenen Ebenen deutliche Veränderungen feststellen.

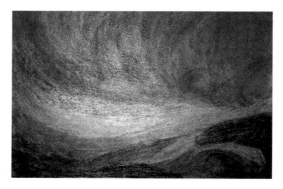

Abb. 11: Lavastrom

Auf der *Ebene der Leiblichkeit* ist sein gesamter Lebensstil körperbewußter geworden. Er beginnt seinen Tag mit Körperübungen (Tai-Chi, Gymnastik, gelegentlich mit Musik) und einer heiß-kalten Dusche. Auffallend ist sein heute gerader, federnder und selbstbewußter Gang. Sein Verhältnis gegenüber körperlicher Berührung hat sich dahingehend verändert, daß er für sich größere Spielräume gewinnen konnte. Das zeigt sich in der Männergruppe und bei Verwandtenbesuchen – hier schreckt er nicht mehr davor zurück, sich berühren zu lassen, ja sogar jemanden in den Arm zu nehmen. *Wolfgang* legt heute auch auf seine äußere Erscheinung mehr Wert. Er hat gelernt, sich in angemessener Weise «auf der Bühne des Lebens» zu präsentieren (*Goffman* 1959). Auch seine Stimme ist dunkler geworden und kommt jetzt vorwiegend aus dem Brustraum. *Wolfgang* weiß mittlerweile um die Bedeutung einer wohlwollenden Stimme als salutogener Faktor, gerade auch in Bezug auf die Erziehung seines 6 Monate alten Sohnes. Er spricht flüssiger und hat gelernt, sich am Telephon lautstark gegen Übergriffe zu wehren.

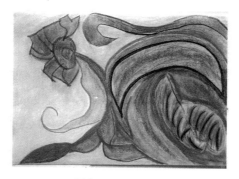

Abb. 12: Orchidee

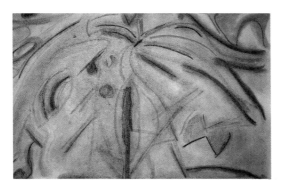

Abb. 10: Märchenvogel

Für *Wolfgangs* Umgang mit den Tinnitus-Beschwerden ist heute ausschlaggebend, daß er sich den Symptomen nicht mehr ausgeliefert fühlt, sondern die ihn ermächtigende Erfahrung gemacht hat, daß er auf die Ohrgeräusche einwirken kann. Er fühlt sich gelegentlich symptomfrei – hier könnten sich unterstützende Techniken zur Entspannung der Halswirbelsäule heilsam ausgewirkt haben. (Bei Disstress, bzw. spätestens 12 Stunden danach, treten die Ohrgeräusche jedoch erneut auf.)

Auf der *Beziehungsebene* konnte *Wolfgang* die Beziehung zu seiner Frau – trotz eigener persönlicher Veränderungen – erhalten und ausbauen (u. a. Verbesserung im Bereich der Sexualität und seiner Abgrenzungsmöglichkeiten; *Wolfgang* kann spontan, direkt und unverstellt auf seine Frau zugehen). Das Verhältnis zu seinem Sohn ist liebevoll und durch «awareness» geprägt. Die Beziehung zu sich selbst – u. a. aus der Exzentrizität des «wohlwollenden Betrachtens» heraus – ist neu für ihn und gerät zu einem wichtigen «protektiven Prozeß». Er ist jetzt in der Lage, «mit sich selbst zu Rate zu gehen» (*Heraklit*). Die Beziehung zu den Eltern und Verwandten ist einerseits distanzierter, andererseits herzlicher geworden. Er fühlt sich von ihnen weniger entwertet und auch von ihrem Wohlwollen nicht mehr so abhängig. In der Männergruppe, die inzwischen ausgelaufen ist, hat er zwei Freunde gewonnen.

Im Büro/Labor ist *Wolfgang* durchsetzungsfähiger geworden; beispielsweise konnte er eine Gehaltserhöhung erreichen. Am Telefon kann er sich mittlerweile gut abgrenzen, wenn nötig auch lauter werden. Seine Beziehung zu den Kollegen ist in Fluß gekommen und wird nicht mehr von Kontaktvermeidung bestimmt. Seine Bereitschaft, Probleme in der Firma anzugehen, zeigt folgender Ausspruch: «Auch wenn es manchmal schwierig ist im Büro, ich *spüre* ja jetzt, daß ich wirklich 'was kann, und wenn ich das bei Dir geschafft habe (Kette schützender und entwicklungsfördernder Ereignisse), dann schaffe ich das irgendwie und immer öfter auch auf der Arbeit. (nachdenklich) Eigentlich seltsam, daß man so etwas über Klavierspielen, Musikhören, Malen und Schreiben lernen kann.»

Im Hinblick auf seine *materiellen Sicherheiten* ist es *Wolfgang* gelungen, innerhalb der Familie einen schwierigen Vertrag durchzusetzen und notariell beglaubigen zu lassen.

*Wolfgang*s heutiges Lebensgefühl läßt sich mit seinen eigenen Worten ausdrücken: «Das Ei ist gepellt.» Aus seiner Einstellung «Ich bin lieber erst 'mal lieb» wurde «Ich habe mich und bin mir wichtig. Ich lebe nicht nur (unfreiwillig!) für andere, z. B. für Mutter, Frau und Sohn, sondern auch für mich». In seiner Freizeit hat *Wolfgang* begonnen zu malen.

Mir ist in diesem, hier nur auszugsweise vorgestellten therapeutischen Prozeß deutlich geworden, daß die *intermedialen Quergänge* sich heilend auf *Wolfgang* ausgewirkt haben. Er konnte als Person in seiner Ganzheit erfahren, daß er in einer sinnenhaften Welt lebt, auf die er sich heute in angemessener Weise zu *beziehen* vermag. Die multiplen medialen Stimulierungen haben die Grundlagen dafür gelegt, daß er sich berührt und «angesprochen» fühlte, daß darüber hinaus seine Resonanzen geweckt und seine Widerstände abgeschmolzen wurden. Die gelegentlich schwierige Therapiearbeit konnte so leichter von ihm angenommen werden, was ihm die Möglichkeit gab, seinen Prozeß im Sinne einer Neurorientierung selbstverantwortlich voranzutreiben. *Wolfgang*s persönliches Wachstum läßt sich nicht treffender verdeutlichen als anhand eines Textes über sein geliebtes Klavier.

Mein Klavier

Ich bin im Fluß
Gefühle und Ausdruck kommen zusammen
Wir machen schöne Töne
Ich habe Kontakt
Und spiele

Ich lasse den Fluß fließen
Gefühle und Ausdruck
Kommen und gehen von selbst
Um mich herum
Eine Welt voller Töne

Ich bin ein Klavier
Im Kontakt mit der Welt

Wolfgang

Nachtrag 1994:

Wolfgang hat von sich aus ein Modell entwickelt, wie die Therapie enden soll. Er nennt es das «Lange-Leine-Modell». Im Jahre 1994 will er die Therapie auf eine Stunde/Monat reduzieren; ab 1995 möchte er sich nur «nach Bedarf» melden, wobei er diese Stunden als «eine Art Supervision» – diesen Ausdruck hat er übernommen – definiert. Ich kann diesen Ablösungsvorschlag gut annehmen, denn *Wolfgang*s angemessenes «Hilfeholen» ist eine «Bewältigungsstrategie» im Rahmen seiner neuen Eigenverantwortlichkeit.

Zusammenfassung

In der vorliegenden Arbeit werden zunächst persönliche Erfahrungen mit dem Phänomen «Intermedialität» aus Kunst und Heilkunde mitgeteilt. Die Theaterarbeit an einem Avantgarde-Theater der 60er Jahre war *eine* der Quellen des intermedialen Ansatzes für die Integrative Therapie. Es folgen einige theoretische Betrachtungen zur Intermedialität vor dem Hintergrund neuerer Säuglingsforschung. Im Anschluß werden Indikationsfragen erörtert. Es erweist sich, daß Blockierungen und Widerstände im Rahmen intermedialer Therapieprozesse umgebaut, abgeschmolzen oder aufgelöst werden können und die darin gebundenen Kräfte für neue Wege nutzbar gemacht werden können. Es folgt eine ausführliche Falldarstellung einer erfolgreichen einzeltherapeutischen Behandlung eines Patienten mit neurotischen Depressionen.

Summary

In the first part of the presented work personal experience with the phenomenon «intermediality» of art and healing are shared. The theatre work in an avantgarde theatre of the 60's was *one* of the sources of the intermedial approach for the Integrative Therapy. There follow some theoretical views of intermediality before a background of recent research in infant development. In connection questions of indication are discussed. It would seem that blockages and resistances can be melted down, pushed away or dissolved within a framework of intermedial therapy processes and the strength which is tied-up within those things can be set free for more usefull purposes. There follows a detailed case description of a successful single therapeutic treatment of a patient with neurotic depression.

Literaturverzeichnis

Böttger, K., Mittenzwei, J., Dichter als Maler, Exlibris, Zürich 1982.
Dornes, M., Der kompetente Säugling – Die präverbale Entwicklung des Menschen, Fischer, Frankfurt 1993.
Frohne-Hagemann, I., Integrative Musiktherapie als psychotherapeutische, klinische und persönlichkeitsbildende Methode, in: *Frohne-Hagemann, I.*, Musik und Gestalt – Klinische Musiktherapie als integrative Psychotherapie, Junfermann, Paderborn 1990a, 99-120.
Frohne-Hagemann, I., Integrative Musiktherapie als Form kreativer Therapie und symbolischen Ausdrucks, 1990b, in: *Petzold, H. G., Orth, I.* (1990) 807-830.
Goffman, E., The presentation of self in every day life, New York 1959; dtsch.: Wir alle spielen Theater. Die Selbstdarstellung im Alltag, Piper, München 1969.
Kiel, H., Guided Imagery and Music – Ein Konzept der rezeptiven Musiktherapie, *Musiktherapeutische Umschau* 4, Band 14, 1993, 327-339.
Lagarde, A., Michard, L., XXe Siècle, Bordas, Paris 1969.

Loef, C., Farbe – Musik – Form – Ihre bedeutenden Zusammenhänge, Musterschmidt, Göttingen 1974.
McLuhan, M., The medium is the message – An inventory of effects, New York 1967.
Mead, G. H., Mind, Self and Society, Univ. of Chicago Press, Chicago 1934.
Oeltze, J., Johanna Sieper – Integrative Bildungsarbeit und kreative Medien, in: *Petzold, H. G., Sieper, J.* (1993) 439-442.
Orth, I., Petzold, H. G., Metamorphosen – Prozesse der Wandlung in der intermedialen Arbeit der Integrativen Therapie, in: *Petzold, H. G., Orth, I.* (1990) 721-773.
Orth, I., Petzold, H. G., Zur «Anthropologie des schöpferischen Menschen», in: *Petzold, H. G., Sieper, J.* (1993) 93-116.
Orth, I., Petzold, H.G., Gruppenprozessanalyse, *Integrative Therapie* 2 (1995).
Petzold, H., Integrative Bewegungstherapie, in: *Petzold, H.*, Psychotherapie und Körperdynamik, Junfermann, Paderborn 1974, 287-404.
Petzold, H. G., Die Medien in der Integrativen Pädagogik, in: *Petzold, H. G., Brown, G. I.*, Gestaltpädagogik – Konzepte der Integrativen Erziehung, Pfeiffer, München 1977, 101-123.
Petzold, H. G., Die «vier Wege der Heilung» in der «Integrative Therapie», in: *Petzold, H. G.*, Integrative Bewegungs- und Leibtherapie, Junfermann, Paderborn 1988, 173-284.
Petzold, H. G., Überlegungen und Konzepte zur Integrativen Therapie mit kreativen Medien und einer intermedialen Kunstpsychotherapie, in: *Petzold, H. G., Orth, I.* (1990) 585-637.
Petzold, H. G., Integrative Therapie – Modelle, Theorien und Methoden für eine schulenübergreifende Psychotherapie, 3 Bde., Junfermann, Paderborn 1993.
Petzold, H. G., Goffin, J. J. M., Oudhof, J., Protektive Faktoren und Prozesse – die «positive» Perspektive in der longitudinalen, «klinischen Entwicklungspsychologie» und ihre Umsetzung in die Praxis der Integrativen Therapie, in: *Petzold, H. G., Sieper, J.* (1993) 173-266.
Petzold, H.G., Orth, I., Die Heilkraft der Sprache, Junfermann, Paderborn 1985.
Petzold, H. G., Orth, I. (Hrsg.), Die neuen Kreativitätstherapien, Handbuch der Kunsttherapie, 2 Bde., Junfermann, Paderborn 1990.
Petzold, H. G., Sieper, J., Integration und Kreation – Modelle und Konzepte der Integrativen Therapie, Agogik und Arbeit mit kreativen Medien, 2 Bde., Junfermann, Paderborn 1993.
Rose, S. A., Ruff, H. A., Cross-modal abilities in human infants, in: *Osofsky, J. D.* (Hrsg.), Handbook of Infant Development, Wiley, New York 1987^2, 318-362.
Stern, D. N., The interpersonal world of the infant – A view from Psychoanalysis and developmental Psychology, Basic Books, New York 1985,1992.
Winnicott, D.W., The motivational processes and the facilitating environment, Int. Univ. Press, New York 1966.
Vickers, A., Bali – A paradise created, Penguin Books, Australia 1989.
Weck, W., Heilkunde und Volkstum auf Bali, Intermasa, Jakarta 1986 (repr. v. 1937).

III Klinische Praxis

Integrative Musiktherapie in der Behandlung eines Kindes mit schwerer, früher Entwicklungs- und Persönlichkeitsstörung

Lotti Müller, St. Gallen[1]

1 Der theoretische Rahmen

Integrative Musiktherapie als *Methode* im Rahmen der «Integrativen Therapie» hat ein ähnlich breites Indikationsspektrum, wie dieses *Verfahren*, auf dessen Grundlage sie entwickelt wurde. Es wurde mit Kindern (*Petzold, Ramin* 1987; *Katz-Bernstein* 1990), mit Erwachsenen (ders. 1988n; *Rahm* et al. 1993) und mit alten Menschen (*Petzold, Bubolz* 1979; ders. 1985h, 1994e) eingesetzt. Die ausdifferenzierte kindertherapeutische Theorie und Praxis der Integrativen Therapie (*Petzold, Ramin* 1987; *Metzmacher, Petzold, Zaepfel* 1995) und ihre entwicklungspsychologischen Modelle (*Petzold* 1990a, 1993c, 1994j), die das Zusammenwirken von Risiko- und Schutzfaktoren unter longitudinaler Perspektive betonen (*Petzold, Goffin, Oudhoff* 1993) und Therapie als Bereitstellen von «schützenden Erfahrungen», «corrective emotional experiences» und alternativen Erlebensmöglichkeiten verstehen (*Petzold* 1992a), können als übergreifender konzeptueller Hintergrund für die Integrative Musiktherapie mit Kindern genommen werden. Die methodischen und medialen Spezialisierungen in der «Integrativen Therapie» – hier die Integrative Musiktherapie – greifen auf den genannten Fundus des *Verfahrens* zurück, tragen aber auch zu ihm bei: die Spezifität des Mediums. Das therapeutische Puppenspiel mit Kindern (*Petzold* 1987a), bietet andere Möglichkeiten als die Arbeit mit Ton (*Petzold, Kirchmann* 1990) oder die mit imaginativen Verfahren (*Katz-Bernstein* 1990) oder Poesie (*Heinermann* 1990). All dies kann in «intermedialen Quergängen» verbunden werden (*Orth, Petzold* 1990c), so daß auch in der musiktherapeutischen Methode andere Medien – z. B. die Arbeit mit Texten oder Bewegung (*Oeltze* 1994) – möglich wird, wenngleich der vorherrschende methodische Zugang die Musiktherapie bleibt, besonders dort, wo eine spezifische Indikation für den Einsatz von Musik gegeben ist.

Die Behandlung von AlterspatientInnen mit musiktherapeutischen Zugehensweisen (*Frohne* 1979; *Müller* 1994) und die integrativ-musiktherapeutische Behandlung von Kindern (*Tarr-Krüger* 1991) haben eines gemeinsam: Die Unmittelbarkeit der Ansprache durch ein Medium, das *vor* der Sprache liegt – und diese Aussage ist

---

[1] Aus dem «Fritz Perls Institut» und der «Europäischen Akademie für psychosoziale Gesundheit», Düsseldorf, überarbeitete und erweiterte Fassung der Graduierungsarbeit am FPI.

nicht nur als Hinweis auf frühe Milieus der Entwicklung zu verstehen, sondern als Verweis auf die besondere Qualität der musikalischen «Ansprache jenseits der Sprache» oder vielleicht «diesseits» von ihr. Musik bietet besondere «affordances» (*Gibson* 1979, *Gibson, Spelke* 1983), Aufforderungscharakteristika, die stimulierend wirken, *Stimmungen* hervorrufen oder beeinflussen – bei Jung und Alt. Die Modulation von Affekten, Gefühlen und Stimmungen ist ein zentrales Moment der Therapie (*Petzold* 1992b, 822f), und Klänge und Melodien sind hier bedeutsame Möglichkeiten der Einstimmung und Umstimmung. Schon in den letzten Gestationswochen können Föten einfache Melodien lernen, die *post partum* erkannt werden können (*Rovee-Collier* 1987), und von den ersten Lebenstagen an ist musikalisches Lernen möglich (*M. Papoušek* 1994a,b). Schon Säuglinge und Kleinkinder können «melodische Konturen» diskriminieren (*Trehub* 1987; *Trehub* et al. 1984; *Morrongiello* 1985), genauso wie dies übrigens auch noch hoch dementen AlterspatientInnen möglich ist (*Petzold* 1990g).

Melodien haben «Gestaltqualität», wie schon *Christian von Ehrenfels* (1890) gezeigt hatte. In ihnen sind Elemente zu einem komplexen *Ganzen* verbunden (*Dowling, Harwood* 1986). Jedes einzelne dieser Elemente – Tonhöhe, Lautstärke, Klangfarbe, Tempo, melodische Kontur, Rhythmus (*Krumhansl* 1979; *Morrongiello* et al. 1985) – hat Wirkung, und natürlich das Gesamt hat Wirkung. Von Säuglingszeiten an (*Thorpe* et al. 1988; *Trehub* 1989) können Menschen aufgrund dieser Merkmale Melodien «verstehen», und zwar – wie *Schwarzer* (1994) in ihren Untersuchungen überzeugend nachweisen konnte – *nicht in einer Entwicklung von einer holistischen Weise* (bei Kleinkindern) zu einer analytischen (bei älteren Kindern und Erwachsenen). Je älter die Versuchspersonen sind, desto «ganzheitlicher» vermögen sie eine Melodie zu erfassen und zu verstehen. Das wesentlichste, *für alle Altersstufen charakteristische Moment ist, daß die Versuchspersonen* «melodisch relevante Information zu erkennen und spontan zu verwenden» vermögen (eadem 106). *Schwarzers* Ergebnisse liegen hier in einer Linie mit der für die «Integrative Therapie» in ihrer Entwicklungstheorie (*Petzold* 1990e, *Petzold* et al. 1994a) so wichtigen «ökologischen Entwicklungskonzeption» von *Gibson*: «Perceptual learning seems most appropriately thought of as a process of differenciation, of perceiving progressivly more deeply embedded structures and more encompassing superordinate invariant relations. Progressive differenciation of structure is particularly obvious as children learn language or music» (*Gibson, Spelke* 1983). Je älter ein Kind wird, umso besser kann es «zu vorgefundener Wirklichkeit kommen» (*Petzold* 1990e/1992a, 690f).

In der musiktherapeutischen Arbeit mit Kindern – und nicht nur dort – kommen diese Prinzipien zum Tragen. Musik stellt in einem «Environment» (Kontext/Kontinuum) mächtige «affordances and constraints» bereit (*Gibson* 1988; *Warren* 1990), auffordernde und begrenzende Momente, in denen sich «Wahrnehmung, Handlung und Feld» verschränken (*Petzold* et al. 1994a), und auf die *affordances* reagiert der Mensch mit auf diese abgestimmten Verhaltensmöglichkeiten, *effectivities* genannt. Wahrnehmung und Handeln, Kompetenz und Performanz sind damit unlösbar miteinander «verschränkt» (*Petzold* et al. 1994a). Im musiktherapeutischen Prozeß werden musikalische Formen, Instrumente, in rezeptiver Ausrichtung angebotene Musikstücke und der Behandlungsraum mit den «social affordances», den Angeboten der Musiktherapeutin verbunden. Dies alles bildet Interferenzmuster mit den «Antworten» der KlientInnen und bildet ein «System» vielfältiger Bezüge, Wirkungen und Rückwirkungen. Durch die Veränderung von Kontext/Kontinuum, d. h. durch die Bereitstellung von neuen, stimulierenden Informationen (affordances) für die Wahrnehmungen des Klienten – auf der sensorischen, emotionalen, sozialen Ebene – wird, das folgt aus der Theorie Gibsons, Verhalten (effectivity) beeinflußbar. Nicht die isolierten Interventionen der Therapeutin beeinflussen das Geschehen, sondern die Veränderung von Kontext/Kontinuum, durch ein «environmental modelling» (Petzold, van Beek, van der Hoek 1994).

Die Integrative Musiktherapie mit Kindern schließt an diese Konzeptionen an, die dadurch, daß sie auf dem anthropologischen Grund der «Intersubjektivitätstheorie» (Marcel 1985) stehen, nicht in die Gefahr laufen, eine verkürzende Konzeption eines «perception-action-cycle» (Warren 1990) zu vertreten. Vielmehr sind das interaktionale Moment eines komplexen, sozioökologischen Entwicklungsverständnisses mit einem «Wahrnehmungs-Verarbeitungs-Handlungs-Zyklus» (Petzold et al. 1994a) im «Koexistenzaxiom» des Miteinanders von Mensch und Welt, Mensch und Mitmensch (Petzold 1980g, 1988p) fundiert und zur Basis therapeutischer Intervention gemacht.

Die folgende Arbeit greift auf das Material aus einer kindertherapeutischen Behandlung zurück, anhand derer einige Grundprinzipien für die «Integrative Musiktherapie mit Kindern» aufgezeigt werden soll.

2 Martin – ein Kind in Schwierigkeiten

Martin ist zur Zeit des Therapiebeginns neun Jahre alt. Sein Leben vollzog sich in sehr wechselhaften «environments», die von großer Instabilität gekennzeichnet waren. Seine Lebensgeschichte liegt teilweise im Dunkeln. Die leiblichen Eltern hatten sich sehr jung kennengelernt und kurz vor *Martins* Geburt geheiratet (sie 18jährig, er 22 Jahre alt). Selber mißhandelt und in Heimen aufgewachsen, hatte die Mutter früh diverse Suchtprobleme und war mit dem Kind von Anfang an völlig überfordert gewesen. Ein gleiches ist für den Vater zu sagen, der bei seiner Großmutter aufgewachsen war und ebenfalls als psychisch instabil gilt. Gelegentlich trinkt er unmäßig. Schon mit 18 Monaten wurde *Martin* vormundschaftsbehördlich «umplaziert», da Hinweise von Nachbarn auf schwere Vernachlässigung (eventuell auch auf Mißhandlungen) sowie auf gravierende Eheprobleme schließen ließen. Die Eltern waren offenbar beide häufig tagsüber abwesend, ohne daß sich jemand um den Säugling kümmerte. Bis zu seinem sechsten Geburtstag lebte *Martin* nun in einer Pflegefamilie, die sich für die eigene Tochter einen Kameraden wünschte. Während dieser Zeit wurde für *Martin* eine Beistandsschaft, später eine Vormundschaft eingerichtet. Der Kindsvater sowie dessen Mutter behielten lockeren Kontakt zu *Martin*, während die Kindsmutter nach einem Umzug sich fast gänzlich zurückzog.

Laut Vormundschaftsberichten ging es *Martin* am neuen Ort zunächst sehr gut, doch die Störungen des motorisch unruhigen, ängstlichen und labilen Pflegekindes hat die Familie auf Dauer überfordert. Die Schwierigkeiten wurden im Kindergartenalter so groß, daß *Martin* in eine kinderpsychologische Beobachtungsstation gebracht wurde, wo er für ein Jahr blieb. Die Diagnose: Schwere Frühverwahrlosung. Von hieraus bemühte man sich um einen Platz in einer heilpädagogischen Großfamilie, der alsbald gefunden wurde. Die Pflegeeltern versuchten zwar jahrelang das Kind in ihre heilpädagogische Großfamilie zu integrieren, stoßen aber an ihre Grenzen. Das Kind ist in seinem Verhalten zu schwierig. Sie suchen Hilfe und Unterstützung in Supervision und Beratung. Das Ergebnis ist, daß *Martin*, inzwischen neun Jahre alt, in eine integrative Musik-Kinderpsychotherapie kommt, über deren Verlauf im Folgenden berichtet werden soll. Zunächst kann die Diagnose «schwere Frühverwahrlosung» unterstrichen werden. Hier nehmen die Schwierigkeiten von Martin ihren Ausgangspunkt. Aus der Sicht Integrativer Kinder- und Jugendlichenpsychotherapie, die einer an der Longitudinalforschung orientierten Perspektive verpflichtet ist (*Rutter* 1988; *Robins, Rutter* 1990) ist eine solche Aussage aber nicht hinreichend. Verhalten wird durch positive und negative Einflüsse über einen Entwicklungsverlauf hin geprägt. Der neunjährige Junge hat eine neunjährige Geschichte und diese ist insgesamt zu betrachten, um dann zu einer adäquaten Einschätzung der Persönlichkeit des Kindes und seiner Verhaltensweisen – der angemessenen wie der gestörten – zu kommen. Diagnostisch werden im Gespräch mit der Pflegefamilie die Symptomatik, die Verhaltensschwierigkeiten aber auch die Kompetenzen des Kindes erhoben. Im Familienkontext fällt *Martin* durch Maßlosigkeit (z. B. beim Essen), Unterwürfigkeit gegenüber den Pflegeeltern, durch inadäquate bzw. fehlende Gefühlsäußerungen auf und mit seiner Unfähigkeit, konstruktiv mit anderen oder für sich zu spielen. Sein Verhalten ist durch eine allgemeine Beziehungslosigkeit gegenüber Menschen, Tieren und Gegenständen gekennzeichnet. Außerhalb des Hauses nimmt er sehr oft selbst wildfremde Erwachsene distanzlos in Beschlag oder provoziert Szenen, in denen er eine Opferrolle einnimmt und die Pflegegeschwister und -eltern in ein «schiefes Licht» stellt, was sich natürlich nicht besonders förderlich auf deren Engagement auswirkt. Obwohl *Martin*s Schulleistungen sowie sein sozialer und emotionaler Entwicklungsstand nicht altersgemäß sind, kann man von einer durchschnittlichen Intelligenz ausgehen. Es werden sogar immer wieder von verschiedenen Seiten besondere Fähigkeiten festgestellt (z. B. eine hohe «Feinfühligkeit», ein «sechster Sinn»), die *Martin* aber eher zu verbergen sucht, indem er sich ‹absichtlich› weniger kompetent gibt, als er ist. Überhaupt sieht es so aus, als ob das Kind auf vielfältige Art und Weise die Zuneigung und Zuverlässigkeit seiner BetreuerInnen auf die Probe zu stellen sucht, ja sogar bereit ist, Beziehungen zu riskieren oder gar zu zerstören, indem er sich «schlecht macht», etwa Leistungen nicht erbringt, Gegenstände – eigene und fremde – zerstört oder beschädigt, sich nicht pflegt (Nase putzen), sehr unappetitlich ißt usw. «Nehmt ihr mich an, auch wenn ich so häßlich bin?», scheint er zu fragen, so jedenfalls kann man sein Verhalten aus psychodynamischer Sicht interpretieren. Im «multitheoretischen Diskurs» der Integrativen Therapie (*Petzold* 1994a) wird aber noch eine andere Optik eingeführt: *Martin* hat, soweit dies aus den anamnestischen Daten ersichtlich ist, während seiner gesamten Entwicklung immer wieder äußerst unsichere «environments» gehabt. Er war an Menschen und Situationen «ausgeliefert». Die «Kontrolle» (*Flammer* 1990) über sein Leben und seine Lebensbedingungen lag nicht bei ihm (*internal*), sondern bei *externalen* Einflußgrößen. Die Theorie der Kontrollüberzeugungen hat in zahlreichen Experimenten nachgewiesen, daß dies für Menschen keine gute Situation ist. *Martin* hatte offenbar in seiner frühen Kindheit aber nicht so viele Schäden davongetragen, daß er in der Entwicklung seines Selbst und auch in seiner Ich-Entwicklung (*Petzold* 1992a, 575ff, 677ff) eine schwere Deprivationssymptomatik ausgebildet hätte. Offenbar hatte es in seinem weiteren Kontext immer wieder auch «schützende Inselerfahrungen», «significant caring adults» und andere «protektive Faktoren» gegeben (*Petzold, Goffin, Oudhoff* 1993) – die aufmerksamen Nachbarn, die Mutter des Kindsvaters, die erste Pflegefamilie usw. -, so daß er eine brauchbare Intelligenz aber auch Empathie und eine «soziale Kompetenz und Performanz» entwickeln konnte, auch wenn diese – vordergründig betrachtet – von ihm «negativ» eingesetzt wird. *Martin* ist nämlich in der Lage, durch sein Verhalten sein «environment» zu kontrollieren. Seine Inszenierungen, die Schwierigkeiten, die er macht, führen dazu, daß er in seinem sozioökologischen Kontext/Kontinuum *Kontrolle* gewinnt. Er ist damit nicht mehr nur an die Menschen und Situationen ausgeliefert, und dies ist ein wichtiger «Überlebensmechanismus», denn das Kind weiß nicht, wann es wieder als «zu schwierig» abgelehnt und durch behördliche, unbeeinflußbare Entscheide erneut «umplaziert wird». Im Rahmen seiner «Identitätsentwicklung» – zwischen dem vierten und sechsten Lebensjahr also – bestand für *Martin* keine Sicherheit, und gerade die Identitätsentwicklung ist maßgeblich vom sozioökologischen Umfeld geprägt (*Petzold* 1990m). Die «social affordances» (ders. et al. 1994a) signalisierten Unzuverlässigkeit und *Martin* reagierte psycho-logisch, indem er versuchte, Situationen für sich kontrollierbar zu machen, um auf diese Weise Sicherheit zu erhalten, vielleicht eine nicht sehr angenehme – nämlich negatives Feedback auf sein unangepaßtes Verhalten -, aber diese Sicherheit war immer noch besser, als das Ausgeliefertsein.

So ist *Martin* nun in seinem vierten «Zuhause»: nicht schlecht aufgehoben aber eher toleriert als akzeptiert oder gar geliebt. Die Struktur seines «environments» signalisiert Ambivalenz, und der Pflegefamilie ist dies nicht zu verdenken. Nur, in einem solchen Kontext kann *Martin* weder eine gesicherte Identität gewinnen, noch das für seine Mitmenschen belastende Verhalten ablegen, das ihm zumindest eine gewisse Kontrolle über seine Umgebung ermöglicht. Die positive Zuwendung aus seiner Pflegefamilie einerseits und der Kontakt zu seiner Großmutter väterlicherseits, der einigermaßen konstant geblieben ist, gewährleisten ihm die für ein Kind notwendige «Minimalversorgung» mit emotionaler Zuwendung. Die Begegnungen mit dem leiblichen Vater selbst sind rar und weitgehend davon geprägt, daß dieser viele Versprechungen macht, die er nie einlöst. Sicherer Boden fehlt also allenthalben. Zu der leiblichen Mutter besteht zum Zeitpunkt der Behandlung keinerlei Kontakt. Da auch zu den übrigen Bezugspersonen, die er zwischenzeitlich hatte, die Kontakte völlig abgebrochen sind, wird evident, daß *Martin* bislang nie die Erfahrung einer verläßlichen, *kontinuierlichen*, schützenden und verbindlichen Beziehung hatte machen können, so daß selbst für «hard growing children» unter schweren Lebensbedingungen der so wichtige protektive Faktor des «significant caring adult» (vgl. *Werner, Smith* 1982; *Rutter* 1985a, 1990) sich nicht oder allenfalls sehr schwach ausgeprägt in der Gestalt der Großmutter findet. Positive Erfahrungen bleiben «inselhaft», was allerdings nicht unterschätzt werden darf, denn «schützende Insel-Erfahrungen» und «gute Zeiten» (*Petzold* et al. 1993, 220ff, 1995a) können eine lebensrettende Qualität haben.

Die frühen Defiziterfahrungen (ders. 1990e) und die Trennungen (*Rutter* 1971, 1991) von den ambivalenten Eltern, die ihre eigene unglückliche Geschichte weitergaben (ders. 1987b), der wiederholte Verlust von Bezugspersonen, die leeren Versprechungen des Vaters, die anhaltenden «double-bind»-Botschaften und die derzeitige, im Grunde genommen ähnlich uneindeutige Situation («Wir wollen dich, aber wir lieben dich nicht!»), dies alles stellt eine Kette «verletzender Erfahrungen», «chain of adversive events» (vgl. *Robins, Rutter* 1990) mit zwischenmenschlicher Kommunikation dar, die *Martin* offensichtlich geschädigt hat und zutiefst mißtrauisch werden ließ. Er war äußerst sensibel geworden für «unausgesprochene Mitteilungen» (hidden agendas). Seiner eigenen Wahrnehmung ebenso immer wieder mißtrauend wie seinen Mitmenschen, fühlt er sich gefangen im Gewirr zwischenmenschlicher Kommunikationsebenen, die für ihn immer wieder eine pathogene Qualität gewinnen (*Sameroff, Emde* 1989). Er findet auf diese Weise keinen adäquaten Ausdruck für seine Regungen, Empfindungen, Gefühle, ganz zu schweigen vom Aufbau positiver, «selbstreferentieller Emotionen» (*Petzold* 1992b, 823f).

Wurden im gesunden Fluß verbalen Austausches, der für die Entwicklung eines integrierten Selbst in einer «world of storys» (*Stern* 1989, 1990) so wesentlich ist (*Nelson* 1989a, 1993; *Petzold* 1993c), so viele, so verwirrende und bedrückende Hindernisse in den Weg gelegt, ist eine Behandlung mit einer *Methode* wie der Musiktherapie, die einen Schwerpunkt in der nonverbalen Arbeit hat und von dort ausgehend verbale Zugänge erschließen kann (*Frohne-Hagemann* 1990), in besonderer Weise indiziert. Dies auch darum, weil die «prävalent pathogenen Milieus» (*Petzold* 1988n, 234), die *Martin* erfahren hatte, schon sehr früh, also im vorsprachlichen Raum ihren Ausgang genommen hatten und durch die Vernachlässigungssituationen im ersten Lebensjahr (*Bowlby* 1969, 1973, 1980; *Stern* 1985; *Rutter* 1981, 1991) auch mit frühen Defiziten (*Petzold* 1992a, 577) zu rechnen ist, die bei *Martin* offensichtliche Nachwirkungen hatten, insbesondere da wenig konstruktive Kompensationsmöglichkeiten da waren. Die für die Entwicklung eines gesunden «Leibselbst» so wesentliche «emotionale Differenzierungsarbeit» (ebenda 789ff, 821ff) in der Mutter-Kind-Interaktion (*Stern* 1985; *Dornes* 1993) hat nicht in ausreichender Weise stattfinden können. Da Gefühle in Interaktionen differenziert werden, sie Möglichkeiten des emotionalen Austausches sind und genügend emotionale Informationen vom Kind aufgenommen werden müssen, damit Verarbeitungsprozesse stattfinden können, wird ein sicherer soziökologischer Raum hergestellt werden müssen, in dem die von *Martin* «erwarteten» Ambivalenzmuster nicht zum Tragen kommen können, denn diese verhindern «Eindeutigkeit im Gefühl». *Martin* wird lernen müssen, seine Gefühle in einem solchen eindeutigen Raum wahrzunehmen, weil uneindeutige «affordances» auch «kontaminierte» emotionale Resonanzen auslösen. Er wird lernen müssen, seinen Empfindungen und Gefühlen zu trauen und sie auf verschiedenen Ebenen auszudrücken und zu leben, bevor er, dadurch, daß er seine Gefühle mitteilt, zu einer Sprache finden kann, durch die er einen benennbaren Sinn und benennbare Emotionen erhält. Sein durchaus vorhandenes kreatives Potential, das für ihn wohl ein wichtiger, lebensfördernder «protektiver Faktor» war, kann ihm bei dieser Aufgabe sehr nützlich sein. Blickt man auf die gesamte komplexe Situation, so ist festzustellen, daß der musiktherapeutische Ansatz nicht als einziges Mittel in einer solchen Therapie zu sehen ist. *Martin* muß auf mehreren Wegen Erfahrungen machen, Ausdruck finden, und es geht darum, ihn in «intermedialen Quergängen» (*Orth, Petzold* 1990c) zu begleiten. Die spezifischen Möglichkeiten der Musik werden dabei aber besonders zum Einsatz kommen, allein schon deshalb, weil *Martin*, wie sich herausstellte, für Musik ein «offenes Ohr» hat und eine lebendige Resonanz auf musikalische Angebote zeigt.

Musik hat in Interaktionen eine sehr verbindende Kraft. Gemeinsames Musizieren in der Therapie, besonders in der Arbeit mit Kindern, kann als eine Art Ersatz für die heutzutage im Verschwinden begriffene «Kultur der Hausmusik» angesehen werden. Was früher in vielen Familien zum alltäglichen Leben gehörte und in manchen Kulturen in Form gemeinsamen Tanzens und Musizierens nachwievor ein wichtiger Bestandteil der Sozialisation ist, hat nämlich nicht nur die Funktion des «Miteinander-Spaß-Habens», vielmehr kann es ein Zusammengehörigkeitsgefühl im gemeinsamen Tun begründen, das stabilisierend und beziehungsförderlich wirkt.[1] Das «interplay» von «affordance/effectivity» (*Reed* 1988), das Sich-Aufeinander-Einstimmen, das Miteinander-Schwingen in der *kommotiblen*, motorischen Aktion (*Petzold* 1989h, 1992a), im gleichzeitigen affektiven Ausdruck (vgl. das *co-emoting*, ebenda 841ff oder das *affect-attunement* bei *Stern* 1985), aber auch im synchronen Handeln und in koordinierter kognitiver Steuerung bietet die wertvolle Erfahrung körperlich-seelisch-geistigen Zusammenklangs mit anderen. Dieses Erleben geht im Zeitalter makellosen Virtuosentums und perfekter elektronischer Wiedergabe (was ein unerreichbares Anspruchsniveau aufrichten kann) bedauerlicherweise mehr und mehr verloren. Gerade für *Martin*, dessen Erfahrungshintergrund an empathischem Mitschwingen äußerst gering war, müßte die Musiktherapie also einen Beitrag dazu leisten, Lücken in der Sozialisation zu füllen.

Zusammenfassend kann man feststellen: Bei *Martin* haben wir es mit einer schweren Entwicklungs- und Persönlichkeitsstörung und der damit verbundenen Beeinträchtigung der Beziehungs- und Bindungsfähigkeit zu tun, verursacht durch fehlende Beziehungskontinuität, zeitextendiertem Mangel an Empathie, Vertrauensmißbrauch und anhaltender, «uneindeutiger Stimulierung» (*Petzold* 1988n) bei weitgehendem Fehlen kompensatorischer und protektiver Erfahrungen. Seine Situation

---

[1] Selbst bei Säugetieren finden sich Formen von "ritualisierten Chorgesängen". So vermuten z. B. Ethologen, daß das gemeinsame Heulen der Wölfe neben der Einstimmung auf die Jagd auch eine rudelintegrierende Funktion gegenseitiger Bestätigung hat, während dagegen ein nicht-integrierter Wolf mit dem "loneliness cry", dem einsamen Heulen, Anschluß sucht (*Zimen* 1993, 93f).

ist von «Ketten widriger Ereignisse» geprägt und von situativen Kontinuitäten, für die zwiespältige «affordances» kennzeichnend waren. Therapeutische Arbeit wird deshalb dabei ansetzen müssen, ein eindeutiges «environment» zumindest für die Therapiesituation herzustellen, Beziehungskontinuität anzubieten und zu gewährleisten, so daß neue Formen des Wahrnehmungsverhaltens möglich werden, die sich auch in seine anderen «environments» hineinübertragen lassen und sich so auf Dauer hoffentlich generalisieren können.

3 Theragnostik – ein integrierter Weg von Diagnose und Therapie

Im Integrativen Ansatz werden Diagnose und Therapie als ein prozeßhaftes Geschehen betrachtet. Beide Dimensionen – die diagnostische und therapeutische – sind beständig im Behandlungsgeschehen präsent (*Petzold* 1974k, 1993p). Die Behandlung von *Martin* begann deshalb mit einem Sammeln von diagnostischen Daten über seine Lebensgeschichte und seinen Lebenszusammenhang, über sein Verhalten, seine Gefühle, sein Denken, die Art und Weise seines Kommunizierens, und eben dieses Sammeln selbst war schon ein therapeutischer Vorgang, denn in ihm wurde nicht nur von seiten der Therapeutin etwas «über ihn» zusammengetragen, sondern es war eine *gemeinsame Arbeit*, an der das Kind zunehmend Teil hatte. Das intersubjektive Moment muß in jedem Bereich des diagnostisch-therapeutischen Geschehens präsent sein, sonst ist eine Veränderung von seiten des Kindes nicht möglich, weil dieses – eingebettet in seinen Kontext – immer wieder auf die «affordances und constraints» des Kontextes antworten wird. Natürlich werden die theragnostischen Akzentsetzungen in starker Weise von der Therapeutin bestimmt, weil diese aufgrund ihrer Ausbildung und ihrer theoretischen Orientierung bestimmte Perspektiven in den Vordergrund stellt, aber dennoch müssen es immer auch die Perspektiven des zu behandelnden Kindes sein, sonst kann ein fruchtbares therapeutisches Geschehen nicht entstehen. Im folgenden seien einige wesentliche Aspekte herausgegriffen und vorgestellt.

3.1 Soziales Netzwerk

Menschen sind in der Regel nicht allein auf ihrer «Lebensstraße». Sie fahren im «convoy» (*Petzold, Goffin, Oudhoff* 1993), in Bezugsgruppen. Wenn man ein so schwergestörtes Kind wie *Martin* behandeln will, muß man versuchen, einen Blick in seine «Beziehungsgeschichte» zu erhalten (*Sameroff, Emde* 1989), in sein vergangenes und sein gegenwärtiges soziales Netzwerk (*Keupp, Röhrle* 1987; *Laireiter* 1993). Familienangehörige, Freunde, KlassenkameradInnen, ArbeitskollegInnen aber auch eine therapeutische Beziehung in einer Therapiegruppe gehören zu einem solchen Netz, zum convoy, dessen Qualität von entscheidender Bedeutung ist. Die Formen der «Relationalität» (*Petzold*, 1986e; *Orth, Petzold* 1993b) bestimmen nämlich die «Persönlichkeitsentwicklung», d. h. den «Status des Leibselbst», die Entwicklung von «Ich» und «Identität». Das Wissen um diese Einflußgrößen bildet die Basis für therapeutisches Handeln, indem *Probleme*, *Ressourcen* und *Potentiale* des Klienten und seines Feldes erhoben werden, um danach *Ziele* zu bestimmen, *Inhalte* aufzugreifen und *Methoden* auszuwählen, mit denen die Ziele erreicht werden sollen (*Petzold, Orth* 1994a).

Die Therapeutin und das «*environment*», das sie anbietet, eröffnet dabei die Chance, unter der Perspektive «ökologischer Psychologie» die sozialen Handlungsmöglichkeiten und Grenzen, die «*social affordances and constraints*» (ders. et al. 1994a; *Gibson* 1979; *Reed* 1988), die sich im Convoy des Patienten finden, zu beeinflussen: einmal, indem sie ein «*micro-environment*» besonderer Art bereitstellt, das Therapiesetting, zum anderen, indem sie durch familien- und netzwerktherapeutische Interventionen die übrigen *environments* zu beeinflussen sucht. Wenn dies gelingt, so wächst die Chance der Verhaltensänderung, d. h. der Beeinflussung von dysfunktionalen «effectivities», Verhaltensstörungen, Symptomen, einer seelischen Erkrankung, aber auch von Potentialen und Kompetenzen, die gefördert werden, der Beeinflussung der Gesamtpersönlichkeit in Kontext/Kontinuum also.

3.2 Social worlds – geteilte Weltsicht

Um die richtige Beziehungsqualität in der therapeutischen Interaktion anbieten zu können, muß man wissen, welche *Defizite* und *Störungen* in den vergangenen sozialen Netzwerken vorherrschend waren und im gegenwärtigen Netzwerk wirksam sind, um gegebenenfalls dieses in die Behandlung einzubeziehen, soweit dies möglich ist. Vor allen Dingen muß man als Therapeutin den eigenen Platz und die eigene Bedeutung im Netzwerk des Patienten kennen. Schließlich ist es für die Kindertherapie wesentlich zu wissen, welches die Werte und Normen sind, die in seiner Umgebung gelten, die Alltagstheorien über das Leben – wir bezeichnen sie als «social worlds» (*Strauss* 1978; *Petzold, Schneewind* 1986a; *Petzold, Petzold* 1991b), denn auch sie gilt es zu beeinflussen, weil sie die «social affordances» eines Kontextes bestimmen. Gerade bei älteren Pflege- oder Adoptivkindern ist es von grundsätzlicher Bedeutung, daß es gelingt, ihre Vorstellungswelt mit der der neuen sozialen Umgebung zu synchronisieren.

*Martin*s Pflegefamilie ist eingebettet in einen heilpädagogischen Familienverein mit einer eigenen Schule und regelmäßigen gemeinsamen Veranstaltungen sowie Supervision der Elternpaare. Seine «Eltern» sind also «berufsmäßige Eltern», die neben dieser Aufgabe noch einen kleinen Bauernhof bewirtschaften. Als *Martin* in diese Familie aufgenommen wurde, gab es nebst den eigenen drei Töchtern (alle jünger als *Martin*) noch weitere Pflegekinder (zwei Schwestern, alle älter als *Martin*). Drei Jahre später wird noch ein kleiner Junge dazukommen. Unter diesen «Geschwistern» ist *Martin* schlecht akzeptiert und unbeliebt, da er beim Spielen oft stört, viele Spielsachen kaputt macht und sich kaum wirklich in ein Spiel vertiefen kann – er hatte ja nie eine «intakte Spielkultur» (*Petzold* 1993a, 1139; *Frühmann* 1992) erfahren.

Der Pflegevater (im folgenden Vater genannt) war anfänglich sehr motiviert und ist mit viel gutem Willen an die Situation herangegangen. Er wurde aber mit der Zeit durch die Schwierigkeiten mit dem Jungen so hilflos (und unterschwellig aggressiv), daß er für *Martin* fast keine anerkennenden Worte mehr finden kann, sondern nur Klagen und Bemängelungen. Mit einer fast trotzigen Überzeugung betont er aber immer wieder, daß er und seine Frau *Martin* auf jeden Fall behalten wollen. Daß diese Aussage nicht auf dem emotionalen Boden der Sympathie gründet, spürt *Martin* – aber «ohne Sympathie, keine gesunde Entwicklung», kann man, *Ferenczi* (1988) paraphrasierend, sagen. *Martin* verhält sich dem Vater gegenüber scheu, fast unterwürfig und wirkt eingeschüchtert. Zu der Pflegemutter (im folgenden Mutter genannt) ist der Kontakt etwas herzlicher. Ihre Gegenwart sucht *Martin*, während er dem Vater eher ausweicht. Doch auch die Mutter klagt darüber, daß sie keinen Zugang zu *Martin* finde. Sie ist ratlos und überfordert, wirkt müde und belastet. Die Eltern tragen an der Last von *Martins* Geschichte. Die Lehrerin, welche alle Pflegekinder des Vereins so lange betreut, bis sie in die öffentliche Schule gehen können – denn die meisten sind leistungsmäßig unter dem Durchschnitt – zeigt trotz gelegentlicher Ratlosigkeit ein großes Engagement für den Jungen und versucht, ihm in der Schule möglichst viele Angebote für kreativen Ausdruck bereitzustellen, denn sie erkennt die Bedeutung «kreativer Medien» für die Behandlung solcher komplexer, früher Schädigungen (*Petzold, Geibel* 1972; *Katz-Bernstein* 1990; *Petzold, Kirchmann* 1990). *Martin* geht sehr gerne in die Schule, fordert dort aber sehr viel Aufmerksamkeit. Außerdem kommt es vor allem auf dem Schulweg sehr oft zu Streitigkeiten mit seinen «Geschwistern» und SchulkameradInnen. Er wird oft gehänselt und ist seinerseits geschickt darin, die anderen Kinder derart zu provozieren, daß sie ihn schlagen oder ausgrenzen, worauf er bei außenstehenden Personen moralische Unterstützung sucht und sich dabei als «armen Jungen», als Opfer, darstellt. *Martin* nimmt hier selektiv «social affordances» aus seinem Umfeld auf und reagiert entsprechend: er reinszeniert alte traumatische Szenen und Stücke, die sich als «maligne Narrative» (*Petzold* 1990p; 1992a, 600f, 886ff, 906) in seinem Leben festgeschrieben haben und ihn an der freien Gestaltung neuer Situationen hindern oder an einer alternativen Nutzung situativer Aufforderungscharakteristika (affordances).

Wie dünn die Verbindung in seinem sozialen Netzwerk zu seiner Ursprungsfamilie und sonstigen Bezugspersonen seiner Biographie ist, wurde bereits erwähnt. Dennoch kommt dem Bezug zu seiner Großmutter väterlicherseits als schützender «Figur des Beistandes» Bedeutung zu, obgleich auch bei ihr rigides Pflichtbewußtsein und Schuldgefühle die Qualitäten echter Zuneigung eintrüben oder überschatten. So sind denn im gesamten sozialen Netzwerk, mit Ausnahme der Lehrerin, keine wirklich tragfähigen Beziehungen zu finden. Differenzen mit den Geschwistern und SchulkameradInnen verhindern überdies das Gefühl einer *Zugehörigkeit* zu einer «geteilten sozialen Welt», in der man «dabei» ist. Die Verbindungsfäden des Netzes sind dünn und rissig, die Zwischenräume groß und bedrohlich. Als «Netz unter dem Netz», als kleine Sicherheitsgarantie, kann aber der Umstand gelten, daß der «Verein der Großfamilien» als Unterstützung- und Kontrollorgan das Geschick des Knaben stets ernsthaft im Auge behält und u. a. mit jährlichen, ärztlich geleiteten Kinderbesprechungen seine Entwicklung von verschiedenen Seiten betrachtet und mitverfolgt. Als Kindertherapeutin, die mit dem Zugang der Integrativen Musiktherapie in diesem Netz arbeitet, ist es wichtig – und deshalb erfolgte hier eine detaillierte Darstellung – eine Gesamtvorstellung des Netzwerkes und der in ihm vorherrschenden «social worlds», der Werte und normativen Orientierungen, zu gewinnen und daran mitzuwirken, die Netzwerkqualität zu verbessern, im Netzwerk selbst ein tragendes Seil zu bilden und die Möglichkeit einer geteilten und zu teilenden «sozialen Welt» für *Martin* zu bieten.

3.3 Relationalität

Innerhalb der Netzwerke ist die Qualität der Beziehungen bedeutsam und nach den Ausführungen im vorangegangenen Abschnitt kann gesagt werden: *Martin*s Behandlung muß auf Beziehungs- und Bindungsqualitäten zentrieren. In der «Integrativen Therapie» und damit in der «Integrativen Musiktherapie» (*Frohne-Hagemann* 1993) strukturieren wir das therapeutische Beziehungsgeschehen in den Relationsformen «Konfluenz, Kontakt, Begegnung, Beziehung, Bindung» (*Petzold* 1986e, 1991b; *Orth, Petzold* 1993b), was in etwa auch einer gesunden ontogenetischen Entwicklung zu Beziehungs- und Bindungsfähigkeit entspricht. Die Bedeutung der einzelnen Stufen und ihre musikalische Entsprechung spezifiziere ich – ein Schema von *Isabelle Frohne-Hagemann* (1990, 108) ausdifferenzierend – folgendermaßen:

Entwicklungsphasen bzw. Persönlichkeitsschichten (in Anlehnung an *M. Mahler* und *H. Petzold*)	*Funktion der Musik und therapeutische Bedeutung*
zentrierte Kommunikation (Konfluenz/Selbstregulation)	Stimulierung vegetativer und motorischer Vorgänge
(soziale Kontakte)	Singen, Tanzen, Baden in Musik Rhythmusspiel
Differenzierende Entwicklung (Kontakt ‚Distanznahme)	Spiel auf Instrumenten als Übergangsobjekten, Solospiel
Selbstgefühl, Selbstwert (Begegnung, Trennung)	Zusammenspiel im Wechsel, Solospiel, Dirigierversuche
Wiederannäherung (Begegnung/ Beziehung; Nähe/Distanz; Kontrolle/ Hingabe, Autonomie/ Anpassung etc.)	entsprechende Improvisationen über Führen und Folgen, Geben und Nehmen ect. Instrumente als Intemediärobjekte
Individuation	ungenormtes, selbstbestimmtes Spiel ohne Regeln, das den Gesetzen der Beziehungsdynamik folgt

Auf diesem Hintergrund betrachte ich *Martins* Verhältnis zu den Menschen, zu seiner Umgebung und zu mir selbst – ich bin ja Teil seines Netzwerkes geworden –, wie es sich mir in den ersten gemeinsamen Stunden zeigt.

Martins Lebens-Beziehungs-Geschichte ist gekennzeichnet von Beziehungsverlusten und -abbrüchen, seine jetzige Situation von Bindungslosigkeit und Isolation. Diesen großen Graben zwischen ihm und seinen Mitmenschen versucht er oft mit dem Mut der Verzweiflung gleichsam in «einem Satz» zu überspringen, indem er auf neue, fremde Menschen sehr direkt und vereinnahmend zugeht, ein Phänomen, das auch bei Heimkindern oft beobachtet wird, die in folge stets wechselnder Bezugspersonen eine «unscharfe Grenze» zwischen «fremd» und «vertraut» gebildet haben (*Bischof* 1985, 473f). So platzt er in die erste Therapiestunde ohne Scheu, ohne sicherndes Prüfen der Situation herein mit grenzenloser Neugierde und unmittelbarem Aktionismus (wir sprechen im Integrativen Ansatz von negativer Konfluenz und Intrusion, *Petzold* 1986e). Er bietet auch schnell an, was an Kreativität in ihm steckt, als ob er sich erst einmal von seiner besten Seite zeigen wollte. Dabei sind zwar schon einige gute Kontaktmomente möglich, jedoch zeigen sich ebenso schnell auch die Störungen: gemeinsames improvisiertes Spiel bricht *Martin* sehr plötzlich ab (archaische Retroflexion, Isolation, ebenda). Den Schluß der Stunde kann er nie annehmen. Er versucht ihn hinauszuzögern. Spielangebote von meiner Seite ignoriert er weitgehend. Mit den Instrumenten geht er oft so grob um, daß ich pädagogisch eingreifen muß. So lotet er meine Grenzen aus und testet gleichzeitig meine Bereitschaft, ihm als Bezugsperson dennoch treu zu bleiben (Kontakt als Grenzerfahrung, vgl. auch *Ramin, Petzold* 1987). Momenten von Nähe oder Zartheit läßt er immer sogleich ein Gegenstück folgen: durch destruktive, abwendende Handlungen entzieht er sich den Situationen gelebter Gemeinsamkeit und läßt mich mit «angebrochenen Situationen» stehen. Generell ist sein Vermögen, bei einer Sache zu bleiben, sehr gering. Oft hastet er von Reiz zu Reiz, will immer wieder etwas Neues ausprobieren. Der Aufforderungscharakter, den die Instrumente bieten, entspricht nicht den Situationen seiner gewohnten Lebenswelt. Er versucht jedoch, die Muster aus diesem Bereich in die Therapiesituation zu transponieren. Die Instrumente sind ihm schnell verleidet. Eines, das er in der vorausgegangenen Stunde schon ausprobiert hat, will er in der nächsten nicht wieder in die Hand nehmen (Kontaktabbruch, Berührungsabbruch, Inkonstanz). *Martin* präsentiert sich als ein begegnungs- und beziehungsunfähiges Kind, das zwar Kontaktangebote teilweise annehmen und auch selbst initiieren kann, die Kontaktmomente aber nie lange aushält, sondern sich bald aus ihnen zurückzieht oder sie zerstört. Andererseits liefert er sich damit auch nicht an Beziehungen aus. Er behält die Kontrolle über die Situation. Er bestimmt, wie lange Kontakte dauern können, ob Begegnungen stattfinden oder nicht. Beziehungen könnten zu bindend sein, also werden sie verhindert. Drückt *Martin* so sein wiederholtes Verlassen-Worden-Sein aus, sein Gefühl, er sei ein ungeliebtes Objekt, mit dem man sich eine Weile beschäftigen kann, um es dann wieder wegzulegen, wegzuwerfen? Oder hat er Angst, sich zu verraten, zuviel zu zeigen, seine «Autonomie» zu verlieren, wenn er über Musik und Instrumente mit mir in Kontakt tritt, der intensiver wird, in eine Beziehung zu münden «droht»?

Dies alles sind Deutungshypothesen für sein Verhalten, die experimentierend in der Interaktion überprüft werden müssen. Es geht aber nicht nur um die Erklärung der Hintergründe seines Sozialverhaltens. Wichtiger ist, im «environment» des musiktherapeutischen Settings Alternativen für Beziehungsqualitäten zu finden, und Reinszenierungen zu unterbrechen, damit sich in der therapeutischen Interaktion eine heilende Wirkung für die Störungen seiner Persönlichkeit entfallen kann.

4   Persönlichkeitsentwicklung

Gemäß der Persönlichkeitstheorie der Integrativen Therapie geschieht Persönlichkeitsentwicklung in sozialen Kontexten und Integrative Musiktherapie ist als eine an der Longitudinalforschung ausgerichtete Form der entwicklungszentrierten Behandlung zu sehen (*Petzold* 1993c, 1994j). Die therapeutische Situation ist ein Stück begleiteter Lebensgeschichte oder auch Entwicklungsgeschichte, wenn man so will, in der Persönlichkeit gestützt und gefördert wird, und zwar in all ihren Dimensionen: Selbst, Ich und Identität (ders. 1992a, 528), die sich über die ganze Lebensspanne hin verändern, in einem «life span developmental approach» (*Barton* et al. 1980), in welchem genetische Dispositionen (z. B. Temperament, *Zentner* 1993b) und Sozialisation (*Hurrelmann* 1988) zusammenwirken. Grundlage dieses gesamten Entwicklungsgeschehens ist das «archaische Leibselbst». Es ist auch deshalb Ansatzpunkt des therapeutischen Handelns. Das Leibselbst verfügt über eine motorischperzeptuelle (*Warren* 1990) und eine mnestische Ausstattung (*Engelkamp* 1990), aus der sich bei unbeeinträchtigter Entwicklung Ich-Funktionen ausbilden und sich zu einem kohärenten Ich zusammenschließen (*Petzold, Orth* 1994a), das mit zunehmender Reife in der Lage ist, auf das in diesen Prozessen gleichfalls heranreifende (Leib)-Selbst zu reflektieren, sich selbst zu erkennen und anhand solcher Selbstbilder, die durch Selbst- und Fremdattributionen sowie Bewertungen entstehen (also durch kognitive, emotionale und interaktionale Prozesse), Identität zu generieren (*Petzold* 1992a, 528f). Eine prozessuale Diagnostik muß deshalb «... herausfinden, in welchem Stadium der Persönlichkeitsentwicklung Schädigungen wirksam geworden sind, [...] und welche Dimensionen der Persönlichkeit – Selbst, Ich oder Identität – auf welcher Entwicklungsstufe besonders in Mitleidenschaft gezogen worden sind» (ders. 1988n, 200). Schädigungen resultieren dabei in der Regel aus mißlungenen Interaktionen mit relevanten Bezugspersonen, sind also letztlich Schädigungen in Beziehungen und aus diesem Grund müssen Heilungsprozesse auch wiederum über Beziehungen laufen. Die prozessuale Diagnostik (ders. 1993p; *Osten* 1995) im Therapiegeschehen versucht deshalb, «prävalente pathogene Milieus» aufzuspüren und zugleich zu den dort auffindbaren negativen bzw. adversiven Beziehungsqualitäten Alternativen bereitzustellen. Dabei wird der Blick auf mögliche Schädigungen in jeder Persönlichkeitsdimension gerichtet.

4.1 Status des Leib-Selbst

Da wir bei *Martin* aus den anamnestischen Daten auf sehr frühe Defizite schließen müssen, legen wir unser Augenmerk zunächst auf das Fundament der Persönlichkeit, das *Leib-Selbst*. Seine Grundlagen sind einerseits die genetisch verankerten körperlichen Fähigkeiten der Wahrnehmung, des Gedächtnisses und des handelnden Ausdrucks, andererseits die sozialen Einflüsse durch interaktionsfähige und -willige (Bezugs)personen, welche diese Anlagen durch «multiple Stimulierung» zu ihrer vollen Entfaltung bringen, indem sie entsprechende «social affordances» in der relevanten Umwelt bereitstellen. Bei *Martin*, das zeigt sich aus der Anamnese wie aus der therapeutischen Arbeit, hat ein Mangel von positiver Stimulierung die Entwicklung vom «archaischen zum reifen Leib-Selbst» (*Petzold* 1992a, 528ff, 677f) nachhaltig gestört und in seinem Leib markante Spuren hinterlassen. Zwar macht *Martin* insgesamt einen gesunden Eindruck, seine Grobmotorik ist altersgemäß, im feinmotorischen Bereich aber weist sein «*expressiver Leib*» (*Petzold* 1988n, 196f, 1993a, 797f) einen Entwicklungsrückstand auf. Er schaut mit offenen, wachen Augen in die Welt, sein Mund lacht – ein oft aufgesetztes, nicht selten sogar ein hysterisches, exzessives Lachen – als ob er den fröhlichen Jungen spielen müsse. Sein «*perzeptiver Leib*» (ebenda 797f), d. h. die Gesamtheit leiblicher Wahrnehmungsausstattung, ist in weiten Teilen gesund, in anderen scheint er aber «anästhesiert» zu sein (*Orth* 1994). So schildern ihn die Pflegeeltern als auffallend unempfindlich gegenüber Wärme, Kälte und Schmerz. Diese physische Schmerzunempfindlichkeit geht einher mit einer psychischen: *Martin* zeigt nie seelischen Schmerz, jedenfalls nie dann, wenn es zu erwarten wäre. Andererseits kann er wegen geringfügiger Frustration in übermäßiges Weinen ausbrechen. «Krokodilstränen», sagen die Eltern. Unmäßig sei auch sein Eßverhalten. Er ißt ohne Vorlieben und Abneigungen von allem ungeheure Mengen. Diese Tendenz zur Maßlosigkeit – Folgen mangelnder Grenzerfahrungen – wird auch in der Musiktherapie deutlich: *mehr* von allem möchte er, mehr Zeit, mehr Raum, mehr Instrumente .... Dem «Zuviel» steht natürlich ein strukturelles «Zu-Wenig» gegenüber, ein grundsätzlicher, einverleibter Mangel an so vielem, ein unstillbar scheinendes Bedürfnis nach «Nahrung» im weitesten Sinne.

Auch *Martins* «*memorativer Leib*» (*Petzold* 1993a, 1157ff) – das Archiv des Leibgedächtnisses – ist beeinträchtigt, wobei aber schlecht auszumachen ist, wo *Martin* tatsächlich keinen Zugang zu seinen Leibarchiven und zu seiner Geschichte mehr hat und wo er Erlebtes ungeschehen machen will, indem er nicht darüber spricht, ihm keinen Ausdruck mehr gibt. So behauptet er beim Vorlegen von Photographien seiner ersten Pflegefamilie, diese Menschen nicht zu kennen, was aber eher unwahrscheinlich ist. Die dahinterliegende Strategie, traumatische Erlebnisse mitsamt der damit verbundenen Personen auszulöschen, wird hier sehr deutlich: aktive Verdrängung als Schutzmechanismus.

Daß bei beeinträchtigtem *perzeptiven* und *memorativen* Leib auch der *expressive* Leib (ders. 1988n, 196f) nicht intakt sein kann, ist nur logisch. In der allerersten Therapiestunde läßt *Martin* zwar durchscheinen, wie groß sein Drang nach Ausdruck, wie stark sein Bedürfnis ist, gesehen zu werden und wie vielfältig seine Ausdrucksmöglichkeiten sind: er trommelt begeistert mit, tanzt, erfindet spontan Melodieteile und singt kräftig erste, gemeinsam erfundene Lieder. Ein Talent zu musikalischer und klanglicher Darstellung und Formgebung ist unübersehbar. Doch lange hält er seine Offenheit nicht durch. Schon bald versiegt die Quelle seiner kreativen Äußerungen und er zieht es vor, sich und seine Produkte zu verbergen, ohne dabei auf die teilweise überbordende Aktivität zu verzichten, die aber unpersönlich und ausdrucksschwach bleibt. In verschiedenen Situationen wird deutlich, daß er zu seinen eigenen Ausführungen und Produkten ein schlechtes Verhältnis hat: seine Zeichnungen rette ich immer wieder vor der Zerstörung – sie sind ja Ausdruck seiner selbst und das kann ich ihn auf diese Weise erfahren lassen. Sein eigenes Abbild (Foto auf einem Ausweis) findet er abstoßend häßlich, obwohl es recht nett aussieht. Tonbandaufnahmen von seinem/unserem Spiel enttäuschen ihn. Eine vielleicht besonders auffällige Einschränkung des «expressiven Leibes» stellt die von seinen Eltern mit Befremden festgestellte Tatsache dar, daß Martin praktisch keinen Körpergeruch hat (vgl. *Süskind* 1985: «Sie müssen riechen, damit man sie lieb haben kann!»), eine Ausdruckshemmung, -hinderung oder -verweigerung im Extrem? Glücklicherweise ist *Martin*s Interesse an «kreativen Medien» aller Art aber so groß, daß wir, soweit dies der nicht sehr gut ausgestattete Raum zuläßt, die Musiktherapie mit diversen anderen Tätigkeiten ausweiten und bereichern können. Insbesondere muß *Martin*s Bewegungsdrang Raum gegeben werden können, da dieser bei all seinen Aktivitäten durchscheint und zuweilen die Qualität eines hyperkinethischen Syndroms hat, bei dem eine besondere Indikation für die Arbeit mit Bewegung besteht (*Fink* 1991).

4.2 Ich und Identität

Die schwerwiegende Beeinträchtigung des «Leib-Selbst» kann für die Entwicklung des Ichs und der Identität nicht ohne Folgen geblieben sein. Die massive Vernachlässigung des Säuglings und des Kleinkindes bedeutet ja nicht nur ein Defizit an körperlicher Zuwendung und zwischenleiblicher Erfahrung, sondern auch einen Mangel an Grenzerfahrung, an *Kontakt* (der Berührung und Abgrenzung in einem ist) mit den eigenen Grenzen und denen von Mitmenschen, der für die Ich-Entwicklung so wichtig ist. Er bedeutet weiterhin einen Mangel an Spiegelungserfahrungen (*Bischof-Köhler* 1989; *Vyt* 1994), welche für den Gewinn von Erkenntnis über das eigene Wesen, die eigenen Gefühle und Seelenzustände, also für Selbsterkenntnis und Identitätsbildung unerläßlich ist (*Nelson* 1990). So sehen wir im Bereich der primären Ich-Funktionen (Wahrnehmen, Wollen, Memorieren, Denken, Fühlen, Handeln, vgl. *Petzold, Orth* 1994a), neben den bereits im vorangehenden Abschnitt geschilderten Störungen der Wahrnehmung, des Gedächtnisses und des Ausdruckes, vor allem die emotionale Reife beeinträchtigt und die sozialen Fähigkeiten unzureichend ausgebildet. Ergänzend möchte ich noch darauf hinweisen, wie eindrücklich hier besonders das Defizit an sozialen Kompetenzen bei *Martin* zu negativen Fremd- und Selbstattributionen geführt hat, mit den daraus hervorgegangenen unklaren Selbstbildern, woraus eine instabile, halt- und rastlose Identität resultierte. *Martin* kennt zwar seinen Namen, aber seine Wurzeln, sein Selbst, der Untergrund seiner Identität sind so schwach, daß es scheint, als ob er jeder Zeit wieder «verpflanzt» werden könnte. Seine Prozesse der Identitätsbildung entbehren nicht nur wichtiger Grundlagen im Leib-Selbst, sondern sind durch wiederholte plötzliche und sehr radikale Veränderungen des sozialen Umfeldes in entscheidenden Lebensphasen gestört worden. Martin fehlt zu einer gesunden Identität eine sinn-volle Beziehung zu seiner persönlichen Geschichte und auch eine mit anderen Menschen «geteilte Geschichte», mit der und durch die er sich selber identifizieren kann (*Petzold* 1991o; *Spence* 1982a). Dem identitätssichernden und -aufbauenden Moment der Therapie wird deshalb eine große Bedeutung zukommen. Die musiktherapeutischen Interaktionen müssen nämlich Möglichkeiten bieten, sich zu üben, Wahrnehmung und Ausdruck frei ins Spiel zu bringen. Durch eindeutige Attributionen in den wichtigen Identitätsbereichen (Leiblichkeit, soziales Netz, Schulzusammenhänge, Sicherheit der familiären Umgebung, Wertebereich; vgl. *Petzold, Orth* 1994a) soll dem Knaben die Möglichkeit gegeben werden, zu positiven Selbstattributionen zu kommen, positive Zuweisungen aus der Umgebung auch als solche auf- und annehmen zu können, so daß sie verinnerlicht werden können und zu seinem Identitätserleben beitragen.

Blickt man auf all diese hier zusammengetragenen diagnostischen Perspektiven, so treten sehr viele pathologische Einflüsse in den Vordergrund. Die Gefahr pathologiezentrierter diagnostisch-anamnestischer Betrachtungsweise, vor der in der Integrativen Therapie gewarnt wird (*Petzold* et al. 1993; *Osten* 1994), liegt nahe. Aber eine solche Perspektive ist für die Behandlung von Kindern wie *Martin* nicht zielführend und angemessen. «Hard growing children» (*Radge-Yarrow, Sherman* 1990) haben zwar verwundete Seiten aber auch Stärken (*Werner, Smith* 1982), die es zu nutzen gilt. Diese seien hier deshalb noch einmal hervorgehoben, denn an diese vitalen Potentiale gilt es anzuknüpfen. Sie sind die Quellen seiner Selbsterhaltungskräfte, die in der Therapie genutzt werden müssen, seine salutogenen Potentiale (*Antonovsky* 1987), seine explorativen Impulse sind gebremst oder geschwächt. Positiven/protektiven und prolongierten Defiziten und Ketten adversiver Ereignisse, d. h. die Analyse seiner Problemsituationen, seine Ressourcen und seine Potentiale bilden die Grundlage für die Zielformulierung, Strategieentwicklung, Auswahl der methodischen Wege und Planung der Behandlung.

5 Das «therapeutische Curriculum» – Überlegungen zum Behandlungsplan

Für die Strukturierung der Fülle des auf dem Hintergrund allgemeiner therapeutischer Leitvorstellungen (z. B. Entfaltung von freier Kommunikationsfähigkeit oder Gewinn von Identität und Beziehungsfähigkeit) diagnostizierten Beeinträchtigungen und Störungen, greifen wir in der Integrativen Therapie auf deren Modell von «Relationalität» (vgl. 3.3) zurück, das therapeutisches Handeln in den Prozeß «Konfluenz → Kontakt → Begegnung → Beziehung → Bindung» stellt und damit eine grobe Zielstruktur setzt (*Petzold* 1986e; *Orth, Petzold* 1993b). Diese Ziele stehen aber nicht abstrakt im Raum, sondern erfordern die Gestaltung von «environments», in denen sie sich als «social affordances», als Angebotsstrukturen, konkretisieren.

Wenn die Entwicklung des Kontaktverhaltens gestört wurde, müssen für das Kind und mit ihm Situationen geschaffen werden, in denen *positive Konfluenz* möglich ist, damit eine Vertrauensbasis entstehen kann, auf deren Grundlage Erfahrungen der Grenzziehung möglich sind und Differenzierungen, also *Kontakte* geschehen können. Diese sind die Grundlage von *Begegnung*, in der wechselseitige Einfühlung, lebendige Intersubjektivität erlebt werden kann, die Voraussetzung für *Beziehung* (d. h. Begegnungen, die über das Hier-und-Jetzt hinausgehend die Vergangenheit und Zukunft des Gegenübers miteinbeziehen) bietet und gegebenenfalls *Bindung* möglich macht.

Die therapeutische Beziehung als *interpersonales* Geschehen auf der verbalen Ebene kann aber nur einen Teil der *Beziehungsarbeit* ausmachen; «... weil [nämlich] die frühen Beziehungserfahrungen zwischenleibliche waren» (*Petzold* 1986e), wird es gleichzeitig darum gehen, *Martin* zu sich selber in Beziehung zu bringen, in Kontakt zu seinen Gefühlen und zu seinem Leib, den es für ihn als Grundlage seiner Identität durch Identifikationsleistungen noch anzueignen gilt. Die vielen möglichen Formen und Zwischenformen von Nähe und Distanz (leibliche und seelische) sind zu entdecken, die ihm die Freiheit geben sollen, sich von seinen extremen Formen der Isolation und der Distanzlosigkeit zu befreien und adäquater reagieren und agieren zu können. Besondere Beachtung und Sorgfalt verlangt der Aspekt des Vertrauens. Sicher spielt das Schaffen von Vertrauen in jeder Therapie eine hervorragende Rolle. Wo es jedoch so anhaltend und massiv verletzt und mißbraucht wurde, wie im Fall von *Martin*, kann man nicht genug darauf bedacht sein, weitere Verletzungen zu vermeiden. Keine vorschnellen Aussagen, keine Abmachung, die nicht eingehalten werden kann, keine Halbwahrheiten kann man sich da leisten (*Ferenczi* 1927/28). Das Üben von gegenseitiger Verläßlichkeit auf allen Ebenen muß einen zentralen Platz einnehmen. Da es in diesem Therapieprozeß nicht nur um «Nachsozialisation», den «zweiten Weg der Heilung» (*Petzold* 1988n) gehen wird, um den Versuch also, einen Teil der nichtgemachten Erfahrungen nachzuholen bzw. negative Erlebnisse durch korrigierende «emotionale Erfahrungen» (*Alexander, French* 1948) auszugleichen, sondern vorrangig um eine Stabilisierung im jetzigen sozialen Umfeld, dessen Tragfähigkeit nicht gewährleistet ist und das weiterhin pathogene Elemente aufweist, muß die Behandlung in erster Linie als Wegbegleitung gesehen werden, in deren Rahmen «alternative Erfahrungen» (*Petzold* 1992a, 765) gemacht werden können. Dieses Faktum und die Schwere der Störungen veranlassen mich, eine Langzeittherapie ins Auge zu fassen, welche Beziehungskontinuität erfahrbar machen soll.

Als Grobziele wurden folgende formuliert:
- Aufbau einer kontinuierlichen, tragfähigen Beziehung,
- direkte und offene Kommunikation,
- freier Ausdruck von Gefühlen und körperlichen Regungen,
- Sensibilisierung für eigene Bedürfnisse,
- Verbesserung des Selbstwertgefühls,
- Förderung von Autonomie.

Als Feinziele seien genannt:
- gute «Momente» aushalten lernen,
- ein «gutes Ende» (von Sitzungen und Sitzungssequenzen) gestalten, ohne Abbruch oder Wenden in Destruktivität,
- alternative Ausdrucksmöglichkeiten für aggressive Impulse finden,
- vielfältige Körpererfahrungen ermöglichen,
- Abgrenzungen üben,
- adäquaten Umgang mit Instrumenten üben.

6 Therapieverlauf

Die formulierten Ziele wurden im Verlauf der Therapie systematisch angegangen, wobei immer wieder verschiedene Aspekte in den Vordergrund getreten sind, abhängig von der Situation des Kindes und den Konstellationen in seiner häuslichen Umgebung. Vom psychotherapeutischen Standpunkt her wäre es sinnvoll, das Therapiegeschehen anhand der aufgezeigten Elemente «Konfluenz, Kontakt, Begegnung, Beziehung, Bindung» aufzurollen, weil hier die therapeutische Beziehungsarbeit, die ein Kernanliegen der Arbeit war, ein-sichtig würde. Weil aber die Möglichkeiten zur Detaildarstellung einer differenzierten Kasuistik bei einem Langzeitprozeß der Therapie ohnehin begrenzt sind, möchte ich in dieser Arbeit spezifisch musikalische Aktivitäten in den Vordergrund stellen, nämlich die Arbeit mit Liedern, der in der musikpsychotherapeutischen Literatur wenig Beachtung geschenkt wird. Denn obwohl das musikalische Gestalten und Improvisieren insgesamt ein wichtiges und spezifisches Element in der Arbeit mit *Martin* war, so war doch die Bedeutung des Liedes in dieser Therapie so bestimmend, daß sie in dieser Kasuistik als Leitfaden dienen kann, um von hierher immer wieder auf die Dimensionen der therapeutischen Beziehung, des therapeutischen «environments» und der Leiblichkeit zu verweisen.

6.1 Exkurs: Das Lied in der Musiktherapie

Wo Lieder von PatientInnen gut aufgenommen werden, wie von *Martin*, bieten sie für die musikpsychotherapeutische Behandlung ausgezeichnete Möglichkeiten. Ihre geschlossene Form, der klare Anfang, der vertraute Verlauf und das berechenbare Ende geben einen Rahmen, der gegenüber einer freien Improvisation Sicherheit und Struktur bereitstellt. Nicht selten hilft dies gerade ausdrucksgehemmten und ungeübten PatientInnen, die Schwelle hin zum aktiven, improvisatorischen Musizieren zu überschreiten. Oft hört man in der musiktherapeutischen Praxis in den ersten suchenden Tönen von PatientInnen bekannte Liedmelodien heraus, an denen sie sich zu orientieren suchen. Das Lied verspricht aber nicht nur formale Sicherheit. Es führt auch meist sehr schnell zu einer ersten Form von Verständigung: Ist es den Beteiligten bekannt, so stellt es den Boden für ein gemeinsames Erleben bereit, aus dem sich ein Gefühl von Zusammengehörigkeit entwickeln kann. Oft knüpfen Lieder an. Sie werden zu «klingenden Repräsentationen» von «social worlds», zu Symbolen gemeinsam geteilter Werte und Perspektiven (*Petzold, Schneewind* 1986a; *Strauss* 1978; *Petzold, Petzold* 1991b). Die Chance, über Lieder Einblick in die «social worlds» von PatientInnen zu erhalten, weiterhin Wertschätzungen für solche Traditionen auszudrücken, kann für den Gewinn von Vertrauen von großer Bedeutung sein. Eine einseitige Zentrierung in der Musiktherapie auf die Improvisation, die als *die* musiktherapeutische Arbeitsform betont wird, vergibt hier wichtige therapeutische Möglichkeiten, weil damit das «Melodien-Suchen» von PatientInnen nicht genügend begünstigt wird gegenüber der «eigentlichen» musiktherapeutischen Arbeit, nämlich der improvisatorischen. Beim gemeinsamen Singen von Liedern kommt neben der kommunikativen Verbundenheit des gemeinsamen Tuns noch die Verschränkung von emotionalem und motorischem Erleben zum Tragen. Der Bezug zum Leib wird hergestellt, da das «körpereigene Instrument», die Stimme, einbezogen ist (*Frohne* 1979, 383). Ein drittes, nicht zu unterschätzendes Element liegt im *Text*, der zwischen verbal-vokalem und nonverbal-tonalem Ausdruck (Melodie) eine Brücke zu schlagen vermag. Es wird nämlich zu einer musikalisch gestalteten «Stimmung» bereits eine mögliche Form der Verbalisation mitgeliefert, und das kann eine Hilfestellung beim Finden von eigenen Aussagen sein. Im vorgegebenen Liedtext wird etwas ausgesagt, mit dem sich der Patient gegebenenfalls identifizieren kann, oder was sich durch Veränderung auf die eigene Situation zupassen läßt. Das Lied erhält dadurch eine projektive Qualität, die sich in der Behandlung von *Martin* als sehr nützlich erwies.

6.2 Initialphase

Die für die erste Stunde erwähnte Aktivität, ja Hektik, war für die gesamte Initialphase der Therapie (ca. 20 Stunden, bei wöchentlicher Sitzungsfrequenz) charakteristisch. Der Knabe stürzte sich auf die Instrumente, durchsuchte die Instrumentenschränke, probierte das eine oder andere aus und fand zu keiner ruhigen Aktivität. Er war grundsätzlich begeistert von dem instrumentalen und musikalischen Angebot und erfand manchmal in seiner Freude spontan Melodieteile, die ich mit Stimme und Klavier aufnahm und mit ihm zusammen weiterentwickelte. Bei solchen Aktivitäten war *Martin* mit leuchtenden Augen dabei. Es waren die ersten Kontaktmomente zwischen uns und er genoß sie, doch diese länger andauern zu lassen, war für ihn offenbar nicht möglich. Er brach sie oft unvermittelt ab, um dann immer hektischer und überschießender werdend, von einem Reiz zum anderen zu gehen, ohne sich auf etwas wirklich einzulassen. In meiner Gegenübertragung verspürte ich zuweilen aufkommenden Ärger. *Martin* wollte mich unter seiner lustigen Aktivität provozieren. Sein Interesse an den Instrumenten wurde ziemlich oberflächlich und entsprechend sein Umgang mit ihnen. Durch groben und entfremdeten Gebrauch drängte er mich in die Rolle der Grenzen-Setzenden und Einschränkenden. Er konstellierte Situationen, in denen nichts anderes möglich war als einzugreifen. Er kontrollierte auf diese Weise aber auch mein Kontaktverhalten. Mit zurückhaltender, therapeutischer Abstinenz war – wollte ich meine Instrumente retten –

nichts zu erreichen. *Martin* zeigte sich mir in dieser Anfangsphase in einem ungeheuren Spannungsfeld zwischen Aufbauen und Zerstören, nach Gemeinsamkeit suchend und sie zugleich verunmöglichend, gierig nach neuem und sich davor verschließend. Meine therapeutischen Aktionen bestanden vorerst darin, ihn mit dieser ganzen Palette von Verhaltensformen zu sehen, zu hören, anzunehmen und auf seine Verhaltensangebote einzugehen. Dennoch mußte ich auch Grenzen setzen. Die konstruktiv-kreativen Seiten nahm ich bestätigend auf, stellte ihnen meine spielerischen Seiten zur Verfügung. Der gemeinsame Ton, das gemeinsame Singen bot eine erste Annäherung. Unser Lied in dieser Zeit war: «Hei de Gloggebueb, lueg wie-ner tanze cha» («Hei der Glockenbub, schau, wie er tanzen kann»). *Martin* wünschte sich dieses Lied in der Initialphase oft. Er trug dabei Schellenbänder an Hand- und Fußgelenken, tanzte wild aber kontrolliert und begleitete mein Klavierspiel an Trommeln oder Perkussionsinstrumenten, wobei er den Schluß des Liedes bezeichnenderweise immer aggressiv/destruktiv gestaltete, indem er z. B. das Becken so kräftig anschlug, daß es zu Boden viel. Diesen destruktiven, überschießenden Seiten versuchte ich zu begegnen, indem ich ihm die strapazierfähige Gongtrommel zum Schlagen zur Verfügung stellte oder ihm unmittelbar einen Plastiksack oder ein Bund Zeitungen zum Zerstören gab. Ohne zu zögern nahm er diese Materialien als willkommene Objekte seiner aggressiven Impulse an. In der siebten Stunde kam es auf diese Weise zu einem wichtigen Kontakt in Form einer spielerisch-lustvollen und befreienden «Schneeballschlacht» mit Zeitungsballen. In dieser Stunde gelang es uns dann zum ersten Mal, ein Abschiedslied, das ich ihm in der dritten Behandlungsstunde vorgestellt hatte, gemeinsam aufzuhören, d. h. ohne sein überbordend kräftiges Nachspiel, bei dem ich um die Instrumente bangen mußte. Dieses Lied blieb von da an über längere Zeit unser Abschiedsritual. Eines Tages entdeckte er ein Liederbuch im Materialschrank, das in den folgenden Stunden weitere Kontaktmöglichkeiten bot. Wir sangen alle Lieder, die wir beide kannten, wobei auffallend war, wie stark sich *Martin* stets des gesungenen Textes bewußt war. «Mues immer de plogeti Hansli sy» («Ich muß immer das geplagte Hänschen sein») sprach ihn besonders an. Offenbar fand eine Identifikation statt, die aber nicht deutend angesprochen wurde.

6.3 Mittelphase der Therapie

Die Sequenzen gemeinsamer Aktivität waren in dieser Phase nachwievor kurz. Über mehrere Wochen kam Martin regelmäßig mit Wünschen nach irgendwelchen Tätigkeiten, die in unserem Raum absolut nicht möglich waren. Er wollte unbedingt die Stunde einmal draußen im Hof abhalten. Ich lehnte diesen Wunsch ab, da das Setting eine solche Aktivität nicht möglich machte (der Behandlungsraum lag in einer Sonderschule). Außerdem ging es *Martin* weniger ums «draußen sein» als um den Versuch, etwas Unmögliches zu erreichen. Wütend und traurig über die Ablehnung verkroch er sich in einer Stunde in einen Schrank, wo er lange blieb. Mit Klopfzeichen konnte ich nach geraumer Zeit die Kommunikation wieder in Gang bringen. Meine verbalen Angebote hatte er ignoriert. Langsam kroch er aus dem Schrank, immer noch wütend: «Aber ich, *ich* gehe jetzt raus auf den Hof!» – T: «Martin, unsere Abmachung ist, daß ich diese Stunde hier in diesem Raum für dich da bin. Ich mache gerne etwas mit dir, aber ich bleibe hier im Zimmer». Die Abgrenzung wird gleichzeitig mit einem Kontaktangebot verbunden. Er verläßt das Zimmer, kommt nach sehr kurzer Zeit aber zurück, noch immer Rotz und Tränen im Gesicht. Ob ich ein Taschentuch habe, fragte er. Den Rest der Stunde verbringen wir friedlich mit dem Singen von Liedern, die er heute extra (!) aus der Schule mitgebracht hatte. Wir sind beide reicher um die Erfahrung der Grenzen des/der anderen. Zur nächsten Stunde kommt er mit einer bestimmten Melodie im Kopf. Vom Text wußte er nur noch «Gipfelkreuz». Dieses Lied wollte er unbedingt singen. «Wenn wir erklimmen schwindelnde Höhen, steigen dem Gipfelkreuz zu», singen wir dann. In der letzten Strophe heißt es dann «Bergvagabunden sind treu, ja treu!». Auf seine Frage hin erkläre ich ihm, was «treu» heißt: «Wenn man mit Menschen und Dingen zuverlässig umgeht, man zu jemandem hält, in guten und schlechten Zeiten, das ist treu». Als er später in dieser Stunde wiederholt Spielzeug nach kurzem Gebrauch in die Ecke warf, frage ich ihn: «Denk doch mal an die Sache mit dem Treusein. Es ist nicht schön, wenn man Sachen, die man nicht mehr mag, wegwirft. Mit Menschen ist das auch so». *Martin* lacht sein schrilles Lachen «Wenn ich zu blöd tu, dann können die Bs (Pflegeeltern) mich auch wegschicken. Das haben die schon gesagt!» – T: «Das wäre wohl sehr schlimm für Dich?» – «Ja», sagt *Martin* und wechselt schnell das Thema. Ich bin hier mit meiner indirekt gegebenen Deutung auf *Martins* «protektiven Widerstand» (*Petzold* 1981b) gestoßen, der ihn davor bewahren sollte, von allzu schmerzhaften Emotionen überschwemmt zu werden. Ich akzeptiere dies und vertraue darauf, daß er mit wachsendem Zutrauen und mit dem Gewinn von Sicherheit darauf verzichten kann, über angstauslösende Themen hinwegzugehen. Statt des Abschiedsliedes wünscht *Martin* sich in dieser Stunde das Lied von den Bergvagabunden noch einmal. «Treu ... treu», kräht er am Schluß und schaut mich dabei strahlend an! In der Folge stellt er meine Treue zu ihm unvermindert auf die Probe. Meine Grenzen – was den Umgang mit Instrumenten oder dem Aktionsradius während der Therapiestunde anbetrifft – kannte er mittlerweile recht gut, aber er wurde nicht müde, sie immer wieder auszutesten. Das angrenzende Zimmer, ein Spielzimmer für die schulinternen Kinder, bot zahlreiche Gelegenheiten dazu: In seiner unstillbaren Neu-gierde zog es ihn förmlich in andere Räumlichkeiten und es kostete *uns* viel Energie, einen für beide akzeptablen Weg zu finden, wie wir das umfangreiche Spielmaterial aus dem Spielzimmer in unsere Stunde einbeziehen konnten. Mich und ihn auf das raumeigene Instrumentarium einzuschränken, fand ich ebenso unzweckmäßig, wie ihn bei der Auswahl der Spielsachen und der Wahl der Räumlichkeiten freien Lauf zu lassen. Seine Maßlosigkeit und sein Unvermögen, Grenzen einzuhalten, sich zu entscheiden, hätten ihn und die therapeutische Situation überfordert. Wir einigten uns schließlich darauf, daß er sich zu Anfang der Stunde für maximal drei Gegenstände entscheiden könne. Seine «kreativen Lösungen» im Umgang mit dieser Abmachung (z. B. einen Stapel Bücher oder einen Korb voll kleiner Spielsachen, als *ein* Stück zu deklarieren) beantwortete ich mit Flexibilität von meiner Seite, und er nahm dies zur Kenntnis. Bei all diesen Reibungspunkten hatte er mich immer wieder auch einmal ärgerlich oder gar wütend gesehen und ich ihn natürlich auch. Jedoch am Ende der Stunde, beim Singen des Abschiedsliedes, stellten wir jeweils fest – und das war ein beruhigendes Moment –, daß *wir* das Problem gelöst hatten, nicht mehr «hässig» waren, uns «treu» geblieben waren.

Mit der Zeit wich die nervöse Betriebsamkeit von *Martin* einer seltsamen, angespannten Ruhe. Der Junge zog sich massiv zurück, nahm fast keine Angebote mehr auf und zeigte sich über viele Stunden nur an Büchern und Zeitschriften interessiert. Gleichzeitig ließ er Kassetten mit Musik oder Märchen laufen und pendelte mit der Aufmerksamkeit ständig hin und her. Nichts schien ihn zu erreichen. Das Abschiedslied bildete einen der wenigen Berührungspunkte. Hin und wieder ließ er sich von einem Lied locken, das ich vor mich hinzuspielen begann, wenn ich alle Versuche, ihn zu erreichen, scheitern sah. Manchmal schien es aber auch zu genügen, wenn ich einfach bei ihm saß und er sich an mich lehnen konnte und ich ihm etwas über den Kopf oder den Rücken strich. Bei solchen Sequenzen von geringer Aktivität ist man leicht geneigt, von «Widerstandsphasen» zu sprechen, aber man kann die Dinge auch anders sehen: Die hektische Aktivität war abgeklungen, ohne daß *Martin* schon in ausreichendem Maße ein neues Beziehungs- und Handlungspotential zur Verfügung stand. Die therapeutische Beziehung braucht eine Art «Moratorium». Die Therapie ging inzwischen in den achten Monat. Die Schwierigkeiten im Außenfeld, in der Pflegefamilie und in der Schule hielten weiterhin an. Der Raum der Therapie kann in dieser Zeit als der einzige «ruhige Raum» bezeichnet werden. Dies allein schon ist mit Blick auf die Gesamtsituation als ein wichtiges Faktum zu sehen. TherapeutInnen, die zu stark auf Effekte im Außenfeld orientiert sind, übersehen oftmals, daß der «*therapeutische Raum*» für das Kind ein wesentliches «environment» darstellt, in dem es sich aus anderen «environments» mit problematischen Aufforderungsqualitäten (affordances) zurückziehen kann. Leicht entsteht dann die Gefahr, daß man in einer Art «Erfolgsaktivismus» auch in der Therapie weiterkommen will, ohne daß man sieht, daß damit auch der Schutzraum, der nicht unter Leistungsdruck stehen sollte, gefährdet wird.

Weiterhin ist zu sehen, daß bei einer längerfristigen Therapie mit sehr aktiven, verhaltensschwierigen Kindern von *Martins* Alter die reine Musiktherapie an ihre Grenzen kommt und man immer wieder neue Wege finden muß. Bei *Martin* zeigte sich dies in seinen Wünschen, nicht nur Lieder singen zu können, sondern sie auch spielen zu lernen. Ich habe diesen Wunsch aufgenommen, aber natürlich waren auch die Grenzen vorgezeichnet: *Martin* hatte nicht die Konzentrationskraft und ein hinlängliches Maß an Frustrationstoleranz, den erforderlichen Übungsaufwand durchzustehen. Er erfuhr hier sehr deutlich seine Grenzen und mußte dabei von seiten der Therapeutin Entlastung erhalten. Die Therapiestunde ist kein Schulunterricht, sondern eine Situation, in der man etwas ausprobieren kann, aber nicht unbedingt mit Resultaten aufwarten muß.

Die Qualität der Beziehung zwischen *Martin* und mir blieb positiv, auch wenn auf der Aktivitätsseite in manchen Stunden wenig geschah. Derartige Phasen bedürfen einer sorgfältigen Reflexion der Gegenübertragungsqualitäten, eigener Leistungsansprüche und Aktivitätswünsche. Gelingt es, derartige Impulse nicht in den therapeutischen Raum und in das Beziehungsgeschehen eindringen zu lassen, so können sich Lösungen ergeben. In dieser Therapie allerdings kam es anders. Externale Faktoren griffen sehr hart und störend in das Leben von *Martin* ein. Der Junge war in der Pflegefamilie immer mehr in die Rolle eines «Sündenbocks» geraten und es war zu einer Fixierung der Familiendynamik gekommen, die in der Supervision mit den anderen Pflegeeltern problematisiert wurde. Der zuständige «Heilpädagogische Familienverein» sah eine sinnvolle und weiterführende Betreuung von *Martin* im Rahmen dieser Pflegefamilie nicht mehr gegeben. Die Differenzen zwischen Verein und Familie konnten nicht beigelegt werden, und so kam es zu einem Bruch des Kooperationsverhältnisses. *Martin* wurde von den Verantwortlichen aus dieser Familie genommen und in eine andere Familie gebracht. Diese Entwicklung hatte sich angebahnt und *Martin* sah, was auf ihm zukam. Natürlich war sein eigenes Verhalten ein nicht unbedeutender Faktor in der gesamten Konstellation, andererseits war die Familie selbst mit der Gesamtaufgabe, eigene Kinder und mehrere schwierige Pflegekinder zu betreuen, über ihre Möglichkeiten gegangen. *Martin* war – in Verlängerung seiner «Karriere von Abbrüchen» – hier in der «Index-Position». In der Therapie zeigten sich die bedrohlichen Entwicklungen deutlich. Der Junge war in der Zeit vor dem Umzug in der Interaktion völlig «zu». Er benutzte die Stunde als Schonraum – vielleicht einfach, um einmal abschalten zu können, nicht in einem Kontext zu sein, in dem er beständigem Druck ausgesetzt war. Jede Aktivitätsanforderung hätte eine zusätzliche Belastung bedeutet, insbesondere da der Problemdruck so angewachsen war, daß *Martin* mit Somatisierungen reagierte. Er, der sonst robust war, nie krank, begann im Schullager mit nervöser Unruhe und Erbrechen zu reagieren. Unter diesen Umständen war die Entscheidung des Vereins sicher die einzige Möglichkeit, da andere Mittel, wie z. B. Beratung und Supervision der Familie, ausgeschöpft waren. In all diesen Umbrüchen, insbesondere bei der Phase der Eingliederung in die neue Familie, muß die Therapie als ein wichtiges, Stabilität gewährleistendes Moment in seinem Leben gesehen werden (die für das Kind nicht unmittelbar erfahrbare Schutzfunktion des Vereines einmal nicht in Rechnung gestellt). Auch die Lehrerin und die Schule blieben ihm als ein stabilisierendes «environment» erhalten. In dieser Phase der Orientierung im neuen Netzwerk suchte *Martin* sehr viel Körperkontakt – einmal in einer spielerisch-aggressiven Weise über Tollen und Raufen, ohne daß es zu den früher immer wieder vorkommenden, überschießenden Reaktionen kam, zum anderen in einem verstärkten Anlehnungsbedürfnis, dem Wunsch gehalten und massiert zu werden. In all diesen Interaktionen trat die Musik als Medium zurück und die «direkte Beziehungsarbeit» stand im Vordergrund. Zwischendurch aber zeigten Lieder auch etwas von seiner emotionalen Befindlichkeit. Das Lied «Heute hier, morgen dort» von *Hannes Wader*, das er zu dieser Zeit fast jedesmal singen wollte, war Ausdruck seines Lebensgefühls. Der Text spricht für sich selbst:

»Heute hier, morgen dort, bin kaum da, muß ich fort,
hab mich niemals deswegen beklagt;
hab es selbst so gewählt,
nie die Jahre gezählt, nie nach gestern und morgen gefragt.

Manchmal träume ich schwer, und dann denk ich, es wär
Zeit zu bleiben und nun was ganz anderes zu tun.
So vergeht Jahr um Jahr, und es ist mir längst klar,
daß nichts bleibt, daß nichts bleibt, wie es war.

Daß man mich kaum vermißt, schon nach Tagen vergißt,
wenn ich längst wieder anderswo bin,
stört und kümmert mich nicht, vielleicht bleibt mein Gesicht
doch dem ein' oder andren im Sinn.

Fragt mich einer, warum ich so bin, bleib ich stumm,
denn die Antwort darauf fällt mir schwer,
denn was neu ist, wird alt, und was gestern noch galt,
stimmt schon heut oder morgen nicht mehr.«

In der Therapie wurden jetzt ab und zu Familienkonstellationen von *Martin* angesprochen, allerdings nur am Rande. Für ihn war wohl wichtiger, daß die Therapeutin als «significant caring adult» (*Rutter* 1985a; *Petzold* et al. 1993) zur Verfügung stand, als ein verläßlicher «innerer und äußerer Beistand» (ebenda) in den wechselhaften Lebenssituationen. In seiner neuen Pflegefamilie kann *Martin* aber über seine Geschichte und seine Erfahrungen zu sprechen anfangen. Dadurch, daß er jetzt in der Position des «ältesten» – neben zwei leiblichen Kindern der Pflegefamilie – gekommen ist, steht er in einer weniger komplexen Situation, als in seiner vorherigen Pflegefamilie. Der Kontakt der Pflegeeltern zur Therapeutin gestaltet sich auch offener und kooperativer als dies der vorausgegangenen Familie möglich war.

Der weitere Verlauf der Behandlung kann hier nicht mehr dokumentiert werden. *Martin* und der Familie gelingt es, ein hinlänglich tragfähiges soziales Netzwerk zu bilden. In einer gemeinsamen Reflexion der Therapeutin mit den Pflegeeltern, den Verantwortlichen des Vereins und dem Supervisor kommt man überein, daß es sinnvoll sei, die Behandlung auslaufen zu lassen, nicht weil es therapeutisch nichts mehr zu tun gäbe, sondern weil es angezeigt sei, die Behandlung jetzt bei einem männlichen Therapeuten fortzusetzen, da *Martin* zunehmend auch die Auseinandersetzung mit einer männlichen Bezugsperson sucht und diese hier nicht allein auf den Schultern des Pflegevaters liegen sollte. Diese Entscheidung war sicher richtig. Die Phase der Ablösung wurde mit dem Jungen besprochen und so gestaltet, daß die Frequenz der wöchentlichen Behandlungsstunden «ausgedünnt» wurde bis zur Aufnahme seiner neuen Therapie. Für einen kurzen, überlappenden Zeitraum kam er noch für eine Stunde alle drei Wochen, damit ein Ausklang möglich war. Die Behandlung endet mit dem gemeinsamen Kochen und Essen eines «Wunschmenues» in guter Stimmung. Der Kollege, der die Therapie fortsetzte, hat offenbar zu dem Jungen guten Kontakt gefunden, so daß keine Epikrisis auftrat.

7 Abschließende Überlegungen

Kinder- und Jugendlichenpsychotherapeutische Arbeit mit PatientInnen, die eine so schwerwiegende Lebensgeschichte und derart massive Persönlichkeitsstörung haben, muß eingebettet sein in eine «Kette helfender Maßnahmen» und sollte als eine wesentliche Komponente im Gesamtsystem therapeutischer Hilfeleistungen betrachtet werden. Die heilpädagogische Schule, der betreuende Verein, die Pflegeeltern, die Lehrerin, die Musikpsychotherapeutin, die kollegiale Intervision der Pflegefamilien, die externale Supervision, all das sind wichtige Faktoren in einem «helfenden sozialen Netzwerk» (*Petzold* 1995a), das eine fehlende oder nur noch in Fragmenten vorhandene intakte Familienstruktur ersetzen soll und die im Verlauf unglücklicher Sozialisationsbedingungen ausgebildeten Verhaltensauffälligkeiten, Störungen und Symptomatiken auffangen muß. Dies stellt an alle Beteiligten – nicht nur an das Kind – hohe Anforderungen. Man neigt oft dazu, nur die Probleme und Leiden des Patienten zu sehen und berücksichtigt dabei zu wenig, daß diese Patienten auch für die Pflegeeltern, BetreuerInnen und TherapeutInnen Belastung, ja Leid verursachen, besonders, wenn diese sich für die Kinder mit hohem persönlichen Engagement investieren, und das ist notwendig, wenn man Hilfen geben will und Möglichkeiten bereitzustellen bedacht ist, in denen Schädigungen durch heilsame Kontexte ausgeglichen werden sollen. Derartige Therapien erfolgen im «convoy» mit allen, die an einem «prothetischem sozialen Netzwerk» (ebenda) für dieses Kind mitarbeiten. Sie sind im eigentlichen Sinne eine Begleitung über ein wichtiges Stück der Lebensstrecke, die gewährleisten will, daß sich eine Negativkarriere umwandeln kann und zu einer neuen, positiv orientierten Kontinuität hin ausrichtet. Ob dieses Ziel gelingt, wird sich in der Regel erst im jungen Erwachsenenalter beurteilen lassen. Verschiedene Untersuchungen der longitudinalen Entwicklungsforschung (*Rutter* 1988; *Robins, Rutter* 1990; *Quinton, Rutter* 1984a,b, 1988; *Hodges, Tizard* 1989; *Tizard* 1977) eröffnen aber positive Perspektiven mit Blick auf diese intensiven Investitionen. Wo verläßliche «Ketten helfender Institutionen und Agenturen» positive Kontinuitäten gewährleisten, wo engagierte professionelle Helfer «schützende Inselerfahrungen» (*Petzold* et al. 1993) und ein «caretaking continuum» bereitstellen, sind doch hinreichende Chancen gegeben, daß auch Kinder mit höchst problematischen familiären Kontexten und negativen Früherfahrungen zu einer Lebensperspektive und einem Lebensvollzug finden können, der die schlechten Ausgangschancen überwindet und ein befriedigendes Erwachsenen- und Familienleben möglich macht (*Werner, Smith* 1982; *Rolf* et al. 1990; *Rutter, Rutter* 1992).

Zusammenfassung

Anhand einer ausführlichen Kasuistik zur Langzeitbehandlung eines Kindes mit einer schweren, frühen Entwicklungs- und Persönlichkeitsstörung werden Grundkonzepte Integrativer Musiktherapie für die Kinderbehandlung dargestellt. Durch prozessuale Diagnostik, zentriert auf soziale Netzwerke, social worlds, Formen der

Rehabilitation, wird versucht, die Wege der Persönlichkeitsentwicklung zu rekonstruieren: Leib-Selbst, Ich, Identität. So entwickelt sich ein Behandlungsplan, der im Therapieverlauf eingesetzt und in der Darstellung der methodischen Vorgehensweise, der Kombinationen musiktherapeutischer und spieltherapeutischer Möglichkeiten exemplifiziert wird.

Summary

Using an extensive casuistic from a longterm treatment of child with severe early developmental and personality disorders basic concepts of Integrative Music Therapy for children are represented. By processual diagnostics centering on social network, social world, modes of relationality it is attempted to reconstruct the path of personality development: Body-self, Ego, Identity. Thus a treatment curriculum emerges, which is realised in the course of therapy and exemplified through the presentation of the methodological procedures, the combination of the possibilities of music therapy and play therapy.

Literatur

Alexander, F., French, T.M., Studies in psychosomatic medicine, Ronald Press, New York 1948.
Antonovsky, A., Unraveling the mystery of health, Jossey Bas, London 1987.
Barton, E.M., Baltes, M.M., Orzech, M.J., Etiology of dependence in older nursing home residents: The role of staff behavior, *Journal of Personality and Social Psychology* 38 (1980) 423-431.
Berhaus, H.C., Sievert, U. (Hrsg.), Behinderung im Alter, Kuratorium Deutsche Altershilfe, Köln 1994.
Bischof, N., Das Rätsel Ödipus, Piper, München 1985.
Bischof-Köhler, D., Spiegelbild und Empathie. Die Anfänge der sozialen Kognition, Verlag Hans Huber, Bern, Stuttgart, Toronto 1989.
Bloch, H., Bertenthal, B.I. (eds.), Sensory-motor organizations and development in infancy and early childhood, Kluwer Academic Publishers, Dordrecht 1990.
Bowlby, J., Attachment and loss, 3 Volumes, Tavistock, London 1969, 1973, 1980.
Dornes, M., Der kompetente Säugling. Die präverbale Entwicklung des Menschen, Fischer, Frankfurt 1993a.
Dowling, W.J., Harwood, D.L., Music cognition, Academic Press, Orlando, Florida 1986.
Ehrenfels, C. von, Über «Gestaltqualitäten», *Vierteljahrsschrift für wissenschaftliche Philosophie* XIV, 3 (1890) 11-43.
Engelkamp, J., Das menschliche Gedächtnis, Hogrefe, Göttingen 1990.
Ferenczi, S., Die Elastizität der psychoanalytischen Technik (1927/1928), Bausteine III, 380-398.
Ferenczi, S., Journal clinique, Payot, Paris 1985; dtsch. Ohne Sympathie keine Heilung. Das klinische Tagebuch von 1932, S. Fischer, Frankfurt 1988.
Fink, A.M., Integrative Therapie mit hyperaktiven Kindern, in: *Gestalt & Integration* 2/1991-1/1992, 69-77.

Flammer, A., Erfahrung der eigenen Wirksamkeit. Einführung in die Psychologie der Kontrollmeinung, Huber, Bern 1990.
Frohne, I., Musiktherapie mit alten Menschen, in: *Petzold, Bubolz* (1979) 383-394.
Frohne-Hagemann, I., Integrative Musiktherapie als Form kreativer Therapie und symbolischen Ausdrucks, in: *Petzold, Orth* (1990) 807-830.
Frohne-Hagemann, I., Dokumentation der Entwicklung der Integrativen Musiktherapie als Zweig der Psychotherapieausbildung an FPI und EAG, in: *Petzold, Sieper* 1993a, 549-554.
Frühmann, R., Spiele zwischen Eltern und Kindern - Die Bedeutung der «Spielkultur» in Familien, *Gestalt und Integration* 1 (1992) 29-41.
Gibson, E.J., Exploratory behavior in the development of perceiving, acting, and the acquiring of knowledge, *Annual Review of Psychology* (1988) 1-41.
Gibson, E.J., Spelke, E., The development of perception, in: *Flavell, E., Markman, M.* (eds.), Handbook of child psychology, Vol. III, Cognitive development, Wiley, New York 1983, 1-76.
Gibson, J.J., The ecological approach to visual perception, Houghton Mifflin, Boston 1979; dtsch. Der ökologische Ansatz in der visuellen Wahrnehmung, Urban & Schwarzenberg, München 1982a.
Heinermann, B., Arbeit mit Texten und Poesie in der Integrativen Therapie mit Jugendlichen, in: *Petzold, Orth* (1990a) Bd. 2, 975-1010.
Hodges, J., Tizard, B., Social and family relationships of ex-institutional adolescents, *Journal of Child Psychology and Psychiatry* 30 (1989) 77-97.
Hurrelmann, K., Sozialisation und Gesundheit. Somatische, psychische und soziale Risikofaktoren im Lebenslauf, Juventa, Weinheim 1988.
Katz-Bernstein, N., Phantasie, Symbolisierung und Imagination - «komplexes katathymes Erleben» als Methode in der Integrativen Therapie mit Vorschulkindern, in: *Petzold, Orth* (1990a) 883-927.
Keupp, H., Röhrle, B., Soziale Netzwerke, Campus, Frankfurt 1987.
Krumhansl, C.L., The psychological representation of musical pitch in a tonal context. *Cognitive Psychology* 11 (1979), 346-374.
Laireiter, A. (Hrsg.), Soziales Netzwerk und soziale Unterstützung, Huber, Bern 1993.
Marcel, G., Leibliche Begegnung. Notizen aus einem gemeinsamen Gedankengang, bearbeitet von *Hans A. Fischer-Barnicol,* in: *Petzold* (1985g), 15-47.
Metzmacher, B., Petzold, H.G., Zäpfel, H., Zugänge zu den Lebenswelten der Kinder von Heute. Integrative Kindertherapie, Bd. I, Junfermann, Paderborn 1995.
Morrongiello, B.A., Trehub, S.E., Thorpe, L.A., Capodilupo, S., Childrens's perception of melodies: The role of contour, frequency, and rate of presentation, *Journal of Experimental Child Psychology* 40 (1985) 279-292.
Müller, L., Integrative Musiktherapie in der Arbeit mit Alterspatienten, Vortrag, gehalten auf der Fachtagung «Was wirkt in der Musiktherapie?» vom 07.-09.10.1994.
Nelson, K., Narratives from the crib, Harvard University Press, Cambridge, Massachusetts, London 1989a.
Nelson, K., Remembering: A functional developmental perspective, in: *Solomon, P.R., Goethals, G.R., Kelley, C.M., Stephens, B.R.* (eds.), Memory: An interdisciplinary approach, Springer Verlag, New York 1990.
Nelson, K., Erinnern und Erzählen: eine Entwicklungsgeschichte, in: *Integrative Therapie* 1/2 (1993) 73-94.
Oeltze, A., Intermediale Quergänge - Musiktherapie, bildnerisches Gestalten, Poesietherapie, Vortrag, gehalten auf der Fachtagung «Was wirkt in der Musiktherapie?» vom 07.-09.10.1994.
Orth, I., Der «domestizierte Körper». Die Behandlung beschädigter Leiblichkeit in der Integrativen Therapie, *Gestalt* (Schweiz) 21 (1994) 22-36.

Orth, I., Petzold, H.G., Metamorphosen - Prozesse der Wandlung in der intermedialen Arbeit der Integrativen Therapie, 1990c, in: *Petzold, Orth* (1990a) II, 721-774.
Orth, I., Petzold, H.G., Beziehungsmodalitäten - ein integrativer Ansatz für Therapie, Beratung, Pädagogik, 1993b, in: *Petzold, Sieper* (1993a) 117-124.
Osofsky, J.D., Handbook of infant development, Wiley, New York 1982, 1987.
Osten, P., Die Ananmnese in der Integrativen Therapie, *Integrative Therapie* 4 (1994) 392-430.
Osten, P., Die Anamnese in der Psychotherapie - ein Integratives Konzept, Reinhardt, München 1995.
Papoušek, M., Vom ersten Schrei zum ersten Wort. Anfänge der Sprachentwicklung in der vorsprachlichen Kommunikation, Huber, Bern 1994a.
Papoušek, M., Melodies in caregivers' speech: A species-specific guidance towards language, *Early Development & Parenting* 1 (1994b) 5-18.
Petzold, H.G. (Hrsg.), Angewandtes Psychodrama in Therapie, Pädagogik, Theater und Wirtschaft, 1972a, Junfermann, Paderborn, 2. erweiterte Aufl. *Petzold* (1977h).
Petzold, H.G. (Hrsg.), Psychotherapie und Körperdynamik, 1974j, Junfermann, Paderborn, 3. Aufl. 1979.
Petzold, H.G., Integrative Bewegungstherapie, 1974k, in: *Petzold* (1974j), 285-404; revid. in *Petzold* (1988n), 59-172.
Petzold, H.G. (Hrsg.), Angewandtes Psychodrama in Therapie, Pädagogik und Theater, Überarbeitete und erweiterte Fassung von *Petzold* 1972a, Junfermann, Paderborn 1977h.
Petzold, H.G., Die Rolle des Therapeuten und die therapeutische Beziehung, Junfermann, Paderborn 1980f.
Petzold, H.G., Die Rolle des Therapeuten und die therapeutische Beziehung in der integrativen Therapie, 1980g, in: *Petzold* (1980f) 223-290.
Petzold, H.G. (Hrsg.), Widerstand - ein strittiges Konzept der Psychotherapie, Junfermann, Paderborn 1981b.
Petzold, H.G., Integrative Dramatherapie, 1981i, in: *Integrative Therapie* 1 (1981), S. 46-61, auch in: *Petzold* 1982g.
Petzold, H.G., Theater - oder das Spiel des Lebens, Verlag für humanistische Psychologie, W. Flach, Frankfurt 1982g.
Petzold, H.G. (Hrsg.), Leiblichkeit. Philosophische, gesellschaftliche und therapeutische Perspektiven, Junfermann, Paderborn 1985g, pp. 604.
Petzold, H.G., Der Schrei in der Therapie, 1985h, in: *Petzold* (1985g) 547-572; erweiterte Fassung von *Petzold* (1983g).
Petzold, H.G., Konfluenz, Kontakt, Begegnung und Beziehung im Ko-respondenz-Prozeß der Integrativen Therapie, 1986e, in: *Integrative Therapie* 4 (1986), 320-341.
Petzold, H.G., Puppen und Puppenspiel in der Integrativen Therapie mit Kindern, 1987a, in: *Petzold, Ramin* (1987) 427-490.
Petzold, H.G., Integrative Bewegungs- und Leibtherapie. Ausgewählte Werke Bd. I, Junfermann, Paderborn 1988n.
Petzold, H.G., Beziehung und Deutung in der Integrativen Bewegungstherapie, 1988j, in: *Petzold* (1988n).
Petzold, H.G., «Leben ist Bewegung» - Überlegungen zum «komplexen Bewegungsbegriff» und zum Konzept der «Kommotilität» in der Integrativen Bewegungstherapie, Vortrag auf der Studientagung «Klinische Bewegungsnstherapie», 6. Juni 1989, Freie Universität Amsterdam, Amsterdam 1989h; repr. als «Leben ist Bewegung» - Überlegungen zu einem Bewegungsbegriff und zur Kommotilität, in: *Petzold* (1993a) 1337-1348.
Petzold, H.G., Die Behandlung und Aktivierung alter Menschen durch Integrative Tanz- und Bewegungstherapie, 1990a, in: *Petzold* (1993a), 1231-1263.
Petzold, H.G., Integrative Therapie in der Lebensspanne, 1990e, in: *Petzold* (1992a), 649-789.
Petzold, H.G., Nonverbale Interaktion mit Hochbetagten und Sterbenden, Vortrag auf dem Studientag von Pro Senectute Österreich, 7.12.1990, Batschuns, Vorarlberg, 1990g.
Petzold, H.G., Kindliche Entwicklung, kreative Leiblichkeit und Identität. Basiskonzepte für die Arbeit mit Kindern im Vorschulbereich, 1990m, in: *Kerschbaumer, F.X.*, Mit Kindern auf

dem Weg. Gedanken, Referate, Zusammenfassung, NÖ Kindergartensymposion 1987-1989, NÖ Schriften, Wien, 50-60.
Petzold, H.G., Integrative Dramatherapie und Szenentheorie - Überlegungen und Konzepte zur Verwendung dramatherapeutischer Methoden in der Integrativen Therapie, 1990p, in: *Petzold, Orth* (1990a) II, 849-880; völlig überarb. von (1981i); repr. in: *Petzold* (1992a), 897-925.
Petzold, H.G., Integrative Therapie, Ausgewählte Werke Bd. II,1: Klinische Philosophie, Junfermann, Paderborn 1991a.
Petzold, H.G., Die Chance der Begegnung, Dapo, Wiesbaden 1991b, repr. *Petzold* (1993a), 1047-1087.
Petzold, H.G., Zeit, Zeitqualitäten, Identitätsarbeit und biographische Narration - Chronosophische Überlegungen, 1991o, in: *Petzold* (1991a), 333-395.
Petzold, H.G., Integrative Therapie. Ausgewählte Werke Bd. II, 2: Klinische Theorie, Junfermann, Paderborn 1992a.
Petzold, H.G., Konzepte zu einer integrativen Emotionstheorie und zur emotionalen Differenzierungsarbeit als Thymopraktik, 1992b, in: *Petzold* (1992a), 789-870 und in (1993b).
Petzold, H.G., Integrative Therapie. Ausgewählte Werke Bd. II, 3: Klinische Praxeologie, Junfermann, Paderborn 1993a.
Petzold, H.G., Psychotherapie und Babyforschung, Bd. 1: Frühe Schäden - späte Folgen?, Junfermann, Paderborn 1993c.
Petzold, H.G., Integrative fokale Kurzzeittherapie (IFK) und Fokaldiagnostik - Prinzipien, Methoden, Techniken, 1993p, in: *Petzold, Sieper* (1993a) 267-340.
Petzold, H.G., Mehrperspektivität - ein Metakonzept für die Modellpluralität, konnektivierende Theorienbildung und für sozialinterventives Handeln in der Integrativen Supervision, 1994a, in: *Gestalt und Integration* 2/94.
Petzold, H.G., «Psychotherapie mit alten Menschen» - die «social network perspective» als Grundlage integrativer Intervention, 1994e, in: *Berhaus, Sievert* 1994, 86-117.
Petzold, H.G., Psychotherapie und Babyforschung, Bd. 2: Die Kraft liebevoller Blicke, Junfermann, Paderborn 1994j.
Petzold, H.G., Weggeleit und Schutzschild, 1995a, in: *Metzmacher, Petzold, Zäpfel* (1995).
Petzold, H.G., Beek, Y. van, Hoek, A.-M. van der, Grundlagen und Grundmuster «intimer Kommunikation und Interaktion» - «Intuitive Parenting» und «Sensitive Caregiving» von der Säuglingszeit über die Lebensspanne, 1994b, in: *Petzold* (1994j).
Petzold, H.G., Bubolz, E., Psychotherapie mit alten Menschen, Junfermann, Paderborn 1979.
Petzold, H.G., Frühmann, R. (Hrsg.), Modelle der Gruppe in Psychotherapie und psychosozialer Arbeit, 2 Bde., Junfermann, Paderborn 1986a.
Petzold, H.G., Geibel, Ch., «Komplexes Kreativitätstraining» in der Vorschulerziehung durch Psychodrama, Puppenspiel und Kreativitätstechniken, 1972, in: *Petzold* (1972a) 331-334.
Petzold, H.G., Goffin, J.J.M., Oudhof, J., Protektive Faktoren und Prozesse - die «positiven» Perspektiven in der longitudinalen, «klinischen Entwicklungspsychologie» und ihre Umsetzung in die Praxis der Integrativen Therapie, 1993, in: *Petzold, Sieper* (1993c).
Petzold, H.G., Kirchmann, E., Selbstdarstellungen mit Ton in der Integrativen Kindertherapie, in: *Petzold, Orth* (1990a) II, 933-974.
Petzold, H.G., Orth, I., Die neuen Kreativitätstherapien. Handbuch der Kunsttherapie, 2 Bde., Junfermann Paderborn 1990a.
Petzold, H.G., Orth, I., Kreative Persönlichkeitsdiagnostik durch «mediengestützte Techniken» in der Integrativen Therapie und Beratung, 1994a, *Integrative Therapie* 4 (1994) 340-391.
Petzold, H.G., Petzold, Ch., Lebenswelten alter Menschen, Vincentz Verlag, Hannover 1991a.
Petzold, H.G., Petzold, Ch., Soziale Gruppe, «social worlds» und «narrative Kultur» als bestimmende Faktoren der Lebenswelt alter Menschen und gerontotherapeutischer Arbeit, 1991b, in: *Petzold, Petzold* (1991a) 192-217; repr. *Petzold* (1992a), 871-986.
Petzold, H.G., Ramin, G., Schulen der Kinderpsychotherapie, Junfermann, Paderborn 1987.
Petzold, H.G., Schneewind, U., Konzepte zur Gruppe und Formen der Gruppenarbeit in der Integrativen Therapie und Gestalttherapie, 1986a, in: *Petzold, Frühmann* (1986), Bd. I, 109-254.
Petzold, H.G., Sieper, J. (Hrsg.), Integration und Kreation, Junfermann, Paderborn 1993a.

Petzold, H.G., Sieper, J., Integrative Agogik - ein kreativer Weg des Lehrens und Lernens, 1993c, in: *Petzold, Sieper* (1993a).
Quinton, D., Rutter, M., Parents with children in care, I: Current circumstances and parenting, *Journal of Child Psychology and Psychiatry* 25 (1984a) 211-229.
Quinton, D., Rutter, M., Parents with children in care, II: Intergenerational continuities, *Journal of Child Psychology and Psychiatry* 25 (1984b) 231-250.
Quinton, D., Rutter, M., Parenting breakdown: The making and breaking of inter-generational links, Aldershot, Avebury 1988.
Rahm, D., Otte, H., Bosse, S., Ruhe-Hollenbach, H., Einführung in die Integrative Therapie. Grundlagen und Praxis, Junfermann, Paderborn 1992, revid. 1993².
Ramin, G., Petzold, H.G., Integrative Therapie mit Kindern, in: *Petzold, Ramin* (1987) 359-426; repr. in *Petzold* (1991a) 1089-1150.
Radke-Yarrow, M., Sherman, T., Hard growing: children who survive, in: *Rolf* et al. (1990) 97-119.
Reed, E.S., The affordances of the animate environment: Social science from the ecological point of view, in: *Ingold, T.* (ed.), What is an animal? Allen & Unwin, London 1988, 110-126.
Robins, L.N., Rutter, M., Straight and devious pathways from childhood to adulthood, University of Cambridge Press, Cambridge 1990.
Rolf, J., Masten, A.S., Cicchetti, D., Nuechterlein, K.H., Weintraub, S. (eds.), Risk and protective factors in the development of psychopathology, Cambridge University Press, Cambridge 1990.
Rovee-Collier, C.K., Learning and memory in infancy, in: *Osofsky* (1987) 98-148.
Rutter, M., Parent-child separation: Psychological effects on the children, *Journal of Child Psychology and Psychiatry* 12 (1971) 233-260.
Rutter, M., Maternal deprivation re-assessed, Penguin, Harmondsworth 1981.
Rutter, M., Resilience in the face of adversity: Protective factors and resistance to psychiatric disorder, *British Journal of Psychiatry* 147 (1985a) 598-611.
Rutter, M., Intergenerational continuities and discontinuities in serious parenting difficulties, in: *Cicchetti, D., Carlson, V.* (eds.), Research on the consequences of child maltreatment, Cambridge University Press, New York 1987b.
Rutter, M., Studies of psychosocial risk. The power of longitudinal data, Cambridge Univ. Press, Cambridge 1988.
Rutter, M., Psychosocial resilience and protective mechanism, in: *Rolf* et al. (1990) 181-214.
Rutter, M., A fresh look at 'maternal deprivation', in: *Bateson, P.* (ed.), The development and integration of behavior, Cambridge University Press, Cambridge 1991, 331-374.
Rutter, M., Rutter, M., Developing minds. Challenge and continuity across the life span, Penguin Books, London 1992.
Sameroff, A.J., Emde, R.N., Relationship disturbances in early childhood, Basic Books, New York 1989.
Schwarzer, G., Entwicklung der Melodiewahrnehmung. Analytische und holistische Prozesse, Asanger, Heidelberg 1994.
Spence, D.P., Narrative truth and historical truth, Norton, New York 1982a.
Stern, D.N., The interpersonal world of the infant, Basic Books, New York 1985; dtsch. Die Lebenserfahrung des Säuglings, Klett-Cotta, Stuttgart 1992.
Stern, D.N., The representation of relational patterns: developmental considerations, in: *Sameroff, Emde* (1989a) 52-69; dtsch. in: *Petzold* (1993c).
Stern, D.N., Diary of a baby, Basic Books, New York 1990.
Strauss, A.L., A social world perspective, in: *Denzin, M.K.*, Studies in symbolic interaction, Vol. I, JAI Press, Greenwich 1978, 119-128.
Süskind, P., Das Parfüm, Diogenes, Zürich 1985.
Tarr-Krüger, I., Wenn die Seele schreit, schreit der Körper. Integrative Musiktherapie bei Kindern mit psychosomatischen Störungen, *Integrative Therapie* 1/2 (1991) 156-163.

Thorpe, L.A., Trehub, S.E., Morrongiello, B.A., Bull, D., Perceptual grouping by infants and preschool children, *Developmental Psychology* 24 (1988) 484-491.
Tizard, B., Adoption: A Second Chance, Open Books, London 1977.
Trehub, S.E., Infant's perception of musical patterns. *Perception and psychophysics* 41 (1987) 635-641.
Trehub, S.E., Bull, D., Thorpe, L.A., Infant's perception of melodies: The role of melodic contour, *Child Development* 55 (1984) 821-830.
Vyt, A., Ein Blick hinter den Spiegel, in: *Petzold* (1994j).
Warren, W.H., The perception-action coupling, in: *Bloch, Bertenthal* (1990) 23-37.
Werner, E.E., Smith, R.S., Vulnerable but invincible. A longitudinal study of resilient children and youth, McGraw-Hill, New York 1982.
Zentner, M., Die Wiederentdeckung des Temperaments, Junfermann, Paderborn 1993b.
Zimen, E., Der Wolf. Verhalten, Ökologie und Mythos, Goldmann, München 1993.

Integrative Musiktherapie bei Kindern mit psychosomatischen Störungen

Irmtraud Tarr Krüger, Rheinfelden

Die besondere Situation von Kindern ist auf Grund ihrer Abhängigkeit dadurch gekennzeichnet, daß sie darauf angewiesen sind, daß die Eltern ihre Sprache verstehen, wenn sie Konflikte, Nöte, Defizite oder Traumata leiblich ausdrücken. Im Unterschied zu Erwachsenen drücken Kinder ihr Kranksein nicht-sprachlich und durch ihren Körper und ihr Verhalten aus. Wenn es beim Kind um Krankheit geht, sind die Eltern immer mehr oder weniger mit im Spiel. Von ihren Beziehungs- und Deutungsmöglichkeiten hängt es ab, wie sich das Gelebte oder Ungelebte in Krankheiten einen Durchbruch verschaffen darf, wie Krankheiten einen *Sinn* gewinnen, wenn die darin verborgene «Binnen-Gesundheit» erscheinen darf . Oft drücken Kinder mit ihren Symptomen etwas «Unsagbares» aus, Botschaften an die Eltern oder die Umwelt, oft auch Unausgesprochenes, Geheimes, das ans Licht kommen will.

In meine Praxis kommen Kinder, die eines gemeinsam haben: sie bringen ihre seelischen Konflikte und Überforderungen über den Körper zum Ausdruck. Sie äußern sich als Allergien, Hautkrankheiten, diffuse Schmerzzustände, Erkrankungen der Atemwege, Magen- und Darmstörungen, deren Auslöser psychogener Art sind. *McDougall* hat eine treffende Metapher für diese Zustände gefunden: «Es scheint, als höre man den Text eines Liedes ohne Musik» (*McDougall* 1988).

Nicht von ungefähr hat jeder Entwicklungsabschnitt des Kindes auch eine spezifische Organsprache. Beim Säugling, dessen Weltbezug vornehmlich durch Nahrung, Hautkontakt, Blickdialoge und Geborgenheit stiftende Interaktionen (*Stern* 1985) geprägt ist, finden wir daher häufig Eß- und Schlafstörungen und Hautprobleme als leiblichen Ausdruck von Angst- und Belastungserlebnissen. Beim Kleinkind dienen Verdauungsstörungen, Asthma oder Atemwegserkrankungen sehr häufig als Austragungsort von Defiziten und Kränkungen. Im Schulalter begegnen wir Beziehungsstörungen oder Schulangst, die im Zusammenhang mit der Ablösung vom Elternhaus stehen. In der Pubertät hingegen verlagern sich die Störungen mehr in den Bereich der geschlechtlichen Reifung und äußern sich in Magersucht, Menstruationsbeschwerden und Wachstumsstörungen.

Psychosomatische Identität

Bei Kindern mit psychosomatischen Störungen ist die seelische Entwicklung oft bereits im präverbalen Bereich der Mutter-Kind-Interaktion entgleist (*Papoušek, Papoušek* 1995). Die Zeit dieser vorsprachlichen Beziehung, in die der Vater je nach fami-

liären Umständen früh miteintritt, ist subjektiv bedeutungsvoll und objektiv auch lang andauernd (1 1/2 - 2 1/2 Jahre). Betrachtet man den unendlichen Reichtum an Verständigung oder das Ausmaß möglichen Mißverstehens noch vor den ersten Exkursionen in das Reich der Sprache, so kann man als Erwachsener nur mit Staunen und Ehrfurcht feststellen, daß hier sozusagen ein ganzer Kontinent des Lebens vorsprachlich, im Aushandeln einer gemeinsamen Körper- und Lautsprache zwischen den Bezugspersonen und dem Kind, durchwandert wird (*Papousek* 1994). Hier fügen sich die Bausteine psychosomatischer Identität zusammen: aus Frage und Antwort, aus Echos, Resonanz, Mimik, Gestik, Körperhaltungen, aus lustvollen und schmerzvollen Handlungen, aus sinnstiftenden und sinnlosen Ritualen des täglichen Lebens. Das Kleinkind spricht eine ganze Reihe von anderen Sprachen vor «der» Sprache: es entziffert den Gesichtsausdruck seiner Eltern, die Lautmusik ihrer Worte und Sätze, es buchstabiert ihre Muskelspannung und übersetzt sich Nähe und Distanz, Annäherung und Entfernung der Affekte in Sicherheit, Angst, Panik, Neugier oder Selbstverschließung (*Petzold* et al. 1994). So gewinnt es allmählich Kontur, Identität, Realitätssinn, und so findet in subtiler oder auch dramatischer Weise das statt, was die Grundlage für die Lebenssäulen von *Kontakt, Begegnung, Beziehung* und *Bindung* prägt - längst vor dem ersten Wort (idem 1995).
Der Körper des Kindes ist zunächst einmal «terra incognita». Er formt sich unter den Händen seiner Eltern, unter ihren Berührungen und Blicken. Wohlwollende, bestätigende Blicke, zärtliche Hände, klare und eindeutige Berührungen bekräftigen das Grundvertrauen und bauen Selbstgefühl und Selbstwert auf, die zunächst aus der Wertschätzung der anderen stammen und vom Leib des Kindes erlebt, aufgenommen und in ihm gespeichert werden. Die Verflechtung von Fremd- und Selbstberührung, von Gemeintsein, Benanntwerden, Gerufenwerden und Selbstbenennung schafft die Strukturen und Ausprägungen an der Oberfläche des Körpers (Gesichtszüge, Hautbeschaffenheit) und die Tiefenstrukturen (muskuläre Ent- oder Verspannung, Schlaffheit oder Überspannung) (vgl. *Petzold, Ramin* 1987).

Erklärungsmodell zur Entstehung psychosomatischer Reaktionen

Hintergrund meiner musiktherapeutischen Arbeit mit psychosomatischen Erscheinungen bei Kindern sind Erklärungsmodelle der «Integrativen Therapie», die sich besonders in der Arbeit mit Kindern anbietet aufgrund ihrer erlebnisaktivierenden Techniken, der Betonung nonverbaler, kreativer Elemente und der Verwendung von Übergangs- und Intermediärobjekten. Grundlegend scheint mir die Einsicht, daß wir in der Musiktherapie nicht mit Krankheiten, sondern mit kranken Kindern zu tun haben, die es indiviuell zu behandeln gilt. Nicht das Symptom, sondern die Person des Kindes rückt damit in den Mittelpunkt der Arbeit. Wenn wir psychosomatische Erscheinungen nicht von außen als Feinde sehen, sondern als zweckmäßige, sinnstiftende Schöpfungen des Unbewußten, können sich unsere kleinen Patienten in ihrem Kranksein akzeptiert und getragen fühlen. Sie müssen ihre Symptome nicht als fremd von sich weisen, sondern entwickeln Neugierde auf sich selbst.

Generell läßt sich festhalten, daß psychosomatische Erkrankungen Symptome der Sprachlosigkeit und der Beziehungslosigkeit sind. Anders gesagt: aus einem unerträglichen seelischen Schmerz wird ein körperlich fühlbares oder sichtbares Leiden, das erträglicher erscheint als das Erleben von Angst, Hilflosigkeit, Enttäuschung, Wut oder Trauer. Das Erklärungsmodell der «Integrativen Therapie» hat die Entstehung psychosomatischer Reaktionen noch spezifischer erklärt (vgl. *Hundertmark* et al. 1986):

1. *Verdrängung in den Körper hinein*: Traumatische Erfahrungen, die keine Reaktionsmöglichkeit nach außen lassen, führen zu Symptombildung durch Retroflektion. Impulse, die nicht nach außen gebracht werden, richten sich auf den Körper selbst. Sie äußern sich im Organischen und können zu einer spezifischen Organwahl führen.

2. *Symbolisierung auf den Körper*: Konflikte, Traumata und Störungen können bei längerer Einwirkung zur Symptombildung durch «Symbolisierung auf den Körper» bzw. auf ein Organ führen, womit das Nichtbewältigte zu einer effektiven, wenn auch dysfunktionalen Verarbeitung durch Transformation kommt. Das Symptom als Körpersymbol wird zur Botschaft, die zu Reaktionen wie Zuwendung, Spott oder Ablehnung führt, aber dem Betroffenen selbst meist verborgen bleibt.

3. *Körperliche Kompensation*: Insbesondere bei Defiziten kann der Körper kompensatorische Aktivitäten entwickeln, die einen Mangel z.B. an Beachtung auffangen oder ausgleichen, oder eine traumatische Situation, wie z.B. den Verlust eines Menschen oder eine Verletzung der persönlichen Integrität, ertragbar machen.

Musiktherapeutisches Vorgehen

Eine grundlegende Schiene in der musiktherapeutischen Arbeit ist der Aufbau einer positiven Beziehung zum Leib des Kindes. Wie das Wort Be-handlung es nahelegt, berühre ich das Kind mit meinen Händen, lasse mich berühren, halte es und lasse mich halten, schaue es an und lasse mich anschauen, so daß das Kind deutlich spürt: «Du bist gemeint - ich sehe dich und ich höre dich». In diesen Prozessen des Berührens und des spiegelnden Blickkontaktes (*Winnicott* 1967) geht es zunächst einmal darum, daß das Kind Sicherheit gewinnt durch körperlichen Halt, Wertschätzung durch Hände, die es feinfühlig berühren und begreifen, so daß es mit der Zeit sich selbst als etwas empfindet, das wertvoll und eigen ist. Auf diesen grundlegenden zwischenleiblichen Vorgängen basiert die zentrale musiktherapeutische Arbeit, die über das Spüren von Leibsensationen, der Erforschung der Stimme und innerer Klangräume, der rhythmischen Massage dazu beiträgt, daß das Kind allmählich «innere Resonanzen» des Leibes zulassen und wahrnehmen kann. Ein besonders schöner und lustvoller Zugang ist die mit Musik stimulierende Fußmassage, die sich besonders bei Berührungsängstlichen und verschlossenen Kindern anbietet. Hier können sie exemplarisch erkennen, daß der Fuß, den ich berühre, ihr Fuß ist und daß dieser Fuß «Geschichten erzählen kann», die nur sie erzählen können. Auch bei der rhythmischen Massagearbeit mit den Händen erfahren die Kinder, daß ihr Körper «sprechen» kann, daß es darum geht, nach innen zu horchen, statt nur zu gehorchen, zu fühlen, statt nur zu reagieren. Sie erleben vielleicht zum ersten Mal, daß sie nicht vollgestopft werden mit fremden Wünschen und Erwartungen, sondern entdecken wieder eigene Wünsche und die Fähigkeit, mit eigenen Händen ins Leben zu greifen, das Leben zu ergreifen.

Der Schritt zum Experimentieren und Hantieren mit musikalischem Material und mit der Stimme ergibt sich aus der Arbeit am Leib als natürliche Folge. Hier gilt: Je einfacher, natürlicher und handlicher die Instrumente, desto kleiner ist die Gefahr der Frustration und des Überflutetseins, und desto eher vermag das Kind seine Handlungsmacht und Selbständigkeit zu entdecken. Aus der eigenen Handhabung des Haltens, Greifens, Schlagens, Drückens und Tastens entstehen unmittelbar Gefühle der Meisterung (*mastery, Harter* 1978). Das Kind lernt auf diese Weise «ich» zu sagen, eine notwendige Voraussetzung, um überhaupt «du» sagen zu können.

Dabei erhalten die Instrumente die Rolle von «Übergangsobjekten», sie sind Spiegel, in denen das Kind sich selbst, seine Klänge, Melodien und Rhythmen kennenlernt und dabei erfährt, was es heißt, eine Botschaft an sich selbst und über sich selbst zu geben (*Petzold* 1987). Das Spiel mit dem *Instrument als Übergangsobjekt* ist eine Form des Spiegelns, in der das Kind sich selbst erkennt und entwirft und damit auch modellieren und gestalten kann. Über den Dialog mit dem Instrument als Spiegel, Freund, Verbündeter oder Gegner bereiten sich dialogische Situationen vor, wo das *Instrument als Intermediärobjekt* (ibid.) die Rolle des Vermittlers bekommt, weil nun die Rückmeldung der Therapeutin hinzukommt. Das Instrument steht zwischen den beiden, und dabei rückt der zwischenmenschliche Kontakt, die Begegnung von Kind und Therapeutin in den Vordergrund. Diese musikalische Zwiesprache, in der sich auch die Therapeutin zu erkennen gibt, ist besonders angezeigt bei Kindern, die sich durch ihr Kranksein aus zwischenmenschlichen Begegnungen und Beziehungen zurückgezogen haben, die an mangelnder Ansprache leiden, oder die aufgrund von verletzenden oder erdrückenden Worten den Rückzug ins Schweigen angetreten haben. Die Therapeutin ist bei diesem dialogischen Spiel nicht nur Mitspielerin, sie ist auch Bewahrerin und Gedächtnis des Gespielten, nicht im Sinne beobachtender, distanzierter Analyse, sondern als mitschwingender *Resonanzkörper*, der die Einfälle des Kindes aufnimmt, sich davon berühren und zu eigenen Einfällen anregen läßt. *Theodor Reik* benannte diese besondere Haltung des Hörens als ein «Hören mit dem dritten Ohr», was soviel sagen will wie «ins eigene Herz lauschen», um lebendig und ohne vorgefaßte Ausrichtung aufzunehmen und auszusprechen, was sich im *Hier und Jetzt* ausdrücken will.

Das gemeinsame Improvisieren, das für das Kind anfänglich oft ungewohnt ist, führt zu ganz anderen, oft sogar klareren Aussagen und Lösungen als das zu Mißverständnissen neigende Wort. Paradoxerweise kann dieses «Herumstöbern» in klanglichen Gefilden schon als Annäherung an eine Lösung betrachtet werden, wo sich neue Zusammenhänge auftun und neues, bisher ungeahntes Verhalten zum Vorschein kommt, das es im Lauf der Therapie zu entziffern gilt.

Ich denke hier an das Beispiel von *Anna*, 12 Jahre alt, die wegen chronischen Magenbeschwerden zu mir gebracht wurde. Als ich sie einmal aufforderte, ihr «Bauchweh» zu spielen, war sie sichtlich aufgeregt und begann, ziemlich hektisch sämtliche Stabspiele und Tasteninstrumente zu traktieren. Plötzlich hielt sie abrupt inne, schaute mich etwas verlegen an und fragte: «Bin ich zu laut?» - «Oh, ich glaube, du kannst noch viel lauter!» ermunterte ich sie. Erleichtert ließ sie sich zu einem zweiten Tasten-Inferno hinreißen, in das ich mich behutsam einklinkte, um ihr etwas Struktur mit meinem Baß zu liefern. Erschöpft und seelig ließ sie sich nach diesem «Gewitter», wie sie es nannte, auf den Teppich fallen und sagte: «Jetzt geht´s mir saugut, jetzt habe ich mich mal richtig ausgetobt.» Im Gespräch darüber wurde deutlich, daß sie als Älteste von drei Geschwistern immer vernünftig sein mußte. Sie fühlte sich geschmeichelt von der lobenden Anerkennung ihrer Eltern, aber ausgegrenzt von den Spielen ihrer Geschwister, und versuchte als Überlebensstrategie, Aufmerksamkeit durch ihre Magenschmerzen auf sich zu ziehen, die ihr erlaubten, «klein» zu sein.

Immer mehr zog es sie zum Klavier, das ihr als Verbündeter erlaubte, laut und kindisch zu sein und etwas für sich zu haben, das nicht mit dem Anspruch kam, vernünftig sein zu müssen. In einer unserer letzten Stunden fragte ich sie, was wohl das Klavier zu ihrem Spiel meinte. Da schoß es förmlich aus ihr: « Das hat mich trotzdem lieb, auch wenn ich ´Mist` spiele!»

An diesem Beispiel wird deutlich, daß Kinder neben den gezielten therapeutischen Interventionen auch Wege aufgezeigt bekommen müssen, die ihnen helfen, «sich selbst zu nähren», sei das im Umgang mit Schmerz, mit Wut oder Einsamkeit. So erfährt das Kind, daß es nicht nur ausgeliefert ist, sondern auch selbst Möglichkeiten in sich birgt, mit sich und seiner Not umzugehen. Eine besonders angenehme und leicht erlernbare Selbst-Nährungstechnik ist das Summen in den eigenen Körper hinein. Besonders bei Schmerzen bietet es sich an, daß erst einmal die Therapeutin in die betroffenen Körperteile summt und dann das Kind anleitet, selbst sein Summen durch den Körper zu schicken, so daß sich die eigenen Schwingungen im Körper ausbreiten können, was immer eine sehr entspannende und wohltuende Wirkung auf den Körper ausübt. Dabei lernen die Kinder, daß sie nicht nur mit den Ohren, sondern auch mir der Haut hören können, und daß sie sich sozusagen selbst «heilen» können. Eine ausgezeichnete Möglichkeit *korrigierender Erfahrung* für Kinder, deren leibhafte Formungs-, Aneignungs- und Ausdrucksimpulse eingeengt oder beschnitten wurden.

Musiktherapeutische Zielvorstellungen

In meiner musiktherapeutischen Arbeit mit psychosomatisch erkrankten Kindern versuche ich, dem Kind «die Sprache des Ausdrucks» wiederzugeben, so daß die Gefäße des Leibes einen anderen Ausdruckskörper erhalten, in dem sich das Bedrohliche, Überfordernde, Bedrückende im Spiel am Instrument, mit der Stimme, im Klang oder im Rhythmus zeigen darf. Das Kind soll sich spielend zeigen. Dabei geht es nicht allein um ein «Rauslassen» oder ein kathartisches «Abreagieren», sondern um das Gestalten von Gefühlen, so daß sie handhabbar werden. Das Verdrängte tritt in das Bewußtsein, es wird mitgeteilt und kann deswegen auch geteilt werden. Damit beginnt der Weg der Heilung, denn die Therapeutin wird in diesem Moment zur Zeugin, die *wahrnimmt, erfaßt, versteht* und das Mitgeteilte mitträgt. Sie kann halten, trösten, korrigierende Erfahrungen und Neuinszenierungen anbieten, so daß «Neuanfänge» *(Balint 1987)* möglich werden.

Zusammenfassung

Es werden einige Grundprinzipien Integrativer musiktherapeutischer Arbeit bei Kindern mit psychosomatischen Störungen aufgezeigt. Psychosomatosen können entstehen durch «Verdrängung in den Körper hinein», «Symbolisierung auf den Körper», durch «körperliche Kompensation». Musiktherapie als «leiborientierte» Praxis, die den nonverbalen Bereich besonders aufgreifen kann, verfügt durch die Arbeit mit Stimme, Rhythmen, Instrumenten über Möglichkeiten, das Unsagbare zum Ausdruck zu bringen.

Summary

Some basic principles of integrative musictherapy for children with psychosomatic disorders are described. Psychosomatic disease originates through «repression into the body», «symbolisation onto the body» and «bodily compensations». Musictherapy as bodyorientated practice which can particularly use the domain of the nonverbal has with rhythm, instruments, singing means by which the unvoicable can find an expression.

Literatur

Balint, M., Regression, dtv, München 1987.
Harter, S., Effectance motivation reconsidered: towards a developmental model, *Human Development* 21 (1987) 34-68.
Hundertmark, K., Petzold, H.G., Teegen, F., Allergischer Schnupfen. Perspektiven zur Genese und Therapie, *Integrative Therapie* 1/2 (1986) 49-76.
McDougall, J., Theater der Seele. Illusion auf der Bühne der Psychoanalyse, München- Wien 1988.
Papoušek, H., Papoušek, M., Vorsprachliche Kommunikation: Anfänge, Formen, Störungen und psychotherapeutische Ansätze, in: *Petzold* 1995, 123-142.
Papoušek, M., Vom ersten Schrei zum ersten Wort. Anfänge der Sprachentwicklung in der vorsprachlichen Kommunikation, Huber, Bern 1994.
Petzold, H.G., Überlegungen und Konzepte zur Integrativen Therapie mit kreativen Medien und einer intermedialen Kunstpsychotherapie, *Integrative Therapie* 2/3 (1987) 104-140.
Petzold, H.G., Ramin, G., Schulen der Kinderpsychotherapie, Junfermann, Paderborn 1987.
Petzold, H.G., Die Kraft liebevoller Blicke. Psychotherapie und Babyforschung, Bd.II, Junfermann, Paderborn 1995.

Petzold, H.G., Beek, Y. van, Hoek, A.-M. van der, Grundlagen und Grundmuster «intimer emotionaler Kommunikation» - «Intuitive Parenting» und «Sensitive Caregiving» von der Säuglingszeit über die Lebensspanne, in: *Petzold* 1995, 491- 607.

Stern, D.N., The interpersonal world of the infant, Basic Books, New York 1985.

Winnicott, D.W., Die Spiegelfunktion von Mutter und Familie in der kindlichen Entwicklung, (1967), in: *Bittner, G., Harms, E.,* Erziehung in früher Kindheit: Pädagogische, psychologische und psychoanalytische Texte, Piper, München 1986.

Musiktherapie als Zugang zu frühesten Prägungen und Störungen

Monika Renz, Winterthur

Was wirkt in der Musiktherapie bei frühesten Prägungen und Störungen? Bevor ich diese Frage angehen kann, möchte ich einfühlbar machen, was ich als Frühstörungen betrachte und welche Bedeutung dem Medium Musik in der frühesten menschlichen Bewußtsens-Entwicklung zukommt.

1 Frühstörungen, früheste Prägungen – einmal anders betrachtet

Von Frühstörungen wird in diesen Jahren mehr und mehr gesprochen. Viele Psychologen und Therapeuten gehen davon aus, daß sie untherapierbar seien. Mit Frühstörungen werden oft Fachworte verbunden wie: Borderline, Autismus, narzißtische Persönlichkeitsstörungen, paranoide Geisteskrankheit, Eßstörungen, psychosomatische Krankheitsbilder. Diese Begriffe sind sicher nicht falsch, aber dennoch nicht ausreichend, um zu fassen, worin das Spezifische der sogenannten Frühstörungen liegt oder gar wie sie sich anfühlen.

Ich versuche im folgenden, mich der Not früher Störungen anzunähern, indem ich einerseits
themenspezifisch betrachte und andererseits
nach Hintergründen in der frühen menschlichen Entwicklung frage.
Ich möchte von eigentlichen Merkmalen oder Themen, von denen frühgestörte Menschen mehr als andere betroffen sind, sprechen. Die folgende Tabelle I ist über die persönliche Beobachtung in der therapeutischen Arbeit entstanden:

Tabelle I: Merkmale frühgestörter Menschen

1. Störungen im Realitätsbezug, verzerrte Wahrnehmung
2. unscharfe Ich-Du-Grenze, gestörtes Gefühl für sich selber
3. gestörte Körperempfindungen (z.B. gefühllos, Kälte/Wärme)
4. Störungen im Gefühl, verbunden oder getrennt zu sein, Beziehungsstörungen, Beziehungsunfähigkeit, Unerreichbarkeit
5. Allmacht-Ohnmacht, Maßprobleme
6. das Gefühl, verboten, verflucht, beschämend nichtig zu sein, stimmungsanfällig zu sein
7. permanenter Mangel, Sucht
8. Flucht in Gefühlsarmut, Rationalität, «Haben, Leisten und Schein statt Sein» etc.
9. immense unbewußt wirksame Ängste, Urangst
10. unbewußtes Bestimmt-Sein durch das verinnerlichte Böse
11. ...

Die entwicklungspsychologische Betrachtungsweise hilft zu verstehen, warum genau dies vermehrt Themen frühgestörter Menschen sind. Frühstörungen bedeuten nichts anderes, als daß ein Mensch in seiner frühesten Entwicklung irritiert, gestört, übermäßig verängstigt wurde. Ich versuche nun mit Hilfe eines in meiner Dissertation dargestellten visionären entwicklungspsychologischen Ansatzes zu erklären, was – abgesehen vom wissenschaftlich Erwiesenen – in der ersten Lebenszeit des Menschen auch noch geschehen könnte. Daraus lassen sich Merkmale von Frühstörungen, wie die oben erwähnten, wie von selbst ableiten. (Renz 1993, 1996)

Wer zu verstehen sucht, was in der frühesten Lebenszeit an Bewußtwerdung geschieht, ist vorerst auf die Frage zurückgeworfen, was als Ursprungszustand des menschlichen Seins angenommen wird. Ich gehe nicht von einem primären Narzißmus oder Autismus aus, also nicht von einem Ursprungszustand des Isoliert-Seins, sondern vom Gegenteil, von einem totalen Angeschlossen-Sein an ein alles überdauerndes Ganzes. Eine Ursprungsbefindlichkeit kann umschrieben werden als «Einssein, Ganzsein». Ein Zustand, den wir als begrenzte Menschen nie genau fassen können, so wenig wie wir den Begriff «ewig» zu Ende denken können. Obwohl nie wirklich bewußtseinsfähig, scheint aber doch etwas von einem solchermaßen angenommenen Ursprungszustand als innere Realität im Menschen fortzuleben. Und gerade tiefe Erfahrungen aus der Musiktherapie können an solche «Energien» anschließen. Ich denke z.B. an eine Frau, die in der Musiktherapie nochmals an ihr Aufwachen aus dem Koma und damit an eigene Paradiesbilder herankam. Ich denke auch an zahlreiche Klangreisen – d.h. Imaginationen mit körperlicher Entspannung und begleitender Musik – die sich im Extremfall anfühlten wie ein Heilschlaf. Nicht, daß solche Erlebnisse identisch wären mit dem, was ursprünglich existierte, nein, keine direkte Wiederholung, wohl aber – wie ich glaube – eine Art von Bewußtwerdung. Etwas vom ganz anderen wird erstmals überhaupt erfahren, annäherungsweise empfunden, wodurch ihm bereits die wirklich ursprüngliche Qualität verloren geht.

Musik kann in Trance versetzen, wenn auch nicht so zwingend wie Medikamente oder Drogen. Viele Völker wissen intuitiv um diese Eigenschaft der Musik, weshalb Musik in ihren Heilungsritualen eine entscheidende – und auffallenderweise in verschiedensten Regionen und Kontinenten eine ähnliche – Bedeutung einnimmt. Musik wird dazu verwendet, um in eine andere Wahrnehmungsweise hineinzuführen, anschließend findet zumeist ohne Musik die religiöse Wandlung oder Geistaustreibung statt und Musik ist es schließlich wieder, die aus dem ganz andern Zustand heraus und in die vertraute Wahrnehmung zurückführt. (Vgl. *Ebersoll* 1985, S. 1-16, 101-120 und *Simon* 1983, S.284-297).

Nun zurück zum entwicklungspsychologischen Hinterfragen: Sich zum Menschen entwickeln heißt: Das Kind verläßt den Ursprungszustand und wird mehr und mehr zum Ich im Sinne einer allmählichen Ankunft im Eigenen. Genau diesen Prozeß nenne ich in meiner Dissertation *Übergang*. Es ist ein Übergang von etwas gänzlich anderem (sogenannt *ganzheitliche Seinsweise*) zum uns vertrauten Fühlen und Denken, zum Dasein im eigenen Körper, mit eigenen Sinnen in einer zunehmend konkret erfahrbaren Welt (*in meinem Ansatz ich-bezogene Seinsweise genannt*).

Ein erster, im Übergang bedeutungsvoller Aspekt ist die Wahrnehmung. Frühe Entwicklung ist ein Übergang von einer gänzlich anderen «Wahrnehmungsweise», in der alles eins und ganz erscheint zu derjenigen, in der Ich=Ich, Tisch=Tisch ist. Der Realitätsbezug stellt sich ein und zwar nicht nur der in einem Kollektiv gültige, welcher im Sozialisationsprozeß erworben wird (vgl. *Hurrelmann 1989, Bronfenbrenner 1981*). Vorgängig bildet sich die *Empfindungsbasis im Eigenen*, die überhaupt erst erlaubt, aus eigener Perspektive wahrzunehmen und zu senden. Damit meine ich etwas viel Archaischeres als die eigentliche Ich-Entwicklung, welche bekanntlich über das Erkennen des Du's, der Mutter, geschieht. Längst bevor von einem Du oder einem Ich im eigentlichen Sinne gesprochen werden kann, beginnt sich etwas dahin zu organisieren, daß Organismus und instinkthafte Reaktionen um das Eigene besorgt sind. Als Eigener Hunger zu fühlen, sich zu bewegen, zu hören, ist in sich schon eine bemerkenswerte entwickelte Errungenschaft. Allein schon das ist Zeichen dafür, daß ein Wesen nicht mehr ausschließlich am ganz Andern teilhat, sondern im Übergangsprozeß ist. So früh schon wird Realität selektiv aufgenommen, nämlich in Abhängigkeit vom Wahrnehmenden/ vom Heranreifenden. Wird nun ein Mensch in seinem frühesten Aufwachsen – aus welchen Gründen auch immer – fundamental gestört, so kann sich das in mangelndem Realitätsbezug respektiv in einer verzerrten Wahrnehmung zeigen, so z.B. in der Psychose (vgl. Tabelle I, Punkt 1). Nach *Lempp* (1984) kann die Psychose einzig und allein als Verlust des Realitätsbezuges betrachtet werden (vgl. S.11).

Ein weiterer Aspekt des Überganges ist das sich entwickelnde Gefühl für Grenzen und Begrenzung, für Ich und Nicht-Ich. Aus einem sogenannt apersonalen Verbundensein – Einssein – entwickelt sich allmählich die personale Beziehung zwischen Kind und Mutter/ Kind und Vater. Aus dem Undifferenzierten schält sich das Einmalige heraus. Früh gestört zu sein bedeutet unter diesem Aspekt, daß sich das Empfinden für Grenzen, für sich selbst im eigenen Körper, für die eigene selbstverständliche Einmaligkeit, aber auch das Empfinden für das Du und Beziehungen überhaupt zuwenig einstellen konnte. (Vgl. Tabelle I, Punkte 2,3,4).

Probleme der Abgrenzung münden auch ins Thema Allmacht-Ohnmacht (Tabelle I, Punkt 5). Das Ganze ist auch das Allmächtige. Wo Allmacht zum Thema wird, kann Eigenes sich zu wenig abgrenzen. Undifferenziert wähnt sich dann etwas nach wie vor eins mit dem Umfassenden. Was beim Erwachsenen pathologisch ist, ist in der frühesten Kindheit normal: Älter als die Mutter-Kind-Beziehung ist eine rational nicht nachvollziehbare Verbundenheit mit dem Ganzen, mit allem Sein, ja mit Gott. Was vom Zustand Schwangerschaft her betrachtet als Mutter-Kind-Einheit oder als Drin-Sein im Mutterleib beschrieben wird, ist im Erleben des Kindes vorerst einfach *Zustand*. Das Kind erkennt keinen Mutterleib. Ein grenzloses Einssein ist nicht nur Teilhabe an der Mutter, sondern einfach Teilhabe, und grenzenlos meint, Teilhabe an allem, an der Ganzheit, wenn auch total unbewußt und wissenschaftlich nicht nachweisbar.

Auch das Gegenteil von Allmacht, das Gefühl absoluter eigener Nichtigkeit, ist bei frühgestörten Menschen häufig anzutreffen. Dies fühlt sich bisweilen an, als wäre man im ganzen Dasein verflucht (Tabelle I, Punkt 6). Frühgestörte Menschen sind noch an die Extreme des Anfangs fixiert: entweder noch zu sehr an das Allmächtige angeschlossen oder diesem gegenüber zu gar nichts würdig. In den Worten eines Jungen aus der Therapie: entweder «Elephant oder Floh». Wenn ich davon ausgehe, daß das Kind anfänglich das Totale, Ganze als Beziehungspartner erfährt, und nicht nur die Mutter, so lassen sich die obigen Reaktionen auch erklären. Das Bild Elephant – Floh stimmt für dieses Beziehungsgefälle. Das Gefühl des Floh-Daseins kann soweit gehen, daß der Kranke dem Wind, der Luft, der gereizten Atmosphäre entnimmt: Ich bin verboten. Loos (1986) spricht von der «Scham des Vorhandenseins» (S.7).

Aller Anfang ist auch *Abschied*. Ein Ursprungszustand wird mit beginnendem Übergang verlassen, der werdende Mensch fällt wie Adam im Sündenfall aus dem Gefühl der Ureinheit heraus. Geschieht dies, wie im Fall von Frühstörungen, zu traumatisch, zu total, zu früh, zu jäh, unter Druck statt im Zeichen von Lebenslust, so entsteht so etwas wie ein permanenter Mangel (Tabelle I, Punkt 7). Frühgestörte Menschen sind abgenabelt von der Liebe, die einfach liebt, vom Boden, der einfach trägt, von den Quellen der natürlichen Lebenslust. Alles muß künftig über Umwege hereingeholt, verdient, erkämpft werden. Und doch stellt sich über diese Anstrengungen das verlorene Gefühl, einfach sein zu dürfen und zu wollen, nicht mehr ein. Aus permanentem Mangel wird Sucht. Selbst kollektive Prägungen, wie die in unserer westlichen Kultur verbreitete Existenzweise des Habens (*Fromm* 1979), müssen als ständige Kompensation der verloren gegangenen Qualität des Einfach-Sein-Dürfens verstanden werden (Tabelle I, Punkt 8). Es gehörte zu meinen eindrücklichsten Erkenntnissen, daß unsere Kultur als Ganze im Grunde genommen frühgestört oder frühgeprägt ist. So habe ich in meinem Referatstitel die etwas offenere Formulierung «früheste Prägungen und Störungen» dem harten Ausdruck Frühstörung denn auch vorgezogen.

Den letzten beiden in der Tabelle I erwähnten Merkmalen fällt bei Frühstörungen ein großes Gewicht zu, dennoch kann ich in dieser kurzen Zeit nicht darauf eingehen, wie es dazu kommt. Anstelle von Vertrauen ins Leben steht eine Grundbefindlichkeit der Angst und in der Folge ein Leben in ständiger Angstabwehr (dazu vgl. *Drewermann* 1985, 1987, 1988a, 1988b). Ähnlich das verinnerlichte Böse: davon bestimmt sind nicht nur Menschen, die selbst böse agieren, sondern auch solche, die aus dem Gefühl heraus leben, alle Umwelt sei böse. Allem wird sofort mißtraut.

Den Übergang, wie er hier kurz angesprochen wurde, verstehe ich als seelischen/ körperlichen/ geistigen Prozeß. Er ist nicht identisch mit dem, was Winnicott unter Übergang beschreibt (vgl. z.B. *Winnicott* 1984, 1985), sondern beginnt unfaßbar schon intrauterin, schreitet mit jeder hinzukommenden Differenzierung fort und dauert je nach Kind/Kultur und konkreter Situation unterschiedlich lange, in der Regel mehrere Jahre. Der hier gemeinte Übergang ist als Verlagerung von einer Art transpersonalem Zustand zum Dasein im Hier und Jetzt, Ich und Du zu sehen und dauert solange, bis der Realitätsbezug tagsüber stabil bleibt (Wolf = Wolf, Märchen = Märchen).

Von außen betrachtet sind es viele Faktoren, die dazu führen, daß dieser Prozeß fundamental gestört wird! Nicht immer ist es das Ungenügen der Mutter. Entscheidend ist vielmehr die Frage, *was die früheste Atmosphäre des Aufwachsens beeinflußt*. Das unbewußt Wirksame von Vater und Mutter beeinflussen ebenso wie ihre Empathiefähigkeit oder zuverlässige Präsenz. Und Streßfaktoren einer Gesellschaft – überhaupt, das permanente Klima des Stresses – sind ebenso bedeutsam wie das, was das Kind ins Leben mitbringt an eigenen Entwicklungsvorgaben (z.B. früheres oder späteres Aufwachen, sofern anlagebedingt). Frühes Ankommen in der eigenen

Wahrnehmung, sogenanntes Aufgeweckt-Sein, heißt, früh den mehr oder weniger bekömmlichen Umweltfaktoren ausgesetzt und damit früh geprägt zu sein. Aus verschiedensten Therapiesituationen wage ich rückzuschließen, daß das Drama des hochbegabten Kindes intrauterin beginnt. Doch auch existenzielle Traumata nach der Geburt und aus der späteren Kindheit (z.B. anhaltende Verlassenheit, traumatischer Spitalaufenthalt, sexuelle und körperliche Mißhandlung, Erfahrungen von Krieg oder familiärer Gewalt) sind von so totaler Wirkung, daß der Mutterboden nachträglich wie verschüttet wird und Betroffene inskünftig leiden, als hätten sie Frühstörungen. Gute Erfahrungen aus der Anfangszeit müssen in der Therapie – obgleich vorhanden – regelrecht befreit, reaktiviert, aus der Verschattung erlöst werden.

Zusammengefaßt: Der Übergangsprozeß ist eine äußerst störbare Zeitspanne innerhalb der menschlichen Entwicklung. Es geht dabei um mehr als nur um das optimale Zusammenwirken von individueller Anlage und Umwelteinflüssen, nämlich auch um Einflußgrößen und Gesetzmäßigkeiten jenseits oder am Rande menschlichen Begreifens. Individuelle Anlage (A), Umwelteinflüsse (U) und Gesetzmäßigkeiten des Überganges (Ü.G) bestimmen als ein Ganzes, wie sanft oder traumatisch, lustvoll oder angstbesetzt diese Phase erlebt wird. Das je eigene Zusammenspiel aller drei Einflußgrößen ist entscheidend.

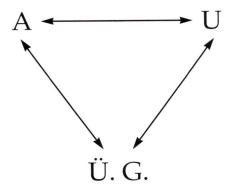

Frühe Störungen begreife ich als Übergangsstörungen, wobei nach diesem Ansatz offen bleibt, in welchen Aspekten die Störung manifest wird. Dies bleibt Geheimnis der einzelnen Entwicklung und ist doch auch abhängig von hinzukommenden Sekundäreinflüssen. Statt isoliert nach den Wirkungen einzelner Faktoren zu fragen, soll einfühlbar werden, daß die Störung gerade darin besteht, daß der Übergang als ein natürliches Ganzes nicht gelingen konnte. Dementsprechend muß er auch als ein Ganzes im therapeutischen Prozeß nachholend neu erfahren werden.

2 Musik als pränatal und präverbal bedeutsames Medium

Was haben all die bisherigen Ausführungen mit Musik zu tun? Der Übergang vom All-eins-Sein zum Ich-Sein geschieht – vereinfacht gesagt – wesentlich im Medium Musik. Dabei ist mit Musik nicht nur eigentliche Instrumentalmusik oder Gesang gemeint, sondern alles, was klingt, schwingt, die gesamte akustische und rhythmische Ebene. Die Atmosphäre frühesten Heranreifens ist so betrachtet «Musik». Ich spreche in meiner Dissertation von einer Schwingungsumgebung, bestehend aus der Summe aller Einflüsse, die vom Kind schwingungsmäßig erfahren werden, längst bevor im Detail erkannt! Das heißt, ein Kind wird beeinflußt von Faktoren, längst bevor diese als solche begreifbar sind. Es gibt im Dunkel des Unbewußten Ein-Drücke, Urerfahrungen und Energien, die bereits die Spuren frühester Prägung tragen. Vermutlich kennen wir weder adäquate Begriffe, um zu fassen, was / wie früheste Erfahrungen sind, noch Ausdrücke für das, was sie im Menschen hinterlassen. Und doch muß es etwas geben, das in der Frühzeit menschlicher Entwicklung angelegt wird und das im Fall von Frühstörungen zur Bewußtwerdung drängt.

Ich erachte es als Chance, verschiedene Erkenntnisse zu pränatalem Hören (z.B. *Birnholz* 1983; *De Caspar* 1983; *Salk* 1973; *Tomatis* 1987), zur Bedeutung der Musik als präverbalem Dialog (z.B. *Herzka* 1979; 1984; *Loos* 1986; *Nitzschke* 1984) und zu außersinnlichen Bewußtseinszuständen (z.B. *Grof* 1990, 1991) als Verständnishilfen herbeizuziehen, um zumindest zu erahnen, was am Anfang menschlichen Werdens – auch außerhalb des wissenschaftlich Erforschbaren - geschehen könnte. Was von außen als Prozeß zunehmender Differenzierung beobachtet wird (*Stern* 1992; *Mahler & Pine & Bergmann* 1985 etc.), muß zusätzlich im Sinne einer inneren Bewußtseins- und Wahrnehmungsverschiebung hinterfragt werden. Mit einer sich verändernden Art und Weise wahrzunehmen, wird auch die Geräusch- und Musikwelt immer neu gehört. So meine These: Das akustische Ganze nimmt im Laufe der frühesten Entwicklung immer neue Bedeutungen an; Übergang geschieht wesentlich über ein sich veränderndes Musikerleben! Dabei unterscheide ich die in folgender Tabelle II ausgeführten Akzente:

Tabelle II: das sich verändernde Musikerleben

1. Klang sphärisch erlebt, noch ohne Zeitempfinden
2. Drin-Sein im großen Klang, der durchdrungen ist von Puls. Herzschlag im Bauchraum
3. Klang als Lärm, Chaos, Monotonie. Urerfahrung von erster, diffuser, totaler Angst. Prozeßbeschleunigend!
4. Rhythmus erhält seine eigene Bedeutung neben Klang wie Zeit neben Raum. Musik wird zum präverbalen Dialog, zur Kommunikation.

Zu Punkt 1: Klang wird sphärisch erlebt, solange noch kein Zeitempfinden und kein Gefühl für das werdende Eigene da ist, wobei «sphärisch» bereits ein bildhafter Begriff ist und als solcher nur annäherungsweise umschreiben kann, worum es ursprünglich gehen mag. Klang empfunden ohne Zeit ist Ausdruck des transpersonalen Seins. In solchem Musikerleben drin wird Urvertrauen angelegt, oder besser, ist einfach da. An die Grenze dieses Zustandes führt manchmal die Musiktherapie, wenn Klänge in entspanntem Zustand ohne Gefühl für Zeit und für das Eigene gehört werden.

Zu Punkt 2: Das Gefühl eines Drin-Seins im großen Klang, der durchdrungen ist von Puls, entsteht nach diesem Ansatz mit den ersten kindlichen Differenzierungen. Rhythmus und Zeit werden unbewußt wahrgenommen, aber noch nicht als etwas Eigenständiges empfunden und behandelt, genauso wie auch das Eigene noch nicht als eigenständig erscheint. Ein in der Therapie häufig auftauchendes Bild für diesen Zustand ist Höhle. In diesem Zustand wird aber nur Geborgensein wahrgenommen und nicht *ich* bin in der Höhle geborgen. Hierher gehört auch die Qualität des «geborgenheitsspendenden Urmütterlichen», also auch Aspekte von Urvertrauen. Jetzt wird auch deutlich, warum der von Rhythmus durchdrungene *Klang* und nicht einfach «Rhythmus» Angebot zur heilsamen Regression ist.

Zu Punkt 3: Sobald die Differenzierung soweit geht, daß zwischen angenehm und unangenehm unterschieden wird, gibt es auch das Unbehagliche, Bedrohliche. Dieses erscheint umso diffuser und totaler, als das Umgebende noch nicht in seinen einzelnen Bestandteilen erkannt wird. Das Ganze der Schwingungsumgebung wird ambivalent, der Ur-Klang wird auch als Lärm, als Chaos erfahren. Mythologisch gesprochen erhält die Große Mutter in ihrem alles Werden und Vergehen gütig umfangenden Wesen jetzt einen ambivalenten Charakter, fruchtbar *und* furchtbar. Die Große Mutter, wie sie die analytische Psychologie und insbesondere Neumann (1974) thematisieren, ist für mich faßbar als früheste musikalische Realität. Es entsteht Urangst, wobei der Begriff Angst einmal mehr zu bewußt ist für die hier angelegte Reaktionsbereitschaft, die ich begreife als archaische Besorgnis um das Eigene.

Zu Punkt 4: Irgendwann und zu individuell verschiedenem Zeitpunkt ist der Differenzierungsprozeß so weit fortgeschritten, daß Umwelt immer mehr in Bestandteile zerlegt werden kann. Jetzt erscheint auch Rhythmus / Zeit als etwas aus dem Klangmeer Herausgelöstes, Eigenständiges. Rhythmus grenzt ein. Analog gibt es das immer stärkere Gefühl für das Du wie für das Eigene, auch wenn das Kind noch lange nicht von der Mutter als Mutter und von sich als Ich spricht. Das Gegenüber wird immer faßbarer. An die Stelle des Erlebnisses «Schwingungsumgebung» treten mehr und mehr die Erlebnisse «Mutter», «Vater», «Geschwister», «Spielzeug». Musik wird zum präverbalen Dialog und bleibt auch später Medium eigentlicher Kommunikation.

Zusammenfassend kann gesagt werden, daß sich wesentliche Differenzierungsschritte im Medium Musik vollziehen, längst bevor das Kind in die Bedeutungen einzelner Worte und Personen eingeweiht ist. Muttersprache Musik!

3 Musiktherapie als Zugang zu frühesten Prägungen und Störungen

Gerade weil so bedeutsam in der frühesten Kindheit, ist Musik auch ein Medium, welches das Gewordene von damals überhaupt erreicht. Musik holt früheste Gefühle in den Raum des Erlebbaren und schafft so eine Basis, um daran zu arbeiten.

Das heißt: was zuvor einfach war, wird über Musik eigentlich erfahrbar, löst immer bewußtseinsnähere Reaktionen aus und erhält allmählich Gestalt und Worte. Unter Musikeinfluß können sich Empfindungen wunderbaren Geborgenseins, aber auch Schweißausbrüche, Enge, Ekel, Angst, Trauer einstellen. Wenn eine unsäglich schöne Musik verklingt, beginnen Menschen nicht selten zu frieren. Für einige z.B. erfahrbar beim Monochord. Es ist für sie dann, als würde das Abgenabelt-Sein vom Urzustand, von einem Heimatgefühl, einer Urruhe oder wie auch immer genannt, erstmals spürbar. Wieder andere werden über rhythmusstarke Musik förmlich von Lebenslust gepackt. Musik an sich bewegt und Musik*therapie* bedient sich all ihrer Wirkungen gezielt: d.h. bezogen auf die Problemstellung, die Situation des Klienten und bezogen auf das, was beziehungsmäßig zwischen Klient und Therapeutin geschieht. Die Beziehung Klient-Therapeutin ist in der Musiktherapie genauso bedeutsam wie in jeder andern Psychotherapie auch. Musik ersetzt keine therapeutische Beziehung, sondern ist zentrales Medium, Ausdrucks- (und Eindrucks-)mittel. Zu den Wirkungen der Musik ein Zitat aus meiner Lizentiatsarbeit (*Renz*, 1991, S. 5):

Tabelle III: Wirkungen des Mediums Musik

Zum spezifisch Musiktherapeutischen gehören z.B.:
- die Fähigkeit der Musik, Lebenslust auf tiefster Ebene zu mobilisieren
- die Fähigkeit der Musik, Unfaßbares wie z.B. unfaßbare Ängste in den Raum des Erlebbaren zu holen
- das Erleben von tiefsten Geborgenheitsgefühlen durch Musik
- heilsame Regressionen in vorsprachliche, unbeschreibbare Dimensionen hinein, die tiefer greifen und älter sind als allfällige Traumata
- das Spiel mit Raum- und Zeitdimension
- das Finden von Maß, Strukturen, Realitätsbezügen durch Rhythmus
- der Umgang mit dem Grenzenlosen wie Lärm, Klang, Stille
- Lautspiele aller Art und die Erfahrung, daß auch im scheinbar unsinnigen Spiel Sinn liegt
- das scheinbar spielerische Erproben des Übergangs vom Vorsprachlichen zum Wort

Um praxisnahe Antworten auf die Frage nach den Wirkfaktoren in der Musiktherapie mit Frühgestörten zu finden, greife ich auf Tabelle I zurück.

Die Punkte 1,2,3, und 10 erinnern mich an Charlotte. Charlotte konnte manchmal nicht sagen, ob eine Wand 2m oder 100m entfernt war. Solchen Wahrnehmungsstörungen begegneten wir, indem sie unterscheiden lernte, jetzt bin ich klar, jetzt nicht. Ihre manchmal nur noch gestotterten Phantasien nahm ich ernst als Fragmente einstigens Empfindens. Ein Beispiel: Statt ihren Bauch zu fühlen, kam: «kkkk-klopfen, schwarz, klopfen, Mann/Messer/schwarz». *Musik, im speziellen Klänge und Kinderlieder* und daneben *Berührung* waren es dann, die solche Fragmente auffingen und Charlotte das Gefühl eines tiefer liegenden Mutterbodens gaben. Sie, die sich immer als böse erlebte und all ihre Zeichnungen nachträglich zerstören mußte, sagte nach einer derartigen Musikerfahrung: «Es ist jetzt, als gäbe es eine große Erdmutter. Wenn ich von der Erdmutter geliebt bin, bin sogar ich lieb». Therapie mit Charlotte wurde für mich selbst zur äußersten Herausforderung. Ich mußte immer wieder an sie glauben, wo sie selbst zu hoffen aufgehört hatte. Dies bedeutete notfalls, an den nächsten Tag, die nächste Stunde zu glauben – und wesentlich: an meiner eigenen Vertrauensbasis zu arbeiten. Lügen konnte ich nicht: Charlotte spürte unweigerlich in meiner Musik, ob ich an sie glaubte oder nicht. Wie Prof. Herzka mündlich einmal sehr schön formulierte, ist Musik Medium der Botschaften von Seele zu Seele.

Zu Punkt 4: Alain war ein autistisch wirkender Junge mit hervortretenden Beziehungsstörungen. Es war, als wäre er im ursprünglichen Klangbrei – da.h. nach diesem Ansatz in einem Zustand vor aller personalen Beziehung – stecken geblieben und mußte dort abgeholt werden. Wen wundert es, daß ihn gerade Musik, Klänge überhaupt erreichten. Es brauchte aber auch äußerste Konfrontation wie beispielsweise die Spiegelung seines Erstarrtseins in der Totenstille. Seine Unerreichbarkeit steigerte ich zur äußersten Spannung, indem ich mich selbst in Tücher einwickelte und in eine Ecke abkapselte. Jetzt kam *er* und suchte den musikalischen Dialog.

Rogers Thema hieß, wie schon erwähnt, Größe und Allmacht (Punkt 5). In einem musikalischen Rollenspiel wählte er für sich Elephant und Floh aus. Diese Identifikation ist so schnell gesagt, doch über Musik wird sie auch gefühlt. Musikalisch kam selbst ihm die Wucht des Elephantenhaften so nahe, daß etwas von innen heraus verändert werden wollte. Klangintensität, hautnah gefühlt, bewegt zur Wandlung. Wichtiger Wirkfaktor der Musik in der Musiktherapie!

Die übrigen Punkte der Tabelle I drängen in Richtung derselben zentralen Antworten:

1. Durch Nöte verschiedenster Art hindurch müssen Menschen zurückfinden zu einer Seelenschicht des Urvertrauens, die älter ist als alles Kinderleid. *Über Musik* speziell von Monochord, Klangschale, sanftem Gong- und Trommelspiel *kann das Grundgefühl erlaubten Seins neu lebendig* werden. Musik ist dabei Medium, Sprache, die die Tiefen des Unbewußten erreicht. Was dahinter wirkt, ist letztlich eine spirituelle Botschaft. Es ist umfassende und personale *Liebe*. Im Klienten wie in der Therapeutin muß der Kanal fürs Ganze wieder offen werden.

2. Solche Regression oder nachträglich empfangene Muttermilch ist Basis, damit Hintergründe, Ursachen, wortloses, unbewußtes Kinderleid von damals fühlbar und bewußt werden können. Häufig *holt Musik die ungeschminkten Kinderrealitäten ans Tageslicht* und schafft den Übergang vom Wortlosen zum Wort. Weiterer Wirkfaktor der Musik in der Musiktherapie! Unerlöstes muß so nicht mehr ständig unbewußt Unruhe stiften. Und an die Stelle der Selbstanklage: warum bin ich auch so gestört oder wie die Fragen auch immer lauten, tritt eine *Achtung vor dem eigenen Weg*, vor all dem, was man aus sich herausgeholt hat und sei es die Würdigung der Leistung, das Schlimme durchgestanden, ja überlebt zu haben. Diese Achtung schafft Versöhnung mit sich selbst und dem eigenen Gewordensein.

3. Das nachträglich erfahrene gute Mütterliche und Antworten auf das Warum genügen aber nicht, um sich als frühgestörter Mensch seines Lebens neu zu freuen. Frühe Störungen sind und bleiben trotz aller Heilungsschritte Zumutung! Man hält nicht durch, sieht keinen Sinn, kann die Schmerzen nicht fühlen, die Ängste nicht aushalten, gäbe es keine Gegengewichte. Es braucht auch Erfahrungen, gemeint, im Kleinsten irgendwie berufen und in allem, was zum eigenen Leben gehört, für ein größeres Ganzes *sinnvoll* zu sein. Im Rahmen des Möglichen wird nach realen Wirkungsfeldern im Alltag gesucht. Im äußersten Fall will – wie mir eine 20-Jährige

sagte – das Leiden selbst als für sich und für andere prozeßfördernd angenommen werden. Aus dem Warum wird das Wozu. Es ist, als müßten sich auch vom Ziel her Perspektiven öffnen, die ermutigen und einordnen helfen. In Träumen und Musikerfahrungen dringen solche Kräfte durch, wo z.B. plötzlich eine große Stimme gehört wird, die sagt: «Ich brauche Dich, genau Dich». In Klangreisen erfahrbar z.B. am Punkt, wo eine äußerste Spannung in Erlösung mündet oder wo aus einem Klangchaos von innen heraus Rhythmus entsteht.

Väterliches und mütterliches Prinzip müssen neu zusammenfinden, inspirierend und tragend, rufend und nährend. So mündet die Arbeit an der Frühstörung auch in Prozesse der Bewußtwerdung und Reifung. Musik und das Berührtsein durch Musik sind nicht das Letzte. Therapie will nicht in medialer Verbundenheit stecken bleiben, sondern über das immer bewußtere Fühlen Nachreifungsprozesse ermöglichen. Von der Musik zum Wort!

Zusammenfassung

Intrauterine und frühe extrauterine Entwicklung werden begriffen als Übergang und Frühstörungen als Übergangsstörungen. Der frühgeprägte Mensch wurde in seiner frühesten Entwicklung übermäßig irritiert. Die Atmosphäre, in der das früheste Heranreifen geschieht, wird als Schwingungsumgebung aufgefaßt und ist im weitesten Sinne mit Musik vergleichbar. Darum kann genau Musik früheste Empfindungen erlebbar machen. Es gibt Zusammenhänge zwischen frühesten Entwicklungsschritten und musikalischem Erleben. Das Wissen darum ermöglicht es im therapeutischen Prozeß, Musik – primär rezeptiv, bisweilen auch aktiv – gezielt einzusetzen. Musik ist Medium, wichtigste Wirkfaktoren dahinter sind die therapeutische Beziehung und die spirituelle Dimension.

Summary

Intrauterine and early extrauterine development is understood as transition and early dysfunctions as disharmonies in the transition. The first development of a person initially programmed was subject to severe irritation. The atmosphäre wherin first growth occurs is seen as an environment of vibrations and can thus in a broader sense be compared to music. That is why music enables us to reexperience earliest emotions. The first steps in human development are indeed related to particular musical experiences. This knowledge allows music to be used specifically in the prozess of therapy, i.e. primarily receptive, sometimes also aktive. Whereas music is the medium, the most important factors are the relation between therapist and client, and the spiritual dimension.

Literatur

Birnholz, J. C., The Development of Human Fetal Hearing. Science.222/November. XVIa, XVIb, XVIc (1983).
Bronfenbrenner, U., Die Oekologie der menschlichen Entwicklung. Stuttgart: Klett-Cotta (1981).
De Caspar, A. J., The intrauterine Heartbeat: A Potent Reinforcer for Newborns. Infant Behavior an Development.6. 19-25 (1983).
Drewermann, E., Tiefenpsychologie und Exegese, Band II. Olten: Walter (1985).
Drewermann, E., Das Markusevangelium. I.Teil. Olten: Walter (1987).
Drewermann, E., Tiefenpsychologie und Exegese. Band I. (6. Aufl., Erstauflage 1984). Olten: Walter (1988a).
Drewermann, E., Strukturen des Bösen. Band II. Die jahwistische Urgeschichte in psychoanalytischer Sicht. (Sonderauflage, Erstauflage 1977). Paderborn: Schöningh (1988b).
Ebersoll, B., Musik der Geister und Menschen in indianischen Heilriten, Teil 1,2. Musiktherapeutische Umschau, 6, 1-16, 101-120. Stuttgart: Gustav Fischer (1985).
Fromm, E., Haben oder Sein. (Lizenzausgabe, engl. Originalausgabe 1976). Zürich: Buchclub Ex Libris (1979).
Grof, St., Geburt, Tod, Transzendenz (Lizenzausgabe, amerikanische Originalausgabe 1985). Reinbeck b.Hamburg: Rowohlt Taschenbuch (1991).
Grof, St. und Ch., Spirituelle Krisen. München: Kösel(1990).
Herzka, H. S., Gesicht und Sprache des Säuglings. Basel: Schwabe & Co.AG (1979).
Herzka, H. S., Das Kind von der Geburt bis zur Schule. (6.Aufl.). Basel: Schwabe & Co.AG (1984).
Hurrelmann, K., Einführung in die Sozialisationstheorie (2.Aufl., Erstauflage 1986). Weinheim: Beltz (1989).
Lempp, R., Psychische Entwicklung und Schizophrenie. Die Schizophrenien als funktionale Regressionen und Reaktionen. Bern: Hans Huber (1984).
Loos, G. K., Spiel-Räume. Stuttgart: Gustav Fischer (1986).
Mahler, M., Pine, F., & Bergmann, A., Die psychische Geburt des Menschen (Neuauflage, amerikanische Originalausgabe 1975). Frankfurt am Main: Fischer Taschenbuch (1985).
Neumann, E., Die Große Mutter (2. Aufl., erste Ausgabe im Rheinverlag Zürich 1956). Olten: Walter (1974).
Nitzschke, B., Frühe Formen des Dialogs, Musikalisches Erleben – Psychoanalytische Reflexion. Musiktherapeutische Umschau, 5, 167-187. Stuttgart: Gustav Fischer (1984).
Renz, M., Tiefenwirkungen der Musik und ihre Bedeutung in der Musiktherapie mit Kindern. Unveröffentlichte Lizentiatsarbeit, Universität Zürich, Nebenfachbereich Psychopathologie des Kindes- und Jugendalters (1991).
Renz,M., Aller Anfang ist Übergang. Menschliche Entwicklung im Spannungsfeld zwischen Urvertrauen und Urangst. Bisher unveröffentlichte Dissertation, Universität Zürich, Nebenfachbereich Psychopathologie des Kindes- und Jugendalters (1993).
Renz, M., Zwischen Urangst und Urvertrauen, Junfermann, Paderborn (1996).
Salk, L., The Role of the Heartbeat in the Relations between Mother an Infant. Scientfic American.228. 24-29 (1973).
Simon, A., Musik in afrikanischen Besessenheitsriten. In A.Simon (Hrsg.), Musik in Afrika. Berlin: Museum für Völkerkunde. S. 284-297 (1983).
Stern, D. N., Die Lebenserfahrung des Säuglings. Stuttgart: Klett-Cotta (1992).
Tomatis, A., Der Klang des Lebens. Vorgeburtliche Kommunikation – Die Anfänge der seelischen Entwicklung. Hamburg: Rowohlt (1987).
Winnicott, D. W., Kind, Familie und Umwelt. 4. unveränd.Aufl. München: Reinhardt (1984).
Winnicott, D. W., Reifungsprozesse und fördernde Umwelt. 2. Aufl. Frankfurt a.M.: Fischer-TB (1985).

Die Wirkung von Musikinstrumenten in psychotherapeutischen Prozessen

Josef Moser, Kassel

1 Die Spezifik der Instrumente in der Musiktherapie

Musikinstrumente sind Medien, die in der Therapie sehr vielfältig für Selbsterleben, Ausdruck und Beziehungsgestaltung genutzt werden können.

Musikinstrumente haben für sich betrachtet eine je eigene Charakteristik:
Sie haben ihre Spezifik in ihrem *Aussehen,* ihrer *Form,* ihrer *materiellen Beschaffenheit.*
Es gibt eckige, geschwungene, runde Formen, die in der Größe variieren, ebenso in der Farbgebung, in der Plastizität (Weichheit, Härte), der Mobilität, dem verwendeten Material (Holz, Eisen, Kupfer, Plastik, Fell, Haare etc.).

Auf diese Weise können Instrumente schon durch Betrachtung und auch durch das Berühren eine immense Wirkung im bildhaft-szenischen Erleben hervorrufen.

Ein Beispiel: *Eine Workshopteilnehmerin hat eine Cow-Bell aus Kupfer in ihrer Hand. Sie sitzt am Boden. Auf meine Frage, wie sie das Instrument beim Betrachten und Befühlen wahrnimmt, antwortet sie: «Kalt, starr, unbeweglich, nicht kuschelig.». Ich fordere sie auf, diese Erlebnisqualitäten noch weiter in ihr wirken zu lassen. Dann frage ich, woran sie dabei möglicherweise erinnert wird. Sie hält das Instrument mit geschlossenen Augen in ihrer Hand und überläßt sich dem aufkommenden Erleben. Dann erzählt sie sichtlich erstaunt: «An mein Kinderbettchen. Da war ein kaltes, starres Eisengitter davor. Wenn's im Bettchen kuschelig war, störte mich immer das kalte, blöde Eisending an meiner Haut.»*

Wie kommt es zu diesem Erleben? Die Teilnehmerin sitzt am Boden (stehend würde wahrscheinlich nicht diese Szene abrufbar sein - Wirksamkeit von Positionen, Lagen) und ist wohl in kuscheliger Stimmung. Sie erlebt die Glocke als Kontrast dazu. Die Einstimmung führt sie in vergangene, gespeicherte, bis dahin nicht erinnerte Erlebniswelten mit dem Kinderbett und im weiteren auch in die Atmosphären, Einrichtungen und Erlebnisse im Kinderzimmer.

Die Instrumente haben auch eine *eigene Klang- und Toncharakteristik* (z. B. fließend, in den Raum sich ausbreitend, weit hallig, hell; dunkel, dumpf, eng, abgegrenzt; aufsteigend, anschwellend, volltönig; absteigend, abschwellend, zart usw.).

Sie werden vom Hörer entsprechend der eigenen emotionalen Gestimmtheit und Resonanzfähigkeit aufgenommen, bewertet und mit entsprechenden Erlebnissen in Zusammenhang gebracht.

Auch *das aktive Spiel mit den Instrumenten, die Spielweise* kann so sehr individuell und persönlich gestaltet werden.

Für die Therapie können Instrumente nun gezielt genutzt werden:

- sie fördern die spielerischen Impulse,
- sie stimulieren unsere Sinnesorgane,
- sie erzeugen Spannung und Entspannung,
- sie machen Stimmungen, Emotionen, Atmosphären erlebbar,
- sie evozieren Szenen, Bilder, Phantasien,
- sie regen zu motorischer Aktivität an,
- sie fördern interaktionales Handeln und In-Beziehung-Treten.

Aus den leiblichen, emotionalen, aktionalen, phantasievollen Anregungen durch Instrumente erschließen sich bei behutsamer Hinführung für den Erlebenden neuartige Erlebnisqualitäten und Zusammenhänge. Musikinstrumente und ihr Klang treffen auf Vergangenes, Gegenwärtiges und in Wünschen und Erwartungen angestrebtes Zukünftiges. Als Intermediär-Objekte ermöglichen Musikinstrumente Zwischenräume für Begegnung.

Musik wird so zum Spiel-, Erlebnis- und Gestaltungsraum zwischen Menschen, der für Selbst-Erfahrungsprozesse nutzbar gemacht werden kann.

Welche Sinnesorgane werden nun besonders in der Musiktherapie mit Musikinstrumenten angeregt? Es sind vor allem das Ohr, das Auge, die Haut. Die Nase könnte ebenfalls zum eröffnen von Erlebniswelten herangezogen werden (der Geruch von Holz, Eisen, Fell). Die Zunge, meint man, sei weniger aktiv. Man spricht aber von Musikgeschmack und es gibt ja auch Tafelmusik und Barmusik, die zu mehr kulinarischen Genüssen in entspannter Atmosphäre anregen können. Die Zunge brauchen wir schließlich auch zum Singen und Tönen. Der Orientierungssinn wird bei akustischen Reizen immer mitangesprochen, der Gleichgewichts-, Lage- und Bewegungssinn wird beim Hören, beim innerlichen und äußerlichen Mitschwingen und Mitbewegen ebenfalls aktiviert. Der «*Leib als totales Sinnes- und Handlungsorgan*» (*Merleau-Ponty*) wird aktiviert und die verschiedenen sensumotorischen Stimulationen werden über entsprechende Gehirnaktivitäten und Gedächtnisleistungen miteinander verknüpft (Integrales Leibgedächtnis: ganzheitlich und differentiell, multimodal und intermodal bzw. holographisch, Petzold 1993a, S. 709).

Am Beispiel von T e m p e l b l o c k s will ich solche *Assoziationsverknüpfungen*, die von Patienten in den Therapien eingebracht worden sind, verdeutlichen.

Beim *Betrachten* von Tempelblocks bekommen wir optische Eindrücke und an Erinnerungen gekoppelte persönliche Zuordnungen, z. B. Fischmäuler, Kaffeebohnen, Boxhandschuhe u. a. Diese Assoziationen werden bei entsprechender Anregung über die Gedächtnisarchive mit anderen Erlebnisqualitäten und Zusammenhängen weiterkombiniert.

- Kaffebohnen ➡ Kaffetrinken ➡ mach ich sehr gerne ➡ ist eines meiner Genußmittel ➡ trinke aber manchmal zu viel.

oder

- Kaffeebohnen ➡ Plantagenbesitzer ➡ Ausbeutung der Arbeiter ➡ eigene Arbeitswelt.

Das *Spielen und Hören* der Tempelblocks weckt andere Assoziationen: z. B. Pferdegetrappel; Gewehrsalven; Macht Spaß, dem Kleinen eine draufzuhauen.
- Pferdegetrappel ⟶ bin früher geritten ⟶ schönes kraftvolles Erlebnis ⟶ dieses Hobby habe ich leider nicht mehr gepflegt, will dem eigentlich mal wieder mehr nachgehen.
- Macht Spaß, dem Kleinen eine draufzuhauen ⟶ meinem kleinen Bruder hätte ich gerne eine draufgehauen.

Das *Betasten* ergibt z. B.: rundes festes Holz; Brüste; großer Mund mit Backen.
- Rundes festes Holz ⟶ starr und dickwandig ⟶ so war mein Vater.
- Großer Mund mit Backen ⟶ mein Mund ist mir zu groß ⟶ ich schäme mich dafür ⟶ überhaupt bin ich mit meinem Aussehen nicht zufrieden.

Faßt man allein die wenigen hier ausgeführten Erlebnisse mit diesem Instrument zusammen (Genuß - Arbeitswelt - Hobby - Geschwisterrivalität - Starre und Dickfälligkeit - Unzufriedenheit mit dem Aussehen), so haben wir eine Fülle von Möglichkeiten, die so im Musikalltag sonst nicht genutzt werden. Es wird deutlich: Musikinstrumente und der differenzierte Umgang damit bergen immense Erlebnispotentiale. Sie müssen nur in der Therapie mit Patienten professionell genutzt werden.

Bevor ich das Monochord, die Kalimba und die Gong-Drum in ihrer Wirkung auf Patienten und Nicht-Patienten beschreibe, werde ich zunächst andere wichtige Einflußgrößen verdeutlichen, die die Wirkung von Instrumenten mitbeeinflussen können.

2 Die Befindlichkeit beim Spielen und Hören und die persönlichen Verarbeitungsmöglichkeiten

Patientin: «Ich konnte mich gar nicht auf die Musik einlassen, mich beschäftigt ein ganz anderes Thema!»

Viele von uns kennen Situationen, in denen wir keine Musik hören wollen oder in denen das Musikmachen nicht so recht gelingen will.

Der Parameter der aktuellen Befindlichkeit beeinflußt das Hören und Spielen von Instrumenten in erheblichem Maße. Unbelastete Menschen können von außen kommende Reize offener, differenzierter und kreativer erleben als Menschen, die in aktuellen Krisensituationen stehen. Obige Patientin beispielsweise war aufgrund einer bevorstehenden Trennung so in ihrer Thematik gefangen, daß sie sich nicht auf die dargebotene Musik einlassen konnte.

Wir kennen, daß ein wirkliches Sich-Einlassen auf Musik auch im Alltag erschwert ist, wenn innerer Druck besteht und noch viele Dinge erledigt werden müssen. Befindlichkeiten, in denen Angst, Ärger, Enttäuschungen dominieren, werden andere Ergebnisse beim Hören von Musik bringen als Befindlichkeiten, in denen Freude, gute Laune, Unbesorgtheit im Vordergrund stehen. Sehr entscheidend sind hierbei die persönlichen Ressourcen, mit denen Belastungen, Stimmungseinbrüche und Konflikte bewältigt werden können.

3 Die musikalische Lebensgeschichte: die Hörgewohnheiten; die Art der Stimulation mit und zur Musik

Die Hörgewohnheiten von Hörern und ihr Musikgeschmack, also die Bewertung und Wirkung von Musik sind von musikalischen Vorerfahrungen, musiksozio-kulturellen Einflüssen, vom Zeitgeist, von altersspezifischen Entwicklungsphasen und anderen Einflüssen abhängig. Die über die Musik ablaufenden Identifikationsprozesse bzw. Prozesse, in denen sich Hörer nicht mit einer bestimmten Musik identifizieren können, beeinflussen in erheblichem Maße die Befindlichkeit der Rezipierenden und deren Aufnahme - bzw. Abwehrbereitschaft. Punker werden in der Regel Operettenmelodien eher belächeln, ältere Menschen hingegen für die Punkmusik wenig übrig haben.

Wichtig ist auch, wie die Stimulation mit und zur Musik im Verlauf der eigenen musikalischen Lebensgeschichte stattgefunden hat. Wurden vielleicht in der persönlichen Geschichte keine oder zu wenig Zugänge zur Musik geschaffen? Wurde die eigene Musikalität mit üblen Bewertungen belegt? Mußte man vielleicht eine Dauerüberfrachtung mit Musik über sich ergehen lassen - Musik statt Beziehung? War Anerkennung nur verbunden mit überzogenen, großartigen Musikleistungen, worunter der spielerische Umgang mit Musik vollkommen gelitten hat? Oder waren andere, stimmige Anregungen mit und zur Musik vorhanden?

Die persönlichen Musikerfahrungen spielen auch bei der Wahl von Instrumenten im musiktherapeutischen Setting eine Rolle. Es gibt Lieblingsinstrumente, die an gute oder besondere Erfahrungen gebunden sind.

Ein Beispiel: *Eine Patientin bevorzugt immer das Klavier in den Musiktherapiestunden. Einmal wollte sie von mir, daß ich der Gruppe etwas vorspielen sollte. Als ich spielte, fing sie an, heftig zu weinen. Hintergrund: Ihr Vater war vor einigen Jahren gestorben. Dieser spielte abends oft Klavier, während die Familie im Raum zuhörte. Der Vater wurde von dieser Patientin noch stark idealisiert.*

Das Klavier und das Spiel des Therapeuten wurde so zum Spiegel projektiver und psychodynamischer Erlebnisse. Dies gilt auch für die Instrumente, die von bestimmten Patienten zunächst abgelehnt oder ambivalent erlebt werden. Schon beim Betrachten lösen manche Instrumente unbewußte unangenehme, bedrohliche, weil unbearbeitete Situationen aus (z. B. Ehekrach, Kriegserlebnisse, Gewalterfahrungen, Versagensängste). Auch ängstigende Eigenimpulse, die noch abgewehrt werden müssen, werden auf Instrumente übertragen/verlagert (z. B. Vermeidung von Lautwerden als Angst vor eigenen aggressiven Impulsen).

4 Die Beziehung Therapeut - Klient/Gruppe

Der Parameter der Beziehungsqualität zwischen Klient und Therapeut ist für die Bewertung von Musik dann von eminenter Bedeutung, wenn in einem psychotherapeutischen Verfahren die Bearbeitung dieses Beziehungsgeschehens verfolgt wird. Musiktherapeutische Situationen und Szenen mit unaufgelösten und bedeutsamen Übertragungsanteilen bestimmen die Bewertung des musikalischen Geschehens mit. Die Bewertung des musikalischen Produktes ist unmittelbar an die Ausstrahlung und die Akzeptanz des Spielers in der Gruppe - sei es Therapeut, sei es Gruppenmitglied - gebunden.

Ein Beispiel: *Patientin - von ihrem Vater oft brutal geschlagen - erlebt das Conga-Spiel des männlichen Therapeuten als Wiederholung ihrer Traumen mit dem Vater und lehnt die für andere gefällig klingende Musik vollkommen ab. Eine von einer Mitpatientin gespielte Conga wird von ihr weniger bedrohlich erlebt.*

5 Einstimmungsmodalitäten

Die Qualität von Klangwirkungen hängt in der Musiktherapie auch entscheidend von der Art der Einstimmung auf das kommende Klangereignis ab. Das Schaffen einer Atmosphäre, in der Aufmerksamkeit für das musikalische Geschehen und ein Sich-Einlassen-Können auf Gefühle, Stimmungen, Bilder, Körperregungen möglich werden, begünstigt ein schnelles Ergriffensein und ein intensives Erleben.

Gute Atmosphären werden durch das Präsentsein des Leiters und das Vermitteln von Sicherheit und Wohlgefühl erzeugt. Entspannungsanregungen sind dabei sehr hilfreich. Im nächsten Schritt folgt dann die bewußte Hinführung zur Hörbereitschaft und dem Sich-Überlassen und Anvertrauen von persönlichen Regungen, Empfindungen, Gefühlen, Bildern. Ebenso ist es aber angezeigt, geeignete Schutzmöglichkeiten zu erarbeiten.

Auf dem Hintergrund unangenehmer persönlicher Erlebnisse, ich-struktureller Defizite und unzureichender Abwehr- und Verarbeitungsmechanismen können Gefühlsregungen durch die Unmittelbarkeit der Musik zunächst als bedrohlich, erschreckend und unangenehm wahrgenommen werden.

Ein Beispiel einer Einstimmung, nachdem man sich begrüßt hat, den Raum erkundet hat und im Kreis sitzend Bedürfnisse und Erwartungen angesprochen worden waren: «*Ich möchte Ihnen jetzt einmal ein Instrument vorspielen. Es geht mir darum, über das Erlebte und Gehörte - nach dem Spiel - mit ihnen ins Gespräch zu kommen. Nehmen sie aber zunächst mal ihre momentane Befindlichkeit wahr. Sie ist die Grundlage für ihr Erleben und für mögliche Veränderungen beim Hören der Musik. Nehmen sie wahr, ob sie wach oder müde sind, eher aktiv oder passiv sind, eher nach außen oder innen gekehrt sind, ob sie in ihrer Stimmung eher gut gelaunt, schlecht gelaunt sind.*»

Ein kurzes Befindlichkeitsblitzlicht kann nochmal stattfinden.

«Versuchen sie sich jetzt zu entspannen, innerlich mehr und mehr loszulassen, sich wohl zu fühlen. Atmen sie ein paar mal tief durch. Nehmen sie auch die Stuhllehne und die Sitzfläche des Stuhles, auf dem sie sitzen, wahr.»

Man könnte an dieser Stelle noch gezielter bestimmte Körperregionen einbeziehen. Oft sind dem Schulterbereich, der Wirbelsäule und den Blockaden in der Zwerchfellbewegung verstärkt Aufmerksamkeit zu schenken.

«Seien sie nun beim Hören der Musik achtsam für ihre inneren körperlichen Regungen, für ihre Empfindungen, für ihre Gefühle. Sollte die Musik Bilder in ihnen anregen, so lassen sie diesen in der inneren Ausgestaltung freien Raum. Sollten sich unangenehme Gefühle, Bilder, Körperregungen einstellen, so haben sie die Möglichkeit, diese entweder zuzulassen und später im Gespräch weiterzubearbeiten. Sie können aber auch bewußt aus dem Erlebten aussteigen, ihre Aufmerksamkeit auf etwas anderes lenken und sich auch die Ohren zuhalten. Lassen sie sich nun Zeit und Raum für das, was sie jetzt hören werden.»

6 Der Raum, die Anordnung der Instrumente und die Platzgestaltung des Spielers und der Hörer

Musiktherapieräume haben ihre charakteristische, je spezifische Atmosphäre und Ausstrahlung. Diese tönt die Klangwirkung von Instrumenten mit. Es ist immer wieder mein Anliegen, die Wirkung eines Raumes und die persönliche Reaktion darauf Klienten und Patienten ins Bewußtsein zu bringen. Ein Sich-Niederlassen-Können wird oft erst durch die bewußte Wahrnehmung der Umgebung möglich. Wir richten uns auch sonst im Privaten unseren Wohnbereich ein, wir schaffen uns das für uns stimmige Wohnklima. Atmosphärisch Unangenehmes, unbewußt Wirksames in den Räumen kann durch die bewußte Betrachtung und Auseinandersetzung besser eingeordnet und angenommen werden.

Hierzu einige Hinweise:

– Die Atmosphäre des Raumes an sich wird durch seine Helligkeit/Dunkelheit, durch die Form des Raumes, durch die Materialausstattung (Vorhänge, Bodenbelag, Wandfarbe, Einrichtungsgegenstände etc.) geprägt.

– Es spielt eine erhebliche Rolle, wie die Instrumente im Raum angeordnet sind, welche Instrumente vorhanden sind und wie dicht sie gestellt sind. Wenn zuviele Instrumente im Raum sind können möglicherweise Engegefühl, Unübersichtlichkeit, Ausgeliefertsein, Überfordertsein als Reaktionen auftauchen. Andererseits könnte dies für jemand anderen gerade die richtige Anregung zum Ausprobieren bedeuten oder die Möglichkeit bieten, sich hinter den Instrumenten zu verstecken. Aufgrund meiner Erfahrung hat dies immer auch mit alten persönlichen Erlebnissen zu tun.

– Für die meisten Patienten werden durch Instrumente sofort Spielräume eröffnet. Gewisse Instrumente (beispielsweise an der Wand hängende Fußschellen) können aber allein vom optischen Eindruck her wie Folterinstrumente erlebt werden. Dies muß zunächst geklärt werden.

- Die Musiktherapie ist des öfteren in kellerartigen Räumen, im Dachboden oder etwas weiter ausgelagert vom Haupthaus untergebracht. Bestimmte Patienten (z. B. Kriegsgenerationen) werden aufgrund der Kelleratmosphäre und ihrer Erinnerungen an Trommel-Feuer-Geräusche und Kriegslärm sehr schnell mit alten Erfahrungen konfrontiert. Dachbodenräume können an entsprechende Atmosphären und Erlebnisse erinnern. Die weiter weg gelegenen Räume können die Spielsituation und andere Erlebnisse beim Nachbarn wiederbeleben («Da sind wir gerne zum Spielen hingegangen, zuhause war immer dicke Luft!»).

Bei der Betrachtung eines uns zugeteilten Workshopraumes werden folgende Assoziationen geäußert:

Kuhstallfenster: Wegen der schmalen hoch angeordneten Fenster auf einer Seite des Raumes. Beeindruckend waren die sichtbaren Herbstblätter draußen. Der Linoleumboden und die spitz zulaufende Form des Raumes weckten Erinnerungen an eine Abstellkammer. Der größte Teil der Teilnehmer war sich einig, daß man sich erst mal gemütlich einrichten müßte. Der engere und weitflächigere Teil des Raumes wurde besonders bemerkt. Eine Teilnehmerin meinte hier könnte sie nicht tanzen, eine andere fand den Raum gerade dafür und zum Ertasten gut.

Würden diese Einflüsse nicht bewußt reflektiert werden, würden sie unbewußt oder halbbewußt das Musikerleben mitbestimmen. Meine Erfahrung: Egal wie Räume beschaffen sind, durch die bewußte Wahrnehmung der Umgebung und der möglichen Bearbeitung alter unangenehmer Erinnerungen erfolgt eine Adaption zumindest in dem Maße, daß die Raumsituation nicht mehr das musikalische Geschehen dominiert (dies gilt jedoch nicht für Räume, die akustisch für Klangereignisse ungeeignet sind).

Die *Anordnung der Instrumente* bedarf eines eigenen Kapitels. Hier werde ich jetzt nur darauf hinweisen, daß Kreisanordnungen mehr das Miteinanderspielen und sich Aufeinander-beziehen-können begünstigen.

Auch die *Position beim Hören* bringt Veränderungen. Es ist nicht unwesentlich, ob Musik am Boden liegend, am Boden sitzend, auf dem Stuhl sitzend oder im Raum stehend erfahren wird. Diese Positionierungen spiegeln Seinsqualitäten wieder.

Das *Liegen* auf dem Boden stimuliert in der Regel eine regressive Tendenz. Diese Lage kann bei genügend Schutz und innerer Sicherheit einerseits zu guter Entspannung und Hingabe beitragen. Bei innerer Unsicherheit und zu wenig Schutz von außen kann sich aber auch Unwohlsein, Ausgeliefertsein, Ungeschütztsein einstellen. Menschen mit hohem Kontrollbedürfnis haben in dieser Position nicht selten Schwierigkeiten.

- *Sitzend* kann Musik ich-bewußter wahrgenommen werden. Durch das Schließen der Augen kann ebenfalls intensive Versenkung in die Musik erreicht werden.
- Im *Stehen* ist die Möglichkeit des eigenen tänzerischen Mitschwingens am meisten gegeben. Eigene Aktivität und Bewegung ermöglicht ein ganzheitliches leibliches Ergriffensein und körperlichen Ausdruck.

Insgesamt wird die Persönlichkeit des Spielers, seine Beweglichkeit und seine Fähigkeit, musikalisch mitzuschwingen die Wirkung seines Tuns und die Klangqualität deutlich beeinflussen. Es muß hier aber auch darauf hingewiesen werden, daß technische Unkenntnis im Umgang mit Instrumenten unbedingt von sonstigen, auf der Pathologie gründenden Unfähigkeiten zu differenzieren ist.

7 Monochord, Kalimba, Lefima Gong-Drum

In der weiteren Auseinandersetzung mit dem Thema möchte ich nun das Monochord, die Kalimba und die Lefima Gong-Drum in ihrer Wirkung auf Patienten mit Psychosen und Neurosen und auf Workshopteilnehmer darstellen.

Die Patienten befanden sich in psychotherapeutischer Behandlung in einer psychiatrisch-psychotherapeutischen Klinik, in der ich arbeite. Dauer des Aufenthaltes 8-12 Wochen.

Methodisch wurde folgendermaßen vorgegangen: Das zu beforschende Instrument wurde in die Mitte der im Kreis sitzenden Gruppenmitglieder gelegt oder gestellt. Die Lefima Gong-Drum wurde am Rand des Kreises aufgestellt. Es wurden zunächst Assoziationen nur beim Betrachten des Instrumentes und darauf resultierende Emotionsqualitäten gesammelt. Nach einer vorbereitenden Einstimmung wurde dann das Instrument von mir oder von einem zum Spiel bereiten Gruppenmitglied zum Klingen gebracht. Spielweise, Haltung, Ausstrahlung etc. des Spielers flossen entsprechend vorheriger Ausführungen in die Beschreibung und Erlebnisse mit ein.

Das *Spielen nur einzelner Instumente* ist behandlungsmethodisch eine besondere Situation. Sie bewirkt eine oft stärkere Konfrontation mit dem Eigenerleben des Spielers und der Hörer. Die Komplexität ist auf ein Instrument reduziert, die Konzentration ist eindeutiger gerichtet, das aktionale Moment des Abreagierens ist weniger möglich. Das Zulassen oder Abwehren der Klangerlebnisse ist dadurch oft direkter.

Ich möchte darauf hinweisen, daß die hier dargestellten Aussagen und Erlebnisse nur fragmentiert Therapiesituationen wiedergeben und auf dem Hintergrund einer hier nicht darstellbaren Gesamtsituation (z. B. Gruppenkonstellation, Gruppendynamik, aktuelle Erlebnisse/Konflikte, Beziehung zu Gruppenleitern, Institutionsdynamik u. a.) betrachtet und interpretiert werden müssen. Es ging mir in erster Linie um das spontane Erleben mit Instrumenten, die solistisch gehört und betrachtet wurden. Die Erlebnisse wurden immer einer Bearbeitung zugänglich gemacht.

7.1 Das Monochord
7.1.1 In einer Gruppe mit Psychosepatienten

Die Diagnosen: paranoid-halluzinatorische Psychose; Zyklothymie; schizoaffektive Psychose. Nur eine Patientin ist präpsychotisch, die anderen sind zur Zeit in keiner akuten Phase, niemand ist akut suizidal gefährdet.

Nach vorhergehender Klärung der Situation wird das Instrument zunächst betrachtet und das Erleben ausgetauscht. Danach stimme ich auf das Hörerleben ein (siehe Kapitel Einstimmung) und spiele dann das Monochord, dreimal über die Saiten streichend, jeweils mit einer Pause dazwischen, dann durchgängig als Dauerklang und als Ausklang schließlich wieder wie zu Beginn.

Die Aussagen der Patienten

Patient	*optische Eindrücke*	*akustische Resonanz*
Frau T.: (paranoid-halluz. Psychose)	kein Einfall	Sie habe Angenehmes erwartet und die Augen geschlossen; dann sei es dunkel geworden, Wände seien plötzlich nicht mehr vorhanden gewesen, sie habe Angst gehabt, sich zu verlieren. Sie habe dann die Augen aufgemacht und dann eine tanzende Menge in Asien gesehen, in der sie mittanzte.
Frau B.: (Zyklothymie)	«Straße der Sehnsucht, am Ende der Absturz?»	«Es war wunderschön, es hätte so weitergehen können.»

(Patientin hat einen Partnerschaftskonflikt mit einem Vorgesetzten an der Arbeit. Sie hat Angst, verlassen, verletzt zu werden, wie so oft in ihrem Leben)

Frau S.: (Zustand nach schizo-affektiven Episoden)	kein Einfall	«Es war mir gänzlich unangenehm, ich habe eine Gänsehaut am ganzen Körper bekommen. Diese Monotonie halte ich nicht aus. Augen aufmachen hat mir etwas geholfen, wieder zu mir zu kommen.»

(Die Patientin ist extrem leistungsorientiert; sie verleugnet ihre Krankheit; Gelassenheit und Kontemplation kann sie kaum zulassen. Die innere Unruhe wird durch die Monotonie des Instruments umso deutlicher).

Frau R.: (paranoid-halluz. Psychose)	kein Einfall	«Hatte Angst, mich zu verlieren, aus der Realität zu gehen.» Augen aufgemacht.

(Patientin ist in Lebenssinnkrise nach vielen demotivierenden Schicksalsschlägen und Gewalterlebnissen).

Frau Ra.: (mehrere psychot. Episoden; meint dann, abgehört zu werden)	«Sieht aus wie Stabharfe»	«War unangenehm, habe wenig gefühlt.»

(Patientin hat wenig Zugang zu ihren Gefühlen; teilt an andere harte Kritik aus)

Herr Z.: (Zyklothymie vor mehreren Jahren)	«Wie Zigarrenkasten» (Pat. rauchte früher gerne Zigarre)	«Wie das Singen von den Strommasten bei einer Eisenbahn.» (hat als Kind gerne damit gespielt)
Herr B.: (schizo-affektive Psychose; fühlte sich im Wahn wie J. Christus)	«Engelsharfe»	«Sehr schön. Wie Signale, die sich Afrikaner zuspielen. Nur verstehe ich die Sprache nicht.» (Hat in seiner Not nicht die richtige Sprache gefunden und nicht das nötige Verständnis erfahren)
Frau L.: (paranoid-halluz. Psychose; zur Zeit präpsychotisch)	keine Assoziation	teilt sich nicht mit

(Wir hatten den Eindruck, daß die Patientin sich über ihre Symptomatik stabilisieren mußte und sich aus Angst nicht mitteilen wollte; Symptomatik füllt ihre Leeregefühle)

In einem weiteren Hörerlebnis mit dem Monochord zwei Wochen später erstaunen die Reaktionen von *Frau S.* und *Frau Ra.*

Frau S.: «Ich konnte mich entspannen, wäre beinahe eingeschlafen. Das Instrument ist jetzt schon bekannt und die Situation hier angenehm.»

Frau Ra.: (weint) «Die Töne machen mich traurig. Ich verspüre einen Wunsch nach Nähe und Wärme.» Frau Ra. befaßt sich mit der Trennung von ihrem Mann vor mehreren Jahren. Sie hatte seitdem keine Partnerschaft mehr.

7.1.2 Das Monochord in einer Gruppe mit Neurosepatienten

Vom optischen Eindruck wird das Monochord eher sachlich beschrieben und danach gefragt, wie man das Instrument wohl spielen kann und wie es klingen möge. *Frau S.*, eine Patientin mit Angstsymptomatik, spielt das Instrument mit einer Hand, gleichförmig, relativ schnell, für meine Ohren ganz und gar angenehm.

Die Reaktion der MitpatientInnen:

Frau Gi.: (Angstsymptomatik, neurot. Depression): «Es war furchtbar gewesen, es hat wie eine Kreissäge und wie Messer geklungen.»

Anmerkung: Patientin hat extreme Aggressionshemmung und eine deutlich selbstquälerische Haltung bei ausgeprägter Abhängigkeitsstruktur.

Frau H.: (antisoziale Persönlichkeit, Alkoholabusus): «Wie wildgewordene Hummel»

Anmerkung: Patientin war sehr mißtrauisch. Wenn ihr jemand unvermittelt zu nahe kam und sie damit nicht mehr klar kam, reagierte sie mit Rückzug oder Angriff, entsprechend ihrer Aussage.

Frau G.: (depressive Neurose bei schizoid-narzißtischer Persönlichkeitsstruktur): «Eremit, der andere Sprache spricht».

Anmerkung: Patientin hatte vorwiegend Probleme mit ihrer sozialen Isoliertheit. Sie war emotional wenig schwingungsfähig und hatte ein großes Bedürfnis nach Anerkennung und Verstandenwerden.

Herr G.: (Konversionsneurose): «Hätte nicht gedacht, daß du so liebevoll damit spielen könntest.»
Anmerkung: Patient hatte von Spielerin bisher das Bild einer widerspenstigen Frau. Selber hatte er u. a. Probleme in seiner Beziehungsfähigkeit zu Frauen.

Frau F.: (depressive Neurose): «Zu gleichmäßig. Jetzt habe ich das seelische Loch der Spielerin wahrgenommen.»
Anmerkung: Patientin ist dabei in ihrem Tonfall sehr wertend.

Frau Scha.: (Colitis Ulcerosa, depressive Neurose): «Ich sauge die Klänge richtig auf.»
Anmerkung: Patientin hat ausgeprägte Symbiose-Wünsche. Ist als Kind klein und unselbständig gehalten worden.

Frau W.: (depressive Neurose): «Ich hatte Angst, daß die Spielerin aggressiv werden würde. Es war gut, daß sie dann im Spiel doch gleichmäßig geblieben ist.»
Anmerkung: Patientin ist in labiler ängstlich-depressiver Verfassung.

In der Form der Aussagen und Bilder zeigten sich jeweils die aggressiven Latenzen, Ängste, Befürchtungen und Wünsche der Gruppenmitglieder. Mit dem Instrument, welches im Zusammenhang mit den Aussagen wichtige Szenen der Lebensgeschichte wiederspiegelte, konnten die Erlebnisse rollenspielartig vertieft werden.

7.1.3 Das Monochord mit Workshopteilnehmern

Beim Monochord-Hörerlebnis mit Workshopteilnehmern stand eindeutig das Durchströmende, Fließende, Sphärische, die tiefe Kraft und Entspannung, differenzierte Beschreibung von Körper-Empfindungen usw. im Vordergrund. Ebenso wurden aber auch Engegefühl, Kälteempfindungen, Bedürfnis nach Wärme, Angst vor dem Ausgeliefertsein und Überschwemmtwerden geäußerst. Optisch wurde dem Monochord Weite, Gleichmäßigkeit, Windharfe, Himmelsharfe, Sarg, Golden Gate Bridge zugeordnet. Bei *Elmar Vogt*s Klangschaukel, einem halbkreisförmigen Schaukelkorpus, in den man sich hineinlegen kann, gebettet auf Säckchen und der mit einem Deckel, auf dem zwei Monochorde angebracht sind, oben zugedeckt werden kann, wurden ähnliche Erlebnisse geäußert. Verständlicherweise kamen beim Betrachten Vorstellungen von Wiege, Höhle, Altar, Sarg, Werkzeugbank, Schiff, Ei, Geburt, Sonne, Mond, Sterne, Emmentaler (wegen der Löcher in den Seitenwänden).

Für die darinliegende Workshopteilnehmerin waren die Klangerlebnisse in Verbindung mit dem Geschaukeltwerden sehr entspannend. Sie fühlte sich «wie in einer Seifenblase, in der Luft schwebend und wie von Wasser bewegt». Einige Zuhörer äußersten Bedenken wegen des relativen Abgeschlossenseins (vorne und hinten ist die Schaukel offen) und Ausgeliefertseins in der Instrumentenhöhle.

Zusammenfassung der Mononchorderlebnisse als Gesamtbeschreibung

1. Der Klang wirkt fließend, sphärisch, schwerelos, schwebend, durchströmend, meditativ (Mönche im Kloster); die Enge löst sich, tiefe Kraft und Beruhigung stellt sich ein; Strand und Wellen tauchen auf; Geborgenheit, Wärme, ein wohliges Gesamtgefühl, sogar wie im Mutterbauch werden beschrieben.
2. Unangenehm wird erlebt (unbearbeitete Reaktionen!):
   die Angst sich zu verlieren,
   das Verspüren von Enge, Kälte, Frösteln, Traurigkeit,
   die Verdeutlichung innerer Unruhe
   das Gefühl, ausgeliefert zu sein, eingelullt zu werden,
   die Angst, Kontrolle zu verlieren,
   die Aggression als Reaktion und das Sprungbereit-sein-müssen

   Es versteht sich von selbst, daß diese Gefühle wertvolle Themen für die psychotherapeutische Bearbeitung ergeben.
3. Als Erlebnisse bei der Betrachtung werden beschrieben:
   Engelsharfe, Windharfe, Zigarrenkasten, Teppichknüpfmaschine, Reeperbahnseilerei, Kreissäge, Zupfinstrument, Gleichmäßigkeit, Sarg, Golden Gate Bridge

Überlegungen zu Therapie-Indikationen

– bei Neurosen: ins Fließen kommen können, Entspannungserfahrung; andere Lebensqualitäten kennenlernen können; bei Leistungsproblematiken und Anspruchshaltungen; für die Arbeit an Widerständen
– Vorsichtiges Vorgehen ist geboten bei Psychosen in Phasen größerer Labilität und bei bestimmten Frühgestörten wegen möglicher grenzauflösender Wirkung des Klanges. Die Arbeit mit dem Instrument braucht hier einen spezifischen Zugang (siehe Einstimmung, Schutzvorbereitung) auf dem Boden einer sich anbahnenden vertrauten Beziehung.

Das Monochord kann sehr konfrontativ sein für Menschen, die

1. sich durch Unbegrenztheit, Weite, Zeitlosigkeit, Unstrukturiertheit bedroht fühlen,
2. die Schwierigkeiten mit Hingabe, Sich-loslassen, Loslösen haben und Trauer vermeiden wollen,
3. die als Gegenpol zur eigenen Getriebenheit (Flucht vor sich selbst, Flucht in die Arbeit) die scheinbare Monotonie des Klanges nicht ertragen,
4. oder sich durch das Klangmeer manipuliert, vereinnahmt fühlen (z. B. die Erfahrungen mit ständig verständnisvollen, klammernden harmonisierenden Bezugspersonen).

7.2 Die Kalimba
7.2.1 In einer Gruppe mit Psychosepatienten

Frau Ra. spielt nach dem Betrachten die Kalimba. Sie spielt das Instrument seitlich zunächst hinterm Steg, dann verschiedene Töne nacheinander vor dem Steg.

Die Aussagen der Patienten

Patient	optische Eindrücke	akustische Resonanz
Frau B.:	«Die Eisendinger sehen aus wie Messer»	«Ich bräuchte jetzt eine Trommel, das paßt besser zu meiner Wut in mir.»

(Ihr Partner hat mittlerweile eine Geliebte, die mit ihrem Auto herumfährt. Der Partner hat ihr eröffnet, daß er keine Beziehung mehr will)

Frau Ra.:	«Wenn das für dich Messer sind, sind das für mich Nagelzehen»	«Mir gefällt es beim Spielen»

(Patientin befaßt sich weiterhin mit Sehnsucht nach Partnerschaft; Freundschaften mit Frauen werden angesprochen)

Herr Z.:	Sprungbrett für Töne; Orgel; Mausefalle	Es klingt nach Meditation, bißchen wie Gong; er werde an Asien erinnert und «wenn die Sonne durch Laubbäume scheint»
Herr B.:	«Mäuschen komm heraus» Mausefalle mit Käse; könnte auch ein Rasiermesser sein	«Wie Spieluhr und Kreisel in der Kindheit»

(Patient wird sichtlich traurig, läßt dies aber in der Gruppe nicht zu. Die Kindheitsbilder und der Schmerz einer Partnertrennung sind die Gründe seines Berührtseins)

Frau R.:	Vogel-Instrument	Sie verspürt Traurigkeit durch das Bild «Sonnenstrahlen durch Laubbäume» von *Herrn Z.* (Wir reden über ihre Gefühle von Kälte und Sehnsucht)
Frau S.:	Mausefalle; Vogelhaus; Orgel (sie erzählt, daß sie als Religionslehrerin viel geben konnte und sich dabei vital erlebte im Gegensatz zu jetzt. Letztes Jahr sei ihre Partnerschaft zerbrochen	Sie bekommt wieder eine Gänsehaut und ihr wird kalt «wie in der Antarktis». Die Töne erlebt sie dissonant.
Frau T.:	keine Assoziation	Sie sei wieder in China und Asien gewesen.
Frau P.: (paranoid-halluz. Psychose)	Nagelfeilen-Set; Eierschneider	«Wie Regentropfen, die in eine Pfütze fallen». *Frau Ra.* habe mit dem rechten und linken Finger das Instrument sehr ausgeglichen gespielt, wie sie sich das von ihrer Partnerschaft wünsche.

(Es fehlt ihr in ihrer Partnerschaft ein gesprächiger Partner. Ihr Mann schweigt viel.)

Die Traurigkeit von *Frau R.* wird Thema. Sie stellt die Sinnfrage: Ist das Leben noch lebenswert? Sie gibt Einblick in ihre Verletzungen und Demütigungen mit Partnern. Ihre Sehnsucht nach einer neuen, guten Partnerschaft wird deutlich. Sie findet in der Gruppe Verständnis und Rückhalt, zumal auch bei den anderen Patienten die Partnerprobleme angeklungen sind.

In der nächsten Gruppenstunde spielt *Herr Z.* die Kalimba, die Töne zunächst nacheinander, dann auch lauter, etwas schneller, es entstehen ein paar klirrende Töne.

Herr Z. schildert, daß er die Dynamik des Instruments ausprobieren wollte (er wagt sich mehr heraus).

Einige Patienten sind vom Lauterwerden angetan: *Frau Ra.*: «Wie ein Specht, der gegen den Baum klopft und Futter sucht.» Das Selber-machen-können, die kraftvolle Aktion spricht sie an dem Bild an.

Einigen Patienten ist das Lauterwerden jedoch unangenehm: Das Harmoniebedürfnis ist gestört, Lautsein wird nicht gut ertragen, angemessene Auseinandersetzungen können nur eingeschränkt geführt werden.

Herr B. knüpft an die vorherige Stunde an: Das Instrument und der Klang erinnert ihn an den Kreisel in seiner Kindheit. Er war der vierte von neun Geschwistern und war eher Mitläufer. Er erzählt, seine Frau habe ihn nach zwanzig Jahren Ehe verlassen, weil er angefangen hatte, Alkohol zu trinken. Der Grund: er vermutete, seine Frau habe ein Verhältnis mit einem Kollegen. Der Patient weint. Er erzählt: «Vor zehn Jahren hatte ich meine erste psychotische Reaktion. Ich war verliebt in eine andere Frau und fühlte mich nun zwischen den beiden Frauen hin- und hergerissen. Es mußte eine Entscheidung gefällt werden. Ich stand extrem unter Spannung. Ich legte mich zum Schlafen hin. Plötzlich hat es einen Knall gemacht, ich bin aufgewacht, losgerannt, viele Kilometer weit. Ich habe nach Hilfe gerufen, zum Himmel gefleht (Patient ist sehr religiös). Es kam aber keine Antwort. Ich habe mich dann plötzlich selber wie Jesus Christus gefühlt.» Mit seinen Gefühlen sei er ganz alleine gewesen. Er habe in dieser Zeit sämtliche Kontakte abgebrochen. Das sei falsch gewesen.

Es findet ein reger Austausch über die psychotischen Erlebnisse der anderen Gruppenmitglieder statt. Dabei stellt sich heraus, daß noch drei weitere PatientInnen die Vorstellung hatten, Jesus Christus zu sein. Es wird darüber herzlich in der Gruppe gelacht. Das Gespräch über diese sonst oft tabuisierten Wahnvorstellungen bewirkt in der Gruppe ein sehr verbindendes Gemeinschaftsgefühl.

7.2.2 Die Kalimba mit Neurosepatienten

Die Aussagen der Patienten

Patient	optische Eindrücke	akustische Resonanz
Frau S.:	Ein Mauseloch	Patientin spielt das Instrument auf wohltuende Weise. Nach jedem Spiel erfolgt ein Austausch darüber. Patientin erlebt selbst auch positiven Stimmungsumschwung dabei.
Frau G.:	«Ich will nichts sehen!» (sie trotzt) Das Ding sehe wie abgedrückt, abgeschnitten aus (Eisensteg der Kalimba). Sie erinnere sich an einen Traum, in dem ihr Bruder abgehackte Hände hatte.	1. Spiel: angenehm, aber zu kurz gespielt 2. Spiel: angenehm gewesen. Patientin erinnert sich an Geschwisterstreitigkeiten, sie war die Stärkere. Ihr Vater habe sie aber aus dem Bett bei der Mutter verdrängt (zu kurz gespielt/ abgeschnitten ➡ emotional zu kurz gekommen?)
Frau H.:	Sie wisse nicht, welche Töne da herauskämen. Es sei nicht schön anzuschauen, löse aber auch nichts besonderes aus in ihr.	Zusammenfassung 1. und 2. Spiel: «Beruhigend, hätte ich nicht gedacht. Keine dumpfen Töne, wie ich erwartet hätte.»
Herr G.:	«Will mich damit nicht beschäftigen, bin mit mir unzufrieden»	Zusammenfassung 1. und 2. Spiel: «Zwar nicht unangenehm, aber mit etwas anderem beschäftigt.»

(Thema, nicht zu genügen und Abschied liegen an; wurde dann auch bearbeitet)

Frau S.:	wirkt hart, spitz, wie Folter	1. Spiel: «Ich stand auf einer Wiese, alleine.» 2. Spiel: unangenehm

(Patientin hatte eine die Selbständigkeit unterbindende, strafende Mutter. Ihr wurde vermittelt, daß die Welt gefährlich sei. Sie erlebt Ambivalenz, Verlassenheitsängste, Schuldgefühle versus unterdrückte Wut-/Mordimpulse)

Frau G.:	(mißtrauisch) «In das Loch möchte ich nicht hinein, da ist es so dunkel drin.» (Patientin beschreibt damit ihre Angst vor den depressiven Löchern)	1. Spiel: angenehm, trotz ihres Mißtrauens 2. Spiel: unangenehm, es habe abgehackt geklungen (Obwohl das Spiel nicht sehr viel anders war, erlebt die Patientin starken Unterschied. Sie ist sehr sensibel auf Töne, die ein bißchen lauter werden. Patientin kennt Gewalterfahrungen)
Frau F.:	In das Loch wolle sie auch nicht hinein. Die Dunkelheit da drin sei ihr unheimlich.	1. Spiel: angenehm 2. Spiel: «Hätte einschlafen können.»

7.2.3 Die Kalimba mit Workshop-Teilnehmern

Eindrücke bei Betrachten der Kalimba: Mausefalle; Spieluhr; Krallen; Maultrommel; Vogelhäuschen; Orgelpfeifen; Wagst du dich heraus, dann schlag ich zu; Gequetschtes;

Herr S. spielt die Kalimba mit Tonfolgen nach oben, dann wieder nach unten, dann kontinuierlich abgewechselnd wellenförmig nach oben und unten, am Schluß nach unten ausklingen lassend.

Die Resonanz der Zuhörer zusammengefaßt:
- ruhige Heiterkeit; wie wenn man aus dem warmen Zimmer den Regen betrachtet;
- spielende Kinder; Leichtigkeit; Spiel mit Murmeln, Spieluhr;
- fröhlich, verspielt; Wasser tauchte auf;
- Bachgeriesel; Murmeln; Wald;
- Ich habe das Instrument einmal in den Händen gehabt: es war klein - ich war groß; der Hörer war jetzt vom Klang überrascht;

Die Aussage des Spielers: Ich spiele gerne darauf, nehme die Kalimba gerne in die Hand. Die Klänge rühren mich an. Ich fühle mich damit nicht alleine, nicht einsam, bin selbstzufrieden.

Zusammenfassung der Kalimbaerlebnisse als Gesamtbeschreibung

1. Das kleine Instrument lädt zum Spielen ein:
   Es löst Kinderspielszenen aus - Kreis, Murmelspiel, Spieluhr und Gefühle/Stimmungen von ruhiger Heiterkeit, Verspieltheit, Fröhlichkeit, aber auch von Melancholie, Traurigkeit.
2. Das Instrument weckt spontan viele Naturbilder:
   Wald; fließendes Wasser; Regen; Sonnenstrahlen, die durch Laubbäume schimmern; fallende Blätter; asiatische Landschaften. Als Metaphern regen diese Bilder die kreative therapeutische Weitergestaltung an.
3. Das Instrument beschreibt Seinsweisen, Haltungen, Gebärden:
   Das Meditative; die Stille; die Bescheidenheit; das Träumerische, die kleine Geste/Aktion; das Zerbrechliche; Kleinsein-Großsein; das Kleine im Schoß.
4. Das Instrument erzeugt auch Ablehnung und Abwehr:
   Das Minderwertige, Kleine, Mickrige, Zerbrechliche, im Ton Schmalbrüstige, das Beschränkende, Beengende, Niedergehaltene, die Folter.
5. Optisch stimuliert es vielfältige Assoziationen:
   Das Mauseloch, die Mausefalle, die Orgel, Orgelpfeifen, der Vogelkasten, das schöne Holz, zwei Elemente: Holz und Eisen, das Nagelfeilenset, der Eierschneider, das Spitze und Harte, die Messer, das Abgedrückte, Enge; das dunkle Loch.

Überlegungen zur Therapie:
- Das Instrument bietet sehr gute Möglichkeiten, mit den phantasierten positiven und negativen Projektionen/Bildern zu arbeiten.
- Es lädt besonders ein zum Wecken des Spieltriebs, zur Entspannung, zum wertfreien Spielenkönnen, zum absichtslosen Daseindürfen.

7.3 Die Gong-Drum

Zunächst eine Beschreibung des Instruments (Firma Lefima): Ein Paukeninstrument mit dunkelbraun gemasertem lackiertem Holzzylinderkorpus. Oberseite mit Fellbespannung, unten offen. Die Fellbefestigung und -spannung wird mit Drehschrauben am Korpusrand bewerkstelligt. Die Pauke ist auf einem fahrbaren, höhenverstellbaren Gestell befestigt. Sie kann in unterschiedliche Lagen gekippt werden. Der Klang ist tief, vibrierend, im Raum sich ausbreitend, je nach Spielart zart, leise bis heftig, laut, donnernd, dröhnend.

7.3.1 Die Gong-Drum bei Psychosepatienten

Das Klima in der Gruppe ist gut und freundlich. Ich weise darauf hin, daß es wieder um den Austausch von Erfahrungen, um die Wahrnehmungs-Differenzierung bei Wirkungseinflüssen durch Musik geht. Es erfolgt die übliche Einstimmung.

Nach dem Betrachten der Trommel und dem Austausch darüber spielt *Frau R.* die Trommel, weil sie mal einen Trommelwirbel ausprobieren will. Sie spielt zunächst leise, wird dann lauter-leiser-lauter-leiser und läßt dann ausklingen. Sie spielt mit großer Umsicht und man konnte ohne Abwehr gut mitschwingen.

Die Aussagen der Patienten

Patient	optische Eindrücke	akustische Resonanz
Herr W.:	Erinnert sich an seine Kindheit: Die Kinder standen immer um die große Pauke der Stadtmusikgruppe herum. Ihn faszinierte die Macht des Trommlers und die Trommel als Führungsinstrument	Endlich sei mal jemand aus sich herausgegangen. Lauterwerden sei ganz befreiend. *Herr W.* erkennt seine Zurückhaltung. Er erzählt mit großer Genugtuung: «Mein Vater ist Dirigent in der Kapelle gewesen. Wenn die Baßtrommler nicht wollten, konnte der Vater auch nichts mehr machen.»
(Patient lernte langsam, in der Gruppe sich Raum zu nehmen!)		
Frau K.:	«In mir entsteht das Wort Ma = Mutter; Die Schlägel auf dem Fell erinnern mich an Brüste, das vermittelt mir Geborgenheit.»	«Die Energie-Zentren Bauch und Brust enorm mobilisiert (Patientin macht Reiki-Ausbildung und hat extreme Abgrenzungsprobleme). Ich mußte mich als Schutz vor zu starken Außeneinflüssen umdrehen. Die Töne waren wie Schläge auf

| | | den Rücken (Kindheitserlebnis). Es war aber dann doch aushaltbar gewesen.» |

Hinweis: optisch erlebt die Patientin Wünsche nach mütterlicher Geborgenheit, akustisch zu stark mobilisierte Energien und Gewalterlebnisse. Die Patientin hat aufgrund ihrer eigenen defizitären Entwicklung eine ausgeprägte Helferstruktur entwickelt, mit der sie unbewußt ihre Angst vor dem Alleinsein und ihr geringes Selbstwertgefühl auszugleichen versucht.

| Frau Ra.: | «Ich interessiere mich für den technischen Aufbau des Instruments.» Auf Assoziation «Mutter und Brüste» reagiert sie abfällig. | «Mein Bild: wie in einem Herrschaftshaus. Es gibt Unterdrücker und Unterdrückte. Dann gab es da auch noch eine Schlange und eine Tänzerin, die diese Spannung entschärften.» |

Hinweis: Es gibt Kontext zu Konflikten am Arbeitsplatz. Patientin fand in der Therapie besseren Zugang zu ihren Gefühlen und konnte ihre oft barsche Kritik adäquater zum Ausdruck bringen.

Frau S.:	Lehnt das Instrument ab. «Ich weiß, was da kommt. Das Holz und die Lackierung ist zwar schön, aber ...»	«Es war unangenehm.» Das Laute stört sie sonst auch im Leben. Sie habe Schmerzen im Brustbereich wahrgenommen. Ihr wurde hier klar, daß sie noch sehr störanfällig sei. (Patientin verleugnete bisher ihre Krankheit)
Frau D.:	«Sieht aus wie ein dicker Baum.» Vermittle ihr Geborgenheit. Das Holz erinnere sie an ihren Vertiko, den sie sich in ihre Wohnung geholt habe und der sie an ihren Vater erinnere. Dieser sei gestorben als sie zehn Jahre alt war.	Ganz gut. Sie habe nichts Außergewöhnliches erlebt.
Frau B.:	«Wie großer Kochtopf.» Sie koche auch gerne.	«Wie Soldaten, die losrennen und angreifen.» Die Trommel sei zum Mutmachen da.

Anmerkung: Die Patientin ist sonst sehr ruhig, ängstlich und redet kaum in der Gruppe.

| Frau R.: | «Wie eine Hutschachtel.» Sie gehe gerne in ein Geschäft und probiere gerne große weite Hüte. Öffentlich würde sie das nie wagen. | «Hatte selber Spaß beim Spielen. Bin meinem Wunsch nach Trommelwirbeln nachgegangen. Hatte aber auch bedenken, wie das für andere klingt.» (Es erfolgt ein Feedback) |

In der nächsten Stunde spielt *Frau S.*, die in der letzten Stunde große Schwierigkeiten geäußert hatte, auf eigenen Wunsch die Gong-Drum. Sie spielt in einer mittleren dynamischen Lautstärke, beständig, auf verschiedenen Fellflächen. Anmerkung: Daß die Patientin selber bereit ist zu spielen, ist von hoher Relevanz. Sie versucht sich das sie bedrohende Objekt verfügbar/handhabbar zu machen.

Allgemein wird jetzt die Trommel angenehmer erlebt.

Frau S. geht es beim Spielen gut. Sie ist eher ärgerlich, daß sie nicht lauter gespielt hat.

Frau K. erinnert sich an ihren kleinen Bruder, der sonntags die Trommel um 6 Uhr morgens spielte. Ihre Enge im Hals führt sie in dieser Situation auf die Angst vor ihrem Bruder zurück, mit dem es häufiger zu bedrohlichen Auseinandersetzungen gekommen war.

Herr W. verspürt Freude. Er meint, daß das Laute nicht unbedingt aggressiv sein müsse.

Frau R. erlebt einerseits in einer angenehmen Vorstellung tanzende Indianer und einen Medizinmann, andererseits kommt in ihr die unangenehme Erinnerung auf, wie sie als Kind klopfend vor einer verschlossenen Tür steht. Sie ist auch durch das Holz des Instruments an die Bodenbohlen von diesem Raum erinnert worden. Die Patientin wollte ihre damaligen Gefühle des Bedrohtseins nicht weiter vertiefen (Alkohol, Mißbrauch, Gewalt).

Frau D. findet leise Töne doch besser.

Frau R. hätte die Trommel lauter besser gefunden.

Frau B. hingegen sagt nichts. Sie ist in einer schweren Depression. Hier ist anzumerken, daß der tiefe Klang der Trommel, das unangenehm Düstere, Enge, Unruhige, die Schwere der Depression wiederspiegeln kann. Es darf hier nichts forciert werden.

7.3.2 Die Gong-Drum bei Neurosepatienten

Da ich jetzt andere Patienten in der Gruppe hatte, als die zuvor beschriebenen Neurosepatienten, beschreibe ich hier aus Gründen der Übersicht nur die Aussagen.

Optische Betrachtung:

- Kochtopf, Afrika, Menschenfresser,
- sehr großes Instrument; Holzlackierung wie die eigene Wohnzimmerschrankwand,
- bis zum Rand voll (Patientin ist randvoll mit Eheproblemen),
- Kochtopf (Patient erzählt von seiner Bratpfanneneßkultur),
- die Kreuz-Schrauben sind schön symmetrisch angeordnet (Patient ist Techniker),
- Bedrohung; aber Holzlack erinnert an Mahagonitisch im Wohnzimmer, an dem nette Gespräche stattfinden.
- BBC Sendesignal in der Kriegszeit.

Akustische Resonanz:

Ein Patient spielt das Instrument sehr leise-zurückhaltend, aber lange. Er selbst meint dann, er hätte das Instrument gerne auch mal lauter gespielt, habe das aber mit Rücksicht auf die anderen nicht gemacht.

Viele der Zuhörer assoziieren ein heranziehendes Gewitter. Für eine Patientin war diese Lautstärke immer noch unangenehm. Im Theater, einbezogen in einem Stück, würde ihr das aber nichts ausmachen. Bei einem Patienten weckte die Zurückhaltung im Spiel innere Unruhe und eigene Latenzen.

7.3.3 Die Gong-Drum bei Workshopteilnehmern

Optische Betrachtung:

große Keksdose; die Blechtrommel; stereotaktische Operationskonstruktion für Kopfoperationen (Betrachter ist Arzt); Holz ist schön. Wer hat Kratzer auf das Fell gemacht?; Wie man diese Haut wohl bewegen kann?; Viel Volumen; Kraft und Stimme aus großem Körper.

Ein Teilnehmer spielt von Anfang an sehr schnell und unterschiedlich laut bis heftig. Er baut viele Variationen ein. Insgesamt wirkt Musik unruhig, getrieben.

Akustische Resonanz:

Man konnte sich auf Leises nicht einlassen, weil es bald wieder laut wurde. War penetrierend, vereinnahmend. Auf der Bauchebene mußte man sich wappnen. War beherrschend. Man mußte sich schützen. Habe meine Bauchschlagader gesehen. Die Konzentration war sehr absorbiert. War sehr bemächtigend, durchdringend. Mußte sich innerlich zur Wehr setzen. Wie Dampfwalze, die sich den Berg hochquält. Hätte das Instrument gerne im Freien gehört.

Spieler: «Das Instrument ist sehr vielfältig und interessant. Ich hatte noch Ärger in mir, den ich in die Trommel gegeben habe.»

Zusammenfassung der Gong-Drum-Erlebnisse als Gesamtbeschreibung

Das Instrument mobilisiert starke Gefühle. Als Polaritäten entstehen Angst, Bedrohung, Gewalt versus Mut, Initiative, Raumnahme. Die Gong-Drum ist/symbolisiert/erinnert an:

1. Impulsgeber, rhythmisch kraftvolle Selbstbehauptung, anderen etwas zumuten, sich Raum nehmen;
2. Führungsinstrument, Revolte, Machtkampf, Ausbruch;
3. Negative Erfahrungen:
   Kriegserlebnisse, Flugzeugangriffe, Absturz, Abrund, Tod, Gewalt, Schläge, sexuelle Nötigung, Mißbrauch, Bedrohung, Donnerwetter, Strafe;
4. Naturereignisse: Gewitter, Donner, Vulkanausbruch;
5. Medizinmänner, -frauen, Indianer, Heilungsrituale.

Überlegungen zur Therapie:

Es ist besonders darauf zu achten, daß das Instrument in der Dosierung gespielt wird, wie es von der Gruppe/vom Einzelnen verdaut werden kann. Es muß ein Rahmen vorhanden sein, in dem die Erlebnisse integrierbar werden. Die Trommel kann heftigste Gewalterlebnisse in Erinnerung bringen, die in einer Kettenreaktion eine ganze Gruppe verschrecken können. Hier müssen möglicherweise die Greuelerzählungen nach einer bestimmten Zeit gestoppt werden. Das Instrument kann auch die Destruktionslust einzelner Teilnehmer stimulieren. Es kann dann hilfreich sein, die eigenen Gewaltpotentiale zum Austausch anzuregen, mit dem Hinweis, daß es auch gut ist, die persönliche Bereitschaft zur Gewalt kennenzulernen.

Bei labilen, in der Abwehr geschwächten Patienten (Bsp.: schwere Angstneurosen, schwere Depressionen und Psychosen) sollte die Gong-Drum nicht zu lange, nicht zu langsam, nicht zu schnell, nicht in magischer Tongebung und eventuell auch nicht solistisch gespielt werden. Die Fellspannung sollte so sein, daß sie nicht zu tiefe Töne hervorbringt. Das Tiefe, Magische, Bannende, Übermächtige wird sonst überschwemmend und zu bedrohlich.

8 Abschließende Bemerkung

Grundsätzlich sehe ich keine Kontraindikation beim Einsatz dieser von mir dargestellten Instrumente in der Behandlung von Patienten. Entscheidend ist jedoch das *Wie und Wann und die entsprechenden Rahmenbedingungen.* Die Wahl der Instrumente und die Art des methodisch-technischen Vorgehens ist abhängig zu machen von der zu behandelnden Persönlichkeit, der Gruppe, den Zielsetzungen und dem Grad des Vertrauens zwischen Therapeut und Patient. Da Instrumente immer auf dem je eigenen Hintergrund erlebt werden, sind grundsätzlich viele Erlebnisweisen möglich. Instrumente mit Ihrem spezifischen Klang und ihrem individuellen Aussehen bewirken bei Patienten wie Nichtpatienten Resonanzen, die aufgrund der je eigenen Persönlichkeitsstruktur (Selbst, Ich, Identität), der je eigenen Abwehr- und Bewältigungsmechanismen und der je eigenen Lebensgeschichte und Erfahrungen unterschiedlich beantwortet werden.

Zusammenfassung

Die Wirkung von Instrumenten muß im Kontext von komplexen Situationseinflüssen betrachtet werden. Der Aufsatz beschreibt verschiedene Faktoren, die das Musikerleben beeinflussen, z. B. Grundbefindlichkeiten, vorausgehende Einstimmungen, die Beziehung zwischen Patient und Therapeut, musikalische Lebensgeschichten, Hörgewohnheiten, das Arrangement von Instrumenten, Spielern, Hörern und des Raumes. Einzelne Instrumente (Monochord, Kalimba, Gong-Drum) werden in ihrer spezifischen Wirkung auf das Erleben von Patienten mit psychotischen und neurotischen Erkrankungen während einer psychotherapeutischen Behandlung in einer Klinik und auf das Erleben von Workshopteilnehmern vorgestellt.

Summary

The effect of musik instruments has to be seen within a complex field of various influences. This article tries to point out the different factors influencing the way music is experienced, for example: personal dispositions, warming-up modalities, relationship between patients and therapist, music biographie, habits of listening, arrangement of instruments, players, listeners and the room itself. Some instruments (Monochord, Kalimba, Gong-Drum) are presented regarding their specific effect on patients with neurotic and psychotic disorders during a psychotherapeutic treatment within a hospital and on workshop-participants.

Literatur

Moser, J., Graduierungsarbeit: Die Einstimmung in der aktiven Musiktherapie, dargestellt in der Einzel- und Gruppenmusiktherapie mit psychosomatischen Patienten, Hochschule für Musik und darstellende Kunst, Wien 1980.
Moser, J., Der Gong in der Behandlung früher Schädigungen, in: *Frohne-Hagemann, I.* (Hrsg.), Musik und Gestalt, Klinische Musiktherapie als integrative Psychotherapie, Junferman, Paderborn 1990.
Petzold, H.G., Integrative Therapie, Modelle, Theorien und Methoden für eine schulenübergreifende Psychotherapie, Junfermann, Paderborn 1993.

Einer spielt nicht mit
Integrative Musiktherapie mit Psychosomatikpatienten in der Klinik

Annegret Sieg, Westbevern

1 Einleitung

In der Anfangsphase meiner Arbeitstätigkeit als Musiktherapeutin in einer Fachklinik für Psychosomatik und Krebsnachsorge war ich verzweifelt über die PatientInnen in meinen Gruppen: Sie waren größtenteils unmotiviert für die Musiktherapie, auch an keinerlei Experiment interessiert, möglichst aller Schwingung der Klänge trotzend, aggressiv abwertend in ihrem Sprachverhalten, zu wenig differenziertem Gefühlsausdruck musikalisch oder verbal in der Lage, in einer hilflosen Abhängigkeit mir gegenüber befangen und letztlich von einem möglichen Sinn musiktherapeutischen Tuns wenig zu überzeugen. Ich gelangte immer mehr zu der resignierten Feststellung, daß Musiktherapie einfach nicht ginge in dieser Klinik, mit diesen PatientInnen. Dabei spreche ich von einer tiefenpsychologisch fundierten Musiktherapie als Methode innerhalb der Integrativen Therapie, wie ich sie in der Ausbildung am FPI am eigenen Leib erfahren habe.

Tatsächlich handelte es sich, wie ich dann immer mehr herausfand, um eine Problemgruppe von PatientInnen, in der Mehrzahl Angehörige der Unterschicht oder besser gesagt der benachteiligten Schichten (vgl. Abschnitt 2), die psychosomatische Beschwerden entwickelt hatten. Genau diese PatientInnen gelten oft als «unzugänglich» oder «unergiebig» (*Thomas* 1986, S. II) und als ungeeignet für «echte Psychotherapie» (*Heinl, Petzold, Walch* 1985, S. 267). Andererseits gibt es gerade in den benachteiligten Schichten mehr Menschen mit schweren psychosomatischen Leiden und stark chronifizierten Krankheitsbildern (*Thomas* 1986, S. 114), und es erscheint absurd, daß Psychotherapie bzw. Musiktherapie am wenigsten gerade für die tun kann, die ihre Hilfe am nötigsten brauchen. Stattdessen kann davon ausgegangen werden, daß Psychotherapie/Musiktherapie auch mit diesen PatientInnen grundsätzlich möglich ist, daß aber die therapeutische Behandlungsform modifiziert werden muß, damit sie «zugänglich» und «ergiebig» für diese PatientInnen ist.

Diese Arbeit soll also über die Beschreibung, was in der Musiktherapie mit psychosomatischen PatientInnen aus benachteiligten Schichten nicht geht, hinausgehen und aufzeigen, was doch geht, wenn Eingangsbedingungen, Therapieziele und methodisches Vorgehen unter Berücksichtigung des theoretischen Fundaments der Integrativen Musiktherapie neu überdacht werden. Insofern spiegelt sie auch meinen eigenen Entwicklungsprozeß als Musiktherapeutin in diesem Arbeitsfeld wider.

Ausgegangen werden soll von einer Beschreibung und Charakterisierung dieser schwierigen PatientInnengruppe, die für mich zu einem Prüfstein musiktherapeutischer Effizienz geworden war (vgl. Abschnitt 2). Es folgt die Schilderung des Settings in der Klinik (Abschnitt 3), das ja die Möglichkeiten musiktherapeutischen Handelns grundlegend bestimmt und daher als weitere Determinante der therapeutischen Arbeit gelten muß, und ein Unterkapitel über Fokalinterventionen (Abschnitt 3.1). Möglichkeiten und Grenzen der Musiktherapie in diesem Arbeitsfeld sollen in Abschnitt 4 erörtert werden. Der Fallbericht «Einer spielt nicht mit» über eine Musiktherapiegruppe mit psychosomatischen PatientInnen aus den benachteiligten Schichten bildet den eigentlichen Mittelpunkt dieser Arbeit (Abschnitt 5). Die abschließende Diskussion soll in Abschnitt 6 erfolgen.

Diese Arbeit ist eine praxeologische, d. h. es geht ihr um eine konkrete Auseinandersetzung mit einem Arbeitsfeld der Musiktherapie. Der Fallbericht nimmt für mich daher eine zentrale Stellung ein, weil es mir entscheidend darum ging, ein Stück musiktherapeutischer Praxis aus dem klinischen Alltag darzustellen. Was dort trotz der scheinbaren Unmöglichkeit von Musiktherapie immer wieder möglich war, die dichte Atmosphäre im Erleben nämlich, läßt sich in der sprachlichen Beschreibung nur schwer erfassen. Vielleicht ist es sogar unmöglich, ihr sprachlich gerecht zu werden. Am ehesten schien mir eine Darstellungsform geeignet, die der Unmittelbarkeit und Lebendigkeit des Erlebens sich anzunähern versucht. Der Ausgangspunkt sind also die Phänomene, von denen zu den Strukturen gegangen wird. «Die phänomenale Wirklichkeit erfährt eine gemeinschaftliche Auslegung ihres gegenwärtigen Kontextes auf seinen strukturellen Grund hin, der in der Geschichte des Leibes und den Ordnungen der Lebenswelt ruht.» (*Petzold* 1990h, S. 26.)

2 PatientInnen aus benachteiligten Schichten mit psychosomatischen Krankheitsbildern

Bei psychosomatischen Erkrankungen unterscheidet man:
1. Psychosomatosen im engeren Sinne, «wenn objektiv faßbare organische oder funktionelle Veränderungen vorliegen, bei denen das Seelische beteiligt ist.» (*Leitner*, 1994, S. 113). Dabei ist an Krankheitsbilder zu denken wie Ulcus, Colitis, Morbus Crohn etc.
2. Psychosomatische Krankheitsbilder im weiteren Sinne, wenn die Somatisierung (noch) nicht zu organischen Befunden geführt hat.

Bei den PatientInnen in der Musiktherapie (dabei bleiben die KrebspatientInnen für diese Arbeit unberücksichtigt) gehört die Mehrzahl der zweiten Kategorie an mit einem relativ diffusen Beschwerdekatalog wie z. B. vegetative Störung, psychovegetativer Erschöpfungszustand, chronische Schmerzzustände, Reizmagen, Spannungskopfschmerz.

Im Sinne der «hermeneutischen Spirale» (*Petzold* 1988, S. 321) Wahrnehmen – Erfassen – Verstehen – Erklären möchte ich mich dieser Gruppe von PatientInnen annähern. Wie nehme ich sie in den Musiktherapiegruppen wahr, wie präsentieren sie sich mir dort?

Ins Auge fällt die mangelnde Motivation für die Musiktherapie, die tiefverwurzelt erscheint und gepaart ist mit grundlegenden Gefühlen der Unlust und Resignation. Wenn die PatientInnen aufgrund der Verordnung im Musiktherapieraum erscheinen, wirken die meisten körperlich sehr angespannt und unbeweglich, mißtrauisch, aber auch ängstlich-hilflos in ihrer ganzen Haltung. Auffällig ist, daß die PatientInnen selten neugierig auf die im Raum verteilten Instrumente sind, deren Aufforderungscharakter sie gar nicht zu empfinden scheinen. Sie gehen nicht von sich aus auf die Instrumente zu, brauchen vielmehr dafür viel Ermutigung. Sie warten dringend auf Handlungsanweisungen von mir und lassen sich auf einen experimentierenden, erforschenden Umgang mit den ihnen fremden Instrumenten am liebsten gar nicht erst ein. Stattdessen halten sie sich die potentielle neue Erfahrung mit abwertenden verbalen Äußerungen vom Leibe.

Gemieden und geradezu verteufelt werden Pauke und Trommel und andere laute Instrumente. Zu beobachten ist dabei eine übergroße Angst vor jeglicher musikalischer Aggressionsäußerung. Bevorzugt wird der Klang von Saiteninstrumenten, Metallophon und Xylophon. Das Zusammenspiel ist geprägt von harmonischen Tendenzen, niemand soll herausfallen mit lauteren, gar schrägen Klängen oder Solospiel. Angefangen wird das Spiel oft erst, wenn von mir der erwartete Impuls dazu erfolgt; wenn einer aufhört, hören alle auf. Es entsteht über lange Perioden eine wenig ausdrucksstarke Musik, die wenig zu differenzieren vermag zwischen verschiedenen Stimmungen, Gefühlsqualitäten oder Klangbildern. (Ich bezeichne das insgeheim und für mich als «Klangbrei», womit auch der regressive Sog dieser Musik deutlich wird.) Oftmals scheint es, als ob die PatientInnen sich bei der Musik geradezu innerlich weigern, etwas zu erleben.

Worte helfen da häufig auch nicht weiter. Bei dem Versuch der verbalen Auswertung wird wenig gesprochen, viel leichter entstehen lebhafte Gespräche über Therapieexternes. Im Sprechen der PatientInnen fällt der konkret-sinnliche Ausdruck auf, auch der laute Tonfall und der häufig aggressiv gefärbte Unterton.

In manchen Beschreibungsversuchen psychosomatischer Krankheitsbilder (*Overbeck* 1984; *Beck* 1985; *Battegay* 1988; *Thomas* 1986) tauchen ähnliche Phänomene auf: Phantasiearmut wird genannt, mangelnde Gefühlswahrnehmung, wenig Ausdrucksfähigkeit, Verhaftetsein am Konkreten. Es wird beobachtet, daß die Symbolisierungsfähigkeit schlecht ausgebildet ist und als Folge auch das Verbalisierungsvermögen eingeschränkt wirkt. Daß genau diese Phänomene die spezifische Persönlichkeitsstruktur der psychosomatisch Kranken ausmachen, ist die grundlegende These von französischen Autoren, die das sogenannte Alexithymie-Modell entwickelt haben (*Battegay* 1988, S. 213f.; *Hoffmann, Hochapfel* 1987, S. 173f; *Overbeck* 1984, S. 114). Das wesentliche Phänomen bei psychosomatisch Erkrankten sei die «Unfähigkeit, ihre Gefühle wahrzunehmen und mit Worten zu beschreiben» (*Hoffmann, Hochapfel* 1987, S. 173). Dazu gehören die folgenden Merkmale (vgl. dazu ebd., S. 174):

1. Operationales Denken
   Schlechte sprachliche Ausdrucksfähigkeit, wenig Zugang zu seelischen Inhalten, Phantasie und unbewußtem Erleben.

2. Ich-Störungen
   Partielle psychische Unreife, rigides aber brüchiges Abwehrsystem, Beziehungsleere.
3. Psychosomatische Regression
   Aggressive und autodestruktive Tendenzen in Form der Somatisierung.
4. Projektive Verdoppelung
   Die eigene Originalität wird ebenso verneint wie die des anderen, in dem eine genaue Entsprechung der eigenen Person gesehen wird.

In den Termini der Integrativen Therapie könnte es heißen, daß bei psychosomatisch Erkrankten der Leib in seinen spezifischen Dimensionen geschädigt ist: der «perzeptive Leib» ist anästhesiert bis hin zur Verödung, verbunden damit treten Mutilation und Amputation des «expressiven Leibes» auf sowie Amnesierung des «memorativen Leibes» und Verblendung des «reflexiven Leibes» (vgl. *Petzold* 1988, S. 193). Die Schädigungen machen sich in der Entfremdung vom Leib bemerkbar: Psychosomatisch Erkrankte fassen einem technisch-maschinellen Weltbild entsprechend den eigenen Leib eher als Körper auf, zu dem wenig Bezug hergestellt wird, der unbewohnt ist und nur das Symptom beherbergt. Und das Symptom muß gesehen werden «als *Ausdruck auf noxische Eindrücke* (...) in seiner symbolischen und kommunikativen Qualität (...) als leibhaftiges Zeichen, als Körpersymbol, das der schädigenden Umwelt und einer ersehnten protektiven Umwelt Signale gibt» (*Petzold* 1992, S. 562).

Die Krankheitslehre (anthropologisch und klinisch) der Integrativen Therapie (*Petzold* 1988, 1992, S. 557ff., *Petzold, Schuch* 1991) mit ihrer Idee, Krankheit und Gesundheit mehrperspektivisch und im Zeitkontinuum zu erfassen und ihrem Leibbegriff, der Somatisches und Psychisches integriert, bietet gute Anregungen, um die so beschriebenen Merkmale in ihrem multifaktoriellen Ursachengeschehen zu verstehen und zu erklären.

Bei den o. a. Beschreibungsversuchen psychosomatischer Krankheitsbilder fällt auf, daß es sich um eine Aufzählung von Defiziten, von Mangelzuständen handelt. Entwicklungsgeschichtlich, auf der Ebene der pathogenen Stimulierung kann davon ausgegangen werden, daß wesentliche Schädigungen im präverbalen Bereich liegen, wenngleich akkumulative Negativeinflüsse auch in der weiteren Biographie angenommen werden müssen. In der frühen Lebensphase (erstes bis zweites Lebensjahr) hat es zu wenig emotionales Angenommenwerden, affektive Wärme und primäre Geborgenheit gegeben. Insbesondere hat es wohl an Antworten auf die Äußerungen des expressiven Leibes gefehlt, der emotionale Ausdruck ging sozusagen ins Leere (*Petzold* 1992, S. 857), bzw. wurde repressiv behandelt, und stattdessen fand eine technisch-gemütsarme Abfertigung eines wenig geliebten Körpers statt. Bei mangelnder Stimulierung und repressiven Impulsen wird die Entwicklung des Kindes beschnitten, es lernt sich nicht kennen, lernt nicht, seine Gefühle und Bedürfnisse, seinen Leib als zu sich gehörig zu empfinden. «... Defizite an Zuwendung und Pflege im ersten Lebensjahr können zur Folge haben, daß sich ein fragmentiertes Leibselbst ausbildet, welches bei weiterer Negativkarriere als die Grundlage ... einer schweren Psychosomatose angesehen werden kann» (ebd. 1992, S. 581). Da dem Kind so wenig Möglichkeiten eingeräumt werden, aktiv auf seine Umwelt einzuwirken, kommt es zur «autoplastischen Retroflektion» (ebd. 1992, S. 580), welche ein fragmentiertes Leibselbst zur Folge hat und bis in das Rollen-Selbst, die Funktionen des Ichs und die archaische Identität einwirken kann. Insbesondere können die Prozesse der Subjektwerdung, der «Incarnation» (ebd. 1992, S. 582) behindert werden, d. h., daß «der Verlust von Potentialen ... im Bereich der Wahrnehmung und des Ausdrucks eintreten (kann)» (ebd.).

Thomas geht bei der pathogenen Stimulierung von einer «abstinenten» Mutter aus: «Abstinent verhält sich die Mutter in spielerisch-liebevollen Hautkontakten, die sie als Selbstzweck von sich aus nicht sucht und während der sich Körperspannungen beim Kinde lösen könnten. Eine zeitliche Überpräsenz verändert aber nicht die Beziehungsqualität» (*Thomas* 1986, S. 26). Da die «gute» Mutter so wenig erlebt wurde, bleibt eine existentielle Angst vor Trennung und Alleingelassenwerden, überhaupt Angst als Grundgefühl und eine hilflos-abhängige Beziehung zur Mutter und zu anderen Menschen. Auf die Darstellung der eigenen Individualität wird verzichtet zugunsten eines angepaßten sozialen Verhaltens. Die damit verbundenen Gefühle von Aggression sind so tabuisiert, daß sie gar nicht wahrgenommen, geschweige denn ausgedrückt werden können. Es entsteht eine starke Aggressionsabwehr und ein autoenergetisches Abfuhrmuster (*Thomas* 1986, S. 5), wo jede Gefühlsregung als bedrohlich erlebt wird.

Ergänzt werden soll, schon um die Mutter als Sündenbock zu entlasten, daß man sich auch die anderen Menschen in diesem frühen Milieu eher als schwach konturiert und emotional abwesend vorstellen muß, ein Netz von pathogenen Beziehungen also wahrscheinlich, sodaß ein Ausgleich für die fehlende mütterliche Stimulierung nicht gegeben war. Außerdem muß verwiesen werden auf die Bedeutung des «life-span developmental approach» (*Petzold* 1988, S. 201). Zwar sind Grundschädigungen besonders nachhaltig, aber die Pathogenese wirkt über die gesamte Lebensspanne. Psychosomatische PatientInnen verfügen typischerweise über unzureichende Bewältigungsstrategien, sie können sich in Krisen nicht gut versorgen und vor Selbstschädigungen bewahren. Es fehlen die protektiven Faktoren (*Petzold, Schuch* 1991, S. 429), sodaß erlittene Grundschädigungen nicht kompensiert werden können und maligne Narrative entstehen. Das ist entscheidend bedingt durch belastende ungünstige Lebensbedingungen, krankmachende soziale Netze und destruktive social worlds (*Petzold* 1992, S. 524f), und diese hängen wiederum entscheidend davon ab, an welchem sozialen Ort sich das Leben abspielt. Das bedeutet, daß es für das Verständnis des psychosomatischen Krankheitsgeschehens unerläßlich ist, neben der psychischen auch die soziale Perspektive einzunehmen.

Die PatientInnen in unserer Klinik kommen in der Mehrheit eindeutig aus der Unterschicht, oder besser gesagt aus den «benachteiligten Schichten». In *Heinl, Petzold, Walch* (1985) findet sich diese Begriffsbestimmung, die das Unten der Perspektive besser vermeidet. In der Tat sind Angehörige dieser Schicht eklatant sozial benachteiligt: Bei häufig guter Intelligenz verfügen sie über wenig Bildung (Hauptschulabschluß ist die Regel), die berufliche Ausbildung übersteigt nicht den Rang eines Gesellen, häufig sind sie als ungelernte ArbeiterInnen tätig an einem streßverursachenden Arbeitsplatz (z. B. am Band), sie leben materiell sehr eingeschränkt.

Angehörige der benachteiligten Schichten haben außer den objektiven Lebensbedingungen auch eine Lebenswelt gemeinsam, sie teilen bestimmte Perspektiven (= social worlds) und entwickeln eine schichtenspezifische Identität (*Heinl, Petzold, Walch* 1985, S. 273), in der eben Kollektives und Privates aufeinander bezogen sind. Die gemeinsam geteilten Perspektiven der benachteiligten Schichten könnten etwa folgendermaßen zusammengefaßt werden:

Die soziale Realität sieht so aus, daß das Individuum wenig tun kann, um seine Lage zu kontrollieren oder zu verändern. Im Arbeits- und Familienleben bestimmen stets beherrschende Autoritäten die Verhältnisse, abweichendes Verhalten wird nicht geduldet und schnell sanktioniert. Es entsteht das Gefühl, daß die Wirklichkeit ergeben hingenommen werden muß, häufig geschieht das in einer resigniert gefärbten Grundhaltung. Veränderung ist nicht nur nicht machbar und nicht denkbar, sie ist auch gar nicht erwünscht in einer Welt, wo gerade das reibungslose Funktionieren in einer außenbestimmten Ordnung das Überleben einigermaßen sichert. Der einzelne orientiert sich stark an der Gemeinschaft, um nicht in der Isolierung möglicherweise die eigene Ohnmacht zu spüren und die eigene unsichere Identität. So herrscht ein großer Konformitätsdruck zur unbedingten Solidarität, und persönliches Wachstum in einer Zukunftsperspektive ist möglicherweise ein bedrohlicher Gedanke, auf jeden Fall kein positiver Wert in diesem statischen Denken (*Thomas* 1986, S. 228). Werte sind dagegen Autoritätsgläubigkeit, Gleichheit in der Solidarität, Verzicht auf Entwicklung, Erhaltung des Status Quo in der Gegenwart. Ein dermaßen rigides Milieu führt zu verfestigten inneren Strukturen (*Heinl, Petzold, Walch* 1985, S. 274), zu großer Angst und der Tendenz, sich mit dem Aggressor zu identifizieren statt sich gegen ihn zu wehren, außerdem zu einem unerbittlich strengen System von Werten und Normen. Der soziale Anpassungsdruck und der geringe Entscheidungsspielraum erzeugen insbesondere ein eingeschränktes, geschlossenes Rollensystem, was wenig Distanz zur eigenen Rolle erlaubt und wenig Ausdifferenzierung zuläßt.

Innerhalb dieses Erfahrungsraums, in dem Autonomie und Eigenkontrolle nicht existieren, wird auch die Krankheit erlebt als weiterer belastender Außenfaktor, ein Schicksalsschlag, der das Funktionieren beeinträchtigt. Die Maschine Körper hat versagt, dem organischen Symptom wird der Kampf angesagt, es soll mit Hilfe einer organmedizinischen Behandlung möglichst schnell beseitigt werden, der Gedanke an einen möglichen eigenen Anteil an Verantwortung ist dabei gänzlich fremd. Vielmehr wird die Kontrolle der nicht als eigen erlebten Krankheit einer Autoritätsperson übergeben, dem Arzt zum Beispiel oder auch dem Therapeuten. Psychosoziale Ursachenzusammenhänge für die Krankheit werden erst einmal nicht gesehen, wohl auch weil psychisch Kranksein rasch mit verrückt und minderwertig gleichgesetzt wird. Es darf auch nicht vergessen werden, daß Krankheit in einer ausweglos empfundenen Arbeits- und Familiensituation als unbewußt gewählter Rettungsversuch gelten muß. In diesem Fall werden die psychosomatisch Erkrankten besonders auf ihren organischen Symptomen beharren und im Grunde auf eine Veränderung nicht hoffen, weil sich darauf für sie keinerlei Vorteile ergeben. Psychosomatische Krankheitsbilder und Zugehörigkeit zu den benachteiligten Schichten sind nun eigentümlich miteinander verschränkt: das psychisch vorgeprägte Lebensgefühl – erinnert sei hier stichwortartig an die eingeschränkte Subjektwerdung, wenig Ich-Gefühl, verarmte Introspektionsfähigkeit und Gefühlswahrnehmung aufgrund mangelnder Stimulierung, hilflose Abhängigkeit von anderen Menschen, verdinglichtes Gefühl zum eigenen Körper – paart sich sozusagen problemlos mit der sozial vermittelten Ohnmacht und der gesellschaftlich nicht zugestandenen Entfaltungsmöglichkeit. «Der Verlust der ... expressiven Vermögen und die damit einhergehende Einschränkung der perzeptiven Möglichkeiten durch die Prozesse kultureller Disziplinierung (im Prozess der Zivilisation oder Kolonialisierung einerseits wie auch in der individuellen Sozialisationsgeschichte andererseits) wiegen schwer. ... Die subtile Demontage und Verkrüppelung des Leibes und seiner Vermögen liegt damit durchaus im Interesse der Exploitoren (des Kapitals, der Herrschenden, der Macht) ... und ihrer verdeckten und höchst effektiven Strategien der Kolonialisierung der Konsumptoren, die in neue Formen der Leibeigenschaft ... geraten» (*Petzold* 1988, S. 192f.). Oder anders gesagt: «... hier ist Herrschaft auf der psychologischen Ebene durchgeschlagen» (*Thomas* 1986, S. 229). Tatsächlich kann wohl als gesichert gelten, daß psychosomatische Krankheitsbilder in den benachteiligten Schichten in größerem Umfang anzutreffen sind. Allerdings sind die Zusammenhänge im multifaktoriellen Ursachengeschehen dieser Krankheiten – gerade was die Verschränkung von psychischer und sozialer Entwicklung betrifft – so komplex, daß sie an dieser Stelle nur angedeutet werden konnten.

3 Therapiestätte Klinik

Das therapeutische Geschehen in der Klinik wird bestimmt durch den zeitlich begrenzten Aufenthalt der PatientInnen (4 Wochen mindestens bis maximal 14 Wochen) und den wöchentlichen Rhythmus von Anreise und Abreise. In den Therapiegruppen, also auch in der Musiktherapie, ergeben sich sogenannt halboffene Gruppen, in denen im Extremfall jede Woche die Gruppenmitglieder wechseln. Die Herstellung eines vertrauensvollen Arbeitsklimas – gerade für diese Art PatientInnen ja so dringend erforderlich – ist unter diesen Bedingungen ein schwieriges, oft unmögliches Unterfangen. Auch die Kontaktaufnahme kann bei der Flut von immer wechselnden Menschen nicht immer so empathisch sein wie sie sollte.

Die eingeschränkten räumlichen Gegebenheiten für die Musiktherapie in der Klinik waren leider auch nicht unbedingt dazu angetan, Sicherheit und Geborgenheit auszustrahlen. Der «ökologische Faktor» aber ist im Integrativen Ansatz wesentlich (*Petzold* 1995).

Es kann also festgestellt werden, daß die ersten Schritte in der musiktherapeutischen Arbeit, wo es insbesondere um die Vermittlung von Sicherheit, um Kontaktaufnahme und Aufbau von Grundvertrauen und um die Herstellung eines verläßlichen Arbeitsbündnisses geht, immer wieder durch die Bedingungen, wie sie die Klinik vorgibt, erschwert werden. Manchmal hat es für mich sogar den Anschein, als ob das, was als Widerstand der PatientInnen diagnostiziert wird, geradezu vom Klinikrahmen produziert worden ist.

Eine weitere Quelle für den Widerstand der PatientInnen kann womöglich in der Praxis der Verordnung gesucht werden. Die PatientInnen kommen nicht von sich aus zur Musiktherapie, das würden sie aufgrund ihrer persönlichkeitsimmanenten und krankheitsbedingten Vorbehalte sicherlich auch nicht tun, vielmehr bekommen sie Musiktherapie von den PsychologInnen oder ÄrztInnen verordnet. *Wie* nun diese Verordnung erfolgt, spiegelt sich vermutlich unmittelbar in der Motivation der PatientInnen wider. Es liegt der Verdacht nahe, daß einige der Widerstände bei den PatientInnen sich bei näherem Hinsehen unter Umständen als Widerstände der verordnenden TherapeutInnen entpuppen könnten!

Der therapeutischen Arbeit in der Klinik liegt ein psychoanalytisches Behandlungskonzept zugrunde. Das bedeutet vor allem, daß psychopathologische Vorstellungen und Theorien über Therapie auf psychoanalytischen Konzepten beruhen und in psychoanalytischen Termini besprochen werden. Meiner Einschätzung nach gibt es darüber weitgehend Konsens, auch wenn die Behandlungsform sich an die Institution und an die PatientInnen aus benachteiligten Schichten anpassen muß und wenn in der Praxis des Klinikalltags durch die unterschiedliche Ausrichtung der dort arbeitenden TherapeutInnen Methodenvielfalt zu finden ist. Die psychoanalytischen Vorstellungen spiegeln sich für mich vor allem in einer Anthropologie wider, die eher medizinalisiert und auf das Pathologische im einzelnen Patienten zentriert ist und insgesamt pessimistisch wirkt. Im Unterschied dazu geht die Integrative Musiktherapie von der «Anthropologie des schöpferischen Menschen» aus (vgl. S. 214 dieser Arbeit). Sie knüpft an die kreativen, gesunden Potentiale der Patienten an und sieht auch in deren Krankheit das Schöpferische in der Gestaltung eines Lebensweges. In der Anthropologie vom schöpferischen Menschen wurzelt der erlebnisaktivierende Ansatz in der Therapie und die theoretisch fundierte Verwendung von kreativen Medien.

Stellt sich aber bei unterschiedlichen Therapierichtungen eine gegenseitige Akzeptanz und kollegiale Zusammenarbeit ein, so läßt sich vorstellen, daß mir als integrativer Musiktherapeutin bestimmte Aufgaben zufallen: in meine Gruppen, so scheint mir, wird besonders das kindlich-szenische Geschehen verlagert, weil es in der Gesprächstherapie weniger erwünscht ist und die PatientInnen doch eine große Sehnsucht danach mitbringen. Die nicht wirklich genossene, aber auch nicht wirklich gelöste Symbiose in ihrer psychosozialen Geschichte hat einen tiefen, wenn auch unbewußten Wunsch nach liebevoller Versorgung stets offen gelassen. Der Klinikrahmen mit seiner Rundumversorgung trifft mitten ins Herz der Wünsche der PatientInnen nach Erfüllung und sie scheinen diese bevorzugt in die Musiktherapie zu tragen.

Die dargestellten Zusammenhänge lassen erahnen, wie das punktuelle Geschehen in der Musiktherapiestunde keinesfalls isoliert betrachtet werden kann, sondern nur im Gesamtzusammenhang der Therapiestätte Klinik und daß es erst dann in seiner Relevanz und therapeutischen Wirkung einzuschätzen ist.

3.1 Fokaltherapie

Bei dem eben geschilderten Setting springt vor allem die Zeitknappheit ins Auge, die von weiteren einschränkenden Faktoren (Räumlichkeiten, Fluktuation in den Gruppen) begleitet wird. In diesem Klinikalltag gibt es einfach keine weiträumige psychotherapeutische Situation mit motivierten PatientInnen, die einen längeren Behandlungsprozeß durchlaufen können. Vielmehr müssen «Fünf-Zehntel-Sekunden-Diagnosen» (*Petzold* 1993, S. 279) erstellt werden, und schnelle, dem Rahmen entsprechende Interventionen sind gefragt. Bei der im Setting angelegten Verführung zur Regression läßt sich die Tiefung im therapeutischen Prozeß nur mit Vorsicht angehen. Wenn man von den vier Tiefungsebenen ausgeht (vgl. ebd. 1988, S. 104ff.)

1. Ebene der Reflexion
2. Ebene des Bilderlebens und der Affekte
3. Ebene der Involvierung
4. Ebene der autonomen Körperreaktionen,

so wird das therapeutische Geschehen in der Musiktherapie als zentralen Ort die zweite Tiefungsebene haben. Von hier kann es entweder in Richtung Reflexion gehen oder in die weitere Vertiefung der dritten Ebene der Involvierung.

Innerhalb der Integrativen Therapie wurde für solche Bedingungen die Integrative fokale Kurzzeittherapie mit dem Konzept von Fokaldiagnostik und Fokalintervention entwickelt (*Heinl, Petzold, Walch* 1985; *Petzold* 1993). «Es ist ein aufdeckendes Verfahren von mittlerer Tiefung» (*Heinl, Petzold, Walch* 1985, S. 204), wo es darum geht, das phänomenale Material aufzunehmen und zu erfassen in seiner komplexen Wirklichkeit und die dahinterliegenden Strukturen so weit aufzudecken, daß den PatientInnen ein erstes Verstehen und Bearbeiten ermöglicht wird, ohne daß sie zu stark labilisiert werden. Die therapeutische Arbeit ist an den Ressourcen der PatientInnen orientiert und versucht, ihnen Entlastung zu schaffen und die Bewältigung anstehender Probleme zu ermöglichen. Besonders die heilenden Potentiale in den PatientInnen und ihrem Kontext sollen hierbei mobilisiert werden.

Dieser Ansatz hat seine Wurzeln in früheren Formen der Kurzzeittherapie, etwa in den Versuchen *Ferenczi*s, durch aktive Techniken die lange Behandlungsdauer der Psychoanalyse zu verkürzen und in *Balint*s Forschungen mit der «Werkstatt für Fokaltherapie» (vgl. *Balint, M., Ornstein, Balint, E.* 1976). Speziell für die Integrative Fokaltherapie ist die Annahme grundlegend, daß in jedem Hier und Jetzt immer die Gesamtheit der Strukturen anwesend ist und erkannt werden kann. Es wird davon ausgegangen, daß ein Patient im therapeutischen Kontakt in verdichteter Weise die Gesamtheit seiner Problematik mitbringt und daß die fokale Bearbeitung den Zugang zur Gesamtproblematik in sich trägt, in diesem Sinne also nicht notwendigerweise eine Begrenzung darstellt. «Der jeweilige Fokus hat die übrige Wirklichkeit als Horizont» (*Petzold*, unveröffentlichter Vortrag, zitiert nach *Frühmann* 1986,

S.269). Ausgangspunkt ist immer das konkrete Material, das die PatientInnen mitbringen. Szenisches Erfassen, Imaginations- und Visualisierungstechniken, Erlebnisaktivierung und -verdichtung, die Zentrierung im Hier und Jetzt sind wesentliche Elemente in der fokaltherapeutischen Arbeit.

Der Fokus für die Kurzzeittherapie wird nicht von therapeutischer Seite gewählt oder vorgegeben, sondern ergibt sich aus der gemeinsamen Arbeit zwischen Therapeut und Patient. Dabei ist wichtig, gerade bei der Fokuswahl die PatientInnen «korespondierend» (*Petzold* 1993, S. 293) miteinzubeziehen, wenn es irgend möglich ist, dann können Verletzungen und gravierende Fehlinterpretationen besser vermieden werden. Überhaupt sollte die Fokaltherapie von einer unterstützenden, warmen Atmosphäre geprägt sein und von einem «Interventionsstil ..., der strukturierend und permissiv zugleich ist» (ebd. 1993, S. 288).

In der Klinik ergibt sich die Notwendigkeit zur fokalen Kurzzeittherapie aus der begrenzten Aufenthaltsdauer der PatientInnen, es bleibt aber trotzdem die Frage der Indikation zu klären. So ist etwa zu überprüfen, ob die Fokaltherapie für PatientInnen, die über wenig Ich-Stärke und ein schwach stützendes soziales Netz verfügen, überhaupt geeignet ist, und sie kann keinesfalls eine längerfristige Therapie ersetzen, wenn diese angezeigt ist. Andererseits kann wohl davon ausgegangen werden, daß gerade PatientInnen aus benachteiligten Schichten ausgesprochen gut auf kurzzeitige Therapieformen ansprechen (vgl. *Thomas* 1986, S. 319).

Alles in allem erfordert die Fokaltherapie also ein verantwortliches Vorgehen. Gerade weil die PatientInnen sich in dem regressionsfördernden Setting der Klinik befinden, müssen Indikation, Fokuswahl und Interventionstiefe gut bedacht werden. «Es handelt sich hier nicht um therapietechnische Interventionen, sondern um die Gestaltung einer klinischen Mikrosituation, die wirkt, weil sie intersubjektive Begegnung ermöglicht, weil sie eine Vertrauensbasis «im Kleinen» schaffen kann, die dennoch tragfähig genug ist, daß Unbewußtes sich zeigen kann, offenbart und bearbeitet wird» (*Leitner* 1991, S. 148).

4 Die Chancen der Musiktherapie

Die Verwendung von kreativen Medien wird für die Therapie mit PatientInnen aus benachteiligten Schichten ausgesprochen befürwortet. (*Thomas* 1986, S. 52; *Petzold, Heinl, Walch* 1985, S. 302). Sie setzen unmittelbar an der Leiblichkeit an, helfen, Sprachbarrieren und soziale Ferne zwischen Therapeut und Patient zu überbrücken und können das Erlebnisniveau speziell dieser PatientInnen weitaus besser erreichen als die Sprache es kann.

Das trifft für die Musiktherapie natürlich auch zu. Speziell die Musik, so wie sie in der Improvisation sich gestaltet, bietet ausgezeichnete Möglichkeiten für eine nonverbale Kommunikation, mangelnde Verbalisierungsmöglichkeiten können dabei gut aufgefangen werden. Die Vorgehensweise der Integrativen Musiktherapie unterscheidet dabei drei Modalitäten (vgl. *Petzold* 1988, S. 409ff):

1. übungszentriert-funktionale Modalität
   Hier wird angestrebt, Defizite zu mindern, zu kompensieren oder aufzuheben durch strukturierendes, pädagogisch ausgerichtetes Arbeiten,
2. erlebniszentriert-stimulierende Modalität
   Nicht erschlossene Potentiale im wahrnehmenden, expressiven und memorativen Vermögen werden gefördert und entwickelt, es wird dabei der freien Gestaltung viel Raum gegeben,
3. konfliktzentriert-aufdeckende Modalität
   Schädigungen und traumatisches Material aus der Biographie werden aufgedeckt und bearbeitet mit der Möglichkeit von Integration und Neuorientierung.

Bei allen Modalitäten sind Musik und sprachliches Verstehen bzw. Aufarbeiten eng miteinander verschränkt. Die Wahl der Modalität erfolgt je nach Therapieziel, PatientInnengruppe und Setting.

Klänge und Rhythmen sind ein sehr potentes Medium, um tiefe emotionale Prozesse auszulösen. Ihnen fällt daher eine hervorragende Rolle zu, wenn es darum geht, vorhandene Defizite im Wahrnehmen, Erleben und Ausdrücken von Gefühlen zu mindern und zu kompensieren. Und genau das kann ja als ein grundlegendes Ziel in der musiktherapeutischen Arbeit mit psychosomatischen PatientInnen gelten: «... perzeptive, memorative und expressive leibliche Vermögen des Menschen, über die jedes unverbildete Kind noch vollauf verfügt, wiederherzustellen, zu fördern und weiterzuentwickeln, sie mit Reflexivität zu verbinden ...» (ebd. 1988, S. 193). Im Sinne einer «Anthropologie des schöpferischen Menschen» (ebd., S. 190) und auf der Grundlage des «dritten Weges der Heilung und Förderung» (ebd. 1988, S.173–285) – einer von vier Behandlungsmodalitäten in der Integrativen Therapie[1] – soll der kreative Leib wieder in seine Rechte eingesetzt werden. Das bedeutet im Fall dieser PatientInnengruppe ganz elementar die Wiederaneignung von essentiellen Lebensgütern und eine mögliche Aufhebung von krankmachender multipler Entfremdung.

Die aktive Musiktherapie geht von der Grundannahme aus, daß Expression, wenn sie in einer annehmenden, fördernden und liebevollen Atmosphäre stattfindet, sehr gesundheitsfördernd wirken kann, sie vermag, eine Belebung der verödeten Gefühlslandschaft anzuregen und neuen Lebensmut zu machen. «Offenes, angstfreies Ausdrücken emotionaler Reaktionen führt zu einer Reduzierung emotionaler Spannungen bzw. Überforderungsgefühle» (*Petzold* 1992a, S. 857). Gerade die Vielfalt und der offene Charakter der musikalischen Improvisation bieten gute Möglichkeiten, sich auszuprobieren, in neue Rollen zu schlüpfen (einmal den Ton angeben, die Führung übernehmen, sich nicht übertönen lassen), das Ich-Sagen neu/wieder zu erlernen (bei der Wahl des Instruments, des Klangs, der Dauer des Stücks sich in jedem Moment entscheiden, sich gegen andere Klänge abgrenzen) und das alles im Schutz der analogen Sprache der Musik. Frühe Schädigungen des Rollenselbst, der Ich-Funktionen und der archaischen Identität können da kompensiert werden.

---

[1] Erster Weg: Vermittlung von Einsicht; zweiter Weg: Emotionale Nachsozialisation; dritter Weg: Erlebnisaktivierende Alternativen; vierter Weg: Solidaritätserfahrungen.

Meiner Erfahrung nach kommt der Expression von offen aggressiv gefärbten Tönen in der musiktherapeutischen Arbeit mit dieser PatientInnengruppe ein besonderer Stellenwert zu. Der Ausdruck von Ärger oder Wut wird ja durch autoplastische Retroflektion und Aggressionsabwehr sehr effektiv verhindert. Es ist zu beobachten, daß die PatientInnen dazu neigen, jeden aggressiven Impuls zu unterdrücken und sich damit gleichzeitig in ihrer gesamten Lebensenergie und Handlungsmöglichkeit zu blockieren. So erweist es sich, daß die Verwandlung der autoplastischen Retroflektion in die alloplastische aggressive Reaktionsmöglichkeit zum Angelpunkt der «Belebung» überhaupt wird. Manche Klänge in der Musiktherapie, die von Trommeln und Pauken zum Beispiel, bieten einen sehr direkten Zugang zu Gefühlen von Ärger und Wut und daher auch die Chance der Bearbeitung.

Musik kann auch viel wieder gut machen an den PatientInnen. Gerade weil Klänge und Rhythmen schnell in die präverbalen Phasen der menschlichen Entwicklung führen, können sie unter Umständen nachnährend und tröstend wirken und zu einer Atmosphäre von Sicherheit und Geborgenheit entscheidend beitragen. So lassen sich auch die Gefühle von Aufgehobenheit in der Gemeinschaft, die von den PatientInnen stark herbeigewünscht werden, in der Musiktherapie durchaus erleben, und sie können beim Aufbau von Grundvertrauen helfen. Aber nicht die Musik an sich ist dabei das Heilsame, sondern vor allem die erlebte intersubjektive Korrespondenz in der modellhaften therapeutischen Beziehung. Auch die Begegnung mit anderen GruppenteilnehmerInnen ist dabei zentral.

Es kann also einerseits festgestellt werden, daß die aktive Musiktherapie wegen ihrer spezifischen kommunikativen und expressiven Valenz (*Rahm et al.* 1993, S. 417) gute Chancen der Heilung gerade für diese PatientInnengruppe in sich birgt. Aber sie befindet sich andererseits in der prekären Situation, daß sie gleichzeitig auf die massive Skepsis genau dieser Gruppe trifft, um deren Heilung sie sich bemüht. Schon im Vorfeld, d. h. bevor überhaupt die erste eigene Berührung mit dieser Methode stattgefunden hat, erfährt speziell die Musiktherapie einen hohen Grad von Stigmatisierung bei dieser PatientInnengruppe: das sei lediglich etwas für Verrückte, will heißen für die, die den Makel von psychischer Erkrankung tragen und mit denen «man» nichts zu tun haben möchte. Hier spielen die Kognitionen über Krankheit eine große Rolle, auch die Vorstellungen über das Gesundwerden. Möglichst schnelle Beseitigung der Symptome ist gefragt und ein Handeln, das Entlastung in der konkreten sozialen Einengung schafft. Schon ein Darübersprechen wird nur zögernd als eine Bewältigungsform angenommen, wie dann erst musiktherapeutisches Tun? Es wird wie eine «überflüssige Realität» (*Thomas* 1986, S. 228) aufgefaßt, der wenig Mehrgewinn abgewonnen werden kann und die daher sinnlos erscheinen muß.

Und mit viel Fremdem werden diese PatientInnen in der Musiktherapie konfrontiert, wobei Fremdes eben nicht so sehr Neugier als vielmehr Angst auslöst. Schon das aktive Spielen von Musik ist meist eine völlig neue Vorstellung für sie, hier schlägt sich wiederum die soziale Benachteiligung nieder: kaum eine(r) hat die Chance gehabt, ein Instrument zu erlernen oder auch nur auszuprobieren, in diesem Angebot liegt sofort auch die Aufforderung, eine soziale Schranke zu überschreiten. Speziell das fremdartige Instrumentarium der Musiktherapie ist in der sozialen Wirklichkeit der PatientInnen aus den benachteiligten Schichten bisher nicht vorgekommen und wirkt deshalb nicht unbedingt attraktiv. Im Spielen, besonders im Zusammenspielen entstehen dann exotische Klänge, die sich nicht mit den gewohnten Hörgewohnheiten vertragen. Die Freiheit der Improvisation bietet viel zu wenig Orientierung für diese PatientInnen, die von eher festen Strukturen auszugehen gewohnt sind.

Auf den angesprochenen Ebenen ist der zu beobachtende Widerstand bei den PatientInnen als ein «technischer» (vgl. *Schneider* 1981, S. 237) zu deuten: ausgehend von ihrem eigenen Erfahrungshintergrund wehren sie sich gegen ein für sie unverträgliches, unpassendes Angebot. Daher wird es in der Anfangsphase der Musiktherapie immer wieder um das Ziel gehen, «den Patienten überhaupt erst zu einer intersubjektiven, ko-respondierenden, kooperativen Mitarbeit zu bewegen und zu befähigen. Oft müssen erst sehr basale Fähigkeiten (Kompetenz) aufgebaut und in einfache Fertigkeiten (Performanz) umgesetzt werden» (*Petzold* 1988, S. 212).

Es bleibt aber noch der «funktionale» Widerstand (*Schneider* 1981, S. 238) der PatientInnen zu berücksichtigen, der zum einen die Aufgabe hat, sie vor unerwünschten Gefühlen wie Angst, Trauer und Schmerz zu schützen, der aber darüberhinaus auch verhindern soll, daß überhaupt Veränderung eintreten kann. Psychosomatisch erkrankte PatientInnen aus den benachteiligten Schichten wehren sich massiv gegen die Bedrohung einer möglichen Veränderung (vgl. S. 211 dieser Arbeit) und es scheint mir, daß sie ganz instinktiv spüren, wie sie gerade in der Musiktherapie Veränderung erleben könnten. Dort geschieht Schwingung, Bewegung, Berührtheit und Resonanz, das könnte sie elementar betreffen in ihrer verödeten Gefühlslandschaft und ihrem eingeschränkten Erleben. Gegen diese als bedrohlich erlebte Perspektive setzen die PatientInnen dann ihre spezifischen Improvisationen, in denen sich ihr Widerstand ganz auffällig als «gleitendes Spektrum verschiedener Arten von Stillstand» (*Tarr-Krüger* 1990, S. 177) äußert. Eine solche Musik mag z. B. sehr gleichbleibend klingen, mit immer der gleichen Dichte musikalischer Ereignisse oder auch auffällig konfluent-symbiotisch, sodaß kein Wechselspiel zwischen Frage und Antwort, Laut und Leise entstehen will. Der in der analogen Sprache der Musik geäußerte Widerstand kreist so immer wieder um einen zentralen Punkt: die Vermeidung von Erleben.

5 Falldarstellung: «Einer spielt nicht mit»

5.1 Einleitung

Es kennzeichnet meine musiktherapeutische Arbeit in der Klinik, daß es bei dem Prinzip der halboffenen Gruppen ebenso selten einen klaren Anfangspunkt für eine Gruppe gibt wie ein eindeutiges Ende. Wenn ich also den Weg (viation) bzw. Verlauf von vierzehn Sitzungen mit psychosomatischen PatientInnen beschreibe, so ist diese «Meso-Viation» (*Petzold* 1988, S. 232) aus einem längeren Prozeß herausgegriffen, allerdings nicht willkürlich. Denn in diesem Abschnitt hat sich ein bestimmter Themenkomplex gestaltet, der anfangs allmählich ins Bewußtsein rückte (Initialphase), durch einen Außenseiter, der «nicht mitspielte», auf den Punkt gebracht wurde, Formen der Aktion und Integration fand und in der Lösung des Problems auch eine Neuorientierung. Mit der Entlassung des Außenseiters und einiger anderer PatientInnen endete dieser Abschnitt des Gruppenprozesses.

Die vierzehn Sitzungen fanden in einem Zeitraum von sieben Wochen statt, es waren also zwei Sitzungen pro Woche, eine dauerte ca. sechzig Minuten. Alle PatientInnen hatten, wie es vorgesehen ist, an einer Einführung in die Musiktherapie teilgenommen, die die allmähliche Heranführung an die Musiktherapie, an den Raum und an mich ermöglichen soll und den späteren Einstieg in die Gruppe zu erleichtern pflegt. In der Einführung wird viel gesprochen, über Ängste und Befürchtungen, über den möglichen Sinn von Musiktherapie, und es werden in der Regel drei Klangquellen zuhörend und selber spielend ausprobiert (Kantele, große Rahmentrommel, steeldrum). Ein musikalisches Zusammenspiel erfolgt zu diesem Zeitpunkt bewußt noch nicht, weil es die meisten PatientInnen überfordern würde.

5.2 Initialphase

Trotz der im Haus üblichen Fluktuation hatte sich in den ersten Sitzungen ein harter Kern von fünf Patienten herausgebildet, der stabil zusammengeblieben war. Das hatte die Kontaktaufnahme zu mir und zu den Gruppenmitgliedern erheblich erleichtert. Die in der Initialphase erforderliche Aufbauarbeit schloß neben der Vertrauensbildung auch das Anwärmen im musikpraktischen Tun mit ein. Im übungszentrierten Vorgehen wurde erstes Zusammenspielen ausprobiert mit stark strukturierenden Vorgaben, die Parameter musikalischer Expression wurden erforscht, das Hören und Wahrnehmen geübt, in jeder Sitzung wurden ein paar weitere Instrumente neu eingeführt, es wurde mit Spielmöglichkeiten und Anschlagarten experimentiert, etc. So konnten die üblichen Anfangsschwierigkeiten, d. h. grundsätzliche Skepsis der Musiktherapie gegenüber, verbunden mit der Angst, womöglich etwas falsch zu machen oder auch nur aufzufallen, allmählich überwunden werden. Natürlich wirkte die Fluktuation in der Gruppe bei diesen Aufbauprozessen sehr beeinträchtigend. Sie hat u. a. zur Konsequenz, daß übungszentrierte, sehr strukturierte Teile auch später immer wieder eingestreut wurden – was bei der ängstlichen Grundstruktur der PatientInnen aber andererseits als ein adäquates Mittel zur Stabilisierung und Konsolidierung gelten kann.

5.3 Erlebnisaktivierung und Exploration

Allmählich begann der Prozeß, daß die GruppenteilnehmerInnen sich auf die mit dem musiktherapeutischen Tun verbundenen Gefühlsebenen einlassen konnten und daß sie mehr und mehr herausfanden, welchen Sinn das für sie haben könnte. Anfangs war ihnen sehr daran gelegen, in ihrem Spiel eine Art lockere Fröhlichkeit auszudrücken. Es war für mich zu spüren, daß diese «Fröhlichkeit» weniger einem realen Gefühlszustand entsprach, sondern mehr dem Wunsch entsprang, mir und sich selber eine problemlose Fassade zu präsentieren. So meinten sie, die von ihnen phantasierten Erwartungen an sich am besten erfüllen zu können. Parallel dazu gab es aber das tiefe Bedürfnis, endlich einmal authentisch und Ich-Selber sein zu dürfen statt wie gewohnt, mit «Fröhlichkeit» buchstäblich zu überspielen. Dieser Wunsch brach sich Bahn mit der Improvisation «Etwas rauslassen» in der dritten Stunde. Das Nebeneinander und Durcheinander der hörbaren Emotionen und Stimmungen konnte wohl empfunden, aber noch nicht erkannt oder benannt werden. Das änderte sich in der siebten Stunde mit der Improvisation «Ein Fluß fließt ins Meer», wo ganz bestimmte Gefühle ins Fließen kamen, die bisher hinter der Fassade verborgen gewesen waren: Traurigkeit, Angst, Verzweiflung, aber auch Freude am Leben wurden genannt und von drei PatientInnen mit biographischen Erzählungen unterlegt. Damit war der Grund gelegt für die Entstehung nicht nur einer Musik-, sondern auch einer Erzählgemeinschaft in der Gruppe.

Mir fiel auf, daß das musikalische Bild der Gruppe in langen Phasen gekennzeichnet war durch leise, zarte und harmonische Klänge (exemplifiziert in den Klangbildern «Stilles Gewässer» und «Ein Ort, an dem ich mich wohlfühle»), in denen die Teilnehmer in sich versanken und wenig bis überhaupt keinen Kontakt miteinander aufnahmen. Jeder träumte sich mit Hilfe der Klänge fort in Gefilde, wo er zu sich selber finden konnte. In den Nachbesprechungen stellte sich heraus, daß sie glaubten, nur so, im wegträumenden Rückzug und nahezu heimlich könnten sie sie selber sein. Sobald sie Kontakt zu anderen aufnähmen, müßten sie sich anpassen oder unterordnen und die Darstellung des Eigenen hätte keine Chance, weil sie unerwünscht war. Das schien eine Gesetzmäßigkeit aus ihrem sozialen Kontext zu sein, die sie hinnahmen, allerdings mit großer Resignation. Das Bedürfnis nach Authenzität und Ich-selbst-sein mußte wohl so verletzlich und unerfüllbar scheinen, daß es tief vergraben wurde und nur unauffällig und heimlich, manchmal sogar unbewußt, Erfüllung fand, sozusagen ohne ihr Zutun und ohne ihre Verantwortung. Den Weg, über Konflikt und Auseinandersetzung das Eigene zu retten, schienen sie nicht zu kennen bzw. für sich nicht in Betracht zu ziehen.

Dieses wichtige Lebensthema wurde aktualisiert durch einen potentiellen Außenseiter in der Gruppe. Herr An. fiel im Rahmen der leisen, zurückgenommenen Töne der andern mit seinem mutigen, stellenweise dissonanten, in jedem Fall lauten Klavierspiel auf (etwa in dem Klangbild «Erwachender Wald» gleich in der zweiten Stunde). Er wollte mit seinen Klängen bewußt stören und ausprobieren, ob er auch als auffälliger, unangepaßter Störenfried akzeptiert würde und einen Platz in der Gemeinschaft hätte. Das wurde zu einer Gratwanderung für ihn, weil oft im Raum stand, ihn wegen seiner gezeigten Individualität auszuschließen. An einem Punkt diskutierte die Gruppe halb scherzhaft, halb im Ernst, ihm sein Instrument wegzunehmen, um ihn so an seinem von vielen als bedrohlich empfundenen Spiel zu hindern. Das geschah dann aber nicht und Herr An. verhalf der Gruppe in dieser Auseinandersetzung um seine Person immer wieder zu dem Thema, das auch das der anderen war:

> Ich habe Sehnsucht danach, Ich-Selber zu sein.
> Aber darf ich das überhaupt?

Ich möchte ausbrechen und einen neuen, eigenen Weg finden.
Aber wie kann das aussehen?

Herr An. schien auf diesem Weg etwas weiter zu sein. Er überzeugte zum Beispiel in seinem individuellen, unangepaßten Klavierspiel, das sich trotz seiner Auffälligkeit und Andersartigkeit meist doch in den Gruppenklang integrieren ließ und diente so manchen in der Gruppe sogar als Vorbild. Er machte auch deutlich, daß hinter der Fassade, die sich als locker-problemlose Fröhlichkeit präsentierte, ganz viel Empfindsamkeit steckte und daß er immer noch Angst hatte, verletzt zu werden, wenn er seine weniger erwünschten Seiten zeigte.

5.4 Krise durch einen neuen Außenseiter

Nach der Entlassung von Herrn An. (fünfte Sitzung) hatte die Gruppe Zeit, sich wieder zu konsolidieren, allerdings nicht lange. Denn bereits in der sechsten Stunde wurde ein Patient zum Gesprächsthema in der Musiktherapie, weil er viel Ärger erregt hatte im Haus. Er wurde als «Gruppenverräter» bezeichnet, denn er als Nichtraucher hätte in der Morgenrunde einen Raucher verpetzt. Es handelte sich um Herrn Ho., wie sich später herausstellte. Als sich dann unter den PatientInnen das Gerücht verbreitet hatte, genau dieser Herr Ho. würde an der Musiktherapie teilnehmen, brandete in der achten Sitzung ein Sturm der Entrüstung auf. «Wenn der kommt, dann gehe ich» ließen sich die Reaktionen zusammenfassen. Die Gruppe beschrieb Herrn Ho. als «jemanden mit komischen Ansichten», «ein Grüner», «ein Vegetarier». «Der ist so empfindlich, daß er von allen Rücksichtnahme verlangt». «Der tratscht», «Der macht hier alles kaputt».

Herr Ho. war ein 43jähriger Patient, der – bedingt durch den frühen Tod von Mutter und Vater und das Herumgereichtwerden in der Verwandtschaft – so etwas wie Nestwärme nie kennengelernt hatte. Mit acht Jahren hat er sich gefühlsmäßig verschlossen, sich niemandem mehr geöffnet in einer liebevollen Beziehung, ab da «spielte er nicht mehr mit».

Ursprünglich wollte er nach der Fachoberschule Bauingenieur werden, aber schon im Vorfeld wurden diese Pläne durch seine perfektionistischen Leistungsansprüche durchkreuzt. Er lernte Maurer und arbeitete auch kurz in diesem Beruf. Bei dem Versuch, sein Abitur nachzuholen, konnte er plötzlich nicht mehr zur Arbeit gehen. Seitdem hatte er keine geregelten Tätigkeiten mehr ausgeübt, er bezog eine Erwerbsunfähigkeitsrente.

Er lebte allein und völlig zurückgezogen, versuchte in einer ihm unwirklich und feindlich erscheinenden Welt zu überleben. Nähere Kontakte hatte er überhaupt nicht, auch nicht zu Verwandten. Er spürte den intensiven Wunsch nach inniger Beziehung, aber auch die Angst vor erneutem Verlust, vor Trennung. Er fürchtete sich außerdem vor drohender Selbstauflösung bei zu viel Nähe. Tatsächlich hatte er wohl nur schwache Ich-Grenzen entwickeln können. Psychotische Tendenzen bestanden nach Aussage seines behandelnden Psychiaters nicht, wohl aber Zeichen für eine schwere Persönlichkeitsstörung.

Dabei war Herr Ho. ein freundlicher, behutsamer Mann, der sich jedes Wort, das er sagte, gut überlegte. Die Gedankengänge, die er äußerte, waren ausführlich und kompliziert, seine Fähigkeit, intellektuell zu differenzieren, herausragend. Auch über sich und seine Empfindungen konnte er gut, wenn auch z. T. in seltsam anmutenden, aber treffenden Formulierungen, Auskunft geben. Er wirkte etwas steif und linkisch, auffällig aggressionsgehemmt und insgesamt etwas verschroben in seinem Verhalten. Sein Narrativ «ich spiele nicht mit, das Mitspielen birgt zu viele Gefahren für mich» führte ihn immer wieder in eine Außenseiterrolle. Sie bot ihm Schutz und brachte ihm wohl auch den Gewinn, sich als etwas Besseres als die anderen zu empfinden. Vor allem deren großspuriges Verhalten verachtete er zutiefst.

Beim Aufnahmegespräch in der Klinik gab er an, daß er von seiner bisherigen Psychotherapie enttäuscht war, weil dort zu wenig auf ihn eingegangen worden wäre. Er wäre zu einer psychosomatischen Kur bereit, wenn man sich ausreichend um ihn kümmern würde.

Dieser Patient löste also bereits drei Sitzungen vor seinem Erscheinen in der Musiktherapiegruppe heftige Aggressionen aus. Bemerkenswerterweise entstand im Zusammenhang mit seiner Person zum ersten Mal im bisherigen Gruppenverlauf eine richtig laute, aggressive und energiegeladene Musik in der Improvisation der achten Sitzung. Die Gruppe war in die Aktionsphase quasi gestoßen worden, wo es zu stärkeren Erschütterungen kommt und die mühsam hergestellte Ordnung durcheinander gerät, wo auch eventuell alte Wunden aufbrechen, die dann im Erleben durchgearbeitet werden.

Ich war zunächst erstaunt und auch erschreckt über das Ausmaß der Ablehnung, konnte es auch nicht ganz nachvollziehen, weil ich für mein Teil Herrn Ho., den ich in der Einführung kennengelernt hatte, sehr sympathisch fand. Verstehen konnte ich die Befürchtung der PatientInnen, daß die Gruppensitzungen möglicherweise an Intensität verlieren könnten durch die Anwesenheit von Herrn Ho., daß sie sich ihre Erlebnisse bewahren wollten und sich eine Fortsetzung dieser Erfahrung wünschten. Nachdem wir über all dies gesprochen hatten und ich ihnen meine neutrale, vermittelnde Haltung zugesagt hatte, konnte ich die Gruppe überreden, es doch einmal mit Herrn Ho. zu versuchen. Dabei gab vermutlich auch den Ausschlag, daß die PatientInnen geneigt waren, sich dem Vorschlag der Leiterin zu fügen.

Als Herr Ho. daraufhin in der nächsten Sitzung zusammen mit einem anderen neuen Patienten, Herrn Ka., erschien, wurde der andere demonstrativ herzlich aufgenommen, Herr Ho. wurde widerstrebend zugelassen. In der Einführungsstunde war Herr Ho. zwar auffällig zurückhaltend gewesen, aber er hatte doch leise und vorsichtig mitgespielt. In dieser Gruppe nun, die ihm schon im Vorfeld mit Ablehnung begegnet war, äußerte sich sein Lebensthema sehr auffällig und auch sinnfällig: er spielte tatsächlich nicht mit auf einem Instrument wie die anderen, blieb vielmehr dabei sitzen, hörte zu, äußerte sich manchmal sprachlich zum Geschehen, auch darüber, wie Klänge ihn intensiv berührten und nahm auf meine Anregung hin mal ein Instrument (Glockenspiel und Monochord) auf den Schoß, ohne es zum Klingen zu bringen. Er war dabei, aber er spielte nicht mit.

Die GruppenteilnehmerInnen akzeptierten diese Art der Teilnahme überhaupt nicht, im Gegensatz zu mir übrigens, die ich Herrn Ho. mit Geduld und in einer annehmenden Haltung begegnete. Anfangs hatten die PatientInnen wohl Verständnis für den Aspekt, daß jemand sich nicht zum Instrument traut oder sich schämt zu spielen, weil sie dies sehr gut aus ihrer eigenen Erfahrung kannten. Aber als Herr Ho. trotz guten Zuredens in seiner Haltung verharrte, wurden sie verärgert. Sie empfanden sein Verhalten als absolut unsolidarisch und schädigend für die Gemeinschaft. In ihrer Musik wurden sie verschlossener, sie wollten sich nicht mehr offenbaren und sprachen von Lustlosigkeit, Lähmung und Sehnsucht nach dem verlorengegangenen Wir-Gefühl. Dabei äußerten sie ihren Ärger auf Herrn Ho. nicht ihm direkt gegenüber, sondern verhandelten das Thema untereinander mit dem Tenor «Entweder man macht ganz mit oder man schließt sich aus und hat dann zu gehen.» Der rigide und normative Charakter dieser Äußerungen machte mich wiederum ärgerlich. Mir schienen die Zwischentöne zu fehlen, und ich empfand die GruppenteilnehmerInnen in ihrem Versuch, jemanden hinauszuwerfen, der lediglich anders und ihnen fremd war, geradezu als rassistisch und hatte das Bedürfnis, den Außenseiter zu schützen und zu integrieren.

Als Herr Ho. auch im Verlauf der zehnten Stunde nicht mitspielte und ich mich erneut für ihn einsetzte (warum das so war, soll an späterer Stelle erörtert werden), platzte den anderen GruppenteilnehmerInnen der Kragen. Ihr Ärger richtete sich nun auch gegen mich, die ich mich in ihren Augen zu stark mit Herrn Ho. solidarisiert hatte. Trotzig-wütend saßen sie auf ihren Stühlen, Herr Ho. immer passiv-interessiert daneben, und verweigerten jegliche Aktivität. Niemand wollte mehr spielen und reden wollten sie auch nicht, das brächte ohnehin nichts.

5.5 Das Spiel mit dem Widerstand

Da lag offensichtlich ein massiver Widerstand vor! Nun gilt ja für einen solchen Widerstand, daß er «handlungsleitend für unser therapeutisches Tun» (*Rahm et al.* 1993, S. 493) sein sollte, dafür ist notwendig, ihn erst einmal zu akzeptieren und zu verstehen (ebd.). Ganz deutlich fiel mir nun auf, daß ich zwar den Widerstand des Herrn Ho. akzeptiert und verstanden hatte als ein seinem Leben zugrundeliegendes Narrativ «Ich spiele nicht mit», daß ich aber dem heftigen Widerstand der Gruppe viel weniger Akzeptanz entgegengebracht hatte. Ich hatte ihn sogar aus tiefster Seele abgelehnt und mich wenig um Verständnis bemüht, zum Beispiel keine Vermutungen über zugrundeliegende Szenen, Narrationen oder Haltungen zur Welt angestellt. Die intersubjektive Korrespondenz war nicht nur zwischen Herrn Ho. und der Gruppe gestört, sondern genauso zwischen mir und den GruppenteilnehmerInnen. Die Gruppe mußte sich zu Recht verraten, zumindest verlassen fühlen von mir. Das hatte sie vermutlich nicht nur wütend gemacht, sondern auch verunsichert. In dieser Situation mußten also auch Sicherheiten geschaffen werden.

Ich erzählte ihnen deshalb von mir, wie ich mich unglücklich zerrissen gefühlt hatte zwischen den beiden Positionen Außenseiter – Gruppe, daß sie sicherlich ganz richtig gespürt hatten, daß Herr Ho. mir näherstand, weil es mir leichter gefallen war, ihn zu verstehen als sie. Ich könnte auch ihren Ärger auf mich nachvollziehen. Mir wäre aber jetzt daran gelegen, ihre Haltung auch besser zu verstehen, und ich wollte ihnen dazu einen Vorschlag machen. Die Feindseligkeit der PatientInnen gab sich langsam und nach einigem Hin- und Herreden willigten sie ein, das folgende musiktherapeutische Experiment, das ich ihnen ausführlich beschrieb, mitzumachen. Auffällig war, daß Herr Ho., um dessen exzentrische Person das Geschehen der letzten Sitzungen gekreist war, zwar noch immer dabeisaß, aber in dieser Sequenz wie an den Rand gedrängt war. Es kümmerte sich plötzlich niemand der anderen mehr darum, daß er nach wie vor nicht mitspielte, es schien jetzt wieder wichtiger, was mit ihnen selbst geschah.

Die Aufgabe hieß «Eine(r) spielt nicht mit, während die anderen auf den Instrumenten improvisieren». Die Rolle des Nichtspielenden wurde nicht bestimmt, sondern wurde durch jemanden ausgefüllt, der sich freiwillig dafür meldete. Es sollte dadurch ermöglicht werden, sich mit dem Widerstand, dem «Nicht-mitspielen», zu identifizieren, denn für die Arbeit mit Widerstand hat sich die Identifikationstechnik als gut geeignet erwiesen (*Rahm* et al. 1993, S. 409). Gleichzeitig eröffnete sie die Chance, daß die PatientInnen sich mit der unliebsamen Außenseiterrolle identifizierten, und das könnte eventuell eine Begegnung erleichtern und intersubjektive Korrespondenz herstellen. «... sich identifizieren zu können, ist eine Grundlage für Intersubjektivität» (ebd. 1993, S. 408). Mir bot sich die Möglichkeit, durch das szenische Erfassen der musikalischen Spiele der GruppenteilnehmerInnen mehr über deren zugrundeliegenden Strukturen in Kontext und Kontinuum zu erfahren und mich ihnen wieder mehr verstehend anzunähern.

Während Herr Ka. als erster nicht mitspielte, entstand in der Gruppenimprovisation eine todtraurige Musik, viele vereinzelte metallische Klänge ohne Zusammenhalt, die eine eisige Atmosphäre verbreiteten und ein Gefühl von verzweifelter Einsamkeit aufkommen ließen. Das war so schwer auszuhalten, daß die meisten PatientInnen versuchten, es wegzulachen. Nur Herr Ho. blieb ausgesprochen ernst. Herr Ka. selber wurde sehr ärgerlich. So, wie die Musik geklungen hätte, würde er sich jetzt in der Klinik gar nicht empfinden, aber früher als Kind habe er oft so gefühlt.

Herr Sch. meldete sich als nächster und mit einer entscheidenden Variante: schon vor Beginn der Improvisation sagte er nämlich «Ich habe keine Lust mitzuspielen». Aus der Gruppe kamen daraufhin schräge, häßliche, schrille Töne, aggressiv und verhöhnend zugleich. Herrn Sch. mißfielen die Klänge so sehr, daß er regelrecht wütend wurde. «Das war schrecklich, das habe ich nicht verdient,» sagte er immer wieder.

Als dritte spielte Frau Blu. nicht mit, auch sie formulierte bereits vor Spielbeginn den Ausgangssatz für sich um und sagte: «Ich darf nicht mitspielen». Die entstehende Musik war rhythmisch orientiert, die Gruppe bemühte sich um einen gemeinsamen Rhythmus, der aber nicht so recht entstehen wollte. Ängstlichkeit und Verhaltenheit waren zu spüren. Frau Blu. fand die Musik nicht schön, sie hätte deshalb gar keine Lust verspürt, mitzutun. Das wäre anders gewesen, wenn die Improvisation annehmbarer geklungen hätte. Hätte sie mitgespielt, wäre eine bessere Musik entstanden. Das wurde von der Gruppe bestätigt, sie hätte in der Musik gefehlt. Nur Herr Ho. äußerte sich anders. Er hätte genossen, daß sie endlich einmal nicht beteiligt gewesen wäre, weil sie sonst immer die Musik dominiert hätte und den Ausdruck von Angst und Schmerz verhindert hätte.

Danach war die Stimmung bedrückt, ja niedergeschlagen. Die ProtagonistInnen hatten in den kurzen Szenen einen Teil ihrer gelebten Lebensgeschichte gezeigt und dabei Teile offenbart, die sie sonst verborgen gehalten hatten. Das war ein Erlebnis von archaischer Qualität und großer Dichte gewesen, und eine große Fülle von vielschichtigem Material war zum Vorschein gekommen. Mehrere und möglicherweise sehr verschiedene «Folien der Interpretation» (*Petzold* 1991, S. 161) sind an dieser

Stelle denkbar, ich bin zunächst einmal von den musikalischen Phänomenen ausgegangen. Da zeigte sich, daß jede(r) von den ProtagonistInnen im bisherigen Gruppenverlauf einen bestimmten musikalischen Anteil gestaltet und repräsentiert hatte und daß jede der drei Improvisationen eine entsprechende Färbung bekam, wenn dieser Anteil fehlte. In ihren Narrationen des «Nicht-Mitspielens» übernahmen die ProtagonistInnen eine bestimmte Rolle und die spielende Gruppe erfüllte dazu eine Komplementärrolle. So gestalteten sich zwei entgegengesetzte Pole, die eigentlich zusammengehörten und zu interpretieren waren als die zwei Seiten einer Medaille.

Es ergaben sich, meiner Interpretation nach, drei komplementär erlebte Gefühlslagen bei dem Thema «Nicht-mitspielen», die sich als fixiertes Muster *(Narrativ)* sehen lassen.

1. Narrativ «Ich spiele nicht mit»
Herrn Ka. war es bei den bisherigen Gruppenimprovisationen immer um das Gefühl von Harmonie und Zusammengehörigkeit gegangen, und er hatte entsprechende musikalische Impulse gegeben (Bevorzugung von Langklingern und leisen Tönen, Verwendung von minimalen wiederkehrenden Motiven, sich an den vorherrschenden Klang anpassen, etc.).

Fehlender Beitrag von Herrn Ka.	Die Gruppe ohne Herrn Ka.
Zusammengehörigkeitsgefühl	Einsamkeit, Vereinzelung
Harmonie	Traurigkeit und Verzweiflung

2. Narrativ «Ich will nicht mitspielen»
Herr Sch. hatte besonders auf dem Klavier das verlassene Kind gespielt, das viel Kummer und Resignation nach der Trennung empfindet. Am Schlagzeug kam auch ein Teil seines Trotzes und seiner immensen Wut heraus, aber er war sich dieser Anteile trotz seines Spiels offenbar nicht bewußt, konnte sie zumindest nicht als zu sich gehörig integrieren.

Fehlender Beitrag von Herrn Sch.	Die Gruppe ohne Herrn Sch.
Traurigkeit, Resignation	narzißtische Wut
Trotz, nicht integrierte Wut	Verzweiflung

3. Narrativ «Ich darf nicht mitspielen»
Frau Blu. hatte in der Anfangsphase der Gruppe ihre Angstanfälle thematisiert, ihr Gefühl von Bedrohung bei fließenden Klängen und Lautstärke. In dieser Zeit war sie musikalisch kaum zu vernehmen gewesen. Dann entdeckte sie die Djembe und damit die Möglichkeit, das musikalische Geschehen aktiv zu steuern, indem sie die Gruppe mit vorherrschenden Grundrhythmen hinter sich brachte und auch dominierte.

Fehlender Beitrag von Frau Blu.	Die Gruppe ohne Frau Blu.
machtvoll	ohnmächtig
Zusammenhalt	Vereinzelung
Mutiges Voranschreiten	Schmerz, Angst, Trauer

5.6 Schritte der Integration

Die PatientInnen hatten sich auf der Ebene der emotionalen Involvierung mit ihren eigenen unliebsamen Anteilen konfrontiert, mit der eigenen Einsamkeit, Angst, Ohnmacht, Verzweiflung, destruktiven Wut – alles Teile ihrer Persönlichkeit, die sie lieber abgespalten hatten, um sie in der Gestalt des Außenseiters zu bekämpfen.

Teile ihrer Lebensgeschichten waren kurz aufgeleuchtet in einem äußerst dichten Erlebnis, und nun waren sie sehr still geworden und nachdenklich, sie wirkten auch mitgenommen von der geleisteten Arbeit.

In der Nachbesprechung wurde beredet, wie schlecht sich einer fühlen mag, der nicht mitspielt, weil er eben nicht dazugehört und sich einsam und ausgeschlossen vorkommen muß. Es wurde von den meisten bestätigt, daß sie kennen, sich so zu fühlen, es sehr fürchten und nach Möglichkeit zu vermeiden suchen. Herr Ka. formulierte auch den möglichen Gewinn eines solchen Außenseitertums, es bedeutete nämlich auch, eine Position der Macht innezuhaben und wäre in dieser Hinsicht sogar zu beneiden. Da schaltete sich Herr Ho. ein, er fühlte sich als Außenseiter eher hilflos und ohnmächtig, weil er einfach nicht anders könnte als danebenstehen.

Am Ende dieses Gesprächs wünschte sich eine Gruppenteilnehmerin eine fröhliche Musik. Das war sicherlich als ein Versuch zu werten, sich mit Hilfe des alten Musters (Narrativ) des fröhlichen Darüberhinwegspielens zu konsolidieren und eventuell ein Zeichen, daß auch die anderen jetzt Stützung brauchen könnten. Aber niemand war für ihren Vorschlag zu gewinnen, die Sitzung ging in einer nachdenklichen, berührten Stimmung zu Ende.

Die zwölfte Sitzung brachte auf mehrheitlichen Wunsch der PatientInnen die Improvisation «So sind wir», eine wohlklingende, um Zusammenklang bemühte Musik mit dem einen dissonant-aggressiven Element des Spiels von Herrn Sch. Und Herr Ho. spielte immer noch und wieder einmal nicht mit! Die Gruppe verstand das nicht, sie hätten doch so viel von sich gezeigt, es wäre unfair, wenn er sich jetzt noch immer raushielte. Wenn er das so weiter halten wollte, müßte er eben gehen. Herr Ho. schickte mir einen hilfesuchenden Blick, den ich mit der Erklärung beantwortete, daß ich mit ihm und mit der Gruppe fühlen würde, aber ich fände es nicht gut, ihn hier noch länger zu stützen, er müsse sich jetzt selbst für sich einsetzen. Zum ersten Mal stellte dann eine Teilnehmerin, Frau Ste., eine ausgesprochen mitfühlende Frage an Herrn Ho.: «Sag mal, warum spielst du denn eigentlich jetzt nicht mit?» Das war ein völlig neuer Ton ihm gegenüber, aber trotzdem sah Herr Ho. sich nicht in der Lage zu antworten. Er schwieg, stand dann auf und verließ den Raum mit den Worten: «Dann muß ich wohl gehen.» Ich sagte ihm noch, daß er jederzeit wiederkommen könnte.

Der Rest der Sitzung verging mit dem Gespräch über diesen Vorgang. Herr Ho.s doppeldeutiges Verhalten mit den Facetten von hilfloser Ohnmacht und Machtausübung hatte Mitleid, Aggression und Selbstvorwürfe ausgelöst. Die PatientInnen wollten nicht gerne erkennen, daß sie Herrn Ho.s Verhalten mit Aggression beantwortet hatten, und sie machten sich nun massive Schuldgefühle. Sie mußten in ihren Gefühlen angenommen und bestätigt werden, vor allem Herr Sch., der sich am aggressivsten gebärdet hatte und nun überhaupt nicht dazu stehen konnte. Nach einiger Zeit mochten sie einsehen, daß sie sich auch mit Recht gegen Herrn Ho. gewehrt hatten, weil sie nicht wollten, daß er das gesamte Gruppengeschehen und damit auch sie beherrsche und womöglich lahm legte. Nicht nur von ihnen war Aggression ausgegangen, sondern auch von ihm, wenn auch verdeckt.

5.7 Korrektive Erfahrungen

Herr Ho. war bei der nächsten, der dreizehnten Sitzung, wieder da, was sicherlich auch der unterstützenden Intervention seiner Gesprächstherapeutin zu verdanken war. Er wurde mit Erleichterung und ausgesprochen herzlich begrüßt.
Es folgte ein musiktherapeutisches Spiel, das ich vorschlug, weil ich hoffte, Herr Ho. könnte dabei eine ihm gemäße Form des Mitspielens finden. Es gehörte nämlich zum Spiel, daß einer aus der Gruppe nicht mitspielen sollte und den Raum für eine kurze Zeit verlassen mußte. Währenddessen sollten sich die anderen auf ein darzustellendes Gefühl einigen und es dann dem Nichtspieler vorspielen, sodaß der erraten konnte, was in der Improvisation ausgedrückt worden war. Tatsächlich nahm Herr Ho. sofort die Rolle des Nichtspielers im Spiel ein, darin wäre er ja sehr geübt. Aufgrund seiner exzellenten Wahrnehmungs- und Verbalisierungsfähigkeit konnte er sich ausführlich zu der vorgespielten Musik äußern und deren Titel «Fröhlichkeit» schnell erraten. Daß sich die PatientInnen ausgerechnet auf diese bewährte Gefühlsqualität geeinigt hatten, deutete meiner Einschätzung nach daraufhin, daß sie sich vor dem Beobachter Herrn Ho. mit der Darstellung einer glatten Fassade auch schützen wollten. Aber er beeindruckte sie mit seinen differenzierten, bemerkenswert einfühlsam formulierten Äußerungen und das Eis schien gebrochen. Herr Ho. war in seiner Art des Mitmachens integriert und ohne daß darüber viele Worte verloren wurden, spielte er aktiv in der nächsten zu erratenden Musik mit, während jemand anders die Rolle des Nichtspielers einnahm.
Diese Musik hieß «Der Tag erwacht» und spiegelte ganz viel aus der sozialen Realität der GruppenteilnehmerInnen wider. Ihnen war kein leiser, geruhsamer Tagesanfang vergönnt und kein allmähliches Erwachen, so erzählten sie nach der Musik. Fast ohne Übergang und praktisch ohne Schonraum mußten sie sich ganz schnell nach der Nacht auf einen lauten, fordernden, gewaltsam klingenden Arbeitstag in der Fabrikhalle umstellen. Herr Ho. berichtete, daß er diese Erlebniswelt nicht teilte. Aufgrund seiner Erwerbslosigkeit, unter der er litt, würde er eher «den ganzen Tag nicht zu Potte kommen». So war ein Austausch über ihre unterschiedlichen identitätsbildenden Kontexte in Gang gekommen und die Gruppe konnte langsam zurückfinden in ihre Erzählgemeinschaft. Beide, die Gruppe und Herr Ho. konnten so eine «korrektive emotionale Erfahrung» (vgl. *Petzold* 1988, S. 233f.) machen, indem sie erste Schritte in Richtung einer Begegnung unternehmen.
Eine Fortsetzung dieses Prozesses brachte die nächste, die vierzehnte Sitzung. Die mittlerweile auf neun PatientInnen angewachsene Gruppe hatte die Aufgabe, sich zu «Klangfamilien» zusammenzutun und in dieser Gruppierung sich den anderen musikalisch zu präsentieren. Es ergaben sich dabei drei Gruppen, zwei davon mit leiser, melancholisch-traurig gefärbter Musik (Klavier/Kantele/Metallophon und Xylophon/Gitarre) und eine mit aggressiven Tönen (Pauke + Becken/Rahmentrommel/Djembe). Herr Ho. ordnete sich keiner Gruppe zu, er präsentierte sich allein mit hellen Tönen auf dem Glockenspiel. Seine Musik klang aufgeräumt und selbstbewußt und er kommentierte sein Spiel mit den Worten: «Ich bin meine eigene Gruppe». Er selber schien ganz glücklich darüber. Er hatte in diesem Moment

eine geniale Lösung für sich gefunden, die auch von den anderen PatientInnen anerkannt und akzeptiert wurde.

Es war bedauerlich, daß diese vielversprechende Entwicklung sich nicht fortsetzen ließ. Bedingt durch die Entlassung von Herrn Ho. und anderen PatientInnen aus der Gruppe fand sie an dieser Stelle ein vorläufiges Ende.

6 Abschließende Diskussion

Der Wiederaneignung essentieller Lebensgüter, des perzeptiven, expressiven, memorativen und reflexiven Leibes war die erste Phase der musiktherapeutischen Arbeit ausdrücklich gewidmet. In dieser Anfangsphase war meiner Einschätzung nach entscheidend, daß ich als Therapeutin für eine warme, vertrauensvolle Atmosphäre sorgte und in meiner Haltung und Handlung darauf einwirkte, die Angst und Hilflosigkeit der PatientInnen möglichst zu lösen. Es war wichtig, daß ich mich in der Übertragung als «gute Mutter», die vielen PatientInnen in ihrer Lebensgeschichte gefehlt hatte, zur Verfügung stellen konnte und mich als Mensch auf den Kontakt mit ihnen einließ. Erst in der modellhaften Begegnung mit dem therapeutischen Gegenüber konnte der Umgang mit bestimmten Gefühlsinhalten nachgeholt und wieder erlernt werden. Das geschah ganz konkret im Hier und Jetzt, im Erleben von Beziehungsqualität und weniger in der Vermittlung von Einsichten.

Daß Wir-Gefühl und lebenserhaltende Gemeinschaft nicht nur unter völliger Aufgabe der Individualität zu haben ist, sondern Ich-selbst-sein innerhalb der Gruppe durchaus möglich sein kann, war ein wesentlicher Erfahrungsschritt. Es war ein zentrales Erlebnis für die PatientInnen, daß es nicht nur unbedingte Solidarität gibt, die bis zur Selbstaufgabe gehen kann, sondern auch eine Solidarität, die einbezieht «da ist jemand freundlich mit mir verbunden und sieht es doch ganz anders» (*Rahm* et al. 1993, S. 369). Auch da wirkte die therapeutische Beziehung wie ein Modell und die musiktherapeutische Improvisation war dabei ein wirkungsvolles Erfahrungsfeld.

Als die PatientInnen immer wieder ihr tiefes Bedürfnis nach Ich-selbst-sein artikulierten wurde mir deutlich, wie sie durch strenge Normen und Werte behindert wurden und darunter litten. Es verschaffte ihnen große Erleichterung, wenn diese Rigidität gemildert werden konnte. An dieser Stelle habe ich die Erfahrung gewonnen, daß ich mir das Machtgefälle Therapeutin – PatientInnen (vgl. *Thomas* 1986, S. 263) durchaus zunutze machen konnte. Ohne Zweifel gehörte es zur «social world» dieser PatientInnen aus benachteiligten Schichten, daß sie mich als Autorität und institutionelle Rollenträgerin wahrnahmen, der sie gerne einen Teil der Verantwortung für das Gelingen ihrer Gesundung übertragen wollten. Diese Position zu leugnen, hieße sich zu weigern, den PatientInnen in ihrer Initialerwartung entgegenzukommen. Vielmehr mußte ich lernen, diese Position bewußt anzunehmen und sie als «gute Autorität» auszufüllen, indem ich z. B. Orientierung bot, Kompetenz und Stärke deutlich machte ohne repressiv zu wirken. In dieser Rolle der guten Autorität hatte ich die Möglichkeit, den PatientInnen ein Mehr an Spielraum und Handlungsmöglichkeit zu erlauben und damit etwas abzusegnen, was ihnen Entlastung schuf und wozu sie aus eigener Kraft kaum in der Lage waren. Eine Linderung ihres Leids in kleinen Schritten konnte so geschehen und ein Stück mehr an «sozial-kompetenter Mobilität» (*Heinl, Petzold, Walch* 1985, S. 277) gewonnen werden.

Meiner Einschätzung nach hat sich das Gruppengeschehen mit all seinen unterschiedlichen Phänomenen um ein zentrales Thema gruppiert: Anders sein, fremd sein, allein sein in der Gruppe und die damit verbundene Angst, ausgeschlossen zu werden aus dieser als «Gleichklang» phantasierten Gemeinschaft.

Das Ausgeschlossensein von anderen, von der Gruppe bildet für den einzelnen Menschen eine tiefe existentielle Bedrohung. Dies empfinden Menschen aus den benachteiligten Schichten in einem ganz besonderen Maße, wie bereits in Abschnitt 2 ausgeführt wurde, denn in ihrer sozialen Welt bietet tatsächlich die Gemeinschaft die beste Überlebenschancen in der harten Alltagswirklichkeit. Unbedingte Solidarität und Zugehörigkeit zum Kollektiv sind ein hoher Wert in ihrer social world, verständlicherweise, aber sie haben eben auch für manche ihren Preis: Das Ich-selber-sein mit seinen innewohnenden Entwicklungsmöglichkeiten wird aufgegeben zugunsten von Anpassung, Unterordnung und Abhängigkeit. Das führt, weil ja das Moment der Herrschaft, die «Leibeigenschaft» (vgl. S. 212), hinzukommt, eventuell bis zur Verdinglichung des Leibes, bis zu den Krankheitssymptomen und einem Zustand des Leidens, der in den meisten Fällen gar nicht auf der psychisch-sozialen Ebene empfunden wird, sondern lediglich als somatisches Leiden beklagt wird.

Herr Ho. konfrontierte die anderen in der Gruppe in seinem Außenseitertum mit den ungeliebten und bedrohlichen Seiten des Anders-seins: es kann möglicherweise zu Isolation, Einsamkeit und Ausgeschlossensein führen. Dies waren Gefühle, die sie als psychische Bedrohung schon aus ihrer Kinderzeit, aber auch im Erwachsenenleben nur zu gut kannten und am liebsten nicht daran erinnert werden wollten. So war z. B. Frau Blu., die zweite Protagonistin, das ungeliebte Kind eines Alkoholikervaters und einer überforderten Mutter und bezeichnete sich selbst als «schwarzes Schaf in der Familie». Auch die Eltern von Herrn Schä. waren Alkoholiker, die ihren Sohn schlugen, ihm wenig bis gar keine Konstanz in der Beziehung bieten konnten und ihn früh in eine Position des verzweifelten Rückzugs drängten. Als ungeliebtes Kind fühlte sich Herr Ka. vor allem in der Schule, wo er nur schwer Zugang zur Gemeinschaft der anderen Kinder fand. Das setzte sich im Erwachsenenleben fort, wo er auch am Arbeitsplatz sich nicht akzeptiert fühlte. Ähnlich erging es Frau Ste., die die Erfahrung gemacht hatte, von KollegInnen abfällig behandelt und ausgegrenzt zu werden.

Indem die GruppenteilnehmerInnen Herrn Ho. nicht mehr nur ausgrenzten, sondern sich mit ihm beschäftigten, wurde eine schmerzvolle Integration in Gang gesetzt, die die Chance in sich barg, die eigenen ungeliebten und verachteten Anteile nicht länger abzuspalten und in dem Außenseiter zu bekämpfen, sondern anzunehmen. In der Erlebnisdichte der Musik wurde spürbar, wie stark die PatientInnen berührt waren und wie brisant diese Thematik für sie war.

In der Tat hatte ich den Eindruck, daß hier ein Makro-Focus gegeben war, insofern als es sich um «bestimmende Lebensthemen mit hoher affektiver Besetzung» (*Pet-*

zold 1988, S. 232) handelte. Gleichzeitig hatte der Gruppenverlauf eine Begrenzung durch die Meso-Viation von vierzehn Stunden erfahren. Das läßt vermuten, daß die Themen erst angerissen waren und noch lange nicht genügend bearbeitet. Wünschenswert wäre sicherlich, daß die GruppenteilnehmerInnen nach ihrer Entlassung aus der Klinik in einer ambulanten Psychotherapie, möglichst in erlebniszentrierender Weise, die Bearbeitung fortsetzen könnten, um das neu Erfahrene zu vertiefen und zu festigen. Besonders im Fall von Herrn Ho. springen die noch offenen Themenkomplexe ins Auge. Er bräuchte sicherlich eine langjährige, stützende Begleitung durch eine Psychotherapie, die den zweiten Weg der Heilung einschlägt, also den der Nachsozialisation und der Restitution von Grundvertrauen (*Petzold* 1988, S. 236). Dabei wäre ein wichtiger Fokus vermutlich auch seine problematische Haltung zu Arbeit und Leistung, die einen weiteren Baustein in seiner Geschichte des «Nicht-Mitspielens» darstellte.

Ich habe festgestellt, daß auch ich als Gruppenleiterin durch den Gruppenverlauf stark berührt worden war. Die Thematik «Fremd in der Gruppe» hatte auch meine eigene Fremdheit als Therapeutin in dieser Gruppe anklingen lassen und hat mir deutlich gemacht, wie sehr diese Fremdheit zwischen mir und den PatientInnen aus den benachteiligten Schichten auch auf meine mittelschichtsorientierte Weltsicht zurückzuführen war.

Die therapeutischen Schritte in der Gruppe hatten sicherlich als Voraussetzung gehabt, daß ich mich ein Stück mit der fremden Lebenswelt der PatientInnen vertraut machte und versuchte, ihre psychosoziale Andersartigkeit, die sich u. a. in ihrer Art von Widerstands äußerte, akzeptierend zu erfassen statt sie zu verurteilen. Wie schwierig das war, läßt sich wohl erst ermessen, wenn man sich vorstellen kann, wieviel Ärger, Mißtrauen und Abwertung mir und der Musiktherapie zunächst entgegenschlug und wie ungünstig oft die Rahmenbedingungen waren. Aber auch die PatientInnen hatten sich meiner Lebenswelt angenähert und sich ein Stück identifiziert mit meinen Wertvorstellungen, die ja vom Ursprung her mittelschichtsorientiert sind (genannt seien z. B. die flexiblere Auslegung von Rollenvorstellungen und Normen, positive Bewertung von Individuation und Gefühlsausdruck). In den Schritten der Begegnung war die Fremdheit ein wenig überwunden worden – sie brach mit dem Auftauchen von Herrn Ho. jedoch wieder auf und, wie mir schien, viel konkreter, sichtbarer und erschreckender als am Anfang.

Die PatientInnen waren nicht im mindestens gewillt, die Andersartigkeit von Herrn Ho. zu dulden und erschienen mir in dieser Haltung, wo jegliche Individualität gleich gemacht werden soll, geradezu verachtenswert konformistisch. Ich ging sogar noch ein Stück weiter: in ihrer aggressiven Ausgrenzung eines Außenseiters schien mir eine fast faschistische Haltung sichtbar zu werden – ein Phänomen, mit dem wir im heutigen Deutschland ja sehr stark konfrontiert sind, durchaus auch mit seinem Erscheinungsbild im normalen Durchschnittsbürger. So rückten die PatientInnen als Gruppe in diesem Moment weit weg von mir. Daß ich sie als quasi rassistisch einstufe, machte sie sogar zu meinen politischen GegnerInnen.

Es war demnach nicht verwunderlich, daß ich mich innerlich mit Herrn Ho. identifizierte und stellenweise auch seine Partei ergriff. Er repräsentierte in seiner ganzen

Art – Intellektualität, genaue Wahrnehmung, sensibel, differenziertes Sprachverhalten – eher einen Menschen aus der Mittelschicht, der mit mir, der Therapeutin, mehr Ähnlichkeiten aufwies als mit den anderen PatientInnen und mir trotz seiner komplizierten Persönlichkeitsstruktur wesentlich leichter zugänglich war. Es ist nachvollziehbar, daß ein solcher Patient in der erdrückenden Menge von «unergiebigen» PatientInnen besondere Zuwendung von therapeutischer Seite und von der Institution erfuhr, übrigens auch von der Gesprächstherapeutin, die sich ähnlich wie ich mit Herrn Ho. identifizierte und ihn mir als besonders schwierigen, aber auch schützenswerten und interessanten Patienten in die Musiktherapie schickte. Es ist zu vermuten, daß uns da der kleine Junge in ihm ansprach, der zu früh den mütterlichen Schutz entbehrt hatte. Ich glaube jedoch auch, daß ich, und vielleicht ebenso meine Kollegin, noch von etwas anderem angesprochen worden war: ich wollte gerne seine individuelle Art, in der Welt zu sein vor der gleichmachenden Konformität der anderen schützen und tat das mit großem inneren Engagement. Das hatte große Ähnlichkeit mit meinen Anstrengungen, mir meine eigene Individualität und Wertvorstellungen gegenüber den PatientInnen in der Klinik, die meine Sicht der Welt ja so häufig nicht teilen wollten, zu bewahren. So liegt die Vermutung nahe, daß mein Kampf um Herrn Ho. auch stellvertretend geführt wurde, weil meine eigenen Themen dabei berührt wurden.

Herr Ho. trug den PatientInnen gegenüber eine unverhohlen überhebliche Haltung zur Schau, er verachtete deren grobes, wenig sensibles Verhalten, das großspurig über alle Differenzierungen hinwegging und erlaubte sich damit eine Einstellung, die ich im Grunde meines Herzens teilte, mir aber natürlich in meiner Therapeutenrolle nicht gestatten konnte. Ich hielt zugegebenermaßen, ähnlich wie viele meiner KollegInnen, anfangs nicht viel von den PatientInnen aus ähnlichen Gründen wie Herr Ho., bewerte allerdings diese Haltung auch als eine meiner Bewältigungsstrategien bei so viel Abwertung und Widerstand seitens der PatientInnen. Sicherlich hatte ich mich bemüht, meine eigentlich verachtende Haltung in eine professionell geläuterte, also annehmende und verständnisvolle umzuwandeln, was mir im Laufe der Zeit auch ganz gut gelungen war. In der Auseinandersetzung mit dieser Gruppe jedoch geschah etwas Neues. Mit dem schmerzvollen Integrationsprozeß der GruppenteilnehmerInnen und Herrn Ho. habe auch ich den Prozeß durchlaufen, mich den PatientInnen *wirklich* anzunähern. Das geschah durch szenisches Erfassen vor allem im musiktherapeutischen Spiel «Einer spielt nicht mit» und in den nachfolgenden Improvisationen. Es war dies «eine ganzheitliche Form des Wahrnehmens und zugleich des Durchdringens, die greift, weil sie dem Wahrgenommenen entspricht» (*Petzold, H. G.,* unveröffentlichter Vortrag von 1985, zitiert nach *Frühmann* 1986, S. 268).

Ich hatte in diesen Momenten tatsächlich und existentiell die Lebenswelt der PatientInnen betreten und die soziale Ferne überbrückt mit dem Risiko, dabei ein Stück wie sie zu werden und mit der Chance, sie wirklich schätzen zu lernen – nicht trotz ihrer Art zu sein, sondern sogar genau wegen dieser Art. Dieser Schritt in die Lebenswelt der PatientInnen veränderte meine Arbeit in der Klinik ganz grundlegend. Sie ist mir danach deutlich leichter geworden und sie wurde auch wirkungsvoller, weil ich sie immer mehr mit einer echten Haltung von Intersubjektivität tun konnte. Damit hat ein Prozeß angefangen, der wahrscheinlich noch weitergeht und weitere Veränderungen mit sich bringen wird.

Zusammenfassung

Die vorliegende Arbeit ist eine Auseinandersetzung mit den Chancen und Grenzen der Musiktherapie in einer psychosomatischen Klinik mit PatientInnen aus den benachteiligten Schichten. Ausgangspunkt war ein 14stündiger Gruppenverlauf in einer heterogen zusammengesetzten Gruppe mit dem Thema: Anderssein und Außenseitertum sowie Fremdheit durch unterschichts- und mittelschichtsorientierte Normen und Werte, wie sie sich als Widerstand auch zwischen Gruppe und Therapeutin schieben kann. Die daraus entstandene Spannung brachte die Gruppe an den Rand des Scheiterns, und nur der wirkliche Einstieg aller in die jeweils fremde Lebenswelt (social world) ermöglichte einen weiteren gemeinsamen Prozeß. Speziell die Musiktherapie förderte eine klare Fokussierung des Themas und dessen prägnante und konzentrierte Bearbeitung.

Summary

The present article is dealing with the chances and limits in a psychosomatic clinic with patients form disadvantaged classes. A group process of 14 hours in a heterogenously composed group is described. Topics are: being different, being marginal, strangeness resulting from low-class and middle-class oriented values and norms that can create a resistance between such a group and the therapist. The tensions resulting from that hiatus nearly brought the group to the fringe of failure. Only the real investment of all participants to gain an understanding of the social world of the other, which is so unfamiliar, is opening anew a common process. It was particularly music therapy which was fostering a clear focussing of the topic and a precise and concentrated working through process.

Literatur

Bacher, B., Musiktherapie mit depressiven Patienten in der psychosomatischen Kurklinik. In: Dokumentation der 1. Fachtagung «Musik und Depression» vom 24.– 26. 4. 1992 am FPI in Hückeswagen, Beversee, S. 37–45.
Balint, M., Ornstein, P. H., Balint, E., Fokaltherapie: Ein Beispiel angewandter Psychoanalyse, Suhrkamp, Frankfurt 1976.
Battegay, R., Psychoanalytische Neurosenlehre: Eine Einführung, Fischer, Frankfurt/Main, 1988.
Beck, D., Krankheit als Selbstheilung, Suhrkamp, Frankfurt/Main 1985.
Frohne-Hagemann, I. (Hrsg.), Musik und Gestalt, Junfermann, Paderborn 1990.
Frühmann, R., Das mehrperspektivische Gruppenmodell im «Integrativen Ansatz» der Gestalttherapie, in: *Petzold, H. G., Frühmann, R.* (Hrsg.), Modelle der Gruppe in Psychotherapie und psycho-sozialer Arbeit Bd. I, Junfermann, Paderborn 1986.
Heinl, H., Petzold, H. G., Walch, S., Konzepte und Erfahrungen aus der gestalttherapeutischen Arbeit mit Angehörigen sozial benachteiligter Schichten, in: *Petzold, H. G., Heinl, H.*, Psychotherapie und Arbeitswelt, Junfermann, Paderborn 1985, 267–310.
Heinl, H., Petzold, H., Gestalttherapeutische Fokaldiagnose und Fokalintervention bei Störungen aus der Arbeitswelt. In: *Petzold, H. G., Heinl, H.*, Psychotherapie und Arbeitswelt, Junfermann, Paderborn 1985, 178–220.
Hoffmann, S. O., Hochapfel, G., Einführung in die Neurosenlehre und Psychosomatische Medizin, Schattauer, Stuttgart 1987.
Kapteina, H., Über das Musikpädagogische in der Musiktherapie, *Musiktherapeutische Umschau* 12 (1991) 298–307.
Leitner, A., Fokaldiagnostik und Fokalintervention bei psychosomatischen Patienten in der Integrativen Therapie, *Integrative Therapie* 1–2 (1991) S. 147–156.
Leitner, A., Psychosomatisch krank sein, *Integrative Therapie* 1–2 (1994) S. 113–123.
Overbeck, G., Krankheit als Anpassung: Der soziopsychosomatische Zirkel, Suhrkamp, Frankfurt/Main 1984.
Petzold, H. G., Integrative Bewegungs- und Leibtherapie: Ein ganzheitlicher Weg leibbezogener Psychotherapie, Junfermann, Paderborn 1988.
Petzold, H. G., Integrative fokale Kurzzeittherapie (IFK) und Fokaldiagnostik – Prinzipien, Methoden, Techniken, in: *Petzold, H. G., Sieper, J.*, Integration und Kreation, Junfermann, Paderborn 1993, S. 167–341.
Petzold, H. G., Integrative Therapie: 2. Klinische Theorie, Junfermann, Paderborn 1992a.
Petzold, H. G., bearbeitet von *B. Heinermann*, Der «Tree of Science» als Erklärungs- und Erkenntnismodell für Theorie und Praxis der Integrativen Therapie. Europäische Akademie für psychosoziale Gesundheit und Kreativitätsförderung 1990.
Petzold, H. G., Schuch, H. W., Grundzüge des Krankheitsbegriffes im Entwurf der Integrativen Therapie, in: *Petzold, H. G., Pritz, A.*, Der Krankheitsbegriff in der modernen Psychotherapie, Junfermann, Paderborn 1991.
Rahm, D., Otte, H., Bosse, S., Ruhe-Hollenbach, H., Einführung in die Integrative Therapie, Junfermann, Paderborn 1993.
Schirmer, H., Am Anfang war das Chaos – Strukturierungsprozesse einer Musiktherapiegruppe, *Musiktherapeutische Umschau* 12 (1991) S. 308–325.
Schneider, K., Widerstand in der Gestalttherapie, in: *Petzold, H. G.* (Hrsg.), Widerstand: Ein strittiges Konzept in der Psychotherapie, Junfermann, Paderborn 1981, S. 227–253.
Tarr-Krüger, I., Musiktherapeutische Arbeit am Widerstand aus der Sicht der Integrativen Musiktherapie, in: *Frohne-Hagemann*, (1990) 171–182.
Thomas, G. J., Unterschicht, Psychosomatik und Psychotherapie: Eine kritische Sichtung von Forschung und Praxis, Junfermann, Paderborn 1986.

Ein Beitrag der Musiktherapie zur Trauerarbeit und zum Umgang mit Depressionen bei alternden Menschen

Silke Jochims[1]

1 Der alternde Mensch

Alt werden heißt Abschied nehmen von einer Lebensstrecke, von einer Vergangenheit, die zur festgefügten Gewohnheit geworden ist. Die multiplen funktionellen Störungen älterer Menschen, vor allem aber die häufig diagnostizierte depressive Grundstimmung, mögen indirekter Ausdruck einer Fixierung auf die vergangene Lebensstrecke sein und im Zusammenhang stehen mit nicht zugelassener Trauer, z. B. über verpaßte Lebensziele oder mißlungene familiäre Beziehungen oder unerfüllte und nun nicht mehr erfüllbare Wünsche.

Leicht entsteht beim alternden Menschen das Gefühl der Sinnlosigkeit angesichts einer auf Leistung und Verwertbarkeit ausgerichteten Gesellschaft. Derjenige, dessen Leistung eingeschränkt ist, ist im Gedankengut einer Leistungsgesellschaft eine Last, eine Behinderung für die aktiv im Leben Stehenden. Wie viele ältere Mitmenschen bemühen sich deshalb nach Leibeskräften, Gebrechlichkeiten zu vertuschen oder Leistungseinschränkungen zu überspielen, um den Leitbildern der Gesellschaft von Unversehrtheit, Makellosigkeit und dynamischer Kraft weiterhin zu entsprechen. Schwäche, Hilfsbedürftigkeit, körperlicher Verfall dürfen nur hinter verschlossenen Türen oder in abseits gelegenen Heimen stattfinden. «Die Gefahr des Abschiebens in ein soziales und psychisches Ghetto ist z. Z. von allen Bevölkerungstruppen für die Alten am größten» (*Dörner, Plog* (1987) S. 410). Alte, chronisch Kranke, Behinderte und auch Kinder werden als sogenannte Schwache an den Rand der Gesellschaft gedrängt, weil der sogenannte starke Teil der Bevölkerung nicht wahrhaben will, daß auch er einmal Kind war, daß auch er mit Sicherheit einmal alt und gebrechlich wird, daß auch er zeit seines Lebens hilfsbedürftig war, ist und sein wird und daß auch er jede Minute in der Gefahr ist, zu den Behinderten zu gehören.

Wer nicht frühzeitig gelernt hat, die schwache, gebrechliche, hilfsbedürftige Seite in sich selber anzunehmen, mit dem Schatten – wie C. G. Jung es nennt – das Leben hindurch zu leben, hat erfahrungsgemäß im Übergang zum letzten Lebensabschnitt

---

[1] Diese Arbeit wurde gefördert durch die Ernst-Strassmann-Stiftung in der Friedrich-Ebert-Stiftung und erstveröffentlicht in: *Z. für Gerontologie* 25, 391–396 (1992). Die Erfahrungen stammen aus der Mitarbeit in der Abteilung für Psychosomatik und Psychotherapie (Leiter: Dr. med. F. Pfitzer) der Klinik St. Irmingard (Ärztlicher Direktor: Prof. Dr. med. K.-D. Hüllemann), Prien am Chiemsee.

große Probleme. Auch das bewußte Hineinnehmen von Tod und Vergänglichkeit in den Alltag wäre eine hilfreiche Vorbereitung auf den Prozeß des Alterns. «..., wir müssen auch geliebte Menschen ins Leben hinein freigeben, freigeben für einen anderen Menschen, wir müssen auch Aspekte von uns sterben lassen, wenn ihre Zeit um ist, wir müssen auf Liebgewordenes in unserem Leben verzichten, wenn die Zeit dafür vorbei ist. Wenn wir das nicht tun, dann bleiben wir an Vergangenem hängen, was bedeutet, daß wir uns vor der Zukunft verschließen, daß wir nicht mehr wirklich weiterleben» (*Kast* (1982), S. 142).

Der Mensch in der letzten Lebensdekade hat eine hohe Anpassungsleistung an veränderte Lebensformen zu erbringen. Um sein Lebenskonzept neu definieren zu können und nicht an der Aufrechterhaltung des alten Konzeptes zu scheitern, muß er von bisherigen Lebens-, Norm- und Wertvorstellungen Abschied nehmen. Er wird sich auseinandersetzen müssen mit den Konsequenzen einer abschiedlichen Existenz, mit Tod, Sterben und letztlichem Alleinsein. Verdrängt er diese Themen, wird er festgehalten werden in der Erstarrung der Depression, gebunden in der Rückwärtsschau, unfähig, die Kräfte für den Blick nach vorn zu nützen. «Wir wehren uns gegen die Veränderung, ... wehren wir uns gegen den Tod? Gegen das Hereinragen des Todes ins Leben? Dabei ist ja gerade das Stehenbleiben der Tod» (*Kast* (1982) S. 156). Stellt der Altwerdende sich diesen Themen, eröffnet es ihm die Chance, durch eine allmähliche Loslösung von beharrlich mitgeschleiften Problemen frei zu werden für Neues, noch nicht Gelebtes. In diesem Alter heißt es, Frieden zu schließen mit dem eigenen Lebensschicksal. So kann Depression auch gesehen werden als ein Zeichen des Unfriedens, als Revolte gegen die vielen Ungerechtigkeiten, Kränkungen, Erniedrigungen und Überforderungen, auch als ein Nicht-Akzeptierenwollen des zwangsläufigen Schuldigwerdens und der Fehlbarkeit.

Im Angesicht der nur noch kurzen Lebensspanne und der nachlassenden Kräfte heißt Frieden schließen aber auch: Wichtiges von Unwichtigem unterscheiden, die Blickrichtung stärker auf die Transzendenz menschlichen Lebens auszurichten, eher das Ganze und nicht mehr so sehr die Einzelteile zu betrachten. In diesem Lichte können Ungerechtigkeiten und Kränkungen vielleicht eine andere Gewichtung erhalten. Man kann betrauern, was geschehen ist, muß darüber aber das Ganze, das Eingebettetsein in größere Zusammenhänge, nicht vergessen. «Das Zentrum der Sinngebung sollte jedoch nie auf etwas gelegt werden, worin der Mensch notwendigerweise abnimmt, sondern vielmehr auf etwas, worin er im Zunehmen bleiben kann bis an sein Ende. Dieses betrifft aber nie die weltliche Leistung, sondern das innere Reifen ...» (*Dürckheim* (1979) S. 21ff.).

Die hohe Zahl depressiver, auf körperliche Symptome fixierter alter Menschen in den Arztpraxen zeigt an, daß viele Menschen überfordert sind bei dieser Aufgabe. Eine psychische Begleitung im Sinne einer Trauerarbeit scheint darum durchaus angemessen und auch notwendig (vgl. *Radebold* (1990), *Rose* (1987)).

2 Trauerarbeit im musiktherapeutischen Prozeß

Den behinderten wie auch den alten Menschen wird aufgrund mangelnder Reflexionsmöglichkeit bzw. zu großer Inflexibilität die Fähigkeit zur Psychotherapie abgesprochen. Beide Randgruppen scheinen mir nicht an der Frage der Befähigung zu scheitern, sondern eher an der Frage der bisher eingesetzten Methoden. «Zu jenen Zeiten, in denen unter Psychotherapie noch fast ausschließlich psychoanalytische Behandlungsansätze gefaßt wurden, betrachtete man Psychotherapie für alte Menschen als nicht mehr lohnenswert. Man hielt diese für zu alt und nicht mehr hinreichend lernfähig ...» (*Tüpker-Sieker* (1991) S. 119ff.).

Vielleicht ist es Aufgabe der nonverbalen Therapien, zu beweisen, daß selbst bei sprachlicher Einschränkung oder zu großer reflexiver Unbeweglichkeit dennoch eine emotionale Aufarbeitung im Medium selber möglich ist. Denn die Musiktherapie erreicht Menschen, die mit herkömmlichen Psychotherapie-Methoden nicht beeinflußbar schienen (vgl. *Bright* (1984), *Jochims*, 1990, 1991).

Im weitesten Sinn ist Musikpsychotherapie (vgl. *Strobel* (1990) Kommunikation mit präverbalen, klanglichen Mitteln. Durch die Aussparung logisch-rationaler Kommunikationsanteile wird eine uneingeschränkt emotional getönte Beziehungsebene zwischen Therapeut und Klient ermöglicht. Da der Therapeut ständig im Klangaustausch mitbeteiligt ist, befinden sich beide oder alle Partner (einer Gruppe) auf gleicher Ebene im emotionalen Dialog.

Weil Ohren nicht verschlossen werden können, erreicht die klangliche Mitteilung immer das Gegenüber. Durch Klangäußerung wird deshalb unweigerlich Beziehung hergestellt. Über das Hören, nicht über das Sehen und nur z. T. über das taktile Fühlen gestaltet sich menschliche Verbundenheit (vgl. *Jaedicke* (1975). Musikpsychotherapie ist darum auch immer eine Therapie der Beziehungsfähigkeit. Ihr Augenmerk richtet sich u. a. auf Störungen in der Beziehungsgestaltung (vgl. *Janssen* (1987)). Da Gefühle ausschließlich über Klang, Gestik und Mimik, nicht aber über das Wort an sich transportiert werden, da Klang also Emotion ist, gilt die Aufmerksamkeit der Musikpsychotherapie im Kontext psychosomatischer Krankheitsbilder den Zusammenhängen zwischen Somatisierung und nicht zugelassenen oder nicht mehr bewußt erlebbaren Gefühlen.

2.1 Arbeit mit vertrautem Liedgut

Die freie Improvisation mit Instrumenten als Möglichkeit des Eigenausdrucks, der gehört und vom Therapeuten beantwortet wird, verlangt vom Klienten ein gewisses Maß an Flexibilität, an Loslassenkönnen von Leistungsvorstellungen, aber auch von Schamgefühlen aufgrund der kindlich-spielerischen Atmosphäre, die manchmal lustvoll, manchmal aber auch kränkend empfunden wird.

Nicht jeder ältere Mensch nimmt die freie Ausdrucksmöglichkeit in der Improvisation ungehemmt an. Als Erweiterung therapeutischer Technik bieten sich vertraute Lieder an. In den Mittelpunkt wird dabei Liedgut gerückt, das entweder mit einer bestimmten Erinnerung verbunden ist (wie z. B. der ersten Liebe) oder das durch den Text bestimmte emotionale Bereiche anspricht (wie z. B. Abschieds- oder Heimatlieder).

Frau R., 76 Jahre alt, im Zustand einer Depression sowie multipler funktioneller Störungen (Attackenschwindel, zerebrale Durchblutungsstörungen, arterieller Hypertonus, ausgeprägte erosive Gastritis im Antrum u. a.) war zunächst für eine Musiktherapiegruppe vorgesehen. In der ersten Stunde fragte sie mit ängstlichem Blick auf die Instrumente: «Wird hier gar nicht gesungen?» Das war ihre einzige sprachliche Äußerung in der ganzen Stunde. Als ich zurückfragte, welches Lied sie denn zu singen wünschte, senkte sie den Kopf und verstummte. Es schien, als ob sie nachdachte, ihr kam jedoch nichts in Erinnerung. Ich stimmte dann von mir aus «Am Brunnen vor dem Tore» an. Frau R. sang gedankenverloren, in sich gekehrt, aber deutlich und sicher im Text das ganze Lied mit allen Strophen mit. Von einer anderen Gruppenteilnehmerin kam der Wunsch nach «Horch, was kommt von draußen rein». Auch das sang sie klar und sichtlich bewegt mit. Ermutigt durch diese Reaktionen stimmte ich weitere Lieder an, die soziokulturell in ihre Jugendzeit paßten. Sie sang sie alle sicher und laut mit, vermied jedoch jeglichen Augenkontakt und blieb die ganze Stunde über sprachlich stumm. Als die nächste Stunde genauso lief, wurde mir klar, daß Frau R. die eigentlich für die Gruppe anstehende freie Improvisation eher angstbesetzt feindlich erleben würde, daß aber über die Lieder ein Zugang zu ihr zu finden war. Ich übernahm sie daher in Einzeltherapie und konzentrierte mich von da an auf die Lieder.

Sie war ein kleines, unscheinbares, etwas zusammengefallenes Persönchen, das vor mir saß wie ein hilfloses Schulmädchen, den Kopf gesenkt, die Hände ineinander verschränkt, schweigend, in zäher Stummheit auch anklagend. Vom ärztlichen Einzeltherapeuten wurde berichtet, daß Frau R. sich an der Beseitigung der körperlichen Symptome festklammere und jede psychische Beteiligung ablehne. Auch dort sagte sie kaum ein Wort. Die unterschwellige Vorwurfshaltung machte dem Arzt die Behandlung nicht gerade leichter.

In der Musiktherapie wußte sie nie ein Wunschlied zu nennen, immer überließ sie mir die Wahl. Langsam und zäh schälte sich heraus, daß sie in ihrer Jugendzeit ein «Wandervogel» gewesen war. Es war die glücklichste Zeit ihres Lebens, da sie noch in ihrer Heimat Schlesien lebte. Die Entwurzelung als Vertriebene hatte sie nie betrauert. Die Lieder der Wandervogelzeit erinnerten sie einerseits an glückliche Zeiten, die sie fast vollständig vergessen hatte. Andererseits begriff sie zum ersten Male, wieviel Traurigkeit, die nie zum Ausdruck gekommen war, der Verlust der Heimat in ihr hinterlassen hatte. In diesen ersten drei Wochen gemeinsamer Arbeit war vor dem Singen fast kein Gespräch möglich, nach dem Singen dagegen war Frau R. regelmäßig sehr offen und gesprächsbereit, aber auch sehr verletzlich im Aufbrechen ihrer Gefühle.

Nach etwa drei Wochen fragte sie spontan und für mich überraschend, ob ich auch Kirchenlieder zur Hand hätte. Sie wünschte sich – zum ersten Mal aus eigenem Antrieb – «Wer nur den lieben Gott läßt walten». Tief seufzend unterbrach sie nach dem zweiten Vers mit dem Kommentar: «Ja, das stimmt!» Der zweite Vers lautet:

«Was helfen uns die schweren Sorgen,
was hilft uns unser Weh und Ach?
Was hilft es, daß wir alle Morgen
beseufzen unser Ungemach?
Wir machen unser Kreuz und Leid
nur größer durch die Traurigkeit.»

Hatte sie sich schon vorher dieses Lied aufgrund des Textes zurechtgelegt, weil es eine Aussage macht, die sie selber betrifft? Konnte sie nur in der festen Form des gesungenen Liedes ihr eigenes Selbst ansehen und kritisch hinterfragen? Oder hat der Text spontan in ihr diese Übertragung auf ihre eigene Haltung bewirkt? Ich weiß es nicht, sie hat es auch nicht verraten.

Aber über das Symbol des Liedes deutete sich eine Wende in ihrer Haltung zum Leben an. Und sie konnte über das Singen aussprechen, was in ihr vor sich ging.

Nach dieser Stunde folgten zwei reine Gesprächsstunden. Ihre aggressiv getönte Stummheit schien überwunden, sie äußerte sich klar und deutlich über ihre Ängste, ihrer Tochter als Pflegefall zur Last zu werden. Wir sprachen über das Sterben, ihre Angst vor langem Siechtum und ihre bisherige Weigerung, ihr vergangenes Leben, das sie als insgesamt wenig befriedigend fand (Ehe mit einem Alkoholiker, Scheidung, Einsamkeit und Heimatlosigkeit) loszulassen, sich auf das Morgen statt auf das Gestern zu konzentrieren. Im gemeinsamen Gespräch wurden Lösungsmöglichkeiten für eine befriedigendere Zukunft gesucht. Ihre Symptome hatten sich bis dahin nicht wesentlich gebessert, wohl aber ihre Einstellung dazu. Sie hatte ansatzweise begriffen, daß körperliches Leiden zum Alterungsprozeß gehört, also akzeptiert und angenommen werden muß.

Nach den zwei Gesprächsstunden kam schon die Abschiedsstunde, in der sich Frau R. mehrere religiöse Lieder wünschte. Das Erinnerungsvermögen war wieder erwacht, Kräfte, gebunden im Kampf gegen das Altwerden, waren offenbar wieder frei verfügbar. Der Abschied war warmherzig und sehr nah, auch traurig und fast feierlich durch den Liedwunsch «Die Himmel rühmen ...». Am Ende resümierte sie, sie wolle nicht mehr immer nur rückwärts schauen ... vielleicht wäre es tatsächlich wichtiger, das Innere anzusehen, als immer nur den Körper und seine Funktionen zu betrachten. Das habe sie von dem Aufenthalt hier mitgenommen. Eine Umarmung beendete unsere gemeinsame Zeit.

Assoziative Erinnerungen können das erstarrte Innere in Bewegung bringen. Die emotionale Verarbeitung des Alterungsprozesses geschieht bei dieser Altersgruppe häufig leichter über ein Lied als über rein sprachliche Aufarbeitungsangebote. Sprachliche Reflexion darf beim Liedersingen zwar keinesfalls fehlen, hat aber eben erst nach dem emotionalen Anstoß durch das Lied seinen sinnvollen Platz. Der Vorteil der Musiktherapie liegt in der großen Bandbreite des Materials, das ein flexibles Eingehen auf den Patienten erlaubt. Da sowohl Klänge wie auch Liedgut bis zum Erleben der frühen Kindheit zurückgreifen, was m. E. weder ein Bild noch ein Tanz leisten können, bietet sich hier ein assoziationsfähiges Material an, das an tief verborgene frühe Erfahrungen rühren kann.

2.2 Freie Improvisation

Als Beispiel für ein völlig angstfreies, spontanes Sich-Einlassen auf das «Unvorhersehbare» mag der Beginn der ersten Einzeltherapiestunde mit einem 63jährigen Landwirt stehen. Ich gab dem Spiel den Titel «Die Instrumente kennenlernen». Ohne zu zögern, spielte er drauflos. Peinlich schien ihm das Spielen nie zu sein, er kam sich auch nie erniedrigt vor, jedoch kämpfte er in jeder Stunde damit, daß sein Spiel unanhörbar sei, da er ja nie etwas in dieser Richtung gelernt habe. Im Moment des Spielens jedoch vergaß er diese Leistungsfragen, nur hinterher wunderte er sich stets, wieso das alles aus ihm rauskäme. Vom ersten Moment an äußerte er klanglich so vielfältiges, ihm noch nicht bewußt zugängliches Material, daß es sich lohnte, den Weg der freien Improvisation mit ihm weiterzugehen.

Herr G. war wegen depressiver Grundstimmung sowie funktionellen Oberbauch- und Darmbeschwerden (Obstipation), die nach dem Tod seiner Ehefrau einsetzten, hier zur Behandlung. Vorher hatte er eine lange Odyssee organmedizinischer Behandlungen durchlaufen, die in einer Cholezystektomie gipfelten. Jedoch dauerten die Schmerzen nach dieser Operation an.

Herr G. wird in den Berichten als nicht genußfähig, rigide und zwanghaft beschrieben. Er hat sein Leben lang hart gearbeitet und sich nie eine Pause gegönnt. So nannte er folgerichtig beim Abschied die Krankenhauszeit «die schönste Zeit meines Lebens». Neben den ärztlichen Einzelgesprächen erhielt er zunächst Tanztherapie, in der es thematisch darum ging, wieder in Bewegung zu kommen. Er kam es tatsächlich und griff diesen Strohhalm zur vitalen Lebensfreude dankbar auf. Das wiederum war wichtig, um die Trauerarbeit, die von ärztlicher Seite angeregt wurde, wirklich zulassen zu können. Denn nur, wo Lachen ist, ist auch Kraft zum Weinen. Herr G. hatte eine hohe Abwehr, in die Trauer hineinzugehen, was wohl besonders in den ärztlichen Gesprächen zum Hindernis wurde. Er zerredete die Trauer ständig. So schien der Weg über die Musiktherapie, in der das Erleben des Gefühls, nicht aber das Reden darüber im Mittelpunkt steht, notwendig.

1. Stunde: Noch vor dem Spielen erzählte er, daß Musikhören ihn immer traurig mache, besonders «Stubenmusi». Sein Bruder habe Zither gespielt, und zu Hause sei viel gesungen worden. Er käme aus Böhmen, da würde viel Musik gemacht. Da begann er zu weinen, die Erinnerung übermannte ihn.

Sein Spiel war durchweg sehr schnell, strukturlos, voller innerer Gespanntheit, die nur einmal am Becken zum Ausbruch kam. Danach gelang es ihm für eine Weile, in melancholischer Versunkenheit auf der Harfe zur Ruhe zu kommen. Nach etwa drei bis vier Spielminuten jedoch kam wieder Unruhe auf, er wechselte in hastigem Tempo die Instrumente, brach jedesmal ab, bevor das Spiel ein organisches Ende gefunden hatte. So kam nie ein gemeinsames Beenden zustande, ich fühlte mich immer überrascht, überrumpelt, im Regen stehengelassen.

2. Stunde: Vor Spielbeginn resümierte er: er sei nach der letzten Stunde für längere Zeit sehr traurig gewesen, denn plötzlich sei die Kindheit ihm wieder vor Augen gestanden. Das kam leicht vorwurfsvoll rüber mit dem Unterton: eine Therapie, die mich nicht fröhlich macht oder keine Probleme löst, kann wohl auch nichts nützen. Ich erklärte ihm daraufhin die Zusammenhänge zwischen Organsprache und nicht zugelassenen Gefühlen. Das hätte er noch nie gehört, meinte er – was sicherlich nicht stimmte, aber bis dahin hatte er es wohl nicht hören können.

Danach erzählte er vom Tod seiner Frau, sehr detailliert und emotional beteiligt. Er habe fast drei Jahre mit niemandem darüber sprechen können ...

In seine Tränen hinein schlug ich vor, zwei bis drei Instrumente zu wählen, die seiner momentanen Stimmung entsprächen. Er wählte spontan die Harfe und entlockte ihr sehr unspezifische Töne: sie klang hart und aggressiv, die Saiten energisch kurz angerissen, die rhythmischen Strukturen impulsiv herausgeschleudert, ein wildes, wütendes Chaos, das sich hauptsächlich im obersten Diskantbereich abspielte, wo die Saiten kaum noch ausschwingen. Ich begleitete am Klavier mit scharfen Dissonanzen, Sforzati, Vollgriffigkeit in unharmonischer Zusammenballung von Klängen, die Impulsivität des Ausbruchs im Crescendo antreibend, die Schärfe des Ausdrucks teilweise durch abgehackte Pedalisierung spiegelnd.

Nach einer längeren Zeit dieser eruptiven, der Kontrolle entzogenen Gefühlsäußerung wechselte er in hastiger Folge von reibenden, hart klingenden Instrumenten über unruhig klingende bis hin zum Glockenspiel, an dem Ruhe hätte aufkommen können. Durch die Art seines Spieles jedoch – strukturlos und ohne Pausen in schnellen Schlagfolgen das Instrument auf und ab hetzend – blieb innere Gespanntheit und Unruhe im Raum. Erst nach längerer Zeit kam ein wenig Entspannung und damit auch Sanftheit durch weiche Glissandi seinerseits auf. Auch mein Spiel, bis dahin durch beharrlich stehende, aber ständig anschwellende Oktaven im Baß eher bedrohlich wirkend, wurde ruhig im Moment der Glissandi, wendete sich jedoch auch unversehens zum Moll. Unvermittelt verließ daraufhin Herr G. das Glockenspiel – Traurigkeit schien noch unerträglich und mußte abgewehrt werden. An der Sprechtrommel wiederholte sich der wütende, aber auch energiegeladene Ausdruck. Gestik, Mimik und klanglicher Ausdruck (er bearbeitete das Holzinstrument mit einem knallharten Schlegel!) waren in diesem Moment kongruent.

Hinterher sprach ich die drei für mich hörbaren Gefühlsäußerungen an: Wut, kurzzeitig auch Trauer, aber vor allem Angst. Daraufhin äußerte er, er sei unendlich wütend auf das ungerechte Schicksal, das ihm alles Wesentliche genommen habe, nämlich die Jugend, seine Heimat und seine geliebte Frau.

Aus der Biographie: Aufgewachsen war er auf einem Bauernhof in Böhmen. Mit 14 Jahren mußte er unfreiwillig zur SS. Dann wurde er an die Front geschickt und gefangengenommen. Mit 17 Jahren kam er aus der Gefangenschaft auf den elterlichen Hof zurück und fand ihn durch eine Staatsgrenze geteilt vor. Diese Teilung bedeutete für ihn den Verlust der Heimat, der Scholle, das Herzstück eines jeden Bauern.

Er erzählte von nächtlichen Alpträumen und Schreien. Das alles plage ihn erst seit dem Tode seiner Frau. Magendruck und beklemmende Gefühle in der Magengegend habe er immer, wenn er unter Zeitdruck stehe. Meine Probedeutung, daß er wohl altersmäßig unter Zeitdruck stehe und vielleicht spüre, daß noch etwas gelebt werden möchte, was bisher nicht zum Zuge kam, konnte er annehmen.

3. Stunde: Er begann mit einer detaillierten Erzählung von Angstsituationen in seinem Leben: dem Fronteinsatz mit der Panzerfaust; dem furchtbaren Hunger während der Gefangenschaft; einem schweren Verkehrsunfall vor etwa 12 Jahren, bei dem er bei vollem Bewußtsein mitbekam, wie ein Baum, auf seinen Wagen stürzend, haarscharf neben ihm einschlug. In allen drei Situationen hatte er existentielle Todesangst erlebt, wobei die ersten beiden Erlebnisse altersmäßig in der Pubertätszeit, einer sehr labilen Zeit für solch traumatisierende Erlebnisse, lagen.

Das Thema des Spiels wurde «Angst». Er begann zunächst ziellos kreisend auf der Harfe. Danach bearbeitete er mit harten Schlegeln das Xylophon. Sein Tempo war mittelschnell, die Schlagfolge gleichbleibend, ohne rhythmische Variation. Ich übernahm am Klavier im Baß seine Achtelbewegung und formte darüber, mehr herausgeschrien denn gesungen, ein Lied: «Ich hatte Angst, daß das Leben zu Ende geht ...». Rhythmisch folgte ich mit der rechten Hand dem Sprachduktus (im Gegensatz zum Metrum der linken Hand), so daß sich eine Einheit einer viertaktigen Periode ergab, an die ich nach dreimaliger Wiederholung den Text: «... bei dem Unfall und dem Krieg, bei dem Unfall und dem Krieg» anhing. So entwickelte sich die Struktur einer festen 16taktigen Einheit, die ich fortlaufend von neuem begann. Die Liedform, im Gegensatz zur völlig freien, ungebundenen Äußerung, kann im Moment eines starken Gefühlsausbruchs Halt und Sicherheit vermitteln. Das gestaltete, durch äußere Form gehaltene Gefühl bietet die Chance, die Angst vor unkontrolliertem Sich-Verlieren und Fortgerissenwerden abzubauen. Herr G. hielt sich über lange Zeit im Metrum und am Metrum fest. Spannung und Bedrohung entstanden durch die Gegenläufigkeit der Sekundfortschreitungen von Sopran und Baß, wobei sich meine Stimme unabhängig von beiden, aber richtungsmäßig mit dem Sopran bewegte. Die Umkehr der Sekundschritte von aufsteigender zu absteigender Bewegung wurde durch die Begrenztheit meiner Stimme diktiert – wenn sie umzuschlagen drohte, kehrte ich langsam absteigend zurück zum Ausgangspunkt, der zusammenfiel mit dem Neubeginn der Liedstruktur.

Beim nächsten Instrument, einer bedrohlich raschelnd klingenden Ratsche, wechselte Herr G. vom metrischen Spiel zum Rhythmus des Herzschlages (kurz-lang, kurz-lang, kurz-lang), dem symbolisierten Ausdruck von Angst. Ich begann am Klavier von neuem das bereits beschriebene Lied.

Hinterher berichtete er, dieses Spiel habe ihn fast zerrissen. Er habe alle die vorher beschriebenen Körpergefühle gehabt. In diesem Moment begann er, die Verknüpfung zwischen Organsprache, Alpträumen, Schreien und der ihm nicht bewußt zugänglichen Angst zu verstehen.

4. Stunde: Freudestrahlend berichtete er, er würde seit etwa einer Woche nicht mehr schreien und von den Alpträumen befreit sein. Dafür aber hätte er jetzt tagsüber häufiger diese beklemmenden Gefühle, die er früher nur nachts gehabt hätte. Ich übersetzte still für mich: die Angst wird ihm nun offenbar bewußt erlebbar und somit auch händelbar.

Dann erzählte er vom Vater: der sei im Moment, als man ihm den Hof wegnahm, magendarmkrank geworden. Der Vater sei damals 58 Jahre alt gewesen. – Eine sicher nicht ganz zufällige Parallelität wird deutlich. Auch Herr G. wurde mit etwa 58 Jahren magendarmkrank, der Auslöser war der Tod seiner von ihm sehr geliebten Frau. Aus meiner Sicht war der Tod der Ehefrau Auslöser, aber nicht Ursache. Er bedeutete eine Wiederbelebung des alten, nie verschmerzten Traumas.

Ich zentrierte darum die Spielthematik nicht auf den Tod seiner Frau, sondern nannte das Spiel: «Ich kam nach Hause und die Heimat war genommen.» Er wählte die tiefe Gong-Drum, dazu harte Schlegel und begann in ruhigen Vierteln, die z. T. scharf akzentuiert wurden. In seiner Dumpfheit klang es wie ein aggressiv getönter Trauermarsch. Später variierte er zwischen Vierteln und Achteln, unterbrochen von kurzen Einschüben unstrukturierten wilden Trommelns, das aber stets sehr schnell von ihm zur Struktur des Trauermarsches zurückgeführt wurde. Offenbar hatte er den Halt durch das Metrum verinnerlicht (Introjekt). Denn ich konnte zu seinem Trommelrhythmus, dessen immanentes Ordnungsgerüst des Metrums nur noch gespürt, nicht aber mehr hörbar gemacht wurde, frei rhythmisch improvisieren. Nach dem Spiel weinte er bitterlich und ließ zum ersten Mal durch Schweigen die Traurigkeit zu. Früher hatte er stets so schnell wie möglich versucht, durch Reden von den Tränen abzulenken.

5. Stunde: Das Durchschlafen sei nun kein Problem mehr, auch würde er jetzt endlich zunehmen, berichtete er. Aber er würde nach jeder Stunde sehr traurig sein und häufig zittern ... Ich rückte erneut den Verlust der Heimat in den Mittelpunkt des Erlebens. Schon in der zweiten Stunde hatte er ein Lied genannt, das ihn tief mit seiner Jugendzeit verbindet: das Böhmerwaldlied. Jetzt schien mir der Zeitpunktt gekommen, dieses Lied mit einzubeziehen. Ich ahnte, daß es große Traurigkeit in ihm auslösen würde, und hatte darum noch gewartet.

Auf diese Änderung im Materialangebot war er nicht gefaßt, er begegnete dem Lied seiner Heimat sozusagen ohne Fassung. Das war gut so, hatte er doch sein Leben lang die Fassung bewahrt, mit allen Kräften und über seine Kräfte hinaus. Er fiel sofort, teils leise summend, teils deutlich singend, in das Lied ein. Am Ende war er zu Tränen gerührt, weil ich mir seine beiläufige Bemerkung gemerkt hatte und mir die Mühe gemacht hatte, dieses Lied zu finden. Er war es so gar nicht gewohnt, daß jemand ihn so wichtig nahm...

Ihm fiel ein weiteres Lied ein: «Sah ein Knab' ein Röslein steh'n...» Das beherrschte er noch vollständig, sang mit warmer, sehr weicher, teils den Ton versagender Baritonstimme mit. Ein weiteres Lied aus Böhmen schlug ich vor: «Aber heidschi, bumbeidschi...» Da verstummte er, es erinnerte ihn zu sehr an seine Frau, wie er später zugab. Ich sang es allein weiter. Er weinte bitterlich und schämte sich seiner Tränen nicht mehr.

Nach einer längeren Zeit des gemeinsamen Schweigens kam er, für mich sehr unvermittelt, auf die Zukunft zu sprechen.

Aus der Biographie: Da der sehr klein gewordene Hof in Böhmen keine Chancen mehr bot, zog Herr G. nach einigen Umwegen nach Bayern und heiratete dort in einen großen Hof hinein. Nie ist er wieder zurückgekehrt zum elterlichen Hof, auch heute nicht, wo die Grenzen geöffnet sind. Das scheint mir ein deutliches Zeichen, daß er das Thema des Heimatverlustes nie wirklich abgeschlossen hat. – Zwei Kinder, eine Tochter und einen Sohn, zog er groß. Der Sohn, jetzt 26 Jahre alt, hat viel Kummer gemacht und Ärger bereitet, er sei zeitweise auf die schiefe Ebene geraten. Während des Krankenhausaufenthaltes hat jedoch der Sohn den Hof erfolgreich weitergeführt. Dennoch ist Herr G. bislang nicht bereit, dem Sohn den Hof zu übergeben.

Ich spiegelte ihm die Parallele zum Spiel: er wolle Neues anfangen, bevor er Altes zu Ende geführt habe. Er springe gleichsam vom fahrenden Zug ab, um auf einen anderen aufzuspringen.

Aufgabe dieses Lebensabschnittes sei es aber, Beruf und Verantwortung für die Kinder abzugeben, die Aufgaben der mittleren Lebensjahre, Geld zu verdienen und Kinder großzuziehen, zu Ende zu bringen. Erst wenn er das Vergangene abgeschlossen habe, sei er wirklich frei für Neues.

6. und 7. Stunde: Von nun an stellte ich das Thema «Beenden und Loslassen» in den Mittelpunkt. Ich gab ihm den Auftrag, im Moment des Impulses für einen Instrumentenwechsel erst das Spiel auf dem alten Instrument zu einem spürbaren Ende zu bringen, bewußt Abschied zu nehmen und sich erst dann einem neuen zuzuwenden.

Trotz dieser direkten Anweisung hörte er weiterhin abrupt und unorganisch auf, was ich singend reflektierte: «Ja, das Abschiednehmen ist schwer.» Weinend brach es da aus ihm heraus: «Meine ganze Jugend haben sie mir genommen.» Da intonierte ich wieder das Böhmerwaldlied, die Erinnerungsbrücke zu seiner Jugendzeit.

Beim nächsten Spielversuch mit dem Titel: «Abschied nehmen vom Instrument» beschloß ich, stärker strukturierend einzugreifen. Ich wollte nicht länger im Regen stehengelassen werden, allein inmitten einer Phrase in der Luft hängen. All das, was mit ihm geschehen war, hatte er in der (musikalischen) Beziehung mit mir wiederholt. Lediglich die Rollen waren vertauscht: nun war er der Täter, ich das Opfer. Mir schien es an der Zeit, das ins Bewußtsein zu rücken.

Das erste Instrument seiner Wahl, die Harfe, brach er mitten im Spielfluß ab, woraufhin ich im nachhinein ein Auf-Wiedersehen-Lied für die Harfe einflocht. Völlig unbeeindruckt von diesem Abschied für die Harfe begann er mitten hinein auf dem Xylophon zu spielen. Hörte er mich nicht? Der Abschluß am Xylophon war zwar noch völlig unorganisch, aber jedenfalls respektierte er mein Abschiedslied und wartete bis zu seinem Ende. Beim nächsten Instrument lenkte ich singend in Ich-Form seine Abschiedshandlungen: «Ich schau die Steel-Drum noch einmal an, dann bleib ich eine Weile in Ruhe vor ihr stehen...» Nur ganz kurz blickte er völlig verschämt und verstohlen das Instrument an, er schien irritiert und peinlich berührt. Auf der Trommel dann wurden seine Aussagen eindeutiger, mehr Ärger war zu hören. Beim Abschied schaute er das Instrument sicherer an, verharrte für kurze Zeit in Ruhe. Vor dem Metallophon dann stand er zum Abschluß andächtig und tief versunken. Er hatte gebetet, erzählte er hinterher. – Herr G. war sehr gläubig und suchte täglich die Kirche auf. Mir schien es so, als ob der tiefe Glaube bisher eher verhindert hat, daß Wut und Ärger auf das ungerechte Schicksal aufkamen. Das aber war der notwendige Schritt, um Frieden schließen zu können mit dem Lebensschicksal.

8. und 9. Stunde: Da der Abschied von der Klinik kurz bevorstand, ging ich vom Symbol des Instruments zurück auf die Realebene seines jetzigen Lebens. Diese beiden Stunden reinen Gesprächs waren gefüllt mit der Frage, ob er den Hof abgeben würde und ob er bereit sei, den Sohn nach dessen Vorstellungen entscheiden zu lassen. Er hatte noch große Wünsche an das Leben, die er z. T. bereits in der Klinik umsetzte: Er ging abends aus und gönnte sich einen Schoppen Wein, mehrmals war er beim Tanzen, und eine neue Liebe hatte er gefunden. Er begriff, daß das Leben auch genußvolle und freudige Seiten hat, einen Aspekt, den er bis zu diesem Lebensalter nicht leben konnte.

10. Stunde: Noch einmal lenkte ich zurück zum Symbol und gab als Anweisung: «Wählen Sie sich das liebste Instrument.» Nach einigen Anlaufschwierigkeiten wählte er das Metallophon. Verschmelzungswünsche und Sehnsucht nach Nähe kamen zum Ausdruck. Der lang nachhallende Klang dieses Instrumentes ermöglichte ein schwingungsgleiches Ineinandergreifen unserer Töne. Aber es waren auch viele Seufzer zu hören, die ich durch Phonieren verstärkte. Gelegentlich blitzte unvorhergesehene Härte durch, der Gesamteindruck jedoch blieb durch die Ruhe des Spiels melancholisch-versunken. Das Ende war deutlich und natürlich, so daß wir tatsächlich zu einem gemeinsamen Schluß fanden. Aber, ohne Zeit zum Ausschwingen zu lassen, sprach er hinein. Ich verharrte jedoch weiter in Schweigen, das ich erst nach längerer Zeit durch ein improvisiertes Abschiedslied, dann durch das Böhmerwaldlied beendete. Er weinte.

Es war alles eben noch auf sehr wackligen Füßen. Was kann man mehr von einer Kurzzeittherapie erwarten. Da kann nur angestoßen, der Weg gewiesen werden, Zusammenhänge aufgezeigt, nicht aber verändertes Erleben und neues Verhalten abgesichert werden. Am Schluß der Stunde faßte Herr G. zusammen: «Wenn ich richtig traurig war, kann ich gute Tage um so mehr genießen. Das nehme ich von hier mit.»

Inzwischen hat Herr G. seinem Sohn den Hof überschrieben und bereitet sich offenbar auf einen neuen Lebensabschnitt vor.

3 Diskussion

Drei Gefühle standen im Mittelpunkt dieser fünfwöchigen Arbeit: Wut, Angst und Trauer. Wut und Angst konnte Herr G. besser über die Instrumente ausdrücken, Trauer dagegen eher durch die Lieder erleben. Die Kombination beider Techniken erscheint mir am erfolgversprechendsten zu sein bei der Behandlung von Depressionen im allgemeinen und von Altersdepressionen im besonderen. Die Instrumente haben einen so hohen Aufforderungscharakter, daß nach meiner Beobachtung auch völlig apathische Menschen sich nicht dem Sog des Ausprobierens entziehen können.

Da unterscheidet sich die Musiktherapie von der Kunsttherapie. Die Hürde, aus der Erstarrung herauszufinden und Eigenaktivität zu entwickeln, ist äußerst gering beim Anblick von optisch ansprechenden, lebendige Schönheit ausstrahlenden «richtigen», d. h. professionellen Instrumenten. Vitale Gefühle werden fast mühelos durch den Reiz, der von ihnen ausgeht, wachgerufen. Der hohe Assoziationswert von Liedern dagegen hilft besonders den älteren Menschen, sich der Trauerarbeit durch Rückerinnerung zu stellen.

Die Kombination von Trauerarbeit und vitalen Erlebnissen ist meiner Meinung nach ein guter Nährboden zur Anpassung an die Aufgaben der letzten Lebensdekade.

Zusammenfassung

Viele depressive Syndrome, Somatisierungen oder funktionelle Störungen älterer Menschen scheinen als indirekt geäußerte Trauer über nicht Gelebtes und nun nicht mehr Lebbares verstehbar; Trauerarbeit ist darum therapeutisch notwendig. Der alt werdende Mensch wird sich auseinandersetzen müssen mit den Konsequenzen einer abschiedlichen Existenz. Stellt er sich diesen Themen, so eröffnet es ihm die

Chance, frei zu werden für Neues, noch nicht Gelebtes. Viele ältere Menschen sind überfordert bei dieser Aufgabe. Selbst bei sprachlicher Einschränkung oder zu großer reflexiver Unbeweglichkeit ist es möglich, durch den Einsatz präverbaler, d. h. klanglicher Mittel, eine Aufarbeitung im Medium selbst anzuregen. Durch Musiktherapie werden Menschen erreicht, die mit herkömmlichen Psychotherapiemethoden nicht beeinflußbar schienen. Zwei Falldarstellungen mit unterschiedlicher Technik (Liedsingen; freie Improvisation) veranschaulichen diese Themen.

Summary

If one understands the physical manifestation of minor depressions or multiple functional disorders in the elderly as being indirectly expressed dissatisfaction because of unfulfilled aims in life, a practical recovery process is necessary in order to confront the underlying psychic process. The aging person has to come to terms with his eventual demise. If he faces this, he weil have a chance at renewed energy to accomplish incomplete aims. Many people need help in order to continue the recovery process. Even if speech or reflexive possibilities are inhibited, it is possible accomplish therapy by the medium of sound, which is a preverbal language. Music therapy is able to work at a psychotherapeutic level in persons seemingly unable to be influenced by conventional psychotherapeutic-methods. Two case studies with different techniques (singing of well known songs and free improvisation) illustrate this theses.

Literatur

Bright, R., Musiktherapie in der Altenhilfe. Reihe: Praxis der Musiktherapie, Band 4. Gustav Fischer Verlag, Stuttgart 1984.
Dörner, K., Plog, U., Irren ist menschlich. Psychiatrie Verlag, Bonn 1987.
Dürckheim, K., Alt werden – Zeit der Verwandlung. In: *Petzold, H., Bubolz, E.* (Hrsg.), Psychotherapie mit alten Menschen. Junfermann Verlag, Paderborn 1979.
Jaedicke, H.-G., Musiktherapie bei psychosomatischen Erkrankungen. In: *Harrer, G.* (Hrsg.), Grundlagen der Musiktherapie und Musikpsychologie. Gustav Fischer Verlag, Stuttgart 1975.
Janssen, P. L., Psychoanalytische Therapie in der Klinik, Klett-Cotta Verlag, Stuttgart 1987.
Jochims, S., Krankheitsverarbeitung in der Frühphase schwerer neurologischer Erkrankungen. Psychotherapie med. Psychol. 40, 115–122 (1990).
Jochims, S., Umgang mit Destruktivität. Zur Funktion des «Dritten» in der therapeutischen Beziehung. Chance musiktherapeutischer Be-Handlung. TW Neurologie/Psychiatrie 5, 486–495 (1991).
Kast, V., Trauern. Phasen und Chancen des psychischen Prozesses. Kreuz Verlag, Stuttgart 1982.
Radebold, H., Alterspsychotherapie in der Bundesrepublik Deutschland – Bestandsaufnahme und Perspektive. In: *Hirsch, R. D.* (Hrsg.), Psychotherapie im Alter, Huber, Bern 1990.

Rose, H.-K., Zur psychischen und sozialen Situation des alternden Menschen. In: *Kisker, K. P., Freyberger, H., Rose, H.-K., Wulff, E.* (Hrsg.), Psychiatrie, Psychosomatik, Psychotherapie. Thieme Verlag, Stuttgart 1987.

Strobel, W., Von der Musiktherapie zur Musikpsychotherapie. *Musikther. Umsch.* 11, 313–338 (1990).

Tüpker-Sieker, H., Rehabilitation von Altersstörungen. In: *Howe, J. u. A.* (Hrsg.), Lehrbuch der psychologischen und sozialen Alterswissenschaft, Band 3: Hilfe und Unterstützung für ältere Menschen. Asanger Verlag, Heidelberg 1991.

Wie wirkt Integrative Musiktherapie im gerontopsychiatrischen Setting

Hilarion G. Petzold, Amsterdam, Lotti Müller, St. Gallen[1]

Musiktherapeutische Arbeit muß in der Behandlung spezifischer Altersgruppen, spezieller Krankheitsbilder und bei ihrem Einsatz in besonderen Settings auf die jeweiligen Bedürfnisse der Zielgruppen, Erfordernisse des Krankheitsgeschehens und die Bedingungen des institutionellen Rahmens zugerichtet werden – in theoretischer wie in methodischer Hinsicht. Differentielle Indikationen und spezifisches Vorgehen in der musiktherapeutischen Praxis macht deshalb eine Auseinandersetzung mit den jeweils relevanten «Referenztheorien» erforderlich mit der Konsequenz problem- und aufgabenorientierter Zupassungen. Andernfalls würde Musiktherapie zu einem unspezifischen «Breitbandverfahren», das nur aufgrund allgemeiner Wirkfaktoren (*Garfield* 1982,1992) Effekte hat und der besonderen Situation der verschiedenen Patientenpopulationen nicht gerecht würde. Musiktherapie mit Kindern muß sich in besonderer Weise mit entwicklungspsychologischen Erkenntnissen, Konzepten und Forschungsergebnissen auseinandersetzen (*Papoušek* 1994a,b; *Schwarzer* 1994; *Stern* 1985,1990; *Petzold* 1993e, 1994e), sonst greift sie zu kurz. Musiktherapie mit Suchtkranken, etwa in therapeutischen Wohngemeinschaften, muß sich mit Theorien süchtigen Verhaltens, Methoden der Suchtkrankentherapie und den Bedingungen des Wohngemeinschaftssettings (*Petzold, Thomas* 1995; *Heigl-Evers, Helas, Vollmer* 1991; *Petzold, Vormann* 1980) befassen, sonst bleibt sie im Status einer «adjunctive therapy» (*Zwerling* 1990). Viele Bereiche wären zu nennen, in denen klinische Musiktherapie bzw. Musikpsychotherapie (*Frohne-Hagemann* 1989, 1990a,b) spezifisch zugepaßt werden müßte. Die vorliegende Arbeit versucht, diese Aufgabe für den Bereich der musiktherapeutischen Behandlung gerontopsychiatrischer Patienten und Patientinnen anzugehen und nimmt deshalb explizit Bezug auf gerontologische Theorienbildung, Forschung und gerontotherapeutische Methodik. Sie entstand in der Kooperation einer Musiktherapeutin mit gerontopsychiatrischen Interessen und Erfahrungen und einem im Bereich der Gerontotherapie praktisch arbeitenden und forschenden Psychotherapie- und Bewegungswissenschaftler.

---

[1] Grundlage dieses Artikels sind der gleichnamige Vortrag von *L. Müller* auf der Tagung: «Was wirkt in der Musiktherapie», Zürich, 07.-09.10.1994 und das Arbeitspapier «Grundlagen der kreativen Gerontotherapie», FU Amsterdam von *H.Petzold*, die für diese Veröffentlichung von den AutorInnen zusammengeführt und erweitert wurden.

1 Der gerontopsychiatrische Kontext

Die Arbeit mit gerontopsychiatrischen PatientInnen ist als solche äußerst schwierig und – vergleicht man sie mit therapeutischen Maßnahmen bei anderen PatientInnengruppen und institutionellen Rahmenbedingungen – nur von geringen Erfolgen belohnt. Dies ist einerseits dadurch bedingt, daß die Erfolgskriterien an der Arbeit mit anderen Altersgruppen und den dort möglichen Veränderungen gemessen werden, zum anderen aber auch dadurch, daß gerontopsychiatrische Stationen bislang häufig nur sehr schlecht ausgestattet sind, was die personellen Ressourcen – qualitativer und quantitativer Personalschlüssel – und die materielle Ausstattung anbelangt. Insgesamt herrscht auch eine große Hilflosigkeit im Blick darauf vor, was denn neben der medizinischen und pflegerischen Grundversorgung an therapeutischen Maßnahmen indiziert sei. Zwar beginnt sich – nicht zuletzt als Nebenprodukt der Reformbestrebungen in der Psychiatrie und der Behindertenarbeit – auch in der Gerontopsychiatrie die Auffassung durchzusetzen, daß mit diesen PatientInnen doch «irgend etwas getan werden müsse». Die Frage ist nur, was.

Die Psychotherapie mit alten Menschen, die bis in die jüngste Zeit selbst im europäischen Raum nur eine marginale Position eingenommen hat, und erst seit Ende der 70er Jahre eine bescheidene Entwicklung gemacht hat (*Petzold, Bubolz* 1979; *Petzold* 1985a; *Radebold* et al. 1973; *Radebold* 1992; *Hirsch* 1990, 1991), hat sich mit der Behandlung gerontopsychiatrischer PatientInnen praktisch nicht befaßt. Es finden sich nur vereinzelte Studien (*Petzold* 1979k;). *Häfners* (1986) Aussage, daß in der Bundesrepublik (und dies gilt für den gesamten europäischen Bereich mit Ausnahme der Niederlande) die «Psychotherapie alter Menschen wissenschaftlich und praktisch absolut unterentwickelt ist», gilt in weitaus umfassenderer Weise noch für die Psychotherapie im Bereich der Gerontopsychiatrie.

Bei gerontopsychiatrischen PatientInnen handelt es sich zu einem Teil um chronifizierte, alt gewordene PsychiatriepatientInnen, zum Teil um alte geistig Behinderte, zum Teil um Menschen mit Demenzerkrankungen im Senium oder mit psychiatrischen Akuterkrankungen (*Müller* 1981, 1982; *Kraus* 1989; *Österreich* 1975). Bei den chronifizierten PatientInnen kommen durch die langwierigen Institutionskarrieren schwerwiegende Hospitalisierungsschädigungen hinzu. Introspektions- und Verbalisationsfähigkeit sind in der Regel sehr eingeschränkt, Kommunikationsstereotypien beeinträchtigen Interaktionsprozesse, geringe Gedächtnisleistung und oft sehr mäßige Konzentrationsfähigkeit machen ein auf kontinuierliche Entwicklungsprozesse setzendes therapeutisches Arbeiten nicht oder kaum möglich. Die zumeist vorhandene Multimorbidität und der damit verbundene schwankende Gesundheitszustand machen die Arbeit nicht einfacher. Bei einer solchen Ausgangssituation, was die PatientInnengruppe anbetrifft, wird das Spektrum möglicher Behandlungsverfahren sehr eingeschränkt (*Radebold* 1979; *Kruse* 1989). Hinzu kommt, daß sich unter den Berufsgruppen, die in der Gerontopsychiatrie tätig sind, kaum Personen mit einer spezifischen Ausbildung für die Behandlung dieser PatientInnengruppe finden (*Kemper* 1990; *Kipp, Jüngling* 1991). Im wesentlichen findet man in der Behandlung gerontopsychiatrischer PatientInnen verschiedene Formen der Beschäftigungstherapie oder Physiotherapie (*Suden-Weickmann* 1993).

In neuerer Zeit wurden auch vermehrt Ansätze der Bewegungs- und Tanztherapie sowie der Psychomotorik in der Behandlung gerontopsychiatrischer PatientInnen eingesetzt (*Dröes* 1991; *van der May* 1993; *Petzold* 1985f, 1991h; *Petzold, Berger* 1978). Der Grund für diese Entwicklung ist naheliegend: die physische Mobilisierung bietet eine ausgezeichnete Möglichkeit, diese verbalisationseingeschränkten PatientInnen zu erreichen und ihre Lethargie und Passivität – Ergebnis von Deprivation, Hospitalisierung, Übermedikation, Vernachlässigung, resignativer Selbstaufgabe und unter anderem auch der gerontopsychiatrischen Erkrankung – zu durchbrechen.

1.1 Musiktherapie im gerontotherapeutischen Kontext

Wird Musiktherapie lebensalterspezifisch eingesetzt, wie dies bei der Arbeit im gerontotherapeutischen Kontext der Fall ist, ist die «Entwicklungspsychologie des Seniums» (*Mayring, Saup* 1990) einzubeziehen, weiterhin aber auch (sofern vorhanden) spezifisches Wissen über die Entwicklung musikalischer Fähigkeiten. Ist dieser letztgenannte Bereich für die Frühentwicklung recht gut untersucht (*Schwarzer* 1993; *Papoušek* 1994), so liegen für das höhere Lebensalter nur wenige Studien vor (*Gembris* 1993; 1995). Da neben allgemeinen Entwicklungstendenzen der Persönlichkeit (*Flammer* 1988) auch bereichsspezifische Entwicklungen vorhanden sind – und Musiktherapie ist ein solcher Bereich (*Hargreaves* 1986) –, ist es wesentlich, Wissen über musikalische Fähigkeiten und Fertigkeiten aus einer entwicklungszentrierten musikpsychologischen Perspektive (*Bruhn* et al. 1963) beizuziehen. Für den Bereich des Seniums findet sich in der Literatur bislang wenig an Information, ja man kann sagen, daß musiktherapeutische Erfahrungsberichte aus der Arbeit mit Alterspatientinnen sogar als wichtige Informationsquelle dienen müssen (*Clair, Bernstein* 1990a,b; *Müller-Schwartz* 1994; *Bright* 1988) und weiterhin Erfahrungen aus dem musikgeragogischen Bereich (*Harms, Dreischulte* 1995; *Kemser* 1979; *Latz* 1988; *Geck* 1991), um fehlende Forschungen halbwegs zu kompensieren, ohne daß damit empirische Untersuchungen je ersetzt werden könnten, weil gerade in Erfahrungsberichten sich auch Vorurteile und Fehlmeinungen fortschreiben.

Was die musikalischen Fähigkeiten bei psychisch und physisch gesunden alten Menschen anbetrifft, so haben verschiedene Untersuchungen festgestellt, daß melodische, harmonische und rhythmische Wahrnehmungsfähigkeit im Alter nicht abnehmen, allenfalls im hohen Senium leichte Einbußen festzustellen sind (*Gibbons* 1979, 1983a,b). Musikalisches Lernen scheint im höheren Alter nicht beeinträchtigt (*Mack* 1982; *Myers* 1986). Die Merkfähigkeit ist beim Lernen zwar verlangsamt, aber das Wiedererkennen von Modulationen und thematischen Variationen ist vollauf gegeben (*Funk* 1977). Allerdings findet sich eine Bevorzugung mittlerer und langsamerer Tempi gegenüber jeweils schnelleren (*Moore* et al. 1992).

Diese generellen Aussagen haben ihren Wert für die Arbeit mit cerebral validen Alterspatientinnen – Altersneurosen (*Fuhrmann* 1979; *Petzold, Bubolz* 1979). Für die Population von gerontopsychiatrischen und hirnorganisch erkrankten AlterspatientInnen und für das hohe Senium lassen sich derartige Ergebnisse nicht verallgemeinern, da durch spezifische Selektionsprozesse in der Auswahl von Untersuchungspersonen die Datenlage verfälscht werden kann (*Gembris* 1995). Die klinische Praxis zeigt auf jeden Fall eine sehr große Spannbreite, was die aktive Memorationsfähigkeit beim musikalischen Gedächtnis anbelangt oder das Fungieren des Retrieval-Gedächtnisses, d.h. des Memorierens aufgrund des Angebots von Schlüsselreizen, das offenbar wesentlich länger erhalten bleibt als die aktiven Erinnerungsmöglichkeiten (*Bartlett, Snelus* 1980; *Smith* 1991). Für die musiktherapeutische Arbeit gilt es deshalb jeweils durch experimentierende Explorationen festzustellen, was erinnert wird und in welcher Weise. Prinzipien, die in der geragogischen Arbeit mit alten Menschen im Hinblick auf die Akzeptanz von Musikprogrammen erarbeitet wurden (*Darrough, Boswell* 1992, 30f), können auch für die Musiktherapie Bedeutung gewinnen. Ein gleiches gilt für musikalische Präferenzen (*Gibbons* 1977; *Smith* 1988; *Moore* et al. 1992; *Gilbert, Beal* 1982). Da musikalisches Tun sensorische bzw. sensumotorische Fähigkeiten voraussetzt, müssen diese auch in musiktherapeutischer Arbeit berücksichtigt werden, etwa die auditorische Diskriminationsfähigkeit (*Borod, Goodglass* 1980) oder die Beeinträchtigung der Feinmotorik (*Mack* 1982), insbesondere aber – das ist für phonodische Arbeit wesentlich – sinkt der Stimmumfang mit dem Alter erheblich (von durchschnittlich 20 Halbtönen bei 60jährigen bis durchschnittlich 15 Halbtönen mit 90 Jahren). Für die musiktherapeutische Arbeit mit alten Menschen, bei der die Singtherapie sich großer Beliebtheit erfreut (*Bright* 1981,1984, 1988; *Muthesius* 1990a,b, 1993a,b), sind derartige Ergebnisse, die Stimmumfang, die Kraft der Stimme und die Fähigkeiten der Stimmführung betreffen (*Greenwald* 1979; *Sataloff* 1992), von Bedeutung. Auch das Wissen um die Möglichkeiten des Retrieval-Gedächtnisses, das Aufrufen durch Wiedererkennen und die damit oftmals einhergehende Aktivierung umliegender Gedächtnisinhalte, wie sie aus den Forschungen zum «autobiographischen Memorieren» (*Conway* 1990) bekannt sind, könnte zu einer gezielteren Arbeit mit Liedern führen als die in der Literatur vorfindlichen, eher okkasionellen Empfehlungen nach dem Motto «Singen ist gesund und kommunikationsfördernd» (*von Blanckenburg* 1988; *Bright* 1988; *Depping* 1991; *Harms, Dreischulte* 1995; *Jochims* 1992; *Lohse-Blohm* 1990; *Muthesius* 1990a; *Scheu* 1990; *Schwabe* 1991). Es soll diese Auffassung nicht in Abrede gestellt werden, zumal mit besonderen Formen des Singens (Wechsel- und Responsorialgesang) Kommunikation geübt werden kann und durch die Verbindung von Singen und Atemarbeit auch ein cardio-pulmonäres Training möglich ist. Dennoch wird es wichtig werden, in der Musiktherapie das Singen, Lieder und Texte noch spezifischer einzusetzen im Sinne eines gezielten Gedächtnistrainings oder im Sinne einer spezifischen biographieorientierten Psychotherapie.

Der Einsatz musiktherapeutischer Arbeit im sozialgerontologischen Bereich umfaßt das ganze Spektrum von der *übungszentriert-funktionalen* Modalität über die *erlebnisaktivierend-stimulierende* bis hin zur *konfliktzentriert-aufdeckenden* Vorgehensweise (*Petzold* 1979g; *Frohne* 1979; *Riegler-Wolfe* 1983; *Jochims* 1993), und entsprechend ist natürlich auch eine Differenziertheit im klinischen Vorgehen erforderlich, abhängig von den Settingbedingungen, dem Grad der Validität, der Spezifität der Erkrankung. Zwischen der Arbeit mit Demenz-PatientInnen (*Fuhrmann* 1990) und aktiven Senioren mit hoher kognitiver Kompetenz (*Jochims* 1992) liegen Welten.

Gab es in den 70er / 80er Jahren nur vereinzelt Publikationen über die Musiktherapie im sozialgerontologischen und gerontotherapeutischen Bereich, so zeigt sich seit Mitte der 80er Jahre eine Zunahme von Publikationen von praxeologischer (*Latz* 1991; *Blanckenburg* 1988; *Maler* 1979; *Muthesius* 1993b; *Schnaufer-Kraak* 1994; *Junge* 1993) Ausrichtung. Arbeiten mit klinischer Ausrichtung (*Beyer* 1986; *Summers* 1993; *Schwabe* 1981; *Müller-Schwartz* 1994; *Jochims* 1993) sind noch selten, und Forschung findet sich noch kaum, wenngleich im Rahmen der intensivierten Aktivitäten in der Demenz-Forschung auch vermehrt Publikationen über Arbeit mit Alzheimer-PatientInnen oder anderen Formen der Demenz zu finden sind (*Clair, Bernstein* 1990a,b; *Groene* 1993; *Fitzgerald-Cloutier* 1993; *Prickett, Moore* 1991). Die Zunahme der Publikationen dürfte auch im Zusammenhang damit zu sehen sein, daß mehr und mehr MusiktherapeutInnen im sozialgerontologischen und gerontopsychiatrischen Bereich tätig werden. Die Literaturübersicht von *Smith* (1990) gab einen guten Überblick über die Behandlungsmodalitäten, Formen der Dokumentation und über Evaluation. Dabei zeigte sich ein Vorherrschen behavioral-orientierter Studien, was für den anglo-amerikanischen Bereich als typisch anzusehen ist und durch eine Befragung von einer repräsentativen Stichprobe von 176 MusiktherapeutInnen unterstrichen wird. Allerdings wird auch die große Breite und Variabilität im musiktherapeutischen Vorgehen mit Alterspatientinnen deutlich (*Smith*1991).

Vereinzelt finden sich Arbeiten, die spezifischen Fragestellungen nachgehen, wie etwa der Artikel von *Hanser* und *Thompson* (1994), der die Effekte der Musiktherapie mit depressiven AlterspatientInnen untersucht. Gegenüber einer Kontrollgruppe konnte für zwei experimentelle Gruppen mit rezeptiver Musiktherapie gezeigt werden, daß diese durch die Behandlung im Bezug auf Depression, Selbstwertgefühl und Stimmungslagen signifikant besser dastanden. *Gerdner* und *Swanson* (1993) konnten zeigen, daß Musikeinzeltherapie bei verwirrten und agitierten Demenz-PatientInnen vorübergehende Beruhigungen bewirken konnte, also für die Handhabung solcher schweren Zustände einen unterstützenden Effekt hatte.

Auch im gerontopsychiatrischen Bereich wird Musiktherapie in der Regel neben anderen Kreativtherapien oder psychotherapeutischen Maßnahmen eingesetzt, wobei bislang noch wenig über differentielle Indikationen bekannt ist. Vergleichende Untersuchungen wie z.B. die von *Heaney* (1992), der Musiktherapie mit Kunsttherapie und rekreativen Therapieformen verglichen hat, zeigten, daß Musiktherapie in einem semantischen Differential im Verhältnis «pleasurable/painful» höher rangierte als die übrigen Therapien. Ansonsten wurden aber keine signifikanten Unterschiede gefunden. Häufig kommt es ja auch zum kombinierten Einsatz kreativer Therapieverfahren etwa von Musiktherapie *und* Entspannungsverfahren, Musiktherapie *und* Bewegungsarbeit, Musik- *und* Maltherapie (*Rosling, Kitchen* 1992). Dabei wird immer wieder die stimulierende Qualität solcher Kombinationen, ihre Fähigkeit, Gefühle und Erinnerungen anzuregen und Stimmungen zu verändern, hervorgehoben. Langzeitig hospitalisierte depressive PatientInnen, die sehr zurückgezogen sind, oder unter Angstzuständen leiden, sprechen ebenfalls, wie *Rosling* und *Kitchen* zeigten, auf derartige kombinierte therapeutische Interventionen gut an. Angebote dieser Art sind nicht nur oder gar überwiegend unter kurativer Perspektive zu sehen. Sie sind wesentlich auch darauf gerichtet, die «Lebensqualität» von AlterspatientInnen zu verbessern (*Lipe* 1991; *Smith, Lipe* 1991), oder sie haben die Zielsetzung, bestimmte körperliche und soziale Kompetenzen und Performanzen zu erhalten, etwa in der Kombination mit Bewegung, sensory awareness und anderen kreativen Ausdrucksmöglichkeiten (*Bryant* 1991; *Segal* 1990). Schließlich ist auch noch auf das rekreative Moment zu verweisen, das gerade im institutionellen Zusammenhang nicht unterschätzt werden darf (*Kartman* 1990).

Um die Qualität musiktherapeutischer und kreativtherapeutischer Arbeit im geriatrischen und sozialgerontologischen Settings zu gewährleisten, sind nicht nur spezifische geragogische (*Petzold, Bubolz* 1976; *Bubolz* 1883), gerontologische (*Lehr* 1987; *Thomae* 1983) und gerontopsychiatrische (*Österreich* 1975; *Müller* 1982) Kenntnisse erforderlich, die durch spezialisierte Weiterbildungen (*Petzold, Petzold* 1993) vermittelt werden müssen. Es wird auch Supervision notwendig, die einerseits auf die Förderung musiktherapeutischer Kompetenz und Performanz ausgerichtet sein muss (*Rüegg*, dieses Buch), andererseits aber auch von seiten des Supervisors einige gerontologische *Feldkompetenz* verlangt, um MusiktherpeutInnen Hilfen in der Arbeit mit dieser besonderen Zielgruppe zu bieten. Dabei kommen immer wieder auch Fragen der Wertorientierung und der Ethik im Umgang mit AlterspatientInnen auf, die thematisiert und bearbeitet werden müssen, weil sie auch zwischen TherapeutIn und PatientIn selbst Gegenstand des Gesprächs sind (*Clair* 1990, 1994).

Für die hier kurz im Überblick referierten Untersuchungen und Erfahrungsberichte kann gesagt werden, daß sie dokumentieren, daß Musiktherapie als Methode eingesetzt wurde, von der man sich Erfolge versprach, und daß diese Erwartungen aufgrund der klinischen Erfahrung und aufgrund einiger empirischer Untersuchungen sich auch bestätigten.

1.2 Alternswissenschaftliche Fundierung musiktherapeutischer Praxis

Der Einsatz von Musiktherapie in gerontopsychiatrischen Einrichtungen, Alten- und Pflegeheimen etc. war vielfach von der praktischen Überlegung bestimmt, aktivierende und motivierende Angebote für die HeimbewohnerInnen oder PatientInnen zu machen, die im Rahmen allgemeiner Bemühungen zur Verbesserung der Situation der «institutionalized elderly patients» unternommen wurden. Es war nicht die Rezeption der gerontologischen Forschung, die seit Ende der 60er Jahre enorme Fortschritte gemacht hatte, die im klinischen Bereich und im Heimwesen zum Beschreiten neuer Wege der Behandlung führte, sondern der allgemeine Trend zur Humanisierung (*Petzold* 1979) der Situation von PatientInnen und HeimbewohnerInnen, wie sie im Rahmen der Reformen in der Psychiatrie sowohl in den angelsächsichen wie auch in den deutschsprachigen Ländern erfolgten. So wurden häufig Erfahrungen, die man mit kreativen Therapiemethoden im Bereich der Psychiatrie gemacht hatte, in den gerontopsychiatrischen bzw. sozialgerontologischen Bereich übertragen. Auch in der Musiktherapie ging man in der Regel von dem Fundus aus, der über viele Jahre mit der musiktherapeutischen Behandlung psychiatrischer PatienInnen gewonnen worden war (*Strobel, Huppmann* 1978, 115ff; *Smeijsters* 1991). Dieses Herkommen zeigt sich denn auch in den Fachartikeln, die wir durchgesehen und zum Teil in dieser Arbeit vorgestellt haben, wie auch in den Buchveröffentlichungen zur musiktherapeutischen Arbeit mit alten Menschen (*Bright* 1984) und zum Teil auch mit Hochbetagten und dementen PatientInnen (*von Blanckenburg* 1988), denn durchgängig ist auffällig, daß kaum eine vertiefte Auseinandersetzung mit allgemeingerontologischer, gerontopsychologischer, sozialgerontologischer Fachliteratur erfolgt. Referenzen sind okkasionell, ohne Überblick über das Feld, die Konzeptrezeption ist zuweilen fehlerhaft, ganz zu schweigen von einer reflektierten, systematischen Umsetzung gerontologischer Erkenntnisse und Forschungsergebnisse für die musiktherapeutische Praxis mit AlterspatientInnen, wie wir es im bewegungstherapeutischen Bereich etwa beispielhaft in den fundierten Büchern von *Dröes* (1991) oder *van Dasler* (1994) finden, die hier Maßstäbe gesetzt haben. Auch wird deutlich, daß eine differenzierte Diagnostik häufig fehlt.

Wenn man musiktherapeutische Arbeit im Rahmen gerontopsychiatrischer Settings nicht auf unspezifische Therapie-Effekte und Zufallswirkungen beschränken will, so ist es notwendig, über die geriatrische und gerontopsychiatrische Diagnose hinausgehend, ein sehr individualisiertes «assessment» des Patienten und seiner Situation vorzunehmen, d. h. eine detaillierte Bestandsaufnahme seiner Probleme, Verhaltensauffälligkeiten, Symptomatiken aber auch seiner noch vorliegenden Kompetenzen und Performanzen, Ressourcen und Potentiale unter Beiziehung sozialgerontologischer und sozialpsychologischer Referenztheorien. Gerade bei gerontopsychiatrischen PatientInnen, denen häufig von seiten des Personals keine Möglichkeiten der Verhaltensänderung oder gar der Verbesserung ihres Zustands attribuiert werden, ist eine solche Zentrierung auf Bereiche gesunden Funktionierens besonders wesentlich, weil diese oftmals die Grundlage für therapeutische Ansatzpunkte bieten. Weil Erwartungsstrukturen des sozialen Kontextes in der Institution für Verhalten, Gesundheit, Wohlbefinden, Symptomatik, Dysphorien und Depressionen der PatientInnen herausragende Bedeutung haben, muß das «assessment» immer auch den sozialen und mikroökologischen Kontext (*Saup* 1993) miteinbeziehen. Die ökologische Wahrnehmungs- und Entwicklungstheorie von *Gibson* (1979, 1988) wird hier als Referenztheorie besonders wichtig, weil sie die Aufforderungsqualität und die Begrenzungen des Kontextes hervorhebt, die *affordances and constraints* (*Warren* 1990), die Aktivitäten fördern oder behindern und die die unlösbare Verschränkung von Wahrnehmen und Handeln in «environments» aufgezeigt hat (*Salvesbergh, Pijpers* 1992; *Thelen* 1990), woraus sich für die Ebene der Intervention in der Gerontopsychiatrie (*Petzold* 1990g, et al. 1994) wichtige Konsequenzen ergeben, etwa die eines «environmental modelling», das einen stimulierungsreichen Kontext bereitstellt, in dem vielfältige *affordances* geboten werden, Wahrnehmungsangebote, die mit Handlungsmöglichkeiten der PatientInnen (*effectivities*) verbunden werden. Weiterhin kommen bei diesen PatientInnen und in diesem institutionellen Rahmen auch *stigmatheoretischen* (*Goffman* 1967; *Hohmeier, Pohl* 1978), *attributionstheoretischen* (*Krampen* 1989) *kontrolltheoretischen* (*Flammer* 1990) und *netzwerktheoretischen* (*Röhrle* 1994; *Petzold* 1994c) Überlegungen besondere Bedeutung zu. Erhalten nämlich diese

PatientInnen keine «soziale Unterstützung» (*Sarason, Sarason* 1985), sind therapeutische Maßnahmen, ganz gleich welcher Art, von vornherein in ihren Wirkungsmöglichkeiten eingeschränkt oder ganz zum Scheitern verurteilt. Es muß deshalb mit aller Deutlichkeit unterstrichen werden, daß die Behandlung gerontopsychiatrischer PatientInnen – ganz gleich mit welcher Diagnose – immer als Gesamtmaßnahme im Rahmen einer institutionellen Behandlungskonzeption vor dem Hintergrund gerontologischen bzw. sozialgerontologischen Wissens gesehen werden muß. Musiktherapeutische Einzel- oder Gruppenstunden sind in einer solchen institutionsbezogenen und alternswissenschaftlich fundierten Konzeption anzusiedeln. Die «Interventionsbreite» der Musiktherapie wird dabei davon abhängen, was sonst noch an therapeutischen Maßnahmen etwa auf einer gerontopsychiatrischen Station angeboten wird. Ist dies, wie häufig der Fall, nicht sonderlich viel, steht die Musiktherapeutin in der Situation, ihr therapeutisches Angebot entsprechend breit anlegen zu müssen, um ein Optimum an gerontotherapeutischer Qualität zu gewährleisten.

2 Die musiktherapeutischen Rahmenkonzeptionen

Will man mit Musiktherapie sinnvoll therapeutisch arbeiten, wird man sich nicht allein auf instrumentelles Spiel, Singen oder Angebote rezeptiver Therapie (*Shapiro* 1969; *Muhl* 1994) beschränken können. In kaum einem anderen Bereich musiktherapeutischer Behandlung wird es so deutlich wie im gerontopsychiatrischen Setting, daß Musiktherapie sich als umfassende Behandlungskonzeption verstehen muß und nicht als «adjunctive therapy», als eine medienzentrierte «anzillarische» Methode (*Zwerling* 1990) oder als eine Spezialintervention, die, allein auf die «heilende Kraft» der Musik vertrauend, im «Tusculum» des musiktherapeutischen Behandlungsraumes ein elitäres Dasein pflegt.

Diagnose und Bestandsaufnahme im Setting, Problem- und Ressourcenanalysen (*Petzold* 1993p; *Petzold, Orth* 1994a) bieten die Grundlage, um hier für eine Einzelpatientin oder für eine PatientInnengruppe spezifische Ziele zu entwickeln: Globalziele, Grobziele und Feinziele, die kurzfristig, mittelfristig oder langfristig gesteckt und realisiert werden, indem man angemessene Methoden, Behandlungsstrategien und -techniken auswählt und zum Einsatz bringt. Die Wirkung der in solcher Form geplanten therapeutischen Maßnahmen läßt sich evaluieren, wenn es gelingt, die festgelegten (und operationalisierten) Ziele zu erreichen. Dies kann aufgrund therapeutischer Wirksamkeitsstudien unter kontrollierten Bedingungen geschehen, wie dies im Bereich der Musiktherapie bislang noch selten geschieht (*Grawe* et al. 1994, *Smeijsters, Rogers* 1993), oder durch sorgfältig dokumentierte Einzelfallstudien – auch diese findet man selten (*Czogalik* et al.1995). Schließlich ist es möglich, aufgrund systematischer Auswertung theoretisch und methodisch gut konzipierter Behandlungsstrategien die eigene Praxis so zu reflektieren – möglichst unter Begleitung durch Supervision oder Intervision –, daß sich «Heuristiken» (*Grawe* 1988a; *Ambühl* 1987) therapeutischen Handelns herauskristallisieren, die sich als probat erweisen. Wir sprechen dann von «systematischen Heuristiken» (*Petzold* 1988n,

206f,267f). Gerade in einem Bereich, in dem so wenig an Forschung und Praxiserfahrung für die Musiktherapie (und nicht nur für diese) vorliegt und wo auch bislang wenig Investitionen wissenschaftlicher Forschung festzustellen sind, werden klinische MusiktherapeutInnen darauf verwiesen sein, die zuletzt genannte Strategie systematischer Heuristik aufgrund sorgfältiger Vor- und Nachbereitung ihrer Therapien zu verfolgen.

Als Ausgangspunkt dient uns die Heuristik der «prozessualen Diagnostik», wie sie in der «Integrativen Therapie» entwickelt wurde (idem 1986n, 200ff, 1993p, 326ff; *Osten* 1995). Folgende Beobachtungsfelder gilt es zu betrachten: Körper/Leiblichkeit, emotionaler Bereich, kognitiver Bereich, sozial-kommunikative Fähigkeiten sowie die Kontextqualitäten (*Gibson* 1988).

Bei gerontopsychiatrischen PatientInnen finden wir bei der Betrachtung dieser Felder gehäuft bestimmte «Leitsymptomatiken», die gleichzeitig auch Leitlinien und Zielsetzungen für therapeutisches Handeln bieten, aufgrund deren die Methoden, Techniken und Medien der Integrativen Musiktherapie (*Frohne-Hagemann* 1989) im Rahmen der therapeutischen Heuristiken eingesetzt werden können. Von diesen Heuristiken kommen bei unserer Zielgruppe vor allem zum Einsatz: die *übungszentriert-funktionale Modalität* (*Petzold* 1979), in der durch musikalisch-rhythmische Übungen Funktionen des Wahrnehmens des Ausdrucks, des Handelns gefördert, geübt, restituiert werden. Weiterhin die *erlebniszentriert-stimulierende Modalität* (ibid.), die durch Angebote mit hohem Aufforderungscharakter anregt, eigenaktiv tätig zu werden (z. B. mit kleinen Improvisationen, dialogischem Musizieren, Gruppen-Zusammenspiel), um alternative Möglichkeiten des Erlebens und Handels zu erschließen. Neue *affordances* bieten die Chance, neue *effectivities* zu entwickeln (*Petzold* et al.1994a). Alte *Fähigkeiten* (*Kompetenzen*) werden reaktiviert, neue *Fertigkeiten* (*Performanzen)* werden erschlossen, um über diese auch neue *Kompetenzen* zu erarbeiten (*Conquergood* 1983; *Schweinsberg-Reichart* 1989; *Petzold* et al.1994b). Gerontotherapeutische Interventionen müssen aufgrund des häufig vorfindlichen Abbaus kognitiver Fähigkeiten bei PatientInnen in der Regel über die Ebene der *Performanz*, des erfahrbaren, erlebnisaktivierenden Tuns ansetzen (*Petzold* 1994c), um auf diese Weise auch die Bereiche des Erinnerns, Wiedererkennens, Denkens und der Kreativität zu stabilisieren oder sogar verlorene Potentiale wiederzugewinnen.

3 Die therapeutischen Handlungsbereiche

Von den Kernbereichen des therapeutischen Handelns, die sowohl Gegenstand der diagnostischen wie auch der interventiven Heuristiken bei gerontopsychiatrischen PatientInnen sind, seien folgende vorgestellt:

3.1 Bereich: Körper/Leiblichkeit

Bei unseren PatientInnen finden wir häufig: allgemeine Verlangsamung der Motorik, eingeschränkte Gelenkradien, Störungen der Bewegungskoordination, insbesondere der Rechts/links-Differenzierung und -synchronisierung, Minderung feinmotorischer Fähigkeiten, Gleichgewichtsstörungen, Bewegungsstereotypien der Mimik (Grimassieren) etc.

Wo immer *motorische* Einschränkungen vorhanden sind, finden sich auch *sensorische* Einbußen, weil Motorik und Sensorik unlösbar miteinander verschränkt sind (*Gibson* 1988; *Kugler, Turvey* 1987; *Warren* 1990; *Petzold* et al. 1994a; *Whiting* 1984). Wenig beachtet werden die Funktionsminderungen des vestibulären Systems, des kinästhetischen und des taktilen Sinnesvermögens. Es imponieren in der Regel mehr visuelle und auditive Einschränkungen. Auch Verluste olfaktorischer und gustatorischer Wahrnehmung werden vielfach vernachlässigt. Zunächst muß das «environment» betrachtet werden, die «Mikroökologie» der Klinik, die in der Regel reizarm ist und wenig *affordances* bietet. Es wäre ein «environmental modelling» erforderlich, was leider nur begrenzt möglich ist. Therapeutisch gilt es deshalb bei aufgezeigten Einschränkungen anzusetzen und kombiniert eine umfassende *motorische Mobilisierung* und *multiple sensorische Stimulierung* (*Petzold* 1988f) zur Grundlage des Behandlungskonzepts zu machen. Es kann dabei auf die Methodologien der Frühförderung (*Ayres* 1979, 1984) und der Behindertenarbeit (*Affolter* 1987) zurückgegriffen werden, wobei Adaptierungen an die spezifischen Erfordernisse der Zielgruppe notwendig werden.

Für musiktherapeutische Arbeit, zumal, wenn sie rhythmische und bewegungsorientierte Elemente einbezieht (*Frohne* 1976, 1979, 1981; *Orff* 1974; *Petzold* 1979g), besteht hier eine besondere Indikation. Die Feststellung von Defiziten und Störungen in den erwähnten Bereichen ergibt klare Zielformulierungen für die Behandlung, die methodisch umgesetzt werden müssen. Die eingeschränkte Motorik etwa wird zunächst ganz global in Einzel- und Gruppentherapie durch die Musik angeregt, die zur Bewegung stimuliert im Sinne der unlösbaren Kopplung von Sensorik und Motorik (*Salvesbergh, Pijpers* 1992; *Thelen* 1990; *Gibson, Spelke* 1983). Für die PatientInnen die sich im Raum nicht mehr selbständig bewegen können, geschieht dies durch stützendes Führen oder Bewegung im Sitzen. Langsame, rhythmisch einfache Musikstücke, die auch ein Mitklatschen, Mitstampfen und Mittrommeln erlauben, sind dazu besonders geeignet. Die Musiktherapeutin läßt die Musik vorzugsweise von Wiedergabegeräten abspielen, um die TeilnehmerInnen einzeln unterstützen zu können. Wo dies nicht nötig ist oder eine Co-Therapeutin mitanwesend ist (was leider fast nur in Praktikumssituationen oder bei Einbezug von Pflegepersonal der Fall ist), kann natürlich mit dem Klavier als Begleitinstrument viel flexibler mit Tempi, Dynamik und Formen variiert werden. Wichtig ist, daß alle Körperteile systematisch in den Bewegungssequenzen miteinbezogen werden. Was die Rhythmen betrifft, so ist es meist Anforderung genug, Akzente zu setzen (z. B. den «Einer» zu klatschen) und diese in der Gruppe zu synchronisieren (*Schmidt* et al.1990,1994). Das Erleben von rhythmischem Zusammenspiel als «sozialem Rhythmus» trägt u. U. mehr zu einem Erfolgserlebnis bei als das Nachklopfen eines komplizierten Musters.

Blindes Abtasten von Instrumenten, das Spüren von deren Vibration, das Massieren der eigenen Hände, Arme oder Beine können die rein musiktherapeutischen Übungen ebenso sinnvoll ergänzen wie das Herumreichen duftender Blumen (olfaktorische Stimulierung). Bei all diesen bewegungs- und sinnesstimulierenden Übungen hat die Musik – und das ist eine große Chance – einen hohen *Aufforderungscharakter* (*Lewin* 1926). Insbesondere wenn die gespielte Musik bekannt ist, ist eine wesentliche Motivationsbasis, nämlich «inneres Bewegtsein» (Emotion) gegeben (*Petzold* 1992b). Die dynamische Spannung und formale Elemente wie Wiederholungen, Refrains usw. vermögen die Aufmerksamkeit und die aktive Teilnahme weit besser aufrecht zu erhalten als bloße verbale Anleitung. Eine solche kann auch durch Rhythmisierung oder singend vorgetragen «musikalisiert» werden. Oft bedarf es ja außer der sprachlichen auch der visuellen Anleitung, d. h. daß manche PatientInnen vielleicht gewisse Bewegungen leichter oder erst dann ausführen können, wenn sie ihnen vorgemacht werden, wenn Prozesse des modellgestützten Imitationslernens (*Bandura* 1976, 1986) stattfinden können. Modell- und Spiegeltechniken lassen auch schwerwiegende Störungen in der Wahrnehmung und in der Informationsverarbeitung erkennbar werden, die dann aber durch derartige Übungssequenzen positiv beeinflußt werden können.

3.2.1 Fallvignette – Arbeit mit Leiblichkeit

Herr K., ein 64jähriger, chronisch schizophrener Patient, der 30 Jahre seines Lebens in der Klinik verbracht hat, kommt einmal wöchentlich in die Musiktherapie (Einzelstunde). Die vielen Jahre der Krankheit, der Klinik und der medikamentösen Behandlung haben an seinem *Leib* deutliche Spuren hinterlassen: der ganze Körper ist versteift und die Sprechmotorik ist so eingeschränkt, daß man Herrn K. nur schwer versteht. Manchmal ist er sehr unruhig und in Ideosynkrasien gefangen, dann wieder fallen ihm vor Müdigkeit beinahe die Augen zu. In der Musiktherapie (sowie in den anderen Therapien) gibt er sich trotz all dieser Beeinträchtigungen große Mühe, «alles richtig zu machen». Der Therapieraum bietet neue Angebote der Wahrnehmung und des Handelns, *affordances*, die mit Hilfe der Therapeutin genutzt werden können. Wir haben beide eine Conga vor uns stehen. Herr K. spielt nicht zum ersten Mal darauf, aber ich muß ihm jedesmal von neuem zeigen, wie sie zwischen den Knien gehalten wird und daß man dazu möglichst auf der vorderen Kante des Stuhls sitzen muß. Seine ersten Schläge auf der Conga wirken mechanisch steif, und es fällt mir auf, daß nur seine Fingerspitzen das Fell berühren, obwohl er meine Schläge zu kopieren versuchte und ich mit der ganzen flachen Hand auf das Instrument schlage. Das visuelle Wahrnehmungsvermögen und die Umsetzung der wahrgenommenen Bewegungen in eigene sind also sehr eingeschränkt. Ich fordere ihn darum auf, zunächst mit der ganzen Handfläche nur über das Fell zu streichen, Kreise und Vorwärts- und Rückwärtsbewegungen zu machen (taktile Erfahrungen also). Ich lege dabei meine Hände auf seine Handrücken und gebe etwas Druck, damit eine möglichst große Berührungsfläche gegeben ist. Unter solcher Führung erkundet er mit beiden Händen die Oberfläche des Instrumentes und schlägt nach Lockerungsübungen für die Handgelenke beim zweiten Versuch, einen Grundschlag zu spielen, prägnanter und kräftiger auf die Conga. Akustische, taktile und kinästhetische Stimulierung wirken auf diese Weise zusammen. Da die meisten Fertigkeiten und Tätigkeiten das Zusammenspiel mehrerer Sinne voraussetzen, ist es angezeigt, derartige «multiple Stimulierungen» gezielt einzusetzen, um die sensumotorische Verschränkung zu fördern. Um die Grobmotorik zu trainieren, halte ich später in dieser Stunde eine Handtrommel hoch – etwa in Kopfhöhe. Mit zwei Schlegeln soll Herr K. nun zu einem Ländler, den er sich ausgesucht hatte, im Wechsel den Rhythmus schlagen (Rechts/links-Differenzierung). Nach einer kurzen Ruhepause, die in der Arbeit mit alten Menschen nicht vergessen werden darf, wiederholen wir diese Spielsequenz, wobei ich diesmal die Trommel seitlich oder vertikal verschiebe. Das geht im Moment an die Grenzen von Herrn K.s Beweglichkeit und Konzentrationsfähigkeit: der Rhythmus und die Koordination zerfallen, aber ich setze keine Korrekturen, weil Herr K. Freude am Spiel mit mir hat, und diese zwischenmenschliche Qualität ist von großer Bedeutung und muß bei aller Notwendigkeit übungsorientierten Trainings das Zentrum der therapeutischen Interaktion bleiben.

3.2 Bereich: Emotionen, Stimmungen

Bei gerontopsychiatrischen PatientInnen finden sich emotionale Störungen, die krankheitsbedingt sind: Monopolare oder bipolare Fixierungen der Affektlage, starke Stimmungsschwankungen, Angstzustände, Unruhe, Dysphorien, Aggressivität oder Feindseligkeit bei Alterspsychosen, chronifizierte Depressionen durch cerebrale Veränderungen (*Izard* 1979), dies sind Probleme gerontopsychiatrischer stationärer Arbeit, die in einer Kombination von pharmakotherapeutischen (*Hirsch, Schneider* 1990) und milieutherapeutischen Maßnahmen (*Saup* 1984; *Mathes* 1986; *Schwartz* 1975; *Petzold* 1980e) und dann auch vermittels spezifischer psycho- und kreativtherapeutischer Interventionen (*Kruse* 1989; *Heuft, Marschner* 1994; *Hirsch* 1990; *Bubolz* 1979,1983; *Petzold* 1985a) angegangen werden müssen. Hier liegt auch ein Aufgabenbereich der Musiktherapie (*Frohne* 1979; *Muhl* 1994). Es wird allerdings in der pathologieorientierten geronto-therapeutischen Literatur (*Radebold* 1993) oftmals übersehen, daß auch schwer depressive oder paranoide AlterspatientInnen neben der prädominanten Affektlage noch über ein durchaus breites normales emotionales Spektrum im Alltagsleben verfügen (*Malatesta, Izard* 1984; *Wan* 1985; *Thomae* 1988; *Lawton* 1982). Und hier liegt ein wichtiger therapeutischer Ansatzpunkt. Es gilt, Beiträge dazu zu leisten, daß das emotionale Spektrum erhalten bleibt, ja wo möglich verbreitert wird. Musiktherapie verfügt mit der Musik als Medium der Beeinflussung emotionaler bzw. affektiver Zustände (*Strobel, Huppmann* 1978, 34f) über einen hervorragenden Ansatz, Affekte, Gefühle, Stimmungen (*Petzold* 1992a, 822ff) zu Stimulierungen und «Umstimmungen» oder «Feinstimmungen» anzuregen (ibid. 842). Bei krankheitsspezifischen Emotionen sind Umstimmungen nur sehr kurzfristig zu erreichen. Insgesamt bewirken sie aber eine Flexibilisierung fixierter emotionaler Lagen. Maßnahmen aktiver und rezeptiver Musiktherapie (*Schroeder* 1995) müssen sich dabei nicht auf die musiktherapeutischen Stunden beschränken, sondern können im Sinne des «environmental modelling» in den Stationsalltag (Singen) und den Wohnbereich (Musikhören) integriert werden (*Aldridge* 1993a,b) – wir sprechen hier von unspezifischen musiktherapeutischen Milieuinterventionen, die das «emotionale Feld» (*Petzold* 1992b, 810), das «emotionale Klima» des Settings, die Mikroökologie beeinflussen, was sehr dazu beitragen kann, Unzufriedenheit und Dysphorien zu reduzieren, und die allgemeine Lebenszufriedenheit zu verbessern. Sie sind dann als infrastrukturelle Maßnahmen zur Förderung von Lebensqualität, Glück und Wohlbefinden im Alter zu sehen (*Mayring* 1987, 1990).

In der spezifischen musiktherapeutischen Gruppen- und Einzelbehandlung hat der personale Faktor natürlich ein großes Gewicht. Die Musiktherapeutin, die mit der Patientin singt, mit ihr zusammen musiziert, wird u. U. zu einer «bedeutsamen Bezugsperson», die als «protektiver Faktor» (*Petzold, Goffin, Oudhof* 1993) zur positiven Tönung situativer Stimmungen oder auch von «Grundstimmungen» (*Petzold* 1992b, 823) beitragen kann. Die musiktherapeutische Arbeit zur Mobilisierung oder Umstimmung von Gefühlslagen hat viele Möglichkeiten zur Verfügung. Bei unserer Zielgruppe geht es oftmals darum, sehr einfach mit der übungszentriert-funktionalen Modalität (ibid.1240) anzusetzen. Man schlägt z. B. auf dem Klavier einen d-moll Akkord an, läßt ihn ausklingen, fordert die PatientInnen auf, ihn nachklingen zu lassen und die Stimmung oder das Gefühl mitzuteilen, das dabei deutlich geworden ist. Dann wird D-dur angeschlagen und auf die Unterschiedlichkeit in der Klangfarbe zentriert, vielleicht beim Ausklingen das Ohr an den Klavierkörper gelegt. Um fixierte Stimmungen zu verändern, sind durchaus suggestive Einflußnahmen angezeigt (*Stratton, Zalanowski* 1989) : Moll-Akkord – «ein Schatten fällt über das Land», Dur-Akkord – «die Sonne kommt zwischen den Wolken hervor». Das «Shifting» der Stimmungslagen ist zunächst wichtiger als eine stabile Umstimmung. Auch Rhythmuserfahrungen können einen solchen Effekt haben. Man läßt einen langsamen Rhythmus klopfen, der dem schleppenden depressiven Gang ähnlich ist. Dann wird auf einen leichten, flüssigen Rhythmus, Hüpfen und Springen umgestellt. Als nächster Schritt ist eine Zusammenführung des rhythmischen und des melodischen Moments möglich: ein getragenes Thema wird von einer swingenden Passage abgelöst.

Derartige einfache übungszentrierte Arbeit mit behavioralen Komponenten soll man nicht unterschätzen, bahnt sie doch Wege, die in die *erlebniszentriert-stimulierende Modalität* (ibid. 1235) überleiten können, in der man PatientInnen auffordern kann, Gefühle bzw. Stimmungen auf Instrumenten zu spielen. Mit dem Singen und Musizieren kann auch die Ermutigung einhergehen, Gefühle «ins Gesicht», d.h. in die Mimik kommen zu lassen, emotionstypische Haltungen einzunehmen, wie dies in der thymopraktischen Arbeit aufgrund experimenteller Emotionsforschung geschieht (ibid. 845), wo das sensomotorische Eigenfeedback der Affektmimik therapeutisch genutzt wird (*Izard* 1990).

3.2.1 Fallvignette – Arbeit mit Gefühlen und Stimmungen

Eine 70jährige depressive Patientin, Frau A., kommt häufig unruhig und ziellos in die Einzelmusiktherapie. Im Verlauf der Behandlung hat sie herausgefunden, daß in ihr Beruhigung und Zentrierung aufkommt, wenn sie zunächst einmal auf einer der fünf Bordunleiern eine Weile vor sich hinspielt. Von hier aus gelingt es ihr mittlerweile ganz gut, ihre aktuelle Gefühlslage differenzierter wahrzunehmen, darzustellen und zu sehen, wie sie ihre Stimmung modulieren, «umstimmen» kann.

In dieser Stunde ruft ihre Grundstimmung nach einer Dialogpartnerin. Deshalb trete ich als Musiktherapeutin über ein zweites Instrument mit ihr in Kontakt, z. B. mit einer zweiten Leier, einem F-dur Akkord zu ihrem d-moll. Eine Zeit lang hören wir uns nur diese Akkorde im Wechselspiel an, ihre Qualitäten, unsere Assoziationen dazu, ihr Verhältnis zueinander. Daraus entwickelt sich bei Frau A. der Wunsch nach ihrem Lieblingsstück, dem Canon von *Pachelbl*, den sie unter viel Aufmunterung und mit einigem Üben auf den fünf Bordunleiern zu begleiten gelernt hat. Die getragene Musik nimmt, im Sinne des ISO-Prinzips, ihre Stimmungslage auf, aber eigentlich wird ihr Aktionsfeld ausgeweitet. Wir üben das Harmonie-Muster wieder kurz ein und spielen das Stück zusammen, sie die Akkorde, ich die Melodie. Dies erfüllt sie immer mit großer Befriedigung und Stolz. Ihre gedrückte emotionale Ausgangslage wurde umgestimmt und doch ernst genommen. Frau A. wird dadurch zu weiteren Aktivitäten und Experimenten ermutigt.

In einer anderen Stunde läßt das Spiel auf der einen Bordunleier sie realisieren, daß «noch etwas fehlt», wie sie sich ausdrückt. Es stellt sich heraus, daß sie mit dem Leierspiel ein negativ bewertetes Gefühl wegschieben wollte, das nun an die Oberfläche drängt. Der Nachhall des stützenden Akkordes gibt ihr Vertrauen genug, das Leierspiel loszulassen und sich einem kontrastierenden Instrument zuzuwenden, der Djembé. Mit der Kraft, die hier allein für die Erzeugung des Bastones erforderlich ist, spürt sie ihre wachsende Lebendigkeit in sich aufsteigen, die «Energie», die sie zuvor für das Zurückhalten unangenehmer Gefühle aufgewendet hat. So wandeln sich die Unzufriedenheit, die Ohnmachtsgefühle in positive Gefühle der Stärke, des Wohlbefindens (*Mayring* 1987) und der *Kompetenz* (*Steen, Vermeer* 1987; *Flammer* 1990), zuweilen Erstaunen über sich selbst, was nichts anderes heißt als das Entdecken eines neuen Aspektes im Sinne einer Selbsterfahrung, die ihr durch die Krankheit beeinträchtigtes Gefühl für sich selbst, ihr «Selbstgefühl» (*Petzold* 1992b, 685ff, 823f) bekräftigt. Musiktherapeutische Arbeit sollte – wo immer möglich – *selbstreferentielle Kognitionen und Emotionen* (ibid. 827) fördern.

3.3 Bereich: Kognitive Kompetenz

Die gerontologische Kognitionsforschung hat eine Abhängigkeit der Intelligenz von den Kontextbedingungen herausgearbeitet (*Sternberg* 1984; *Botwinick* 1977), Disuse-Effekte (*Lehr* 1987) in stimulierungsarmer Umgebung, wie wir sie in gerontopsychiatrischen Einrichtungen häufig finden, sind für therapeutische Maßnahmen in Rechnung zu stellen. Daneben finden sich im hohen Senium und bei krankheitsbedingten hirnatrophischen Prozessen ein progredierender, aber differentiell zu betrachtender Abbau verschiedener kognitiver Fähigkeiten (*Schaie* 1983; *Fleischmann* 1989), insbesondere bei Abnahme der sozialen Partizipation (*Schaie, Gribbin* 1975).

Leider gibt es für unsere Zielgruppe kaum spezifische Forschungen, so daß man von allgemeingerontologischen Erkenntnissen zur Intelligenzentwicklung unter verschiedenen sozialen Bedingungen (*Rudinger* 1987) extrapolieren muß.

Die Erhaltung und Förderung der «kognitiven Plastizität» (*Baltes, Lindenberger* 1989), insbesondere der Gedächtnisleistung als Grundlage der Lern- aber auch der Orientierungsfähigkeit (*Knopf* 1987; *Schuster* 1990) müssen in allen therapeutischen Maßnahmen einen wichtigen Platz erhalten, so auch in der Musiktherapie. Legt man die Konzeption eines holographischen (*Pribram* 1979) und zugleich differentiellen, «multimodalen Gedächtnisses» (*Engelkamp* 1990) zugrunde, so kann die Gedächtnismodalität des «musikalischen Erinnerungsvermögens» (*Schwarzer* 1994) spezifisch erhalten und gefördert werden. Sie evoziert aber auch aufgrund der multiplen neuronalen Vernetzungen «holographisch» Szenen und Erinnerungsbilder (z. B. an einen Tanz-, Lieder- oder Konzertabend). Ebenso wie gegenüber dem verbal-semantischen Erinnerungsvermögen das Gedächtnis für Szenen und Bilder von Alterungsprozessen weniger betroffen ist (*Puglisi* 1986; *Schuster* 1990), ist das musikalische Gedächtnis bei unserer Zielgruppe – auch bei Hochbetagten – oft noch gut funktionsfähig: Melodien, Akkorde, Harmonien, Rhythmen – besonders von bekannten und beliebten Stücken der eigenen Jugendzeit – werden gut erinnert und mit ihnen auch *spezifische Episoden*. Neue, kurze und einfache Melodien mit «Ohrwurmcharakter» werden gut gelernt. Besonders in der Musikeinzeltherapie können «lange verschüttete» musikalische Erinnerungen aufgefunden werden. Allerdings kann bei dementiell erkrankten PatientInnen keineswegs immer von Erinnerungsmöglichkeiten von Melodien und Liedtexten ausgegangen werden (*Clair, Bernstein* 1990a; *Grümme* 1995).

Bei hochbetagten PatientInnen, die mit sozialer Zuwendung in der Regel nicht gerade reichlich bedacht sind, wird überdies das gemeinsame Erlernen und Singen eines Liedes mit der Musiktherapeutin immer wieder zu einem «persönlich bedeutsamen Ereignis», und eine derartige «self-reference» führt zu besonders guten Gedächtnisleistungen (*Perlmutter, Mitchel* 1983). In der musiktherapeutischen Arbeit zentrieren wir im Sinne einer allgemeinen kognitiven Förderung nicht nur auf das Lernen von Melodien, Liedern, «Erkennungsmelodien» für bestimmte Ereignisse, sondern wir sprechen auch über Inhalte, ausgelöste Gefühle, fragen aktiv nach Erinnerungen und Assoziationen, vermitteln *vibrotaktile Erfahrungen* (*Clair, Bernstein* 1990b) an Instrumenten wie Klavier, Trommel, Gong etc., lassen Instrumente betasten, beschreiben, um «multiple Enkodierung» durch Stimulierung auf verschiedenen Sinneskanälen und von verschiedenen Gedächtnissektoren zu erreichen (*Litowtschenko* et al. 1976). In der Gruppenarbeit beginnen wir oft mit kleinen Gedächtnisspielen, z. B. dem Erinnern von Liedern, Melodien oder Instrumenten aus vorausgegangenen Stunden. Es werden von der Therapeutin Lieder «angesungen», die dann zu Ende gesungen werden oder Melodien auf dem Klavier angespielt, zu denen dann der Text gefunden werden soll oder die weitergesummt oder gespielt werden können. Derartige «forcierte Elaborationen» durch Materialien mit Aufforderungscharakter suchen also «Altersdefizite auszugleichen» (*Schuster* 1990, 138). Die systematische Umsetzung gerontowissenschaftlicher Erkenntnisse – etwa zu kognitiven Funktionen oder zur Gedächtnisleistung – in der Musiktherapie mit AlterspatientInnen kann deren Effizienz nachhaltig verbessern und praktisches Tun fachlich fundieren.

3.3.1 Fallvignette – Förderung kognitiver Kompetenz

Ich bringe ein paar bunte Herbstblätter verschiedener Art in die Gruppensingstunde. Wir geben sie im Kreis herum, bestaunen ihre schöne Färbung und versuchen, die Bäume herauszufinden, von denen sie stammen. Mit einem Blatt streichen wir uns nun alle über die Handfläche, erst über die eigene, dann über die einer Nachbarin. Ich beginne, dazu die Melodie eines Herbstliedes zu summen, das wir in der letzten Stunde gesungen hatten – einige kannten es schon. Die meisten erkennen das Lied jetzt wieder (was für manche PatientInnen bereits eine beachtliche Gedächtnisleistung ist), doch niemand kann sich an den Text erinnern. «Das ist das Lied vom letzten Mal, aber mein Gedächtnis ist so schlecht geworden, daß nichts mehr hängenbleibt», jammert Frau B.

Tatsächlich haben Frau Bs. körperliche und geistige Fähigkeiten seit einer organisatorischen Umstellung auf der Station merklich abgenommen. Sie ist verwirrter und ängstlicher geworden. Es ist aber zu berücksichtigen, daß AlterspatientInnen – nicht zuletzt abhängig von ihrer Befindlichkeit und Stimmung – dazu tendieren, ihre Gedächtniseinbußen überzubewerten (*Zarit* 1982). Dies ist auch bei Frau B. der Fall.

«Wenn gar nichts mehr hängenbleiben würde, hätten sie auch die Melodie nicht wiedererkannt», entgegne ich. «Lassen sie uns doch versuchen, ob wir miteinander den Text herausfinden. Noch einmal summe ich das Lied «Bunt sind schon die Wälder» bis auf die letzten beiden Takte. Die unabgeschlossene Form aktiviert tatsächlich Herrn Fs. Gedächtnis (forcierte Elaboration). «Kühler Wind»; wirft er ein, und prompt doppelt Frau B. nach «Kühler weht der Wind». Diese etwas schwierige Stelle hatten wir letztes Mal besonders geübt und mit wiegenden Armbewegungen begleitet (multiple Enkodierung). Das ganze Lied bringen die PatientInnen zwar in dieser Stunde nicht zusammen, aber es wird doch mehr als sie selber zunächst erwartet hatten. Beim Singen der dritten Strophe (... Junge Winzerinnen ...) – nun mit Hilfe des Liederbuchs – fällt Frau B. plötzlich ihr «Welschlandjahr» ein, das sie als sechzehnjähiges Mädchen auf einem waadtländischen Weingut verbracht hatte. Diese eine Textzeile läßt in ihr eine ganze Reihe von freudvollen, aber auch belastenden Stimmungen (Atmosphären), Szenen und Bildern aufsteigen (holographisches Gedächtnis, *Pribram* 1979). Sie hatte schwer unter Heimweh zu leiden und fühlte sich von den Eltern abgeschoben. Es kommen ihr auch ein paar Melodien auf, die sie in der Zeit gelernt hatte (differentielles, modales Gedächtnis, *Engelkamp* 1990). Durch die musikalische Erinnerung wird in dieser Stunde insgesamt eine Aktivierung der Gedächtnisleistung bewirkt und im Austausch der erinnerten Geschichten ein *narratives Klima* (*Petzold, Petzold* 1991) aufgebaut, das so wichtig für das subjektive Identitätserleben und Wohlbefinden ist.

3.4 Bereich: Soziale Kompetenz und Performanz

«Der Mensch wird zum Menschen durch den Mitmenschen» in wechselseitiger sozialer Wahrnehmung, Kommunikation und Interaktion, die über die gesamte Lebensspanne hin zentral sind (*Petzold* et al. 1994), denn sie gewährleisten ein stabiles Selbsterleben und eine prägnante Identität (idem 1980g, 1991o, 1994e; *Ryff* 1986;

Chappell, Orbach 1992). Das ist eine Grunderkenntnis gerontologischer Psychologie und Soziologie (*Lehr* 1987; *Saup* 1990; *Thomae* 1983; *Mayring, Saup* 1990; *Tews* 1979). Der Verlust sozialer Interaktion, Kommunikation und Partizipation und die damit verbundenen Einbußen von sozialer *Kompetenz* und *Performanz* stellen für den alten Menschen gravierende «Depotenzierungen auf allen Ebenen» (*Petzold, Bubolz* 1976) dar, die sehr häufig massive psychische und psychosomatische Folgen in Form von Erkrankungen hat (*Häfner* 1986, 1989; *Mathes* 1986; *Petzold* 1994e). In der institutionellen Situation wirken sensorische, motorische, emotionale, kognitive und kommunikative Deprivationen pathogen genau wie Rollenfixierung (Patientenrolle), d. h. Rollenverlust (idem 1979k) und Vereinsamung trotz Personendichte (*Saup* 1984, 1990), denn «Einsamkeit macht krank» (*Eder* 1990; *Stöckler* 1990). Es ist so ein progredierendes Aufkommen und ein Chronifizieren von Negativaffekten (*Alteninitiativen* 1983; *Gössling* 1987) zu beobachten. Hinzu kommen schwerwiegende Netzwerkverluste und damit Verlust von «social support» (*Röhrle* 1994), Einbußen an Selbstbestimmtheit durch Verlust von Kontrollmöglichkeiten und Selbstwirksamkeit (*Bandura* 1977, 1989; *Flammer* 1990) – gerade in institutionellen Settings (*Saup* 1984) – und verhängnisvolle Stigmatisierungen alter Menschen und geriatrischer Institutionen (*Lehr* 1987; *Belardi* 1991; *Hohmeier, Pohl* 1978). Diesen Prozessen gilt es auf allen Ebenen entgegenzuwirken. Der Aufbau sozialer Netzwerke (*Röhrle* 1994) auf der Station, sozialer Kontakte in der Musiktherapiegruppe, sozialer Intimität in der Musikeinzeltherapie sind hier einige Möglichkeiten, die es zu nutzen gilt. Besonders der Verlust «bedeutsamer Bezugspersonen», z. B. Lebenspartner (*Fooken* 1990), wiegt schwer, sind sie doch für alte Menschen die wichtigsten «protektiven Faktoren» (*Petzold* et al. 1993). Derartige «close support figures» (*Levitt* et al. 1987), mit denen Beziehungen möglich werden, die Identität durch positive Attributionen (*Krampen* 1989) und damit die Gesundheit der Persönlichkeit gewährleisten und sichern (*Deusinger* 1990), Sinnerleben (*Dittmann, Kohli* 1990, 160) und Gefühle des Glücks und des Wohlbefindens (*Mayring* 1990) ermöglichen, sind an positive soziale Beziehungen gebunden.

Sozialer Kontakt, Begegnung, Beziehung, Bindung (*Orth, Petzold* 1993) wird durch gemeinsames musikalisches Erleben und Tun besonders gefördert. Muster prosodischer Kommunikation, wie sie zwischen Menschen von Säuglingszeiten an (*Papoušek, Papoušek, Bornstein* 1985; *Papoušek* 1994) für intime emotionale Relationen über die Lebensspanne hin charakteristisch sind (*Petzold* et al.1994) und auch im hohen Senium zum Tragen kommen (ibid. und *Petzold* 1990g), werden als therapeutische Heil- und Entwicklungsfaktoren (*Emde* 1995) gezielt in der Musiktherapie eingesetzt. Dabei kommt den mimisch-gestischen Komponenten der Interaktion, insbesondere den Blickdialogen (*Petzold* 1990e, 1992a, 770ff) besondere Bedeutung zu. Spiel und Gesang im Duo geschieht im Austausch von Blicken. Man sieht sich beim Spielen an, tauscht Blicke, ein Lächeln, man singt sich zu. Selbstversunkene Instrumentenzentrierung ist nicht angesagt. Die genetisch disponierten Muster des «intuitive parenting» (*Papoušek, Papoušek* 1987) werden gezielt in der musikalischen Interaktion aufgenommen. Wechselseitiges Grüßen, wie man es im «social referencing» findet (*Feinmann* 1985), wird in kleinen ritualisierten Responsorien eingeführt.

Trommelspiel an einer Trommel oder mit den Bongos (oder Glockenspielen, Bordunleiern usw.) einander gegenüber sitzend macht ein Dialogisieren möglich, in dem der unmittelbare affektive Austausch im Zentrum steht und ein «reciprocal reward system» (*Emde* 1980) zum Tragen kommt sowie das therapeutische Prinzip der «emotionalen Verfügbarkeit» (idem 1993) wirksam wird, das «dyadische Therapien» (*Petzold* 1992a, 651, 1993q) kennzeichnet. Die verbale Ermutigung beim Singen und Spielen ist in diesem gesamten Geschehen genauso wichtig wie der Austausch im Gespräch nach musikalischen und vokalen Sequenzen. Von da aus kann wieder ins Spiel übergegangen werden, etwa in den emotionsgetönten Austausch vermittels Blockakkorden.

Besonders in der Gruppenarbeit wird es Aufgabe der Therapeutin sein, musikalische *und* verbale Kommunikation zwischen den TeilnehmerInnen zu fördern. Auch hier sind Interaktionen zum Typus des «social referencing» einzuführen und zu bestärken. Der Blickkontakt, die mimische und verbale Bestätigung und Bekräftigung (etwa durch Zurufe) – man kann sie in jeder Jam-Session von ProfimusikerInnen beobachten – zwischen den TeilnehmerInnen fördert Kohäsion und den so wichtigen affektiven sozialen Austausch, der durch Instrumentenzentrierung und die Orientierung auf musikalische Kooperation beeinträchtigt werden kann. Deshalb muß die Musiktherapeutin darauf achten, daß diese zumeist sehr eingeschränkte PatientInnengruppe (was Konzentrations- und Kommunikationsfähigkeit anbelangt) nicht zu sehr durch die musikalische Aufgabe absorbiert ist. Vokalarbeit ist deshalb hier besonders angezeigt. Nicht nur das Singen bekannter und beliebter Lieder, sondern auch das «responsoriale» Spiel mit Tönen und Klängen – etwa der Aufbau eines Dreiklanges durch drei PatientInnen oder Untergruppen oder das Singen von kurzen Melodien mit häufigen Refrains erweisen sich als sehr ansprechend und kommunikationsschaffend. Die Kreativität und Improvisationsfreude der Musiktherapeutin sind hier wesentlich, weil gerade bei gerontopsychiatrischen PatientInnen das Prinzip der «emotionalen Ansteckung», des affektiven «attunements», der *Koaffektivität*, das die empirische Säuglingsforschung aber auch die Emotionspsychologie (*Stern* 1985; *Petzold* 1992b, 1993b) herausgearbeitet hat, zum Einsatz kommen muß, um das eingefrorene emotionale Repertoire zu mobilisieren. Damit ist auch ein Weg zur Förderung von Rollenflexibilität gebahnt – eine Fähigkeit, die ein Grundmoment sozialer und interaktiver Kompetenz (*Peukert* 1979) und Performanz (*Petzold* 1994a) darstellt und bei geriatrischen PatientInnen in der Regel sehr eingeschränkt ist (idem 1979k), ja überhaupt im Alter durch soziale Deprivation abzunehmen droht (*Petzold, Bubolz* 1976). Platzwechsel bei Wechselgesängen, Instrumententausch zur damit verbundenen Vermittlung unterschiedlicher vibrotaktiler Erfahrungen beim Gruppenmusizieren hat einen derartigen flexibilisierenden Effekt, der bei PatientInnen mit noch ausreichender kognitiver Kompetenz durch Rollentausch in thematischen «musikalischen Geschichten» (vom Typ «Peter und der Wolf»), die die Musiktherapeutin vorbereitet und einübt, oder einfachen Singspielen noch intensiviert werden kann.

3.4.1 Fallvignette – Förderung sozialer Kompetenz und Performanz

Zur Illustration eine Sequenz aus einer gerontopsychiatrischen Musiktherapie-Gruppenstunde mit z. Z. vier TeilnehmerInnen. Wir sitzen im Kreis, alle eine Trommel oder ein Tambourin vor sich und einen Schlegel in der Hand. Nach einer einstimmenden musikalisch-rhythmisch zentrierten Übungssequenz fordere ich die TeilnehmerInnen auf, doch ruhig einmal auf die Trommel des Nachbars oder der Nachbarin zu klopfen. Herr R., ein chronisch schizophrener Patient, der heute einen eher hohen Antrieb hat, nimmt diesen Impuls sofort auf und schlägt zweimal recht heftig auf die Bongos von Frau T., die ganz verdutzt erst ihn, dann mich anschaut. Ich realisiere erst jetzt, daß ich wieder einmal vergessen hatte, daß sie sehr schlecht hört und meine Aufforderung wahrscheinlich gar nicht verstanden hatte. (Ich nehme dies als Anstoß, meine Gegenübertragung zu reflektieren). Deshalb wiederhole ich also meine Aufforderung und blicke Frau T. dabei ermunternd an: «Schlagen sie doch auch einmal auf seine Trommel, Frau T.!» Als sie immer noch zögert, blinzle ich ihr nochmals bestätigend zu, worauf sie zu schmunzeln beginnt. Der Blickdialog hat zur Verständigung zwischen uns beigetragen. Überraschend kräftig klopft sie anschließend auf Herrn Rs. Tambourin, der lachend gleich noch einmal auf Frau Ts. Bongos schlägt. Der sonst sehr passiven, zurückgezogenen Frau T. gelingt es auf diese spielerische Weise, in eine andere Rolle zu schüpfen. Es erfolgt also vorübergehend eine Lockerung der Rollenfixierung. Das Hin-und-Her zwischen Herrn R. und Frau T. löst auch bei den anderen beiden Gruppenteilnehmern Heiterkeit aus (Gefühlsansteckung) und sie schauen lachend zu mir herüber. Die Tatsache übrigens, daß viele Äußerungen der PatientInnen (verbale oder mimische) sich zunächst an mich als Gruppenleiterin richten, ist ein Hinweis auf die eingeschränkte Interaktionsfähigkeit der Gruppenmitglieder untereinander. Es gilt deshalb, mit gezielten Interventionen und Spielanleitungen (z. B. Instrumententausch) die Interaktionen zwischen den TeilnehmerInnen in der Gruppe immer wieder zu fördern.

4 Schlußbemerkung

Zusammenfassend möchten wir zum Schluß folgendes festhalten: Vielleicht denken manche Leser, es wäre etwas wenig über Musik und etwas zu viel über Bewegung, Sozialverhalten, Kognition u. a. geschrieben worden. Es war uns aber wichtig aufzuzeigen, daß bei geriatrischen PatientInnen verbale und aktionale Ansätze mit vokalen und instrumentalen zusammenspielen müssen, weiterhin daß Musik und Musiktherapie in verschiedenen Bereichen und auf sehr verschiedenen Ebenen ansetzt und wirkt (sie wirkt auffordernd, stukturgebend, verbindend, kommunikativ, anregend usw.), daß dieses vielschichtige Wirken gerade bei dieser PatientInnengruppe und in diesem institutionellen Setting ganz besonders genutzt werden kann und genutzt werden muß, da alte Menschen in der Psychiatrie – und nicht nur dort – auf vielen Ebenen Verluste an Selbstwirksamkeit, Kontrollmöglichkeiten, Partizipation, Stimulierung, Gestaltungsräumen erleiden. Nur ein breit gefaßter, durch

Konzepte der gerontopsychologischen und sozialgerontologischen Theorie und Forschung abgesicherter musiktherapeutischer Ansatz macht in diesem Umfeld Sinn. Alleinige Orientierung an therpeutischen Theorien und musiktherapeutischen Praxeologien greift zu kurz.

Es wurden in dieser Arbeit keine «Rosinenfälle» vorgestellt, nicht nur, weil es solche vielleicht noch seltener gibt als in anderen Arbeitsfeldern, sondern auch um deutlich werden zu lassen, daß Arbeit mit gerontopsychiatrischen PatientInnen (und mit alten Menschen überhaupt) immer auch bedeutet, sich mit Stagnationen, Mißerfolgen oder gar Rückschritten auseinanderzusetzen. Abbau, Zerfall, Verluste, letztlich Tod sind die Themen, mit denen man beständig konfrontiert ist, die es auszuhalten gilt und für die es auf der zwischenmenschlichen Ebene, in der persönlichen Kommunikation mit den PatientInnen durchaus einen Ausgleich gibt, der diese Arbeit sinnvoll und lohnenswert macht.

Zusammenfassung

Vor dem Hintergrund gerontopsychologischer und sozialgerontologischer Konzepte und Forschungsergebnisse wird musiktherapeutische Arbeit in der Gerontopsychiatrie dargestellt und in ihren Wirkungsweisen begründet. Dabei kommt Perspektiven der «ökologischen Psychologie», stimulierungstheoretischen Modellen und Konzepten des «life-span developmental approach» im Rahmen der «Integrativen Therapie» für die Gerontotherapie besondere Bedeutung zu. Musiktherapeutisches Vorgehen wird in der übungszentriert-funktionalen und der erlebniszentriert-stimulierenden Modalität für folgende Bereiche vorgestellt: Mobilisierung von Leiblichkeit, von Emotionalität, von kognitiver Kompetenz sowie von sozialer Kompetenz und Performanz. Jeder Bereich wird durch musiktherapeutische Fallvignetten illustriert.

Summary

On the basis of concepts and research from psychological and social gerontology the practice of musictherapy in gerontopsychiatry is exposed with its rational for effectivity. Perspectives of « ecological psychology», stimulating theory and the «life-span develomental approach» in the framework of «Integrative Therapy» are emphasized with their particular relevance for gerontotherapy. Musictherapeutic procedures are described in the exercisecentered-functional modality and the experiencecentered-stimulating modality for the following areas of intervention: mobilisation of corporality, emotionality, cognitive competence, and social competence and performance. Each domain is illustrated by material from musictherapy sessions.

Literatur

Affolter, F., Wahrnehmung, Wirklichkeit und Sprache, Neckar-Verlag, Villingen-Schwenningen 1987.
Aldridge, D., Music therapy research I: A review of the medical research literature within a general context of music therapy research, *The Arts in Psychotherapy* 20 / 1(1993a) 11-35.
Aldridge, D., Music therapy research II: Research methods suitable for music therapy, *The Arts in Psychotherapy* 20 /2 (1993b)117-131.
Allen, D.M., Music therapy with geriatric patients, *British Journal of Music Therapy* 8 (1977) 2-6.
Alteninitiativen (Hrsg.), Morgens um sieben ist der Tag schon gelaufen. Der alltägliche Skandal im Pflegeheim, pädex-Verlag, Frankfurt 1883.
Ambühl, H.R., Psychotherapie im Lichte der Verwirklichung therapeutischer Heuristiken. Eine experimentelle Prozeßvergleichsstudie, unveröff. Dissertation, Psychologisches Institut der Universität Bern 1987.
Ayres,J., Lernstörung. Sensorisch-integrative Dysfunktionen, Springer, Heidelberg 1979.
Ayres,J., Bausteine der kindlichen Entwicklung, Springer, Heidelberg 1984.
Baltes, P.B., Lindenberger,U., On the range of cognitive plasticity in old age as a function of experience: 15 years of intervention research. *Behavioral Therapy* 19(1989)283-300.
Bandura, A., Lernen am Modell, Klett, Stuttgart 1976.
Bandura, A., Social foundations of thought and action: A social cognitive theory, Prentice-Hall, Englewood Cliffs 1986.
Bartlett, J.C., Snelus P., Lifespan memory for popular songs, *American Jounal of Psychology* 93 /3 (1980) 551-560.
Belardi, N., Die Stigmatisierung der Institution – Stigmatisierung durch die Istitution, *Gestalt und Integration* 1 (1991)72-77.
Beyer, A., Musiktherapie mit geriatrischen Patienten. Eine Pilotstudie zur quantifizierenden Bewertung des Therapieverlaufs mit Hilfe von Fremdbeurteilungsskalen. Inaugural-Dissertation zur Erlangung der medizinischen Doktorwürde, Berlin 1986.
Blanckenburg, A.v., Musiktherapie mit Senioren, Schulz-Kirchner, Idastein 1988.
Bloch,H., Bertenthal, B.I. (eds.), Sensory-motor organizations and development in infancy and early childhood, Kluwer Academic Publishers, Dordrecht 1990.
Borod, J.C., Goodglass, H., Lateralization of linguistic and melodic processing with age, *Neuropsychologia* 18 (1980) 79-83.
Botwinick,J., Cognitive processes in maturity and old age, Springer, New York 1977.
Brigth, R., Practical planning music therapy for the aged, Alfred Publishing, Australia 1981.
Bright, R., Musiktherapie in der Altenhilfe, G.Fischer, Stuttgart 1984.
Bright, R., Musictherapy and the dementias. Improving the quality of life, MO: MMB Music, St.Louis 1988.
Bruhn, H., Oerter, R., Rösing, H. (Hrsg), Musikpsychologie. Ein Handbuch, rororo, Reinbek 1993.
Bryant, W., Creative group work with confused elderly poeple: a development of sensory integration therapy 54/5 (1991) 187-192.
Bubolz, E., Methoden kreativer Therapie in einer integrativen Psychotherapie mit alten Menschen, in: *Petzold, Bubolz* (1979)343-383.
Bubolz, E., Bildung im Alter, Lambertus, Freiburg 1983.
Chappell,N., Orbach,H.L., Sozialisation im höheren Alter: Eine Meadsche Perspektive, in: *Petzold, Petzold* (1992)20-49.
Clair, A.A., The need for supervision to manage behavior in the elderly care home resindent and the implications for music therapy practice, *Music Therapy Perspectives* 8(1990)72-75.

Clair, A.A., Ethics and values in music therapy for persons who are elderly, *Activities, Adaption & Aging* 18/3-4 (1994)27-46.
Clair, A.A., Bernstein,B., A preliminary study of music therapy programming for severely regressed persons with Alzheimer's -type dementia, *Journal of Applied Gerontology* 9/3 (1990a)299-311.
Clair, A.A., Bernstein, B., A comparison of singing, vibrotactile and nonvibrotactile instrumental playing responses in severely regressed persons with dementia of the Alzheimer's type, *Journal of Music Therapy* 27/3 (1990)119-125.
Conquergood, D., Communication as performance: Dramaturgical dimensions of everyday life, in: *Sisco, J.I.*, The Jensen Lectures: Contemporary communication studies, University of Florida, Tampa 1983; repr. in: *Schweinsberg-Reichart* (1985)11-28.
Conway, M.A., Autobiographical memory. An introduction, Open University Press, Philadelphia 1990.
Czogalik, D., Bolay H.V., Boller, R., Otto, H., Das Integrative Musiktherapie-Dokumentationssystem IMDos: Zum Verbund von Forschung, Lehre und Behandlung im Berufsfeld Musiktherapie, *Musiktherapeutische Umschau* 16 (1995)108-125.
Darrough, G.P., Boswell, J., Older Adult Participants in Music: A Review of Related Literatur, *Bulletin of the Council for Research in Music Education* 111 (1992)25-34.
Dasler, J.van, Bewogen door beweging, Intro, Nijkerk 1994. S4
Depping, K., Die Musik in der Begleitung altersverwirrter Menschen, *Evangelische Impulse* 1 (1991)34-35.
Deusinger, I.M., Identität und Persönlichkeit im Alter, in: *Mayring, Saup* 1990, 201-216.
Dittmann-Kohli, F., Sinngebung im Alter, in: *Mayring, Saup* 1990, 145-166.
Dröes, R.M., In beweging, Krips Repro, Meppel 1991.
Eder, A., Risikofaktor Einsamkeit, Springer, Wien 1990.
Emde, R.N., Emotional availability: A reciprocal reward system for infants and parents with implications for prevention of psychological disorders, in: *Taylor, P.M.* (ed.), Parent-infant relationships, Grune & Stratton, New York (1980a)87-116.
Emde, R.N., Die endliche und die unendliche Entwicklung – Angeborene und motiveationale Faktoren aus der frühen Kindheit, in: *Petzold* 1993b, 277-345.
Emde, R.N., Die Aktivierung grundlegender Formen der Entwicklung: Emphatische Verfügbarkeit und therapeutisches Handeln, in: *Petzold* 1995, 219-252.
Engelkamp, J., Das menschliche Gedächtnis, Hogrefe, Göttingen 1990.
Evans, M.M., Rubio, P.A., Music: a diversionary therapy, *Todays OR Nurse* 16/4(1994)17-22.
Feinmann, S., Emotional expression, social referencing and preparedness for learning in infancy – Mother knows best, but sometimes I know better, in *Zivin, G.*(ed.), The development of expressive behavior: Biology-environment interactions, Academic Press, Orlando 1985.
Fitzgerald-Cloutier, M.L., The use of music therapy to decrease wandering: an alternative to restraints, *Music Therapy Perspectives* 11/1 (1993) 32-36.
Flammer, A., Entwicklungstheorien. Psychologische Theorien der menschlichen Entwicklung, Huber, Bern 1988.
Flammer, A., Erfahrung der eigenen Wirksamkeit. Einführung in die Psychologie der Kontrollmeinung, Huber, Bern 1990.
Fleischmann, U.M., Gedächtnis und Alter. Multivariate Analysen zum Gedächtnis alter Menschen, Huber, Bern 1989.
Fooken, I., Partnerverlust im Alter, in: *Mayring, Saup* 1990, 57-74.
Frohne, I., Rhythmik als therapeutisches Verfahren innerhalb der Musiktherapie, *Musik und Medizin* 6 (1976).
Frohne, I., Musiktherapie mit alten Menschen, in *Petzold, H., Bubolz, E.* 1979,383-394.

Frohne, I., Die Beziehung zu den Dingen neu entdecken, *Musik und Medizin* 7(1981)43-50.
Frohne, I., Das rhythmische Prinzip. Grundlagen, Formen und Möglichkeiten in Therapie und Pädagogik, Eres, Lilienthal/ Bremen 1981.
Frohne-Hagemann, I., Integrative Musiktherapie als psychotherapeutische, klinische und persönlichkeitsbildende Methode, in *Frohne-Hagemann* (1990)99-120.
Frohne-Hagemann, I., Musik und Gestalt. Klinische Musiktherapie als integrative Psychotherapie, Junfermann, Paderborn 1990.
Frohne-Hagemann, I., Integrative Musiktherapie als Form kreativer Therapie und symbolischen Ausdrucks, in: *Petzold, Orth* 1990,807-830.
Fuhrmann, R., Musik und Altenhilfe,in: *Finkel, K.*(Hrsg.), Handbuch Musik und Sozialpädagogik, Gustav Bosse Verlag, Regensburg 1979, 251-255.
Fuhrmann, R., Das Alzheimer- Schicksal meiner Frau: Lebend begraben im Bett?, Georg Thieme Verlag, Stuttgart 1990.
Funk, J.D., Some aspects of the development of music perception, Diss. Clark University 1977.
Garfield, S.L., Eclecticism and integration in psychotherapy, *Behavior Therapy* 5(1982)610-623.
Garfield, S.L., Eclectic Psychotherapy: A common factors approach, in: *Norcross, Goldfried* 1992,162-195
Geck, A., Die Bedeutung der Musik im Leben älterer Menschen, in: *Howe, J.* et al.(Hrsg.) Lehrbuch der psychologischen und sozialen Alternswissenschaften Bd.3, Asanger, Heidelberg 1991, 44-60.
Gembris, H., Fähigkeiten und Aktivitäten im Erwachsenenalter, in: *Bruhn* et al.1993, 316-329.
Gembris, H., Entwicklungspsychologie musikalischer Fähigkeiten, in: *Helms, Schneider, Weber* (Hrsg.), Kompendium der Musikpädagogik, Kassel (1995) 281-332.
Gembris, H., Musikalische Entwicklungspsychologie und ihre mögliche Bedeutung für die Musiktherapie, *Musiktherapeutische Umschau* 16/2 (1995) 93-107.
Gerdner, L.A., Swanson, E.A., Effects of individualized music on confused and agitated elderly patients, *Archives of Psychiatric Nursing* 7/5 (1993)284-291.
Gibbons, A.C., Popular music preferences of elderly poeple, *Journal of Music Therapy* 14/4 (1977) 180-189.
Gibbons, A.C., Musical Attitude Profil Scores in the elderly and their relationship to morale and selected other variables, Diss. University of Kansas 1979.
Gibbons, A.C., Primary Measures of Music Audiation scores in an institutionalized elderly population, *Journal of Music Therapy* 20/1 (1979a) 21-29.
Gibbons, A.C., Musical skill level self-evaluation in non-institutionalized elderly, *Activities, Adaption & Aging* 3/2 (1983b)61-67.
Gibson, J.J., The ecological approach to visual perception, Houghton-Mifflin, Boston 1979.
Gibson, E. J., Exploratory behavior in the development of perceiving, acting and the acquiring of knowledge, *Annual Rewiev of Psychology* (1988)1-41.
Gibson, E. J., Spelke, E., The development of perception, in: *Flavell, E., Markman, M.*(eds.), Handbook of child psychology,Vol III, cognitive development, Wiley, New York 1983, 1-76.
Gilbert, J.P., Beal, M.R.,Preferences of elderly individuals for selcted music educations experiences, *Journal of Research in Music Education* 30/4 (1982) 247-253.
Goffman, E., Stigma. Über Techniken zur Bewältigung beschädigter Identität, Suhrkamp, Frankfurt 1967
Goll, H., Heilpädagogische Musiktherapie, grundlegende Entwicklung eines ganzheitlich angelegten ökologisch-dialogischen Theorie-Entwurfs, ausgehend von Judendlichen und Erwachsenen mit schwerer geistiger Behinderung, Peter Lang, Frankfurt 1993.
Gössling, S., Mehr Lebensqualität für Heimbewohner. *Evangelische Impulse* 9(1987)11-14.
Grawe, K., Heuristische Psychotherapie. Eine schematheoretisch fundierte Konzeption des Psychotherapieprozesses, *Intgrative Therapie* 4(1988a)309-325.

Grawe, K., Donati, R., Bernauer,P., Psychotherapie im Wandel. Von der Konfession zur Profession, Hogrefe, Göttingen 1994.
Greenwald, M.A., Vocal Range Assessment of Geriatric Clients, *Journal of Music Therapy* 16/4 (1979)172-179.
Groene, R.W., Effectiveness of music therapy 1:1 with individuals having senile dementia of the Alzheimer´s type, *Journal of Music Therapy* 30/3 (1993) 138-157.
Grümme, R., Grenzen des therapeutischen Singens mit dementiell Erkrankten, *Musik-, Tanz- und Kunsttherapie* 6 (1995) 65-71.
Haardt, A.M., Klemm, H., Musiktherapie- Selbsterfahrung durch Musik, Heinrichshofen´s Verlag, Wilhelmshaven 1982.
Häfner, H., Psychische Gesundheit im Alter, Fischer, Stuttgart 1986.
Häfner, H., Psychiatrische Aspekte: Epidemiologie und Klinik, in: *Karl, F., Tokarski, W.* (Hrsg.) Die «neuen» Alten. *Kasseler Gerontologische Schriften* 6. Kassel, Gesamthochschulbibliothek (1989) 100-125.
Hanser, S., Thompson, L., Effects of a music therapy strategy on depressed older adults, *Journal of Gerontology* 49/ 6 (1994)265-269.
Hargreaves, D.J., The developmental psychology of music, Cambridge University Press, Cambridge 1986.
Harms, H., Dreischulte, G.,Musik erleben und gestalten mit alten Menschen, Gustav Fischer Verlag, Stuttgart 1995.
Heaney, Ch. J., Evaluation of music therapy and other treatment modalities in adult psychiatric patients, *Journal of Music Therapy* 29/2 (1992) 70-86.
Heigl-Evers, A., Helas, I., Vollmer, H.C. (Hrsg.), Suchttherapie, Vandenhoeck & Ruprecht, Göttingen 1991.
Hirsch, R., Psychotherapie im Alter, Huber, Bern 1990.
Hirsch, R., «Lernen ist immer möglich»- Verhaltenstherapie mit Älteren, Reinhardt, München 1991.
Hirsch, R., Schneider, H.K., Psychopharmaka und Psychotherapie im Alter, in: *Hirsch, R.,* (Hrsg.) Psychotherapie im Alter, Huber, Bern 1990.
Hohmann, C., Mit der Stimme Gefühle wecken. Methoden der Musiktherapie in der Geriatrie, *Heim und Pflege* 24/12 (1993)460-461.
Hohmeier, J., Pohl, H.-J., Alter als Stigma, Suhrkamp, Frankfurt 1987.
Izard, C.E.(ed.), Emotion in personality and psychopathology, Plenum Press, New York 1979.
Izard, C.E., Facial expressions and the regulation of emotions, *Journal of Personality and Social Psychology* 3(1990)487-498.
Jochims, S., Depression im Alter. Ein Beitrag der Musiktherapie zur Trauerarbeit, *Zeitschrift für Gerontologie* 25/6 (1992)391-396.
Jochims, S., Stationäre Kurzzeitpsychotherapie am Beispiel der Depression im Alter, *Musiktherapeutische Umschau* 14/2 (1993) 115-125.
Junge, F., Musiktherapie und Tanzen im Seniorenheim, in: *Kosellek, I. & Kosellek, R.* et al.(Hrsg.), Tanz als ganzheitliches Therapieangebot. Praxiserfahrungen und Grundlagen, Pflaum Verlag, München 1993, 170-180.
Kartman, L.L., Fun and entertainment: One aspect of making meaningful music for the elderly, *Activities, Adaptation & Aging* 14/4 (1990)39-44.
Kemper, J., Alternde und ihre jüngeren Helfer, Reinhardt, München 1990.
Kemser,J., Musik und Gerontagogik. Empirische Untersuchungen zur musikalischen Kommunikation älterer Menschen in freien Altenheimen, Diss. Univers.Hamburg 1976.
Kemser, J., Überlegungen zu einer musikbezogenen Gerontagogik, *Musik und Kommunikation* 3(1979)9-14.
Kipp, J., Jüngling, G., Verstehender Umgang mit alten Menschen, Springer, Berlin 1991.
Knopf, M., Gedächtnis im Alter, Springer, Heidelberg 1987.

Krampen, G., Diagnostik von Attributionen und Kontrollüberzeugungen, Hogrefe, Göttingen 1989

Krauss, B., Epidemiologie, in: *Kisker, K.P.* et al.(Hrsg.) Psychiatrie der Gegenwart,3.Aufl.,Bd 8 Alterspsychiatrie, Springer, Berlin (1989)59-84.

Kruse, A., Psychotherapie bei chronischen Krankheiten im Alter. Überblick über empirische und theoretische Beiträge, in: *Speidel, H., Strauß, B.*(Hrsg.), Zukunftsaufgaben der psychosomatischen Medizin, Springer, Berlin 1989,12-36.

Kugler, P.N., Turvey, M.T., Information, natural law, and the self-assembly of rhythmic movement, Erlbaum, Hillsdale 1987.

Latz, I., Musik im Leben älterer Menschen. Singen und Musikzieren – Spielanleitungen – Klangerlebnisse, Dümmler 1992.

Lawton, M.P., The well-being and mental health of the aged, in: *Field, T.*(ed.), Rewiev of Human Development, Wiley, New York 1982,614-628.

Lehr,U., Altern bis zum Jahr 2000 und danach – Die Herausforderung der Zukunft, in *Lehr,U.*, (Hrsg.)Altern- Tatsachen und Perspektiven, Bouvier, Bonn 1983.

Lehr, U., Psychologie des Alterns, Quelle & Mayer, Heidelberg 6.Aufl.1987.

Lehr,U., Thomae, H., Formen seelischen Alterns. Ergebnisse der Bonner Gerontologischen Längsschnittstudie (BOLSA), Enke, Stuttgart 1987.

Levitt, M.J., Cherie, Clark, M., Rotton, J., Finley, G.E., Social support, percieved controll, and well-being: A study of a environmentally stressed population, *International Journal of Aging and Human Development* 25 (1978)247-258.

Lewin, K., Vorsatz, Wille und Bedürfnis, *Psychologische Forschung* 7(1926)330-385.

Lipe, A.W., Using music therapy to enhance the qualitiy of life in a client with Alzheimer´s dementia: A case study, *Music Therapy Perspectives* 9 (1991)102-105.

Litowtschenko, S.W., Maschek, J.A., Satschuk, N.N., Rewutskaja, S.G., Möglichkeiten und Bedingungen der Unterrichtung älterer und alter Menschen. Ein Bericht aus der UdSSR, in: *Petzold, Bubolz* 1976, 145-197.

Lohse-Blohm, U., Brücke zu Kindheit und Jugend – Lied und Stimme in der Geriatrie, *Musiktherapeutische Umschau* 11(1990)141-143.

Mack, L.S., Self-concept and musical achievment in the adult learner, Diss. University of Illinois at Urbana Champaign 1982.

Malatesta, C.Z., Izard, C.E., Emotion in adult development, Sage, Beverly Hills 1984.

Maler, T., Altenarbeit mit musikalisch orientierten Medien – sozialtherapeutische Gruppenspiele im Seniorenheim, in: *Finkel, K.* (Hrsg.), Handbuch Musik und Sozialpädagogik, Gustav Bosse Verlag, Regensburg 1979, 257-263.

Mathes, K., Krankmachende Lebens- und Arbeitsbedingungen im Altenpflegeheim. *Theorie und Praxis der sozialen Arbeit* 37(1986)249-254.

Mayring, Ph., Subjektives Wohlbefinden im Alter. Stand der Forschung und theoretische Weiterentwicklung, *Zeitschrift für Gerontologie* 20(1987)367-376.

Mayring, Ph., Glück und Wohlbefinden in Alter, in *Mayring,Saup* 1990, 167-184.

Mayring, Ph., Saup, W., Entwicklungsprozesse im Alter, Kohlhammer, Stuttgart 1990.

May, S.H. van der, Integrative Bewegungstherapie als Verbindung funktionaler und psychomotorischer Behandlung bei seniler Demenz in der Psychogeriatrie, Teil 1I, ^*Integrative Bewegungstherapie* 1 (1993)3-9, Teil 2, *Integrative Bewegungstherapie* 2 (1993)33-41.

McCloskey, L.J., The silent heart sings. Special issue: Counseling and therapy for elders, *Generations* 14/1 (1980)63-65.

Moore, R.S., Staum, M.J., Brotons, M., Music preferences of the elderly: Repertoire, vocal ranges, tempos and accompainments for Singing, *Journal of Music Therapy* XXXIX 4 (1992)236-252.

Müller, C., Psychische Erkrankungen, ihr Verlauf und ihre Beeinflussung durch das Alter, Huber, Bern 1981.

Müller, C., Psychotherapie in der Alterspsychiatrie, in: *Helmchen, Linden, Rüdiger* (Hrsg.) Psychotherapie in der Psychiatrie, Springer, Berlin 1982,298-302.
Müller-Schwartz, A., Musiktherapie mit Demenzkranken, in: *Hirsch, R.D.* (Hrsg.),Psychotherapie bei Demenzen, Steinkopf, Darmstadt (1994)159-166.
Muhl, C., Ausdruck und Würde – Musiktherapie mit alten Menschen, Graduierungsarbeit am Fritz Perls Institut, Düsseldorf 1994.
Musiktherapie mit alten Menschen, Erinnerung wecken an eine glückliche Spanne Zeit, VHS-Kassette,Altenpflege: Aus- und Fortbildung durch Video, Vincentz Verlag, Hannover 1993.
Muthesius, D., «Denkt man doch im Silberhaar gern` vergang´ner Zeiten». Gruppensingtherapie in der Gerontopsychiatrie, *Musiktherapeutische Umschau* 11(1990a)132-140.
Muthesius, D., Musik ist Träger von Erinnerungen, *Altenpflege* 15/12(1990b)727-730.
Muthesius, D., Musiktherapeutische Ansätze für die Arbeit mit dementiell erkrankten Menschen, in: *Berghaus, H.C., Sievert, U.,* Behinderung im Alter – Kommunikation (1993a)119-122, 2.Fachtagung der Heilpädagogischen Fakultät der Universität zu Köln vom 23.-24.November 1992. Kuratorium deutsche Altershilfe, Köln 1993a.
Muthesius, D., Ansätze der Musiktherapie mit Altersdementen, *Praxis der Psychomotorik* 18/1 (1993b) 22-28.
Myers, D.E., An investigation of the relationship between age and music learning in adults, Diss. University of Michigan 1986.
Norcross, J.C., Goldfried, M.R., Handbook of psychotherapy integration, Basic Books, New York 1992.
Orff, G., Die Orff-Musiktherapie.Aktive Förderung der Entwicklung des Kindes, Kindler, München 1974.
Orth, I., Petzold, H.G., Zur «Anthropologie des schöpferischen Menschen», 1993c, in: *Petzold, Sieper* (1993a)93-117.
Osten, P., Die Anamnese in der Psychotherapie, Ernst Reinhardt Verlag, München 1995.
Österreich, K., Partnerschaft und Sexualität im Alter, *Psycho* 7 (1981)331-332.
Österreich, K., Psychiatrie des Alterns, Quelle & Meyer, Heidelberg 1975.
Papoušek, H., Papoušek, M., Intuitive parenting: a dialectic counterpart to the infants integrative competence, in: *Osofsky* (1987)669-720.
Papoušek, H., Papoušek, M., Bornstein, M.H., The naturalistic vocal environment in young infants: On the significance of homogenitiy and variabilitiy in parental speech, in: *Field, T., Fox, N.A.* (eds.), Sociacl perception in infants, Ablex Publication, Norwood 1985.
Papoušek, M., Vom ersten Schrei zum ersten Wort. Anfänge der Sprachentwicklung in der vorsprachlichen Kommunikation, Huber, Bern 1994a.
Papoušek, M., Melodies in caregivers´ speech: a species-specific guidance towards language, *Early Development and Parenting* 1 (1994b)5-18.
Perlmutter, M., Mitchel, D.B., The appearance and disappearance of age-related deficits in adult memory, in: *Craik,F., Trehub, S.*(eds.), Aging and cognitive processes, Plenum, New York (1983)127-144.
Petzold, H.G., Zur Rolle der Musik in der Integrativen Bewegungstherapie, *Zeitschrift für humanistische Psychologie* 1 (1979g).
Petzold, H.G., Psychodrama- Therapie. Dissertation. Pholisophische Fak. Univers. Frankfurt. Institut für Heil- und Sonderpädagogik 1979k, Junfermann, Paderborn 1985, 2. Aufl.
Petzold, H.G., Die inhumane Situation alter Menschen und die Humanisierung des Alters, *Zeitschrift für Humanistische Psychologie* 3/4(1979l) 54-63.
Petzold, H.G., Wohnkollektive- eine Alternative für die Arbeit mit alten Menschen, in: *Petzold, Vormann* 1980,250-282.
Petzold, H.G., Die Rolle des Therapeuten und die therapeutische Beziehung in der integrativen Therapie, in:*Petzold, H.G.,* Die Rolle des Therapeuten und die therapeutische Beziehung, Junfermann, Paderborn 1980, 223-290.

Petzold, H.G., Mit alten Menschen arbeiten, Pfeiffer, München 1985a.
Petzold, H.G., Bewegung ist Leben – körperliche Gesundheit, Wohlbefinden und Lebensfreude im Alter durch integrative Bewegungstherapie, Tanztherapie und Isodynamik, in: *Petzold* 1985a, 428-466.
Petzold, H.G., Über die Bedeutung der Lebesbilanz im Umgang mit alten Menschen und Sterbenden, *Ärztliche Praxis und Psychotherapie* 5-6(1986f)3-10.
Petzold, H.G., Integrative Bewegungs- und Leibtherapie. Ausgewählte Werke 2 Bde., Junfermann, Paderborn 1988n.
Petzold, H.G., Entwicklung in der Lebensspanne und Pathogenese, Vortragsreihe auf der Tagung «Bewegungstherapie und Psychomotorik» 22.-23.11.1990 an der Freien Universität Amsterdam, 1990e, erw. in *Petzold* (1992a)649-775.
Petzold, H.G., Nonverbale Interaktion mit Hochbetagten und Sterbenden, Vortrag auf dem Studientag von Pro Senectute Österreich, 7.12.1990, Batschuns, Vorarlberg 1990g.
Petzold, H.G., Die Behandlung alter Menschen durch Integrative Tanz- und Bewegungstherapie in der Arbeit mit alten Menschen, in: *Willke,E., Hölter, G., Petzold, H.G.,* Tanztherapie – Theorie und Praxis. Ein Handbuch. Junfermann, Paderborn 1991h,413-446.
Petzold, H.G., Zeit, Zeitqualitäten, Identitätsarbeit und biographische Narration – Chronosophische Überlegungen (1991o), in: *Petzold* (1992a)333-395.
Petzold, H.G., Integrative Therapie. Ausgewählte Werke Bd.II,2 Klinische Theorie, Junfermann, Paderborn 1992a.
Petzold, H.G., Konzepte zu einer integrativen Emotionstheorie und zur emotionalen Differenzierungsarbeit als Thymopraktik (1992b), in: *Petzold* (1992a)789-870.
Petzold, H.G., Integrative Therapie. Ausgewählte Werke Bd.II,3: Klinische Praxeologie, Junfermann, Paderborn 1992a.
Petzold,H.G., Die Wiederentdeckung der Gefühls. Emotionen in der Psychotherapie und der menschlichen Entwicklung, Junfermann, Paderborn 1993b.
Petzold,H.G., Frühe Schädigungen – späte Folgen? – Psychotherapie und Babyforschung, Bd.I, Junfermann, Paderborn 1993c.
Petzold, H.G., Integrative fokale Kurzzeittherapie (IFK) und Fokaldiagnostik – Prinzipien, Methoden, Techniken (1993q), in: *Petzold, Sieper* (1993a)267-340.
Petzold, H.G., Integratieve lichaams- en bewegimgstherapie, *Bewegen & Hulpverlening* 1 (1993q)60-67.
Petzold, H.G., Mehrperspektivität – ein Metakonzept für die Modellpluralität, konnektivierende Theorienbildung und für sozialinterventives Handeln in der Integrativen Supervision, *Gestalt und Integration* 2 (1994a).
Petzold, H.G., Psychotherapie mit alten Menschen – die «social network perspective» als Grundlage integrativer Intervention, Vortrag auf der Fachtagung «Behinderung im Alter» am 22./23.11.in Köln, in: *Berhaus, H.C., Sievert, U.* (Hrsg.), Behinderung im Alter, Kuratorium Deutsche Altershilfe, Köln1994e, 68-117.
Petzold, H-G., Beek, Y. van, Hoek,A.-M. van der, Grundlagen und Grundmuster «intimer Kommunikation und Interaktion» – «Intuitive Parenting» und «Sensitive Caregiving» von der Säuglingszeit über die Lebensspanne, 1994a, in: *Petzold* 1994j, 491-645.
Petzold, H.G., Berger, A., Integrative Bewegungstherapie und Bewegungserziehung in der Arbeit mit alten Menschen. *Integrative Therapie* 3/4(1978b)249-271;erw. in: *Petzold, Bubolz* (1979).
Petzold, H.G., Bubolz, E. (Hrsg.), Bildungsarbeit mit alten Menschen. Klett, Stuttgart 1976.
Petzold, H.G., Bubolz, E., Psychotherapie mit alten Menschen, Junfermann, Paderborn 1979.
Petzold, H.G., Goffin, J.J.M., Oudhoff, J., Protektive Faktoren und Prozesse – die «positive» Perspektive in der longitudinalen «klinischen Entwicklungspsychologie» und ihre Umsetzung in die Praxis der Integrativen Therapie, in: *Petzold, Sieper* (1993).
Petzold, H.G., Orth, I., Die neuen Kreativitätstherapien. Handbuch der Kunsttherapie, 2 Bde., Junfermann, Paderborn 1990.

Petzold, H.G., Orth, I., Kreative Persönlichkeitsdiagnostik durch «mediengestützte Techniken» in der Integrativen Therapie und Beratung, *Integrative Therapie* 4(1994a) 340-391.

Petzold, H.G., Lemke, J., Rodriguez-Petzold, F., Feldentwicklung und supervisorisches Lernen – Überlegungen zur Weiterbildung von Lehrsupervisoren aus Integrativer Perspektive: Kontext, Ziele, Qualitätsprofil, didaktische Konzeption, 1994b, *Gestalt und Integration* 1 (1995) 298-345.

Petzold, H.G., Petzold, Ch., Integrative Arbeit mit alten Menschen und Sterbenden – Gerontotherapeutische und nootherapeutische Perspektiven in der Weiterbildungspraxis, in: *Petzold, Sieper* 1993, 633-646.

Petzold, H.G., Petzold, Ch., Lebenswelten alter Menschen, Vincentz Verlag, Hannover 1991a.

Petzold, H.G., Sieper, J., Integration und Kreation, 2 Bde., Junfermann, Paderborn 1993, 1995, 2.Aufl.

Petzold, H.G., Thomas, G., Integrative Suchttherapie und Supervision, FPI Publikationen, Düsseldorf 1995.

Petzold, H.G., Vormann, G. (Hrsg.), Therapeutische Wohngemeinschaften, Erfahrungen – Modelle – Supervision, Pfeiffer, München 1980.

Peukert, U., Interaktive Kompetenz und Identiät, Pathmos, Düsseldorf 1979.

Pribram, K.H., Hologramme im Gehirn, *Psychologie Heute* 10(1979)33-42.

Prickett, C.A., Moore, R.S., The use of music to aid memory of Alzheimer´s patients, *Journal of Music Therapy* 28/2 (1991) 101-110.

Puglisi, J.Th., Age related slowing in memory search for three-dimensional objects, *Journal of Gerontology* 41(1986)72-78.

Radebold, H., Sozialtherapie mit alten Menschen, in: *Petzold, Bubolz* 1979.

Radebold, H., Alterspsychotherapie in der Bundesrepublik Deutschland – Bestandsaufnahme und Perspektiven, in: *Hirsch* (1990).

Radebold, H., Psychodynamik und Psychotherapie Älterer, Springer, Berlin 1992

Radebold, H., Bechtler, H., Pina, I., Psychosoziale Arbeit mit älteren Menschen, Lambertus, Freiburg 1973

Riegler, J., Comparison of a reality orientation program for geriatric patients with and without music, *Journal of Music Therapy* 17 (1980) 57-66.

Riegler-Wolfe, J., The use of music in a group sensory training program for regressed geriatric patients, *Activities, Adaptation & Aging* 4 (1983) 49-62.

Röhrle, B., Soziale Netzwerke und soziale Unterstützung, Beltz, Weinheim 1994.

Rosling, L.K., Kitchen, J., Music and drawing with institutionalized elderly. Miniconference in Music and Geriatrics 1990, *Activities, Adaptation & Aging* 17/2 (1992)27-38.

Rudinger, G., Intelligenzentwicklung unter unterschiedlichen sozialen Bedingungen, in: *Lehr, U., Thomae, H.* 1987,57-65.

Ryff, C.D., The subjective construction of self and society: An agenda for the life-span research, in: *Marshall, V.W.*, Later life. The social psychology of aging, Sage, Beverly Hills 1986,33-74.

Salatoff, R.T., Vocal aging: medical considerations inprofessional voice users, *Medical Problems of Performing Artists* 7/1 (1992).

Salvesbergh, G.J.P., Pijpers, R., De perceptie-actie koppeling vanuit een ontwikkelingsperspectief: een ecologische benadering, *Tijdschrift voor Ontwikkelingspsychologie* 1 (1992) 31-54.

Sarason, I.G., Sarason, B.R., Social support: Theory, research and applications, Nijhoff, Dordrecht 1985

Saup, W., Übersiedlung ins Altenheim, Beltz, Weinheim 1984.

Saup, W., Übersiedlung und Aufenthalt im Alten- und Pflegeheim, in: *Mayring, Saup* (1990)75-104.

Saup, W., Konstruktives Altern, Hogrefe, Göttingen 1991.

Saup, W., Alter und Umwelt – Eine Einführung in die ökologische Gerontologie, Kohlhammer, Stuttgart 1993.

Schaie, K.W., The Seattle Longitudinal Study: A 21-year exploration of psychometric intelligence in adulthood, in: *Schaie, K.W.* (ed.), Longitudinal studies of adult psychological development, Guilford Press, New York (1983)
Schaie, K.W., Gribbin, K., The impact of environmental complexity upon adult cognitive development, *International Society of Behavioral Development*, Guilford, GB 1975.
Scheu, F., Das erste und das letzte Instrument – Zur Bedeutung der Stimme im Altenheim, *Musiktheapeutische Umschau* 11 (1990)144-146.
Schnaufer-Kraak, M., Brücke zum eigenen Wesen. Integrative Musiktherapie mit pflegebedürftigen Menschen, *Altenpflege* 6 (1994)366-372.
Schmidt, R.C., Carello, C., Turvey, M.T., Phase transitions and critical fluctuations in the visual coordination of rhythmic movements between poeple, *J. Exper. Psychol. Human Percept. Perform.* 16 (1990)227-247.
Schmidt, R.C., Christenson, N., Carello, C., Baron, R., Effects of social and physical variables on between-person visual coordination, *Ecol. Psychol.* 6 (1994) 159-184.
Schroeder, W., Stationäre Musiktherapie in einem integrativen Behandlungskonzept für Patienten einer psychotherapeutischen/ psychosomatischen Abteilung, Vortrag, gehalten auf der Tagung «Was wirkt in der Musiktherapie», 7.-9. 10. 1994 Zürich.
Schroeder, W., Musik – Spiegel der Seele, Junfermann, Paderborn 1995.
Schuster.M., Gedächtnisentwicklung im Alter, in: *Mayring, Saup* 1990, 125-145.
Schwabe, C., Musiktherapie in der geriatrischen Rehabilitation, *Zeitschrift für die gesamte Hygiene und ihre Grenzgebiete* 12 (1981) 937-940.
Schwabe, C., Aktive Gruppenmusiktherapie für erwachsene Patienten, Georg Thieme Verlag, Leipzig 1991.
Schwarz, A.N., Planning micro-environments for the aged, in *Woodruff, D.S., Birren, J.,*(eds.) Aging. Scientific perspectives and social issues, van Nostrand, New York 1975,279-294.
Schwarzer, G., Entwicklung der Melodiewahrnehmung. Analytische und holistische Prozesse, Asanger, Heidelberg 1994.
Schweinsberg-Reichart, I., Performanz, Scriptor, Frankfurt 1985.
Segal, R., Helping older mentally retarded persons expand their socialization skills through the use of expressive therapies: Special issue: Activities with developmentally disabled elderly and older adults, *Activities, Adaptation & Aging* 15, 1-2 (1990)99-109.
Shapiro, A., A pilot program in music therapy with residents of a home for the aged, *Gerontology* 9 (1969)128-133.
Smeijsters,H., Musiktherapie als Psychotherapie, Fischer, Stuttgart 1994.
Smeijsters, H., Die therapeutische Wirkung der Ergebnisse der Forschung, Vortrag, gehalten an der Tagung «Was wirkt in der Musiktherapie», Zürich 1994 (dieses Buch S. 23)
Smeijsters, H., Rogers, P., European music therapy research register, Werkgroep Onderzoek Musiektherapie NVKT, Utrecht 1993.
Smith, D.,S., Therapeutic treatments effectiveness as documented in the gerontology literature: Implications for music therapy, *Music Therapy Perspectives* 8 (1990)36-40.
Smith, D.S., The effect of enhanced higher frequencies on the musical preferences of older adults, *Journal of Musictherapy* 25/2 (1988) 62-72.
Smith, D.S., A comparison of group performance and song familiarity on cued recall tasks with older adults, *Journal of Music Therapy* 28/1 (1991)2-13.
Smith, D.S., Lipe, A.W., Music therapy practices in gerontology, *Journal of Music Therapy* 28/4 (1991)193-210.
Sohn, W.,Trüstedt, D., Musikarbeit im Altenzentrum Dornstadt und die Musik als Geschenk; in: Herrlen-Pelzer, S., Sponholz, G., Baitsch, H. (Hrsg.), Musik in Prävention und Therapie. Bericht über ein Projekt an der Universität Ulm, Armin Vaas Verlag, Langenau-Ulm 1991,169-174.
Steen, M.P., van der, Vermeer,A., Competentie en bewegingsbeinvlouding, *Bewegen & Hulpverlening* 2(1987)92-111.

Stern, D.N., The interpersonal world of the infant, Basic Books, New York 1985.
Stern, D.N., Diary of a baby, Basic Books, New York 1990.
Sternberg, R.J., Toward a triarchic theory of human intelligence. *The Behavioral and Brain Science* 7(1984)269-315.
Stöckler, M., Einsamkeit macht krank, Grad.-Arbeit, Fritz Perls Institut, Düsseldorf 1990.
Stratton, V.N., Zalanowski, A.H., The effects of music and paintings on mood, *Journal of Music Therapy* XXVI 1 (1989) 30-41.
Strobel, W., Huppmann, G., Musiktherapie. Grundlagen,Formen, Möglichkeiten, Verlag für Psychologie, Hogrefe, Göttingen 1978.
Suden-Weickmann, A. (Hrsg.) Physiotherapie in der Geriatrie. Grundlagen und Praxis, Pflaum, München 1993.
Summers, S., Musiktherapie: Entwicklung von mehr Lebensqualität, *Geriatrie Praxis* 12 (1990) 56-59.
Summers, S., Musiktherpie in der Gerontopsychiatrie, *Pflegen ambulant,* 4/3(1993)28-29.
Tews, H.P., Soziologie des Alterns, Quelle & Mayer, Heidelberg 1979.
Thelen, E., Coupling perception and action in the development of skill: a dynamic approach,in: *Bloch, Bertenthal* 1990,39-56.
Thomae, H., Alternsstile und Alternsschicksale. Ein Beitrag zur differentiellen Gerontologie, Huber, Bern 1983.
Thomae, H., Das Individuum und seine Welt, Verlag für Psychologie, Hogrefe, Göttingen 1968; 2.neu bearbeitete Aufl. 1988.
Vogelsänger, S., Musik mit älteren Menschen als sozialpädagogische Aufgabe, *Musik und Bildung* 10(1984)655-664.
Wan, T. T. H., Well-being for the elderly. Primary preventive strategies, Lexington Books,Mass, Lexington 1985.
Warren, W.H., The perception-action coupling, in: *Bloch, Bertenthal* (1990)23-37.
Whiting, H.T.A., Human motor actions: Bernstein reassessed, North-Holland, Amsterdam 1984.
Zarit, S.H., Affective correlates of self-reports about memory of older poeple, *International Journey of behavioral Geri atrics* 1(1982)25-34.
Zwerling, I., Die Therapien der «kreativen Künste» als Formen der Psychotherapie, in: *Petzlold, Orth* 1990, 63-72.

Integrative Musiktherapie – eine Ausbildung mit klinischer, ästhetischer und psychotherapeutischer Schwerpunktbildung

Hilarion Petzold, Düsseldorf/Amsterdam

1. Entwicklungen und Aspekte des Kontextes

Das Feld der Musiktherapie hat sich in den vergangenen dreißig Jahren durch verschiedene Schwerpunktbildungen differenziert (*Smeijsters* 1994). Neben heilpädagogischen Orientierungen (*Nordoff, Robbins* 1986), Schulen mit psychoanalytischer Ausrichtung (*Priestley* 1983; *Loos* 1986), Ansätzen, die sich an Verfahren der Humanistischen Psychologie (*Hegi* 1986) ausrichten, gibt es seit Mitte der 70er Jahre Bemühungen, eine «Integrative Musiktherapie» zu entwickeln (*Canacakis-Canàs* 1975; *Frohne* 1976, *Petzold, Frohne* et al. 1983). Diese Initiative geht einher mit den Bemühungen in der Psychotherapie, zu schulenübergreifenden Modellen zu finden (*Bastine* 1975; *Strotzka* 1978; *Petzold* 1974k), die zu einer Bewegung heranwuchs, welche heute als das «neue Integrationsparadigma» (idem 1992g, 1994g) bezeichnet wird, «an idea whose time has come» (*Castonguay, Goldfried* 1994). Statt der Schulengebundenheit wird in der modernen Psychotherapie zunehmend eine «allgemeine Psychotherapie» (*Grawe* et al. 1994) gefordert. Es werden integrative Modelle favorisiert (*Norcross, Goldfried* 1992; *Stricker, Gold* 1993). In der Aufbruchbewegung des Integrationsparadigmas Mitte der siebziger Jahre begannen TherapeutInnen des «Fritz Perls Instituts», die eine integrativ orientierte, psychotherapeutische Ausbildung hatten und einen musikalischen Hintergrund, sich gezielt um die Erarbeitung der «Integrativen Musiktherapie» zu bemühen. Dr. phil. Jorgos Canacakis-Canàs, Gestalttherapeut, Sänger und Diplom-Psychologe, Dr. phil. Isabelle Frohne, Dozentin an der Musikhochschule Hamburg, Prof. Dr. med. Wolfgang Schröder, Psychiater und Musiker, Dr. phil. Irmtraud Tarr, Konzertorganistin und Heilpädagogin u. a. seien hier genannt. Nach Jahren klinisch-praktischer Erprobung konnte 1982 ein erster «Entwurf eines Curriculums zur berufsbegleitenden, tiefenpsychologischen Aus- und Weiterbildung zum klinischen Musiktherapeuten» veröffentlicht werden (*Integrative Therapie* 4/1982), und im Juli des gleichen Jahres wurde der «Berufsverband klinischer Musiktherapeuten in der BRD e. V.» (BKM) unter dem Vorsitz von Dr. I. Frohne gegründet, der Mitglied im «Dachverband der Kunst- und Kreativitätstherapeuten e. V.» (DGKT) in Deutschland wurde und heute mit der zweiten deutschen musiktherapeutischen Gruppierung, dem «Deutschen Berufsverband für Musiktherapeuten in der BRD e. V.» (DBVM) kooperiert.

Inzwischen haben diese Bemühungen sowohl im Bereich klinischer Praxis als auch in der Umsetzung eines Ausbildungskonzeptes einen hohen Grad an Prägnanz erreicht. Am Fritz Perls Klinikum, Hardtwaldkliniken Zwesten, wurden unter Leitung von Prof. Dr. med. Wolfgang Schröder Integrative Musiktherapie in der Arbeit mit psychisch kranken bzw. schwerkranken Menschen, umfassende klinische Erfahrungen gesammelt (*Schröder* 1995). Prof. Schröder wurde von der Ärztekammer Hessen für die Weiterbildung in klinischer Musiktherapie ermächtigt – ein wichtiger Schritt für die Etablierung der Musiktherapie im ärztlichen Feld. An der «Europäischen Akademie für psychosoziale Gesundheit», staatlich anerkannte Einrichtung der beruflichen Bildung in der Trägerschaft des «Fritz Perls Instituts», wird seit 1985 Musiktherapie in einem berufsbegleitenden postgradualen Aufbaustudiengang gelehrt. Seither wurde jährlich eine Ausbildungskohorte begonnen, so daß bis jetzt neun Ausbildungsgruppen in «Integrativer Musiktherapie» durchgeführt werden konnten. In dieser Zeit wurde ein reicher, methodisch-didaktischer Erfahrungsschatz aufgebaut.

2. Die Methode

Integrative Musiktherapie (IMT) wurde aus dem dezidierten Anspruch entwickelt, einen methodenübergreifenden Ansatz zu erarbeiten, der neben einem klaren Bezug auf die traditionelle Musiktherapie (*Strobel, Huppmann* 1978; *Decker-Voigt* 1983) eine prononciert psychotherapeutische Ausrichtung hat (*Frohne-Hagemann* 1979, 1990a, 1990b, 1993a) – eine Konzeption, die in neuerer Zeit auch von *Strobel* (1990), *Mahler* (1989), *Smeijsters* (1994) u. a. vertreten wird. Als künstlerische Form der Therapie hat sie überdies einen deutlichen Bezug zur Musik als Form der Kunst und eine ästhetiktheoretische Orientierung, für die einerseits der Bezug auf das Werk *Adornos*, andererseits eine Ausrichtung an der postmodernen Ästhetiktheorie (*Welsch* 1987) charakteristisch ist.

Integrative Musiktherapie wird wie folgt definiert:

«*Integrative Musiktherapie (IMT) ist eine ganzheitliche Methode, in der psychotherapeutische, musikagogische und musikheilpädagogische Maßnahmen klinisch fundiert verbunden werden. Sie kann als psychotherapeutische Methode konfliktzentriert-aufdeckend angewandt werden und als agogisch-musiktherapeutische Methode übungszentriert oder erlebniszentriert mit klinischer, heilpädagogischer, präventiver oder rehabilitativer Zielsetzung eingesetzt werden.*

Der Integrative Musiktherapeut wendet die Ergebnisse und Methoden psychologischer Grundlagendisziplinen und verwandter Bereiche wie (Musik)-Psychologie, (Musik)-Soziologie, Medizin u. a. sowohl im (musik-)psychotherapeutischen als auch im (musikheilpäd-)agogischen Sinne an. In dieser Hinsicht ist Musiktherapie immer als «klinische» Methode zu verstehen. Sie ist eine praxisbezogene Disziplin auf der Grundlage integrativer metatheoretischer Konzepte» (*Isabelle Frohne-Hagemann* 1993).

Diese komplexe Definition macht deutlich, daß es sich hier um einen anspruchsvollen Ansatz klinischer und psychotherapeutisch orientierter Musiktherapie handelt. Sie nimmt einerseits tiefenpsychologisches Gedankengut auf und verarbeitet zum anderen die Ergebnisse moderner longitudinal ausgerichteter Entwicklungspsychologie (*Rutter, Rutter* 1992; *Petzold* et al.1993, idem 1993c). Sie ist schließlich an der vergleichenden Psychotherapieforschung, dem «neuen Integrationsparadigma in der Psychotherapie» orientiert (*Norcross, Goldfried* 1992; *Petzold* 1988n, 1992a; *Grawe* et al. 1994; *Stricker, Gold* 1993; *Sponsel* 1995) und weiterhin an musiktherapeutischer Forschung und musikästhetischer Theorienbildung orientiert.

Die «Integrative Musiktherapie» hat als Basis die Theorie der «Integrativen Therapie» (*Rahm* et al. 1993) – ähnlich wie die psychoanalytische Musiktherapie (*Priestley* 1983) die Psychoanalyse als Hintergrundtheorie hat. Die Integrative Therapie ist ein phänomenologisch vorgehendes und tiefenhermeneutisch begründetes Verfahren (*Petzold* 1991a) mit einem starken Bezug zur empirischen Psychotherapieforschung (idem 1992g; *Märtens, Petzold* 1995a, b) und zur «Entwicklungspsychologie der Lebensspanne», die sowohl die neue Babyforschung (idem 1993c) aufgreift, wie auch die Psychologie des Erwachsenenalters (*Faltermaier* et al. 1992), um so zu einer «clinical developmental therapy» zu kommen (*Petzold* 1994j; *Verhofstadt-Denève* 1994). Dieser moderne Theoriehintergrund des *Verfahrens* der Integrativen Therapie hat für die *Methode* der «Integrativen Musiktherapie»(*Frohne* 1987) den Vorteil, daß sie damit Anschluß an die aktuelle Theorienbildung und Forschung im Felde der klinischen Psychologie und Psychotherapie findet; denn natürlich bedarf auch die Musiktherapie eines ausgearbeiteten *Menschenbildes*, einer konsistenten *Persönlichkeitstheorie* und einer zeitgemäßen *Entwicklungspsychologie, Gesundheits- und Krankheitslehre*, an der sie sich neben aller methodischer Spezifität – etwa durch die Arbeit mit musikalischen *Formen* und *Medien* (*Frohne* 1983), rezeptiven und aktiv-improvisatorischen, übungszentrierten, erlebnisaktivierenden und konfliktzentrierten *Modalitäten*, vokaler und instrumentaler Möglichkeiten – bedienen muß. Damit wurde von Anfang an in der IMT im Unterschied zu verschiedenen Ansätzen mythologisierender oder «mystizistischer Musiktherapie» (*Kneutgen* 1974), die sich z. B. an Konzepten der Anthroposophie (*Lievegoed* 1983) oder spekulativen Entwicklungsmodellen orientieren, die Betonung auf den Anschluß an die forschungsgegründeten, klinischen Disziplinen gelegt, eine Option, die auch in neueren Entwicklungen im Felde der Musiktherapie aufgenommen wurde (*Kächele, Scheytt-Hölzer* 1990; *Czogalik* et al. 1995). Die künstlerischen Therapieverfahren, zu denen die Musiktherapie zu rechnen ist, sind heute in einer Situation, daß sie den Anschluß an den Stand des klinischen Feldes suchen und behalten müssen, um in der Kooperation mit anderen therapeutischen Berufen zum Wohle der Patienten und Klienten optimale Behandlungskonzepte praktizieren zu können, indem das, was in therapeutischen Prozessen als «wirksame Faktoren» (*Grawe* et al. 1994; *Petzold* 1993p, 1994g) gefunden wurde, auch konsequent im musiktherapeutischen Kontext umgesetzt wird. Das bedeutet aber nicht, daß damit empirizistische, reduktionistische Konzepte vertreten werden sollten, sondern es muß eine differenzierte erkenntnistheoretische Standortbestimmung erfolgen (idem, *Sieper, Rodriguez-Petzold* 1995), die den qualitativen, künstlerischen und ästhetiktheoretischen Dimensionen der Musik Rechnung trägt.

Integrative Musiktherapie hat inzwischen auch einen reichen Literaturfundus entwickelt (*Frohne-Hagemann* 1993, 552 ff.). Sie wird angewandt in der Behandlung von Neurosepatienten als «Form kreativer Therapie» (*Frohne* 1983), in der Arbeit mit psychiatrischen Patienten (*Petzold* 1987b), in der Arbeit mit Jugendlichen und jungen Erwachsenen (*Tarr-Krüger* 1990), in der Arbeit mit Kindern (dieselbe 1991; *Müller* 1995), aber auch mit alten Menschen, z. B. in der Gerontopsychiatrie (*Frohne* 1979; *Petzold, Müller,* dieses Buch). Eine solche breite Orientierung muß auch in den Zielen, Inhalten, Methoden und in der Struktur der Ausbildung einen Niederschlag finden.

3. Ausbildung in Integrativer Musiktherapie

Musiktherapeutische Ausbildung bedarf wie psychotherapeutische Ausbildung einer besonderen Didaktik (*Frühmann, Petzold* 1993), Modelle, in denen kognitives Lernen von Theorien und Konzepten, emotionales Lernen, soziales, aber auch – dies gilt spezifisch für die Musiktherapie – sensumotorisches und musikalisches Lernen verbunden sind. Es müssen die *personalen, sozialen Kompetenzen* (Fähigkeiten, Wissen) und *Performanzen* (Fertigkeiten, Können) der angehenden TherapeutInnen entwickelt werden, und zwar die

- personalen
- sozialen
- professionellen und
- musikalischen Kompetenzen und Performanzen (idem 1983i; *Petzold, Lemke, Rodriguez-Petzold* 1994).

Dies ist eine komplexe Aufgabe, für die eine «integrative Agogik» (*Petzold, Brown* 1977; *Sieper, Petzold* 1993; *Bürmann* 1993) entwickelt wurde, die Selbsterfahrung, Methodik-Technik und Theorie in einem Prozeß komplexen Lehrens und Lernens verbindet, indem die «Methode durch die Methode» gelehrt und gelernt wird (*Petzold, Orth, Sieper* 1995). Die Dynamik der eigenen Person, die Gruppendynamik, das Übertragungs-/Gegenübertragungsgeschehen, Prozesse der Kokreation (idem 1990b) werden in der Ausbildungsgruppe durch Selbsterfahrung erlebbar. Die Handhabung dieses Geschehens durch die Lehrtherapeuten wird von den Teilnehmern miterlebt, die Verwendung von Instrumenten, musikalischen Formen, Rhythmen, von Methoden, Techniken und Medien also (idem 1993h) als Anwendung kreativer Therapie und (Heil)Pädagogik (idem 1994n) wird beobachtet und in Prozessen «holographischen und szenischen Lernens» (idem 1983i) ganzheitlich und differentiell aufgenommen. Durch «processing», das Durchsprechen und Erklären des Geschehens, werden die theoretischen und methodischen Konzepte und methodischen Handhabungen «in situ» praxisnah vermittelt. So wird «Theorie zur Intervention» (*Petzold, Orth* 1995) und Praxis theoriestiftend. Eine solche Didaktik stellt an die Dozenten bzw. Lehrtherapeuten hohe Anforderungen, die spezifische Aus- und Weiterbildung erfordern (ibid. 30 ff., *Petzold, Orth* 1993f; *Petzold, Frühmann* 1993).

Für die Ausbildung in «Integrativer Musiktherapie» kann auf eine in über zwanzig Jahren Aus- und Weiterbildungstätigkeit entwickelte elaborierte Didaktik der Ausbildung von Psychotherapeuten und Kunst- und Kreativitätstherapeuten zurückgegriffen werden (*Petzold, Sieper* 1993), die sich nicht nur in der Praxis bewährt hat, sondern deren Qualität auch empirisch evaluiert wurde (*Petzold, Hass* et al. 1995) und dabei die Bewertung «gut» (2) erhielt.

3.1 Struktur und Rahmenbedingungen der Ausbildung

Die Ausbildung in Integrativer Musiktherapie wird in zwei Schwerpunkten angeboten:

1. als eine klinisch-orientierte Form künstlerischer Therapie (*Petzold, Sieper* 1990), nämlich als «Klinische Musiktherapie» (*Frohne-Hagemann* 1990), und
2. als eine Form moderner Psychotherapie, nämlich als «Integrative Musikpsychotherapie» (dieselbe 1990).

So gibt es zwei Ausbildungsgänge, die zwar inhaltlich differenziert sind, aber wesentlich auch durch gegebene Rechtslagen bestimmt sind, nämlich:

1. die Ausbildung zum «Klinischen Musiktherapeuten», die sich an Personen mit einem psychosozialen Grundberuf (LehrerInnen, SozialpädagogInnen, BeschäftigungstherapeutInnen etc.) und guten musikalischen Kenntnissen und instrumentalen Fertigkeiten richtet, und zum anderen
2. die Ausbildung zum «Musikpsychotherapeuten», die sich – den rechtlichen Gegebenheiten entsprechend – an PsychologInnen, ÄrztInnen und andere AbsolventInnen eines humanwissenschaftlichen Universitätsstudiums, das für die Zulassung zur Psychotherapie anrechenbar ist, wendet.

Beide Ausbildungszweige werden weitgehend integriert durchgeführt. Die MusikpsychotherapeutInnen haben eine längere Lehranalyse und mehr Kontrollanalysestunden. Sie werden auch für die Durchführung von Langzeiteinzeltherapien im psychotherapeutischen Sinne ausgebildet. In der Praxis sind die Grenzen zwischen den beiden Orientierungen immer wieder fließend, je nachdem, in welcher Arbeitssituation man als MusiktherapeutIn heute in einem Praxisfeld (z. B. in einer Klinik oder in einem heilpädagogischen Heim oder einer gerontopsychiatrischen Abteilung usw.) steht und welcher Handlungsspielraum eingeräumt wird (z. B. durch den leitenden Arzt der Klinik). Die rechtlichen Rahmenbedingungen ziehen in den verschiedenen europäischen Ländern die Grenzen unterschiedlich. In Deutschland bestimmt der Text des in Vorbereitung befindlichen Psychotherapiegesetzes eindeutig: Psychotherapie darf nur von Ärzten und Psychologen durchgeführt werden.

Die *bildungsrechtlich* durch die bestehenden Hochschulstudiengänge für Musiktherapie im Status eines eigenen staatlich anerkannten Berufsbildes abgesicherte «Musiktherapie» wird derzeit noch den nicht anerkennungsfähigen Verfahren (anerkannt sind: Verhaltenstherapie, Psychoanalyse, eventuell Gesprächspsychotherapie) zugerechnet (*Meyer* et al. 1991) und den «künstlerischen Therapieformen» zugeordnet. Eine solche Regelung, die von Grundberufen ausgeht (wie immer man derartige Vorqualifikationen bewerten mag) und die Musiktherapie nicht *inhaltlich* und von der faktischen, klinischen Arbeit her einordnet, ist sicherlich dysfunktional. Aber auch in anderen Ländern, wo schon Psychotherapiegesetze oder Verordnungen bestehen (Österreich, Niederlande, Italien), wurde in ähnlicher Weise verfahren, und wie die Entwicklungen in der Schweiz sich abzeichnen, wird auch dort mit ähnlichen Tendenzen zu rechnen sein. Nur eine intensive, inhaltlich argumentierende berufspolitische Arbeit wird dazu beitragen können, das psychotherapeutische Potential der Musiktherapie so darzustellen, daß die Anerkennung der Methode in Form der «Musikpsychotherapie» erreicht werden kann. Die Entwicklungen bleiben abzuwarten. Dabei werden empirische Forschung (*Smeijsters*, dieses Buch; *Czogalik* et al. 1995) und nicht zuletzt solide, spezifische klinische Theoriearbeit (*Corrodi* 1995) eine unverzichtbare Voraussetzung bieten.

3.1 Dimensionen der Musiktherapie in der Ausbildung

Musiktherapie, so wie wir sie in der IMT verstehen, ist ein «ganzheitliches» und «differentielles» Verfahren. Deshalb muß auch die Ausbildung in dieser Weise ausgerichtet sein (*Frohne-Hagemann* 1990b, 1993a). Die Musik berührt und ergreift den «ganzen Menschen». Sie ist – wie die meisten künstlerischen Therapieverfahren – nicht nur *Psycho*therapie (*Strobel* 1990), sie bezieht den Bereich des Sozialen (*Kollacks* 1995), die Leiblichkeit (*Frohne* 1976, 1981) und die geistigen Strebungen des Menschen (*Smeijsters* 1994, 143 f; *Pontvik* 1962) ein, und sie hat auch eine ökologische Dimension: Klang entfaltet sich in Räumen. Betrachtet man die Praxis musiktherapeutischer Arbeit, so wie wir sie in der Integrativen Therapie verstehen, so finden sich Arbeitsformen, die wir als «*übungszentriert-funktionale Modalität*» (*Petzold, Kirchmann* 1979) bezeichnen. Das Gehör, die Möglichkeiten des vokalen und instrumentalen Ausdrucks werden über Übung geschult, so daß Wahrnehmungsfähigkeit und Expressivität zunehmen und dem Menschen eine bessere Orientierung in der Welt ermöglichen. Gerade in der musiktherapeutischen Arbeit mit körperlich und geistig Behinderten (*Goll* 1993; Themenheft: *Musiktherapeutische Umschau* 3, 1994) – ein wichtiges Aufgabenfeld der Musiktherapie – oder mit geriatrischen Patienten (*Bright* 1984; *Muhl* 1994) kommt dieser Modalität des übenden, Funktionen fördernden Vorgehens große Bedeutung zu. Sie nimmt deshalb auch im Rahmen der Ausbildung einen entsprechenden Platz ein.

Eine weitere Modalität, nämlich die *erlebniszentriert-stimulierende*, die auch in «intermedialen Quergängen» (*Orth, Petzold* 1990) andere Medien und Formen z. B. Bewegung und Tanz, Farben, Ton, einbeziehen kann (*Frohne* 1983; *Petzold* 1991h; *Oeltze* 1994) versucht, durch Improvisation, Aktivierung, «multiple Stimulierung» alternative Erlebnismöglichkeiten und Handlungsformen zu erschließen. Es kommt das künstlerische Moment der Musiktherapie zum Tragen. Die Möglichkeiten *ästhetischer Erfahrungen* im «rezeptiven» wie im «aktiven» Zugang werden erschlossen. Die Freude am Erleben faszinierender, schöner, interessanter Klänge oder Rhythmen vermag zu aktivieren, Handlungsimpulse zu geben, Gefühle zu wecken, wo emotionale Erstarrung war. Hier wird ein breites Feld für emotionale «Umstimmungen» (*Petzold* 1992b), die Verbesserung sozial-kommunikativer Aktivität (etwa in der Musikgruppentherapie, vgl. *Grootaers* 1985), die Erweiterung von kognitiven und kreativen Fähigkeiten, die Änderung von Verhalten eröffnet. Die Ausbildungsteilnehmer erfahren diese Qualitäten unmittelbar und konkret in ihrer fortlaufenden Ausbildungsgruppe oder in methodenzentrierten Blockseminaren mit kreativen Medien, in denen sie kreative Prozesse initiieren (*Eisler-Stehrenberger* 1990) und spielerisch-improvisierend entwickeln können. Derartige Ansätze haben klar auch psychotherapeutische Qualitäten, weil Menschen hier in ihrer Gesamtpersönlichkeit lebendiger, reicher, kräftiger werden. Ihre «Grundstimmungen», Stimmungslagen verändern sich. «Mood disorders», wie wir sie bei Depressionen oder Angstzuständen kennen, werden «umgestimmt», dauerhaft verändert, wenn die musiktherapeutische Behandlung gelingt. Für die theoretische Begründung dieser Formen des Vorgehens werden in der Integrativen Musiktherapie emotions- und kognitionstheoretische Referenzmodelle herangezogen (*Petzold* 1992g), wird auf Theorien zur Kontrollüberzeugung und Selbstwirksamkeit (*Flammer* 1990), aber auch auf Stimulierungs- (*Helson* 1964) und Kreativitätstheorien zurückgegriffen (*Eisler-Stehrenberger* 1990; *Frohne-Hagemann* 1990; *Petzold, Orth* 1990). Schließlich praktizieren wir als dritte Modalität die **konfliktzentriert-aufdeckende** Musiktherapie (*Frohne-Hagemann* 1990), die biographisch orientiert ist und verdrängte, unbewußte Konflikte ins Bewußtsein zu heben und bearbeiten sucht. Diese Form des Vorgehens ist im enger gefaßten, spezifischen Sinne als «Musikpsychotherapie» zu verstehen und stellt einen Schwerpunkt der Selbsterfahrung in der fortlaufenden musiktherapeutischen Ausbildungsgruppe wie auch in der Lehranalyse (*Frühmann* 1993) und den lehrmusiktherapeutischen Einzelstunden (*Frohne-Hagemann* 1990b) dar. Hier lernen die AusbildungskandatInnen über das eigene Durchlaufen psychotherapeutischer Prozesse, diese zu erfassen, die beobachteten Interventionsmuster der Lehrtherapeuten zu internalisieren und gewinnen durch diese «doppelte Lernerfahrung» die Fähigkeit, solche Prozesse selbst zu handhaben und durch Supervision und Kontrolltherapie zu elaborieren (*Frohne-Hagemann* 1996a; *Rüegg,* dieses Buch). Die konfliktzentriert-aufdeckende Modalität kommt in der Behandlung von Neuroseerkrankungen, Psychosomatosen und schweren Persönlichkeitsstörungen (*Loos* 1986) zum Einsatz, wobei im Zentrum die Arbeit mit Übertragung (*Priestley* 1983), Gegenübertragung, Begegnung und Beziehung (*Frohne-Hagemann,* dieses Buch), mit Widerständen und Abwehrphänomenen (*Tarr-Krüger* 1990) steht. In dieser biographischen Dimension kommt die tiefenpsychologische Qualität Integrativer Musiktherapie zum Tragen. Musikalische Improvisation wird auf projektive Qualitäten untersucht: «Welche verdrängten Konflikte kommen hier zum Ausdruck?» Musikalische Angebote im Zusammenspiel gewinnen eine «evokative Zielsetzung»: «Welche biographischen Schichten und pathogenen Milieus können angesprochen werden?» Die Beziehungen in der Gruppe und zur Therapeutin hin werden in ihren

Übertragungsqualitäten gesehen: «Welche alten Beziehungsmuster reinszenieren sich hier?»

Die drei geschilderten *Modalitäten* Integrativer Musiktherapie sind kein «Entweder-Oder». Sie schließen sich nicht aus, sondern ergänzen sich vielmehr in organischer Weise und kommen in der Ausbildung in ausgewogener Form zum Tragen, so daß der indikationsspezifische Gebrauch der Modalitäten und ihre Kombinationen *in praxi* erlernt werden kann. Weiterhin werden die vier musiktherapeutischen Arbeitsformen (auch Modalitäten zweiter Ordnung genannt) in der Ausbildung vermittelt. Klassischerweise werden die aktive und rezeptive Arbeitsform unterschieden (*Strobel, Huppmann* 1978), aber es sind noch weitere Differenzierungen sinnvoll.

Aktive Musiktherapie (*Schwabe* 1983; *Verdeau-Pailles, Guiraud-Caladon* 1976) will stimulieren, die kreativen Fähigkeiten und die kommunikative Aktivität der Patienten anregen, in tiefenpsychologischer Sicht auch die unbewußten Dynamiken, die dann sichtbar und bearbeitbar werden. Improvisieren als Gruppengeschehen, dialogisches Spiel in der dyadischen Therapie (Einzeltherapie), autokommunikative Prozesse «im Spiel mit sich selbst» über das Übergangsobjekt «Instrument», sind die zentralen Prozesse im System aktiver Musiktherapie, die – zumindest im deutschsprachigen Bereich – als der «Königsweg» musiktherapeutischer Arbeit betrachtet wird.

Rezeptive Musiktherapie (*Schroeder* 1995) setzt auf die psychologische Wirkung gehörter Musik, die Affekte, Gefühle, Stimmungen auslöst (*Gutheil* 1970), durch die Menschen «eingestimmt» oder «umgestimmt» werden können. Gemeinsame Auswahl von Musik, die «guttut», tröstet, das Gespräch oder die miteinander gehörte Musik, das sind wichtige Arbeitsformen rezeptiver Musiktherapie, die damit keineswegs die Qualität einer schematischen «Musikapotheke» hat (*Rueger* 1995), sondern ein vielfach unterschätzter musiktherapeutischer Arbeitsansatz ist.

Rezeptiv-produktive Musiktherapie (*Petzold* 1979g) verwendet Musik von Tonträgern im Sinne der rezeptiven Form, aber mit dem Ziel, «aus der Resonanz» auf seiten der Patienten eigene musikalische oder mediale Produktion anzuregen: Malen mit oder nach Musik (*Schubert* 1982), Imagination bei Musik (*Nerenz* 1969), Bewegung in Resonanz auf Musik (*Guilhot* et al. 1977), vokale oder instrumentale Resonanzen auf oder Interludien mit Musik von Band oder Disc. Es entstehen Zyklen von rezeptiven und produktiven Phasen, die sich therapeutisch als äußerst fruchtbar erweisen.

Psychophysische Musiktherapie (*Harrer* 1975) nutzt gezielt die psychophysischen Wirkungen von Musik und Rhythmen (*Bruhn* et al. et al. 1993) auf Herztätigkeit, Atmung, Hirntätigkeit, Muskel- und Hauttonus, Peristaltik. In der Schmerztherapie, aber auch in der Behandlung von Angstzuständen und depressiven Dysphorien, von Streß und Verspannungszuständen und ihren psychosomatischen Folgen (Kopfschmerz, Schlaflosigkeit, unspezifische Bauchbeschwerden) kann Musik auditiv-rezeptiv und/oder als vibrotaktile Erfahrung (Gong, Gongtrommel, Big Bom) mit Erfolg eingesetzt werden. Die Möglichkeiten des «sound healing» (*Petzold* 1989c) sind bislang in der Musiktherapie noch kaum ausgeschöpft und die psychophysische Musiktherapie wird in Ausbildungen von Musiktherapeuten noch zu wenig berücksichtigt.

Die Modalitäten und Arbeitsformen kommen in unterschiedlicher Gewichtung in der Ausbildung zum Tragen. In der Patientenarbeit wird es eine Frage der Indikation, welche Modalität und Arbeitsform zur vorherrschenden wird oder in welcher Weise die Modalitäten und Arbeitsformen zu kombinieren sind. Krankheitsbild, Zielgruppe, Setting, zeitlicher Rahmen, institutioneller Auftrag .... all dies sind Einflußgrößen, die die Wahl einer Modalität oder einer Kombination bestimmen. Integrative Musiktherapie bzw. Musikpsychotherapie kann deshalb in der Behandlung ein breites Spektrum mit ihren psychotherapeutischen und musiktherapeutischen Möglichkeiten abdecken. Es reicht von der spezifischen musikorientierten Psychotherapie über die Möglichkeiten einer klinisch orientierten künstlerischen Therapieform bis hin zu heilpädagogischen, persönlichkeitsbildenden (etwa in Form von Selbsterfahrungsangeboten), agogischen (etwa bei kreativitätsfördernden Angeboten im Rahmen von Erwachsenenbildung) oder rekreativen Maßnahmen reicht.

Dieses breite Spektrum ist nicht nur von der methodischen Vielfalt her bedingt, von den Möglichkeiten, musikalische Angebote im Sinne «intermedialer Arbeit» mit anderen kreativen Medien (Bewegung nach Musik, Malen mit Musik, Musiktherapie/Poesietherapie) zu verbinden – ein Spezifikum der Integrativen Musiktherapie (*Frohne* 1983, 1990; *Petzold* 1987d; *Oeltze* 1994) -, sondern ist auch von ihrem theoretischen Ansatz her bestimmt. Wenn musiktherapeutische Arbeit immer den «ganzen Menschen» meint, so kann sie nicht nur *pathogenesezentriert* in «kurativer» bzw. in «reparativer» Funktion auf seine Krankheit, seine Störungen, seine Probleme gerichtet sein, sondern sie muß auch *salutogenesezentriert* (*Antonovsky* 1979) die gesunden Seiten des Menschen ansprechen, fördern und entwickeln oder ungenutzte Potentiale zu erschließen helfen. Moderne Gesundheitsforschung und Gesundheitstheorie (*Antonovsky* 1987) mit ihrer Ausrichtung auf «protektive Faktoren» (*Petzold* et al. 1993), ihrer netzwerk- und ressourcenorientierten Sichtweise (idem 1995a) kommen hier zum Tragen. Musiktherapie bietet die Möglichkeit der gezielten Entwicklung persönlicher Potentiale und ist deshalb für Selbsterfahrung, Identitätsförderung und Entwicklung kommunikativer *Kompetenz* und *Performanz* von herausragender Bedeutung. Genau diese Seiten müssen aber dann auch in einem Ausbildungsprogramm Berücksichtigung finden, neben einem soliden Wissen um Diagnostik, Psychopathologie, krankheitsspezifischer Praxeologie und Interventionsmethodik (*Osten* 1995; *Petzold, Schuch* 1992). Die ästhetische Dimension musikalischen Geschehens und Erlebens (*Revers* 1970; *Suppan* 1984; *Wellek* 1982; *Zuckerkandl* 1964) und die von der Integrativen Therapie vertretene Position einer «Anthropologie des schöpferischen Menschen» (*Orth, Petzold* 1993c) legt im übrigen eine solche gesundheitsorientierte Sichtweise nahe. Wenn das Musikerleben (*Reven* 1970), das Schöpferische und die künstlerische Form eine «heilende Kraft» haben (*Petzold* 1990b, 1992m), dann muß dieses Moment des erlebnisaktivierenden, gestaltenden Tuns in der musiktherapeutischen Praxis genauso Gewicht haben, wie die konfliktzentriert-aufdeckende Arbeit. Die Forschung zeigt, daß beide Vorgehensweisen Wirkung zeigen (*Smeijsters* 1994) und es wiederum eine Frage der Indikation (*Tarr-Krüger* 1990) sein wird, in welcher Weise vorzugehen ist. Ästhetiktheoretische und musiktheoretische Themen (*Bahle* 1981, 1982; *Casimir* 1991; *Dobberstein* 1994; *Kaden* 1993; *Lissa* 1975) müssen deshalb in musiktherapeutischen Ausbildungen einen festen Platz in den Theorie- und in den Praxisteilen haben.

Hier liegt noch ein weites Feld offen für musiktherapeutische Forschung und Theorienbildung, dem in ähnlicher Weise Beachtung geschenkt werden muß wie der indikationsspezifischen Verwendung aktiver, rezeptiver Vorgehensweisen im klinischen Rahmen (*Moser* 1990, 1994; *Schroeder* 1994; *Genthner* 1994) oder im spezifischen Einsatz bestimmter Instrumente – etwa von Gongs oder Trommeln (*Frohne-Hagemann* 1990) – oder der Einsatz des rhythmischen Elements (*Frohne* 1981; *Cubasch* 1994). In der musiktherapeutischen Ausbildung wird es darum gehen, AusbildungskandidatInnen für die verschiedenen Arbeitsmodalitäten, medialen Formen und methodischen Möglichkeiten zu qualifizieren, ein theoretisches und methodisch-praktisches Rüstzeug zu vermitteln, mit dem ein breites Spektrum von Krankheitsbildern, Populationen und Aufgaben abgedeckt werden kann.

Eine solide klinische Theorie – Persönlichkeitstheorie, Entwicklungstheorie, Gesundheits- und Krankheitslehre (*Petzold, Schuch* 1992; *Rahm* et al. 1993; *Petzold, Orth* 1994a) – eine kreative Anthropologie (*Petzold, Sieper* 1993a) sind hier genauso erforderlich wie eine Orientierung an den Ergebnissen klinischer Forschung (*Smeijsters*, dieses Buch; *Bergin, Garfield* 1994; *Märtens, Petzold* 1995; *Petzold, Märtens* 1996) und ein musiktherapeutisches Verständnis, das die ganze schöpferische Vielfalt, die musikalische Gestaltung eröffnet (*Suppan* 1984), in ihrer Praxis zu nutzen weiß (*Goll* 1993; *Frohne-Hagemann* 1990). Die Integrative Musiktherapie geht in phänomenologischer, sozialwissenschaftlicher Tradition von der *Wahrnehmung* der Situation aus (der Lebenssituation des Patienten, der Therapiesituation), sie verbleibt aber nicht auf der Ebene der *Phänomene*, sondern versucht, in einer «ernüchterten» tiefenhermeneutischen Sicht (*Petzold* et al. 1996) zu zugrundeliegenden *Strukturen* zu kommen (*Gadamer* 1965; *Ricoeur* 1983; *Petzold* 1988a, b). Lebensgeschichtliche Determinierungen gilt es auf dem Hintergrund einer «Entwicklungspsychologie der Lebensspanne» zu erkennen und zu beeinflussen, damit eine positive Entwicklung für die Zukunft möglich werden kann. Therapie arbeitet also *in der Beziehung* von den *Phänomenen* zu den *Strukturen* zu den *Entwürfen* hin (idem 1988p). Dieses sinnstiftende Grundprinzip einer aktionalen und diskursiven therapeutischen Hermeneutik (idem 1992a, 903 ff.) sich anzueignen im *Wahrnehmen, Erfassen, Verstehen* und *Erklären* (ibid. 123 ff.) durch die Prozesse der Selbsterfahrung und des methodischen Lernens, um eine immer weitergreifende «Sinnerfassungskapazität» (ibid. 489 ff., 700 ff.) zu gewinnen, das ist das Kernanliegen integrativer musiktherapeutischer Ausbildung. Ausgangspunkt der Arbeit in Krankenbehandlung, Persönlichkeitsförderung und Ausbildung ist für die Integrative Musiktherapie der Mensch als «Leibsubjekt», die Person in ihrer Interaktion mit der Welt und mit den Mitmenschen in ihrem leiblichen Dasein. Leiblichkeit und Sozialität (*Petzold* 1985g), eine konsequent interaktionale, beziehungszentrierte Ausrichtung (idem 1991b; *Frohne-Hagemann* 1994), der Einbezug *bewußter* und *unbewußter* Wirklichkeit und der gesunden kreativen Potentiale, das sind die wesentlichen Kennzeichen Integrativer Musiktherapie (eadem 1990).

3.3 Elemente der Ausbildung

Die musikalischen Formen, die Möglichkeiten gemeinsamen, gemeinschaftlichen Musizierens, der Einsatz von Stimme als personalem Ausdruck und von Instrumenten als Übergangs- und Intermediärobjekten, das musikalisch-improvisatorische Tun, das aktive Hören, die psychophysischen Wirkungen wie Entspannung, kardiovaskuläre Regulation usw., das rhythmische, Bewegung einbeziehende Gestalten und das therapeutische Gespräch sind die methodisch-praktischen Möglichkeiten, auf die zurückgegriffen werden kann. Weil in der Integrativen Musiktherapie – es sei noch einmal unterstrichen -, wie überhaupt für den Integrativen Ansatz kennzeichnend, die «*Methode durch die Methode gelehrt und gelernt wird*» (*Frühmann, Petzold* 1993; *Petzold, Orth Sieper* 1995), kommt in den Strukturen der Ausbildung diesen Momenten auch entsprechende Bedeutung zu. Da Integrative Musiktherapeuten für die vielfältigen Aufgaben des klinischen, rehabilitativen und kreativitätsfördernden Bereichs ausgebildet werden, für *Musikeinzeltherapie* und *Musikgruppentherapie*, findet dies im Ausbildungsprogramm selbst strukturell seinen Ausdruck.

Die berufsbegleitende Ausbildung erstreckt sich auf vier bis fünf Jahre. Sie hat folgende Kernelemente:

- drei Jahre Teilnahme an einer fortlaufenden, geschlossenen musiktherapeutischen Ausbildungs- und Selbsterfahrungsgruppe (5 Wochenenden pro Jahr), in der die therapeutische Arbeit in Gruppen erlernt und erfahren wird. Eigentherapeutische Momente, methodische Fertigkeiten und «Theorie im Prozeß» werden in dieser Gruppe verbunden.
- Ein weiteres wichtiges Element ist die Lehranalyse (100 – 200 Stunden, wovon mindestens 50 Stunden Lehr-Musikeinzeltherapie absolviert werden müssen).
- Hinzu kommen Theorieseminare und Theoriestudiengruppen,
- Methodikseminare zu Themen wie Diagnostik, Bearbeitung von Träumen, Krisenintervention u. a.,
- instrumententechnische Seminare und Angebote, die die musikalischen Fertigkeiten entwickeln.
- Zentrale Stellung haben dann Supervision (im Gruppensetting) und Kontrollanalyse (im Einzelsetting), durch die die Arbeit mit Patienten begleitet, theoretisch und methodisch reflektiert und in ihrer Qualität gesichert wird (*Frohne-Hagemann* 1990).

Das gesamte Ausbildungsprogramm wird von den Dozenten des «Fritz Perls Instituts», der «Europäischen Akademie für psychosoziale Gesundheit und Kreativitätsförderung» und von Gastdozenten anderer musiktherapeutischer Schulen getragen. Die in Seminaren (Wochenenden oder 5-Tages-Blöcke) angebotenen Ausbildungsveranstaltungen sind bewußt berufsbegleitend konzipiert. Sie setzen voraus, daß die TeilnehmerInnen in therapeutischer, heilpädagogischer und beratender Arbeit mit Menschen stehen, so daß sie das, was sie während der Ausbildung erlernen, be-

gleitet durch *Supervision* und *Kontrollanalyse* (*Petzold* 1994a, 1993m; *Frohne-Hagemann* 1996a; *Rüegg*, dieses. Buch), in ihrem Praxisfeld nach und nach erproben können und somit ein allmähliches Anwachsen der professionellen *Kompetenz* (Fähigkeiten) und *Performanz* (Fertigkeiten) geschieht (*Petzold, Lemke, Rodriguez-Petzold* 1994), ein Wachsen der persönlichen Potentiale möglich wird und auch die soziale Kompetenz zunehmend entfaltet wird (*Petzold, Orth* 1994a).
Musiktherapie ist Arbeit mit Menschen in Bezogenheit. Die Instrumente, die musikalischen Formen, die Rhythmen begleiten das interpersonale Geschehen, das – davon sind wir überzeugt – das Zentrum von Therapie ist, ganz gleich, welcher Schule, Richtung oder Methode sie verpflichtet ist. Hier liegt auch der gemeinsame Nenner der psychotherapeutischen Schulen und damit auch der Schwerpunkt jeder Ausbildung, die für einen heilenden und persönlichkeitsentwickelnden Umgang mit Menschen ausrüsten will.

4. Schlußbemerkung

Dieser Beitrag wollte exemplarisch eine Möglichkeit musiktherapeutischer Ausbildung mit psychotherapeutischer Orientierung vorstellen. Er ist am Konzept der IMT orientiert und steht auf dem Hintergrund der «Integrativen Therapie». Aus diesem Grund haben wir bewußt überwiegend Arbeiten zitiert, die von Dozenten bzw. Lehrtherapeuten dieses Bereiches bzw. aus dem Bereich der Integrativen Therapie verfaßt wurden. Die Leserinnen und Leser können damit einen Eindruck von der theoretischen Arbeit des Instituts erhalten. Dies heißt nun aber nicht, daß in der Ausbildung nicht auch in breiter Weise klinische Literatur anderer psychotherapeutischer Richtungen beigezogen würde, insbesondere auch anderer musiktherapeutischer Orientierungen, seien sie nun unserem Ansatz in bestimmten Bereichen verwandt (*Hegi* 1989; *Hegi* 1994; *Loos* 1986) oder seien sie einer anderen Orientierung verpflichtet (*Priestley* 1983; *Decker-Voigt* 1983). Integrative Musiktherapie legt Wert darauf, mit den Gedanken und Konzepten anderer Orientierungen in einem lebendigen Austausch zu sein. Es geht heute im «neuen Integrationsparadigma» (*Petzold* 1992g) nicht anders, weil das «Feld der Musiktherapie» auch aus dem Vorhandensein von Unterschiedlichkeiten lebt und innovativ ist. Die Zusammenarbeit unterschiedlicher musiktherapeutischer Schulen, der «Blick über den Zaun», der Kontakt mit der Psychotherapie und der Psychotherapieforschung (*Petzold, Märtens* 1996), dies alles ist für die Entwicklung des Feldes und der Musiktherapie als wissenschaftliche und methodische Disziplin unverzichtbar. Die von uns in Deutschland und in der Schweiz durchgeführte Ausbildung hat deshalb immer wieder Kolleginnen und Kollegen wie *Katja Loos, Gertrud Orff, Fritz Hegi, Tonius Timmermann* u.a. als Gastdozenten einbezogen, weil eine integrative Ausbildung vielfältige Impulse, Korrespondenzen braucht, um in einer lebendigen, fundierten und undogmatischen Art ein modernes Verfahren *klinischer Musiktherapie* und *Musikpsychotherapie* zu vermitteln, das Patienten effektive Hilfe und Möglichkeiten persönlichen Wachstums bietet.

Zusammenfassung

Die Arbeit stellt anhand der Ausbildungspraxis in Integrativer Musiktherapie (IMT) Ziele didaktischer Orientierung des Ausbildungscurriculums dar, in der die «Methode durch die Methode» gelehrt und gelernt wird und personale, soziale, professionelle und musikalische Kompetenz und Performanz entwickelt werden. Die Modalitäten der IMT: übungszentriert-funktional, erlebniszentriert-stimulierend, konfliktzentriert-aufdeckend werden vermittelt sowie die Arbeitsformen rezeptiv, aktiv, rezeptiv-produktiv und psychophysisch. Stets werden Selbsterfahrung, Theorie- und Methodenvermittlung im Ausbildungsprozeß verbunden im Sinne einer integrativen Didaktik.

Summary

This chapter describes the practice of training in Integrative Music Therapy (IMT), the goals and the didactic orientation of the curriculum in which the «method is taught and learned by the method itself». Personal, social, professional and musicologic competence and performance is developed. The modalities of IMT: exercise centered-stimulating, experience centered-stimulating, conflict centered-uncovering are taught as well as the working procedures receptive, active, receptive-production and psychophysical. Selfexperience, theory and application of therapy methods are amalgamated in the process of music therapy training based in the concept of integrative didactics.

Literatur

Antonovsky, A., Health, stress and coping, Jossey Bass, London, San Francisco 1979.
Antonovsky, A., Unraveling the mystery of health, Jossey Bass, London 1987.
Bahle, J., Der musikalische Schaffensprozeß. Psychologie der schöpferischen Erlebens- und Antriebsformen, Bd. 1, Schöpferisches Menschentum, Hemmhofen/Bodensee 1981.
Bahle, J., Eingebung und Tat im musikalischen Schaffen. Ein Beitrag zur Psychologie der Entwicklungs- und Schaffensgesetze schöpferischer Menschen, Bd. 2, Schöpferisches Menschentum, Hemmenhofen 1982.
Bastine, R., Auf dem Wege in eine integrierte Psychotherapie, *Psychologie Heute* 7 (1975) 53-58.
Bright, R., Musiktherapie in der Altenhilfe, G. Fischer, Stuttgart 1984.
Bruhn, H., Oerter, R., Rösing, H., Musikpsychologie. Ein Handbuch, Rowohlt, Reinbek 1993.
Bürmann, J., Gestaltpädagogik – Weiterbildung für Lehrende, in: *Petzold, Sieper* (1993a) 483-490.
Canacakis-Canàs, J., Zur Praxis der Musiktherapie, *Integrative Therapie* 4 (1975) 220-227.
Casimir, T., Musikkommunikation und ihre Wirkungen. Eine systemtheoretische Kritik. Deutscher Universitätsverlag, Wiesbaden 1991.
Castonguay, L.G., Goldfried, M.R., Psychotherapy integration: An idea whose time has come, *Applied & Preventive Psychology* 3 (1994) 159-172.

Corrodi, U., La musicothérapie: bases conceptuelles, Thèse doctoral, Faculté de Médicine de l´Université de Lausanne, Lausanne 1995.
Cubasch, P., Heilende Rhythmen, Beitrag auf der Schweizer Fachtagung für Musiktherapie: «Was wirkt in der Musiktherapie»? vom 7.bis 9.10.1994 in Zürich, dieses Buch.
Czogalik, D., Bolay, H.V., Voller, R., Otto, H., Das Integrative Musiktherapie-Dokumentationssystem IMDos: Zum Verbund von Forschung, Lehre und Behandlung im Berufsfeld Musiktherapie, *Musiktherapeutische Umschau* 16 (1995) 108-125.
Decker-Voigt, H.H. (Hrsg.), Handbuch Musiktherapie, Funktionsfelder, Verfahren und ihre interdisziplinäre Verflechtung, Eres Verlag, Lilienthal 1983.
Dobberstein, M., Die Psychologie der musikalischen Komposition. Umwelt – Person – Werkschaffen, Dohr, Köln 1994.
Faltermaier, T., Mayring, Ph., Saup, W., Strehmel, P., Entwicklungspsychologie des Erwachsenenalters, Kohlhammer, Stuttgart 1992.
Flammer, A., Erfahrung der eigenen Wirksamkeit. Einführung in die Psychologie der Kontrollmeinung, Huber, Bern 1990.
Frohne, I., Rhythmik als therapeutisches Verfahren innerhalb der Musiktherapie, *Musik und Medizin* 6 (1976).
Frohne, I., Musiktherapie mit alten Menschen, in: *Petzold, Bubolz* (1979) 383-394.
Frohne, I., Das rhythmische Prinzip. Grundlagen, Formen und Realisationsbeispiele in Therapie und Pädagogik, Eres, Lilienthal 1981.
Frohne, I., Musiktherapie als Form kreativer Therapie, in: *Petzold, Frohne* et al. (1983) 66-83.
Frohne, I., Musiktherapie als Methode der Integrativen Therapie, *Gestalt-Bulletin*, Mitteilungsblatt der DGGK (1987) 80-89.
Frohne-Hagemann, I., Musik und Gestalt. Klinische Musiktherapie, Junfermann, Paderborn 1990a.
Frohne-Hagemann, I., Integrative Musiktherapie und ihr psychotherapeutisches Selbstverständnis, *Musiktherapeutische Umschau* 11 (1990b) 296-312.
Frohne-Hagemann, I., Integrative Musiktherapie als Form kreativer Therapie und symbolischen Ausdrucks, in: *Petzold, Orth* (1990c) 807-830.
Frohne-Hagemann, I., Dokumentation der Entwicklung der Integrativen Musiktherapie als Zweig der Psychotherapieausbildung an FPI und EAG, in: *Petzold, Sieper* (1993a) 549-558.
Frohne-Hagemann, I., Die heilende Beziehung als therapeutisches Medium und ihre musiktherapeutische Gestaltung, Vortrag, gehalten auf der Schweizer Fachtagung für Musiktherapie: «Was wirkt in der Musiktherapie»? vom 7.bis 9.10.1994 in Zürich, dieses Buch.
Frohne-Hagemann, I., Musiktherapeuten und ihre Themen in der Supervision, *Musiktherapeutische Umschau* 1 (1996a).
Frohne-Hagemann, I., Einzellehrmusiktherapie, in: Dokumentation des Studienganges «Musiktherapie» an der Hochschule der Künste Berlin, Berlin 1996b.
Frühmann, R., Petzold, H.G., Lehrjahre der Seele, Junfermann, Paderborn 1994.
Genthner, J., Integrative Musiktherapie mit Kindern und Jugendlichen, Beitrag auf der Schweizer Fachtagung für Musiktherapie: «Was wirkt in der Musiktherapie»? vom 7.bis 9.10.1994 in Zürich.
Goll, H., Heilpädagogische Musiktherapie, grundlegende Entwicklung eines ganzheitlich angelegten ökologisch-dialogischen Theorie-Entwurfs, ausgehend von Jugendlichen und Erwachsenen mit schwerer geistiger Behinderung, Peter Lang, Frankfurt 1993-.
Grawe, K., Donati, R., Bernauer, P., Psychotherapie im Wandel. Von der Konfession zur Profession, Hogrefe, Göttingen 1994.
Grootaers, F.G., Gruppenmusiktherapie aus ganzheitlicher Sicht, *Musiktherapeutische Umschau* 1 (1985) 37-67.
Guilhot, J., Guilhot, M.-A., Jost, J., Lecourt, E., La musicothérapie et les méthodes nouvelles d´association des techniques, Les Editions ESF, Paris 1977.

Gutheil, E.A., Music and your emotions, Liverright, New York 1970².

Hegi, F., Improvisation und Musiktherapie, Junfermann, Paderborn 1986.

Hegi, F., Die heilenden Prozesse in der musiktherapeutischen Improvisation, Beitrag auf der Schweizer Fachtagung für Musiktherapie: «Was wirkt in der Musiktherapie»? vom 7.bis 9.10.1994 in Zürich, dieses Buch, S. 77 ff..

Kächele, H., Scheytt-Hölzer, N., Sprechen und Spielen – Verbale und nonverbale Aspekte des musiktherapeutischen Prozesses, *Musiktherapeutische Umschau* 11 (1990) 286-295.

Kaden, C., Des Lebens wilder Kreis. Musik im Zivilisationsprozeß, Bärenreiter, Kassel 1993.

Kneutgen, J., Einige Voraussetzungen für eine wirkungsvolle Musiktherapie, in: *Revers, W.J.*, Neue Wege der Musiktherapie, Econ, Düsseldorf 1974.

Kollacks, A., Integrative Musiktherapie mit Ostberliner Frauen in der Nach-Wendezeit unter besonderer Berücksichtigung eines sozial benachteiligten Milieus, Grad.-Arb., Fritz Perls Institut, Düsseldorf 1995.

Lievegoed, B.C.J., Maat, ritme, melodie, Zeist 1983.

Lissa, Z:, Neue Aufsätze zur Musikästhetik. Taschenbücher zur Musikwissenschaft 38, hrsg. v. *Schaal, R.*, Wilhelmshaven 1975.

Loos, G., Spiel-Räume, Gustav Fischer, Stuttgart 1986.

Maler, Th., Klinische Musiktherapie, Krämer, Hamburg 1989.

Märtens, M., Petzold, H.G., Perspektiven der Psychotherapieforschung und Ansätze für integrative Orientierungen, *Integrative Therapie* 1 (1995a) 7-44.

Märtens, M., Petzold, H.G., Psychotherapieforschung und kinderpsychotherapeutische Praxis, in: *Metzmacher, Petzold, Zaepfel* (1995b) 345-394 .

Metzmacher, B., Petzold, H.G., Zaepfel, H., Therapeutische Zugänge zu den Erfahrungswelten des Kindes. Theorie und Praxis der Integrativen Kindertherapie, Junfermann, Paderborn 1995.

Meyer, A.E., Richter, R., Grawe, K., Graf, J.M., Schulenburg, D. v., Schulte, B., Gutachten zu einem Psychotherapeuten-Gesetz, Bundesministerium für Gesundheit, Bonn 1991.

Moser, J., Der Gong in der Behandlung früher Schädigungen, in: *Frohne* (1990) 229-250.

Moser, J., Die Wirkung der Instrumente, Beitrag auf der Schweizer Fachtagung für Musiktherapie: «Was wirkt in der Musiktherapie»? vom 7. bis 9.10.1994 in Zürich, dieses Buch, S. 186 ff.

Muhl, G., Ausdruck und Würde – Musiktherapie mit alten Menschen, Graduierungsarbeit am Fritz Perls Institut, Düsseldorf 1994.

Müller, L., Integrative Musiktherapie in der Arbeit mit Alterspatienten, Beitrag auf der Schweizer Fachtagung für Musiktherapie: «Was wirkt in der Musiktherapie»? vom 7.bis 9.10.1994 in Zürich, in: *Petzold, Müller*, dieses Buch, S. 248 ff.

Müller, L., Musiktherapeutische Behandlung eines Kindes mit schweren Persönlichkeitsstörungen, Fritz Perls Institut, Düsseldorf 1995, dieses Buch, S. 137 ff.

Nerenz, K., Das musikalische Symboldrama als Hilfsmethode in der Psychotherapie, Z. Psychoth. med. Psychol. 19 (1969) 28 ff.

Norcross, J.C., Goldfried, M.R. (eds.), Handbook of psychotherapy integration, Basic Books, New York 1992.

Nordoff, P., Robbins, C., Schöpferische Musiktherapie, G. Fischer, Stuttgart 1986.

Oeltze, A., Intermediale Quergänge – Musiktherapie, bildnerisches Gestalten, Poesietherapie, Beitrag auf der Schweizer Fachtagung für Musiktherapie: «Was wirkt in der Musiktherapie»? vom 7.bis 9.10.1994 in Zürich, dieses Buch, S. 213 ff.

Orth, I., Petzold, H.G., Zur «Anthropologie des schöpferischen Menschen», 1993c, in: *Petzold, Sieper* (1993a) 93-117.

Osten, P., Die Anamnese in der Psychotherapie – ein Integratives Konzept, Reinhardt, München 1995.

Petzold, H.G. (Hrsg.) Psychotherapie und Körperdynamik, Junfermann, Paderborn , 1974j, 3. Aufl. 1979.

Petzold, H.G., Integrative Bewegungstherapie, 1974k, in: *Petzold* (1974j), 285-404; revid. in (1988n) 59-172.

Petzold, H.G., Zur Rolle der Musik in der Integrativen Bewegungstgherapie, *Zeitschrift für Humanistische Psychologie* 1 (1979g).

Petzold, H.G. (Hrsg.), Leiblichkeit, philosophische, gesellschaftliche und therapeutische Perspektiven, Junfermann, Paderborn 1985g.

Petzold, H.G., Gong-Singen, Gong-Bilder und Resonanzbewegung als «Sound Healing». Intermediale Prozesse in der Integrativen Therapie, *Integrative Therapie* 2/3 (1987b) 194-234.

Petzold, H.G., Kunsttherapie und Arbeit mit kreativen Medien – Wege gegen die «multiple Entfremdung» in einer verdinglichenden Welt, 1987d; in: *Richter, K.* (Hrsg.), Psychotherapie und soziale Kulturarbeit – eine unheilige Allianz? *Schriftenreihe des Instituts f. Bildung und Kultur*, Bd. 9, Remscheid, 38-95; repr. in: *Matthies, K.*, Sinnliche Erfahrung, Kunst, Therapie, Bremer Hochschulschriften, Univ. Druckerei, Bremen 1988.

Petzold, H.G., Integrative Bewegungs- und Leibtherapie. Ausgewählte Werke Bd. I/1 und I/2, Junfermann, Paderborn 1988n.

Petzold, H.G., Heilende Klänge. Der Gong in der Therapie, Meditation und Sound Healing, Junfermann, Paderborn 1989c.

Petzold, H.G., «Form und Metamorphose» als fundierende Konzepte für die Integrative Thrapie mit kreativen Medien – Wege intermedialer Kunstpsychotherapie, 1990b, in: *Petzold, Orth* (1990a) 639-720.

Petzold, H.G., Integrative Therapie. Ausgewählte Werke, Bd. II/1: Klinische Philosophie, Junfermann, Paderborn 1991a.

Petzold, H.G., Die Chance der Begegnung. Dapo, Wiesbaden, 1991b; repr. in: *Petzold* (1993a) 1047-1086.

Petzold, H.G., Die Behandlung alter Menschen durch Integrative Tanz- und Bewegungstherapie, 1991h, in: *Willke, Hölter, Petzold* (1991) 413-446.

Petzold, H.G., Integrative Therapie. Ausgewählte Werke, Bd. II/2: Klinische Theorie, Junfermann, Paderborn 1992a.

Petzold, H.G., Konzepte zu einer integrativen Emotionstheorie und zur emotionalen Differenzierungsarbeit als Thymopraktik, 1992b; in: *Petzold* (1992a) 789-870.

Petzold, H.G., Das «neue» Integrationsparadigma in Psychotherapie und klinischer Psychologie und die «Schulen des Integrierens» in einer «pluralen therapeutischen Kultur», 1992g, in: *Petzold* (1992a) 927-1040.

Petzold, H.G., Die heilende Kraft des Schöpferischen, *Orff-Schulwerk-Informationen* 50 (1992m) 6-9; repr.: *Integrative Bewegungstherapie* 1 (1993) 10-14.

Petzold, H.G., Integrative Therapie. Ausgewählte Werke, Bd. II/3: Klinische Praxeologie, Junfermann, Paderborn 1993a.

Petzold, H.G., Psychotherapie und Babyforschung, Bd. 1: Frühe Schädigungen, späte Folgen? Junfermann, Paderborn 1993c.

Petzold, H.G., Grundorientierungen, Verfahren, Methoden – berufspolitische, konzeptuelle und praxeologische Anmerkungen zu Strukturfragen des psychotherpaeutischen Feldes und psychotherapeutischer Verfahren aus integrativer Perspektive, *Integrative Therapie* 4 (1993h) 341-379, repr. in: *Hermer, M.* (Hrsg.), Zwischen Schuldenken und Eklektizismus, *Psychologische Beiträge* 3/4, Pabst Science Publishers, Lengerich 1994, 248-284.

Petzold, H.G., «Fremdheit, Entfremdung und die Sehnsucht nach Verbundenheit – anthropologische Reflexionen», Vortrag auf dem Studientag des Carl-Orff-Institutes am 14.12.1993 in Salzburg, 1994d, in: *Orff-Schulwerk Forum Salzburg* (Hrsg.), Das Eigene – das Fremde – das Gemeinsame, Dokumentation, Mozarteum, Salzburg 1995, 20-32.

Petzold, H.G., Psychotherapie und Babyforschung, Bd. 2: Die Kraft liebevoller Blicke, Junfermann, Paderborn 1994j.

Petzold, H.G., Musisch-künstlerische Heilpädagogik – auf dem Wege zu einer künstlerischen und wissenschaftlichen Disziplin, *Orff-Schulwerk-Informationen* 53 (1994n) 24-30.
Petzold, H.G., Bubolz, E., Psychotherapie mit alten Menschen, Junfermann, Paderborn 1979.
Petzold, H.G., Hass, W., Jakob, S., Märtens, M., Merten, P., Evaluation in der Psychotherapieausbildung: Ein Beitrag zur Qualitätssicherung in der Integrativen Therapie, 1995, *Gestalt und Integration* 1 (1996) 180-223.
Petzold, H.G., Frohne, I. et. al. 1983 (Hrsg.). Poesie- und Musiktherapie, Junfermann, Paderborn.
Petzold, H.G., Goffin, J.J.M., Oudhof, J., Protektive Faktoren und Prozesse – die «positive» Perspektive in der longitudinalen, «klinischen Entwicklungspsychologie» und ihre Umsetzung in die Praxis der Integrativen Therapie, in: *Petzold, Sieper* (1993a) 173-266 und in: *Petzold* (1993c) 345-497.
Petzold, H.G., Märtens, M., Die Bedeutung der Psychotherapieforschung für die Praxis, Junfermann, Paderborn 1996 (in Vorb.).
Petzold, H.G., Orth, I., Die neuen Kreativitätstherapien, 2 Bde., Junfermann, Paderborn 1990a.
Petzold, H.G., Orth, I., Persönlichkeitsdiagnostik durch «mediengestützte Techniken» in der Integrativen Therapie und Beratung, 1994a, *Integrative Therapie* 4 (1994) 340-391.
Petzold, H.G., Schuch, W., Grundzüge des Krankheitsbegriffes im Entwurf der Integrativen Therapie, in: *Pritz, Petzold* (1992) 371-486.
Petzold, H.G., Sieper, J., Kunst und Therapie, Kunsttherapie, Therapie und Kunst – Überlegungen zu den Begriffen, Tätigkeiten und Berufsbildern, 1990, in: *Petzold, Orth* (1990a) 169-186.
Petzold, H.G., Sieper, J. (Hrsg.), Integration und Kreation, Junfermann, Paderborn 1993a.
Petzold, H.G., Sieper, J., Rodriguez-Petzold, F., Das Wissenschaftsverständnis und die Therapie- und Forschungsorientierung der Integrativen Therapie – Stellungnahme zur Erhebung des Wissenschaftsbeirates des SPV, 1995, *Gestalt und Integration* 1 (1996) 93-111.
Pontvik, A., Der tönende Mensch, Rascher, Zürich 1962.
Priestley, M., Analytische Musiktherapie – Vorlesungen am Gemeinschaftskrankenhaus Herdecke, Klett-Cotta, Stuttgart 1983.
Pritz, A., Petzold, H.G., Der Krankheitsbegriff in den psychotherapeutischen Schulen, Junfermann, Paderborn 1991.
Rahm, D., Otte, H., Bosse, S., Ruhe-Hollenbach, H., Einführung in die Integrative Therapie. Grundlagen und Praxis, Junfermann, Paderborn 1992, revid. 1993[2].
Renz, M., Zwischen Urangst und Urvertrauen, Junfermann, Paderborn 1996.
Revers, W., Das Musikerlebnis, Econ, Düsseldorf 1970.
Rueger, Chr., Die musikalische Hausapotheke, Heyne, München 1995[2].
Rutter, M., Rutter, M., Developing minds. Challenge and continuity across the life span, Penguin Books, London 1992.
Schwabe, Chr. Aktive Gruppenmusiktherapie für erwachsene Patienten, G. Fischer, Stuttgart 1983.
Schroeder, W., Musiktherapie in einem integrativen Behandlungskonzept für Patienten einer psychotherapeutischen/psychosomatischen Abteilung, Beitrag auf der Schweizer Fachtagung für Musiktherapie: «Was wirkt in der Musiktherapie»? vom 7.bis 9.10.1994 in Zürich.
Schroeder, W., Musik – Spiegel der Seele, Junfermann, Paderborn 1995.
Schubert, G., Klänge und Farben, G. Fischer, Stuttgart 1982.
Smeijsters, H., Musiktherapie als Psychotherapie. Grundlagen – Ansätze – Methoden, G. Fischer, Stuttgart 1994.
Smeijsters, H., Die therapeutische Wirkung der Musik – Ergebnisse der Forschung, Beitrag auf der Schweizer Fachtagung für Musiktherapie: «Was wirkt in der Musiktherapie»? vom 7.bis 9.10.1994 in Zürich, dieses Buch, S. 23 ff.

Smeijsters, H., Rogers, P., European musictherapy research register, Werkgroep Onderzoek Muziektherapie NVKT, Utrecht 1993.
Sponsel, R., Handbuch Integrativer Psychologischer Psychotherapie IPPT, IEC, Erlangen 1995.
Stricker, G., Gold, J.R. (eds.), Comprehensive handbook of psychotherapy integration, Plenum, New York 1993.
Strobel, W., Von der Musiktherapie zur Musikpsychotherapie – Kann aus der Musiktherapie eine anerkannte Form von Psychotherapie werden, *Musiktherapeutische Umschau* 11 (1990) 313-338.
Strobel, W., Huppmann, G., Musiktherapie. Grundlagen, Formen, Möglichkeiten, Hogrefe, Göttingen 1978.
Strotzka, H., Psychotherapie: Grundlagen, Verfahren, Indikationen, Urban & Schwarzenberg, München 1978.
Suppan, W., Der musizierende Mensch. Eine Anthropologie der Musik, Mainz 1984.
Tarr-Krüger, I., Bulimie und Widerstand. Ein musiktherapeutisch orientierter Ansatz, Asanger, Heidelberg 1990.
Tarr-Krüger, I., Musiktherapeutische Arbeit bei Kindern mit psychosomatischen Erscheinungen. Unterdrückung des Gefühls und Verödung des Körpes, *Der Kinderarzt* 10 (1991).
Tarr-Krüger, I., Wenn die Seele schweigt, schreit der Körper. Integrative Musiktherapie bei Kindern mit psychosomatischen Störungen, *Integrative Therapie* 1/2 (1991) 156-163.
Verdeau-Pailles, J., Giraud-Caladon, J.M., Les techniques psychomusicales actives de groupe, application en psychiatrie, Doin, Paris 1976.
Verhofstadt-Denève, L., Zelfreflectie en persoonsontwikkeling, Acco, Leuven/Amersfoort 1994².
Wellek, A., Musikpsychologie und Musikästhetik. Grundriß der systematischen Musikwissenschaft, Bouvier, Bonn 1982.
Welsch, W., Unsere postmoderne Moderne, Acta Humaniora, Weinheim 1987, 1988².
Willke, E., Hölter, G., Petzold, H.G. (Hrsg.), Tanztherapie – Theorie und Praxis. Ein Handuch, Junfermann, Paderborn 1991.
Zuckerkandl, V., Vom musikalischen Denken. Begegnung von Ton und Wort, Rhein, Zürich 1964.

Register

Abschied 110, 178, 237
Abstinenzgebot 101
Abwehr 101, 119
adjunctive therapy 248
affect-attunement 143
Affektlage 259
affordance 143, 138, 144, 158, 254, 256, 258
Aggressionsäußerung 210
Aggressivität 259
Agieren 44
aktive Musiktherapie 219, 285
Aktiviertheit 31, 37
Alexithymie 210
Allergien 168
allgemeine Psychotherapie 278
alte Menschen 94
Alter 3
Alternswissenschaften 4
Altersdepressionen 245
Altersneurosen 250
Alterungsprozeß 240
Alzheimer 252
Angst 240, 242, 243, 252
Angstabwehr 178
Ängstlichkeit 30, 93
Anpassungsleistung 237
Anthropologie des schöpferischen Menschen 2, 115, 215, 218, 286
Arbeitsbündnis 215
Arbeitsformen 285
Archive 116
Ärger 244
Assoziationsverknüpfungen 187
Ästhetiktheorie 279
ästhetische Erfahrungen 284
Atem 64f.
Atembewegung 64
Atemrhythmus 65
Atmosphäre 2, 21, 64, 69, 72, 91, 96, 102, 113, 116, 122, 178, 180, 190, 191
Attributionen 264
Attributionstheorie 254
Aufforderungscharakter 123, 245, 258
Ausbildung 278, 281
Aussehen 186
autobiographisches Memorieren 251

Autonomie 149

Babyforschung 280
Balint-Methode 45
Beck Depression Inventory 29
Beenden und Loslassen 244
Befindlichkeit 188
Begegnung 65, 94, 147, 153, 169
Behandlungsmodalitäten 218
Beistand 146, 160
Berührung 65, 66
Bewegung 31, 57, 253, 283, 286
Beziehung 94, 103, 147, 149, 153, 169, 190, 264
Beziehungsarbeit 153, 160
Bezogenheit 93, 289
Bilanzierung 105
Bindung 94, 147, 153, 169, 264
Bindungsfähigkeit 143
Biorhythmen 55, 64
Blickdialoge 168
Blickkontakt 170, 265
Bodymusic 60
Borderline-Persönlichkeitsstruktur 47
Botschaft der Symptome 98

caretaking continuum 161
Chaos 84
clinical developmental therapy 280
constraints 138, 254
convoy 144, 161
Coping 95

Defizite 64, 142, 145, 211
Defiziterfahrungen 142
Dekarnationsphänomene 109
Dekompensation 29, 69
Demenzerkrankungen 249
Depression 26, 36, 100, 121, 236, 237, 239, 254, 259, 284
depressive Grundstimmung 236, 240
Deprivationen 264
Deutung 99
Diagnose 144
Diagnostik 60, 254
Dialog 66, 100

Dialogfähigkeit 105
Didaktik 281
Diskurs 140
Dissonanz 16
Dopamin 24
Doppelbindungen 45
double-bind 142
Drama 21
Dynamik 77, 83, 88

effectivities 138, 143, 254, 256
Effekte 252
– der Musiktherapie 36
Effektmessungen 24
Einsamkeit 104, 264
Einstimmungsmodalitäten 190
Einzelfallstudien 255
Eltern 145
Emotion s. Gefühl 259
emotionale Aufarbeitung 238
emotionale Differenzierungsarbeit 142
emotionale Erfahrung 153
emotionale Stabilität 37
emotionales Lernen 281
Emotionalität 33, 267
Emotionspsychologie 265
Empathie 143
Empfindungsbasis im Eigenen 177
Empfindungsfähigkeit 77
empowerment 120
enrichment 120
Entfremdung 64
Entspannung 37
Entspannungstraining 27, 33
Entwicklungsforschung 161
Entwicklungsmodelle 118
Entwicklungspsychologie 95, 280
– der Lebensspanne 2, 287
– des Seniums 250
Entwicklungstheorie 138
Entwürfe 287
environment 141, 144, 145, 149, 154, 158, 254, 259
– Kontext/Kontinuum 138
Episoden 262
Erfassen 209, 287
Erklären 209, 287
Erleben des Gefühls 241
Erlebnisaktivierung 221
Erlebnisfähigkeit 57
Erzählgemeinschaft 222, 229

Erzählungen 105
Evaluation 252
Evidenz 116, 120
Evidenzerlebnis 59
Experiment 85
expressiver Leib 59, 116, 150
Expressivität 94, 283
Extraversion 37
Exzentrizität 131, 71

Feinstimmungen 259
Feinziele 154
Feldkompetenz 253
Figur 86
Focus 231
Fokalinterventionen 209
Fokaltherapie 216
Fokus 217
Form 77, 84, 89, 186
Form-Selbst 78
Forschung 23, 50, 252, 287
Freiburger Persönlichkeitsinventar 32
freie Improvisation 239
frühe Schädigungen 3
Frühentwicklung 250
Frühstörungen 175, 176, 179, 184
Frustrationstoleranz 159

Ganzes 118
gazing dialogues 66
Geborgenheit 64, 104, 219
Gedächtnis 251
Gedächtnisleistung 262
Gedicht 110
Gefühl, s. Emotion 57, 93, 107, 138, 205, 210, 242
Gegenübertragung 16, 44, 45, 46, 49, 51, 101, 121, 159, 284
Gegenwart 98
geistig Behinderte 283
Geriatrie 283
Gerontopsychiatrie 248, 254, 281
Gerontopsychologie 4
Gerontotherapie 248
Geschwister 172
Gesprächspsychotherapie 35
Gestaltqualität 138
Gesundheit 10
Gesundheits- und Krankheitslehre 280
Gesundheitsforschung 286
Gong 107, 125, 285

Gong-Drum 202
– bei Neurosepatienten 204
– bei Workshopteilnehmern 205
– in der Psychosegruppe 202
Grobziele 154
Grundgefühl 183
Grundstimmungen 2, 284
Grundvertrauen 63, 73, 215
Gruppe 95, 105, 221, 225, 231, 266
Gruppen-Atmosphäre 95, 96
Gruppendynamik 281
Gruppengespräch 102
Gruppenimprovisation 33, 102
Gruppenmusiktherapie 31
Gruppenprozeß 68
Guided Imagery 26

Harmoniebedürfnis 81
Heilkunst 113
Heilung 72, 114
– des Selbst 56
Heim 93, 101
Hermeneutik 68, 101, 287
hermeneutische Spirale 109
Herzschlag 64
holding function 45
holistisches Prinzip 115
holographisches Gedächtnis 263
Homöostase 77
Hören 188, 192
– mit dem dritten Ohr 171
Hörgewohnheiten 189
Hospitalisierung 249
Humanisierung 253
Humanistische Psychologie 278
Humantherapie 58

Ich 145, 151
– Entwicklung 151
– Funktionen 151
– Gefühl 214
– Stärke 217
– Stärkung 32
– Störungen 211
Identifikation 156, 226
Identität 72, 93, 145, 149, 151, 168, 212, 213, 263
Identitätsentwicklung 141
Identitätserleben 263
Identitätsfaktoren 58
Imagination 27, 285

Imitationslernen 258
Improvisation 11, 31, 105, 217, 222, 238, 240, 265, 284
Improvisieren 85, 171
Incarnation 212
Indikation 119, 197, 286
Individuation 147
Informationen 139
Initialphase 155, 156, 221
innere Gefährtin 15
Institutionskarrieren 249
Instrument 3, 99, 148, 171, 186, 191, 258, 262, 281
Inszenierung 17
Integration 68, 87, 227
Integrationsparadigma 278, 289
Integrative Fokaltherapie 216
Integrative Musiktherapie 2, 91, 137, 147, 208, 248, 278, 279
Integrative Therapie 3, 58 113, 137, 170, 211, 256, 280, 289
Interaktion 66, 264
interdisziplinär 51
interdisziplinäre Supervision 41
intermediale Quergänge 67, 115, 132, 143, 283
Intermedialität 113, 114, 118, 120
Intermediärobjekt 100, 116, 123, 171
Interpretation 226
intersubjektive Beziehung 12
intersubjektive Korrespondenz 225
Intersubjektivität 10
Intersubjektivitätstheorie 139
Interventionen 10
Interventionsbreite 255
intramedial 119
Introjekte 14
intuitive parenting 66, 264
Involvierung 216
ISO-Prinzip 261

Journal of Music Therapy 25

Kalimba 198, 200f.
katathymes Bilderleben 26
Kette helfender Maßnahmen 161
kinästhetische Stimulierung 259
Kinder 3, 168
Kindertherapie 3
Klang 11, 77, 88, 283
– Empfindung 81

– Selbst 78
– erfahrungen 13
– experimente 13
– familien 229
– gesten 58
– körper 58
– wirkung 191
Klinischer Musiktherapeut 282
Ko-Inkarnationsprozeß 109
Ko-respondenz 97
Koaffektivität 265
Koexistenz 63
kognitive Kompetenz 261, 263, 267
Kohäsion 104
Kokreation 281
Kolonialisierung 56, 214
Kombinationen 28
Kommotilität 63
Kommunikation 101, 264
Kompensation 85
Kompetenz 57, 94, 138, 151, 220, 253, 256, 261, 281, 286, 289
Konfluenz 147
Konsonanz 16
Kontakt 94, 147, 151, 153, 169
– fähigkeit 32
– verhalten 156
Kontext 144, 254
Kontraindikation 206
Kontrollanalyse 288
Kontrolle 213
Kontrollmöglichkeiten 264, 266
Kontrollüberzeugung 141, 254, 284
Konzentration 37
Konzepte 73
Körper 58, 213, 257
– des Kindes 169
– bewußtsein 126
– gefühle 242
– klang 58
– kontakte 44
Körpersymbol 211
korrektive emotionale Erfahrung 101, 172, 229
Krankheit 67
Krankheitslehre 211
kreative Medien 122, 146, 286
kreative Prozesse 284
kreative Therapie 281
Kreativität 57
Kreativitätstheorien 284

Kreativtherapien 252
kreuzmodale Fähigkeiten 118
kritische Lebensereignisse 94
Kultur 115
– arbeit 55
Kunst 114, 279
– form 11
– therapie 35, 117
Kurzzeittherapie 245

Langzeitbehandlung 162
Lateralität 62
Lautmusik 169
Lebendigkeit 65
Lebensqualität 253, 260
Lebensrückschau 96
Lebensspanne 94, 149, 263, 264
Lebenswelt 55, 209
Lehranalyse 284, 288
Leib 91, 92, 100, 113, 155, 170, 187, 211
– Selbst 92, 150
– gedächtnis 91, 103
leibliche Regung 11
Leiblichkeit 56, 57, 109, 130, 142, 149, 212, 257, 258, 283, 287
Leistungsfähigkeit 28
Liebe 108, 100, 105, 107, 110, 155, 156, 158
Lied 82, 168, 238, 251, 262
life-span development 212, 267
Longitudinalforschung 140, 149

Malerei 28
maligne Narrative 120
mastery 171
Medien 137
– wechsel 119, 126
Medikamente 35
Medium 43, 56, 181
Mehrperspektivität 70
Melodie 77, 81, 88
– Selbst 78
memorativer Leib 150
Menschenbild 94, 280
Meta-Analysen 24
Metamorphose 67, 116, 129
Metatheorie 42
Methode 42, 68, 137, 142, 279, 281, 288
Milieu 10
Modalität 68, 69, 73, 218, 256, 260, 280, 283, 285
Monochord 194

Motivation 210
Motive 84
Motorik 257
motorische Mobilisierung 257
Multimedialität 114
multimodales Gedächtnis 262
multiple Enkodierung 262
multiple Stimulierung 150, 283
Musik 12, 76, 279
– als Medizin 23
musikalische Lebensgeschichte 189
Musikapotheke 23, 285
Musikeinzeltherapie 252, 288
Musikgruppentherapie 288
Musikinstrumente 106, 186
Musikorientierte analytische Psychotherapie 42, 50, 51
Musikpsychotherapeut 282
Musikpsychotherapie 248, 283
Musiktherapieräume 191
Mutter-Kind-Interaktion 168
Muttersprache 10
Mythos 13, 17

Nachsozialisation 58
Nada Brahma 80
Narrationen 225, 227
Narrativ 105, 107, 212, 227, 228
narratives Klima 263
natürliche Ladung 115, 123
negative Konfluenz 148
negatives Narrativ 128
Negativkarriere 161
Netzwerk 104, 145, 147, 159, 254, 286
Neuanfänge 173
Neuorientierung 221
Neurosen 193, 197
Neurosepatienten 281
Neurotransmitter 24
Nichtigkeit 177
nonverbale Sprache 13

Oberton 81
Objektstufe 17
ökologische Dimension 283
ökologische Entwicklung 138
ökologische Entwicklungstheorie 254
ökologische Intervention 97
ökologische Psychologie 145, 214, 267
Operationales Denken 210
Organsprache 168, 241, 242

Orientierung 97

partielles Engagement 103
Partizipation 264, 266
perception-action-cycle 139
Performanz 94, 138, 220, 253, 256, 281, 286, 289
Persönlichkeitsentwicklung 149
Persönlichkeitsstörung 43, 137
Persönlichkeitstheorie 149, 287
Perzeptionen 91
perzeptiver Leib 59, 150, 211
Pflegefamilie 140, 159
Pflegekinder 146
Phänomene 92, 287
Physiotherapie 249
Poesietherapie 286
Polyrhythmik 80
Potentiale 145, 152, 254
Präferenzparadigma 118
Prägnanz 116, 120
präverbaler Dialog 180, 181
Praxis 281
primäre Liebe 45
professional community 1
progressive relaxation 26
projektive Identifizierung 44
protektive Faktoren 141, 212, 260, 264, 286
protektive Prozesse 120
Prozeßforschung 24
prozessuale Diagnostik 77, 149, 256
Psychiatrie 34, 41, 249, 253
Psychoanalyse 43
Psychologie 279
– des Erwachsenenalters 280
Psychomotorik 250
Psychophysische Musiktherapie 285
Psychosen 24, 35, 193
Psychosomatik 3, 41, 208, 238
psychosomatische Störungen 168f.
Psychosomatosen 109
Psychotherapie 42, 208, 238
– mit alten Menschen 249
– forschung 1, 280, 289
– gesetz 282
Puppenspiel 137
Puppenspieler 114

Qualität 120
qualitative Forschung 24
quantitative Methoden 24

Raum 191
Realitätsbewußtsein 35
Reduktionismus 23
Referenzmodelle 284
Reflexion 240
Reflexivität 218
Regression 69, 211, 216
Relationalität 144, 147, 153
Relaxation 34
Repräsentationen 155
Resonanz 59, 91, 116, 170, 194, 198, 200, 285
Ressourcen 95, 96, 145, 152, 254, 286
Ressourcenanalysen 255
Rezeptiv-produktive Musiktherapie 285
rezeptive Musiktherapie 26, 259, 285
Rhythmen 61, 218, 284
Rhythmus 55, 77, 79, 87, 138, 184, 260
Rhythmus-Selbst 78
Risikofaktoren 3
Rollen-Selbst 212
Rollenflexibilität 21, 265
Rollenspiel 47
Rollenverlust 264
Rollenvielfalt 126
Rollenwechsel 17

Sachmedien 116, 119, 123
Salutogenese 120, 286
Säuglinge 138
Säuglingsforschung 117
Säuglingszeit 264
Schädigungen 68
Schatten 236
Schizophrenie 30, 37, 258
Schmerztherapie 285
Schmerzzustände 168
schützende Insel-Erfahrungen 141, 142, 161
Schutzfaktoren 137
Schutzmechanismus 150
Schwingung 69
Schwingungsumgebung 180, 181, 184
scripts 126
Selbst 17, 149
Selbst 17
– achtung 29
– attributionen 152
– bilder 152
– entwertungen 121
– erfahrung 49, 56, 187, 281
Selbstgefühl 147, 261
Selbstobjekt 43

selbstreferentielle Emotionen 142
Selbstwahrnehmung 32
Selbstwirksamkeit 264, 266, 284
selektive Offenheit 103
Self-Esteem Inventory 29
Senium 250, 261
Sensibilisierung 101
Sensibilität 59
sensitive caregiving 66
Sensorik 257
sensorische Integration 58, 61
sensorische Stimulierung 257
Sexualität 108, 126
significant caring adult 141, 142, 160
Singtherapie 251
Sinn 10, 56, 73, 113, 119, 120
Sinnenhaftigkeit 114
Sinnerfassungskapazität 70, 287
Sinnerleben 264
Sinnesmodalitäten 118
Sinnesorgane 187
Skripts 105
social affordance 141, 145, 150
social referencing 264
social support 264
social worlds 145, 155, 212, 213
Solidarität 213
Somatisierung 95
sound healing 285
soziale Kompetenz 263
soziale Netzwerke 144, 152, 161, 212, 217, 264
soziale Unterstützung 255
soziale Wirklichkeit 16
Sozialisation 143, 149, 161
Sozialität 287
Sozialverhalten 31
Spielraum 187
Spielkultur 145
Sprache 10, 79, 169
sprachloser Raum 91
Stigmatisierung 264
Stimme 155, 251
Stimmung 26, 34, 91, 138, 155, 259, 285
Stimulierung 9, 189, 266
Störung 73
Strafvollzug 33
Stress-Situation 23
Strukturen 92, 287
Subjektstufe 17
Supervision 2, 41, 45, 51, 140, 284, 288

Symbol 72
Symbolisierung auf den Körper 170
Sympathie 146
Synästhesien 91
Synergie 104
System 139
systematische Heuristiken 255
Szene 45, 69, 92, 96, 102, 113, 114, 146, 187, 262
szenisches Lernen 281
Szenisches Tagebuch 93

Tanz 283
– therapie 250
Theater 115
Theorie 281
Theragnostik 144
therapeutische Beziehung 97, 158, 182, 184, 219
Therapie 144
– verlauf 154
tiefenhermeneutisch 280
Ton 71
Toncharakteristik 186
Transpersonalität 76
Trauer 3
– arbeit 236, 237, 241
– musik 104
– prozeß 107
Traum 17
– arbeit 129
Traurigkeit 243

Üben 63
Übergang 176, 178, 184
Übergangsobjekt 171, 285
Übergangsstörungen 179, 184
Übertragung 43, 101, 281
Übung 283
Umstimmungen 259, 284
Unbewußtes 92, 123, 169, 191
Unbewußtheit 46
unspezifische Wirkfaktoren 9

Unterschicht 208
Urangst 175, 181
Ursachen hinter den Ursachen 56
Urvertrauen 180, 181, 183

Vater 168
Verbundenheit 102
Verdinglichung 101, 231
Verdrängung 96, 98, 109, 150
– in den Körper hinein 170
Verfahren 137
Vergrößerungstechnik 126
Verlassenheit 72
Verlust 100
– der Heimat 239, 243
Verstehen 209, 287
Vertrauen 103
viation 220, 232
vibrotaktile Erfahrung 262, 285
vitale Evidenz 104
vitale Gefühle 245
Vordergrund 85

Wachstum 9, 67
Wahrnehmung 62, 209, 287
Wahrnehmungs-Verarbeitungs-Handlungs-Zyklus 139
Wahrnehmungspsychologie 118
Wahrnehmungsverschiebung 180
Weg der Heilung 57, 58, 65, 70, 119, 218
Widerstand 119, 157, 220, 225, 232
Wiegenlied 66
Wir-Gefühl 230
Wirkfaktoren 50, 248
Wirkungsfelder 77

Zeit 107
Ziel 145, 172
Zugehörigkeit 146
Zukunft 243
Zwischenleiblichkeit 57, 66, 68, 109
Zyklothymie 194